Martin (Hrsg.)

Gastroenterologische Aspekte in der Naturheilkunde

Michael Martin (Hrsg.)

Gastroenterologische Aspekte in der Naturheilkunde

Herausgegeben von M. Martin

Mit Beiträgen von:
W. Bayer, M. Döll, J. Dumrese, G. Gerster, W. Gerz, H.-D. Grimmecke, E. Grundmann, R. Hauss, G. Ionescu, M. B. Kalousek, S. Koch, H. Kolb, P. Kolb-Kisselbach, S. Krell, M. Martin, U. Müller, U. Peters, S. Poschwatta-Rupp, F. Reglin, H. J. Reimelt, K. H. Ricken, A. Rüffer, K. Rusch, V. Rusch, K. Schmidt, B. Schütz, H. Stossier, A. Ströhle, T. Zielinski, K. Zimmermann

Mit 98 Abbildungen und 81 Tabellen

Ralf Reglin Verlag Köln

Die Deutsche Bibliothek - CIP-Einheitsaufnahme

Gastroenterologische Aspekte in der Naturheilkunde / hrsg. von Michael Martin.
Mit Beitr. von: W. Bayer ... - Köln : Reglin, 2000
ISBN 3-930620-29-4

NE: Martin, Michael (Hrsg.); Bayer, W.

Wichtiger Hinweis: Medizin als Wissenschaft ist ständig im Fluß, Forschung und klinische Erfahrung erweitern unsere Erkenntnisse. Soweit in diesem Werk Anwendungsmöglichkeiten und/oder Dosierungshinweise für Arzneimittel erwähnt werden, darf der Leser zwar darauf vertrauen, daß die Autoren größte Mühe darauf verwandt haben, diese Angaben entsprechend dem aktuellen Wissensstand bei Fertigstellung des Werkes zu machen, dennoch ist der Benutzer aufgefordert, die Beipackzettel der angeführten Präparate genau zu prüfen, ob die dort gegebenen Empfehlungen von den Angaben dieses Werkes abweichen. Gegebenenfalls ist der Behandler zu befragen. Geschützte Warenzeichen werden nicht besonders kenntlich gemacht, woraus jedoch nicht geschlossen werden kann, daß es sich beim Fehlen eines solchen Hinweises um einen freien Warennamen handelt.

Abbildungen und Grafiken: H.-P. Linden, R. Reglin

Foto Cover: mit freundlicher Genehmigung LAVES Arzneimittel, Ronnenberg

Druck: Druckerei Krieser & Reglin, Köln

Printed in Germany

Inhalt

Vorwort

Die Tatsache, daß die erste Auflage des „Leitfaden der Mikrobiologischen Therapie" nach nur 2 Jahren vergriffen war, zeigt wie interessant das Thema „Darm" für die naturheilkundlich orientierte Praxis ist. Jeder, der mit der Thematik vertraut ist und seine praktischen Erfahrungen gesammelt hat, weiß den hohen Stellenwert der diagnostischen und therapeutischen Möglichkeiten rund um das intestinale System zu schätzen. Mehr noch - es ist kaum vorstellbar in der täglichen Praxis auf die heute zu Verfügung stehenden Erkenntnisse zu verzichten. Dies gilt beispielsweise für atopische Krankheitsbilder, wobei die atopische Dermatitis besonders hervorzuheben ware.

Die Leser, die das Büchlein der ersten Auflage kennen, werden schnell bemerkt haben, daß die vorliegende Ausgabe erheblich an Umfang gewonnen hat. Tatsächlich ist es so, daß in den letzten zwei Jahren viele neue Erkenntnisse und Möglichkeiten - auch innerhalb der Diagnostik - die naturheilkundliche Therapie des Magen-Darmtraktes (aber auch des Immunsystems) auf immer breiteren Boden stellen. Es ist vornehmlich den der Naturheilkunde zugewandten Laborinstituten zu verdanken, daß aufgrund intensiver Forschungen und Entwicklungen die empirischen Erkenntnisse unserer alten Lehrer immer mehr wissenschaftliche Bestätigung bekommen und uns diagnostische und therapeutische Möglichkeiten an die Hand gegeben werden, die zu einer hohen Qualität und Sicherheit in der Naturheilkunde beitragen. Aufgrund des erheblich gewachsenen Umfanges wurde der Titel nun wie vorliegend geändert.

Einleitung

Üblicherweise wird der Darm als bloßes Verdauungsrohr angesehen, das als Aufgabe die Nahrungsaufnahme und letztlich die Ausscheidung der unverdaulichen Reste bewerkstelligt. Wer an den Darm denkt, verbindet damit üblicherweise nur Symptome wie Verstopfung, Durchfall, Blähungen oder Schmerzen bzw. Erkrankungen wie Schleimhautgeschwüre, Tumore oder Hämorrhoiden. Gerade in fachärztlichen Kreisen mißt man dem Darm kaum weitere Bedeutung zu. Eine fatale Fehleinschätzung. Der Darm ist ein hochkompliziertes und komplexes Organ, dessen Funktion weit über die gerade skizzierte Nahrungsverarbeitung hinausgeht. Ohlenschläger spricht zu Recht von der Steuerzentrale des Wohlbefindens. Wie kompliziert dieses System Darm ist, bringt der eben zitierte Forscher, Wissenschaftler und Arzt mit seinen unvergleichlichen Worten zum Ausdruck:

Der menschliche Magen-Darmtrakt bewerkstelligt im Hinblick auf alle seine Funktionen:

- *Bausteinresorption und Bausteinverteilung zwischen Pfortader und Ductus thoracicus*
- *oszillierende Homöostase von niedermolekularen Biomolekülen, Protonen-, Elektronen- und Ionen-Konzentration in unterschiedlichen Darmabschnitten.*
- *komplex geregelte Flüssigkeit- und Elektrolyt-Influxe und -Efluxe, über Diffusion, erleichterte Diffusion, Cotransporte und aktive Transportmechanismen*
- *nach Bedarf stark variable, oszillierende Enzymbiosynthesen und Enzymkaskaden*
- *vernetzt rückgekoppelte Signaltransduktionsvorgänge*
- *große Kinetik der Zell- und vor allem Enterozytenerneuerung*
- *komplex vernetzte Immunfunktionen als primäres Immunorgan*
- *die Bildung intestinaler Hormone*
- *und ist mit einem darmeigenen Nervenplexus und vegetativ-neurologischer Verschaltung ein hochintegriertes, selbstregulatorisches Organsystem, welches als nicht-lineares komplex vernetztes System fern vom thermodynamischen Gleichgewicht in vielfältigen, harmonisch oszillierenden Wechselwirkungen mit dem ebenfalls nichtlinearen komplex vernetzten System einer optimalen Darmflora steht.*

Wegen all dieser Funktionen, vor allem aber wegen der ein Leben lang ausreichenden, störungsfreien Bereitstellung essentieller und nicht-essentieller Bausteine, Vitamine, Elektrolyte, Spurenelemente und Wasser zur permanenten Synthese aller Biomoleküle und zur Energiebereitstellung, kann man leicht verstehen, daß körperliches, emotionales und geistiges Wohlbefinden von der Steuerzentrale Darm ausgeht. (Aus einem Referat von G. Ohlenschläger anläßlich der Medizinischen Woche Baden-Baden 1994; Erfahrungsheilkunde 10a/1994)

Die explodierende und nicht mehr zu kontrollierende Anzahl künstlich erschaffener Einflußfaktoren auf allen Ebenen unseres Daseins zwingt alle lebenden Systeme zu Gegenregulationen und Kompensationsmechanismen. Je Anpassungsfähiger eine Spezies ist, desto leichter werden die Einflußfaktoren ohne Dekompensationszeichen verarbeitet und die Regelsysteme darauf eingestellt. Einfach aufgebaute, einem schellen Generationswechsel unterworfene Organismen, haben diesbezüglich oftmals die besten Chancen. Je komplexer ein Organismus aufgebaut ist, desto schwerfälliger reagiert er. Die Generationszeit des Menschen beträgt 25 Jahre. Die der Mikroben beträgt durchschnittlich 25 Minuten. In 25 Jahren erleben die Mikroben somit 500.000 Generationen. Die Leistung und Anpassungsfähigkeit von primitiven Lebensstrukturen ist also der unseren weit überlegen.

Vergleichen wir ubiquitäre Umwelttoxine einmal mit Antibiotika. Mikroben haben in den letzten Jahrzehnten schneller Resistenzen entwickelt, als der Mensch Antibiotika. Genauso werden Mikroben Resistenzen gegenüber jedweden unnatürlichen Umwelteinflüssen entwickeln - wer-

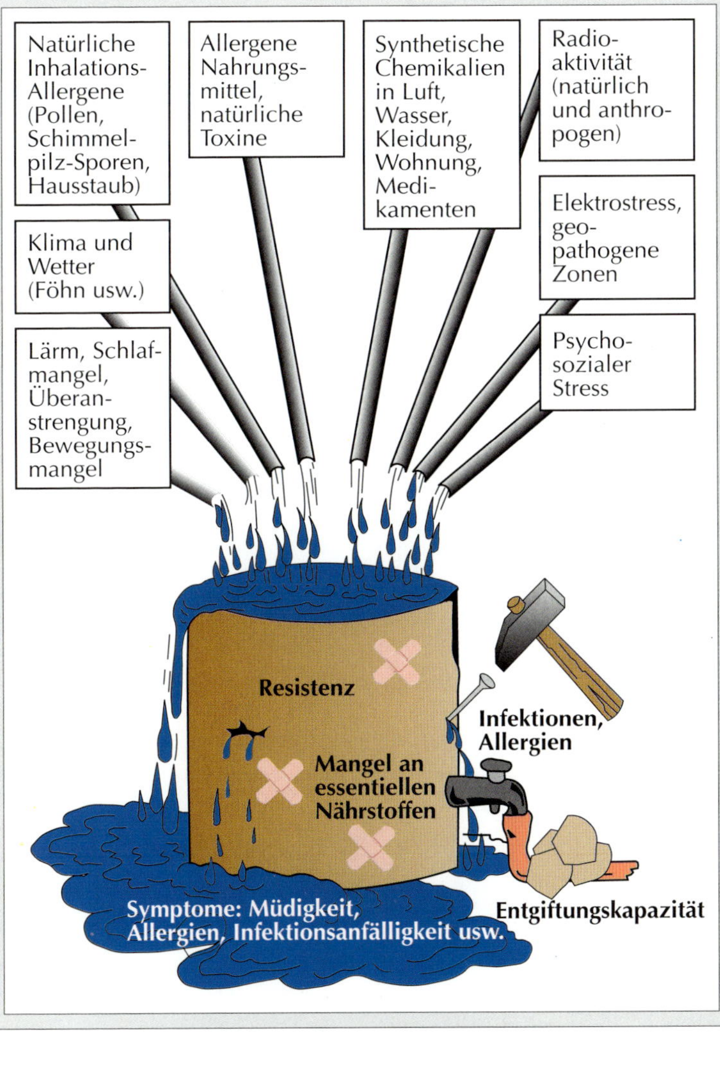

Abb. 1: Überlaufendes Faß, die Gesamtbelastung und ihre Einzelfaktoren (Quelle: Co′ med)

den höher entwickelte Organismen auf der Strecke bleiben? In der Diskussion um umweltbedingte Erkrankungen spielen die epithelialen Grenzflächen eine besonders bedeutsame Rolle. So verwundert es nicht, daß die Anzahl gastroenterologischer und - untrennbar mit dem Intestinum verbunden - immunologischer Störungen gravierend zunehmen. Die Autoren haben in diesem Buch der Mikrobiologie, der Immunologie sowie der Physiologie und Pathologie der Mukosabarriere besonders viel Aufmerksamkeit geschenkt.

1

Das darmassoziierte Immunsystem

1.1. Die Entwicklung der mikrobiellen Besiedelung

von M. Martin

Ausgehend von Beobachtungen, daß alle Schleimhäute des menschlichen Organismus eine Bakterienflora aufweisen, stellte sich die Frage nach den Prinzipien und der Bedeutung dieser Besiedelung. Beeindruckt haben nicht nur Erkenntnisse, die man an steril entnommenen und ebenso steril aufgezogenen Mäusen machte (diese waren letztlich nicht überlebensfähig), sondern auch die äußerst sinnvoll aufeinander abgestimmten Keimbesiedelungsphasen, die - je nach Geburtsumständen - das weitere Schicksal des Neugeborenen empfindlich beeinflussen können.

Nach der Geburt macht das zunächst sterile Neugeborene schon innerhalb weniger Stunden seine ersten Keimbesiedelungsphasen durch. Die Art der Keime ist stark von der unmittelbaren Umgebung abhängig. Ebenfalls spielt die Art der Scheidenflora der Mutter eine große Rolle. Denn hier kommt es zum ersten Kontakt mit Mikroben. Aufgrund dieser Zusammenhänge sollte lange vor der Geburt eine regelmäßige Kontrolle der Scheidenflora auf eine physiologische Besiedelung durchgeführt werden. Es muß ausgeschlossen sein, daß sich atypische Mikroben oder Pilze im Scheidenmilieu etabliert haben. Eine vorbeugende Stabilisierung des Scheidenmilieus mit Bakterienzäpfchen (z.B. Döderlein Vaginalzäpfchen) ist sicher sinnvoll. Da das Scheidenmilieu aufgrund der anatomischen Zusammenhänge zwangsläufig auch Keime des Analbereichs aufweist, ist ebenso eine intakte Darmbakterienflora von Bedeutung. Es konnte nachgewiesen werden, daß die mütterliche Fäkalflora Einfluß auf die mikrobielle Besiedelung des Neugeborenen nimmt. Massive Veränderungen der mütterlichen Darm- und Scheidenflora

Tab. 1: Die Zusammensetzung der Vaginalflora

A. Normale Keimflora (Eubiose)			
Lactobacillus acidophilus	++++		
Bifidobakterien	++		
Streptokokken, Enterokokken	+		
andere Mikroorganismen	+		
B. Abnorme Keimflora (Dysbiose)			
Lactobacillus acidophilus	+	bis	+++
Bifidobakterien	0	bis	+
Streptokokken Enterokokken	++	bis	++++
Hefepilze (Candida)	+	bis	++++
andere Mikroorganismen (z.B. Trichomonaden, Chlamydien)	+	bis	+++

\+ = selten vorkommend
++ = regelmäßig in geringen Keimzahlen vorkommend
+++ = regelmäßig in hohen Keimzahlen vorkommend
++++ = regelmäßig in Keimzahlen > 10^{10} g/Stuhl vorkommend

R. Schuler; A. Schuler: „Physiologie und Pathologie der Intestinalflora"

Tab. 2: Die Flora von Kaiserschnitt-Kindern

Bifidobakterien	++		
Laktobazillen	++		
Bacteroides	++++		
E. coli	+++	bis	++++
Proteus, Klebsiella u.a.	+++	bis	++++
Clostridien	+++	bis	++++
Eubakterien	+++		

\+ = selten vorkommend
++ = regelmäßig in geringen Keimzahlen vorkommend
+++ = regelmäßig in hohen Keimzahlen vorkommend
++++ = regelmäßig in Keimzahlen > 10^{10} vorkommend

R. Schuler; A. Schuler: „Physiologie und Pathologie der Intestinalflora"

können somit zur Ursache für eine Störung der intestinalen Ökologie des Kindes werden. Es läßt sich hieraus die Forderung ableiten, rechtzeitig vor der Geburt die Besiedelungsverhältnisse der Mutter durch geeignete Stuhlfloraanalysen zu kontrollieren, um gegebenenfallse mittels geeigneter Mikroorganismen die ökologischen Verhältnisse zu stabilisieren.

Von besonderer Bedeutung sind die Besiedelungsprozesse der durch Kaiserschnitt geborenen Kinder. Durch den fehlenden Kontakt zum mütterlichen Scheidenmilieu wird die erste Phase der Kolonisation praktisch übersprungen, und so kommt das Neugeborene ausschließlich mit zum Teil problematischen Krankenhauskeimen in Kontakt. Bei Kaiserschnitt-Kindern sollte daher prinzipiell die Entwicklung des intestinalen Milieus überwacht und mittels bewährter Maßnahmen unterstützt werden!

Unter natürlichen Umständen wird der Säugling gestillt und nimmt somit beständig Bifidobakterien auf, die von der mütterlichen Hautoberfläche und der Brustwarze stammen. In diesem Zusammenhangist die traditionelle Empfehlung, nach dem Stillen etwas Muttermilch auf der Brustwarze zu belassen, doppelt sinnvoll. Zum einen nimmt der Säugling aufgrund des süßen Geschmacks im Bereich der Mamille die Brust besser und saugt kräftig an, zum anderen werden sich in diesem Milieu die Bifidobakterien prächtig vermehren. So ist garantiert, daß das Kind ständig lebende Symbionten aufnimmt. Zu beachten ist somit, daß der Hautkontakt nicht nur für die seelische Entwicklung bedeutsam ist, sondern auch einen probiotischen Zweck erfüllt. Von übertriebenen - in unserer Zeit leider üblichen - Hygienemaßnahmen, sollte unter diesem Aspekt unbedingt Abstand genommen werden

1.1.1. Die Besiedelung der einzelnen Darmabschnitte

Das Duodenum ist unter physiologischen Bedingungen genauso keimarm wie der Mageninhalt. Die rasche Passage in diesem ersten Darmabschnitt verhindert die Entwicklung einer residenten* Duodenalflora. Bei Motilitätsstörungen (z.B. durch Motilitätshemmer) kann es - ähnlich wie nach einer Antibiotikatherapie - zu einem Hochwandern von Keimen aus den unteren

* residente Flora = Wandständige, physiologische Flora (auch antochtone Flora), die einen wichtigen Bestandteil der Kolonisationsresistenz darstellt.

Darmabschnitten kommen (siehe auch Overgrowth-Syndrom). Das Milieu des Duodenalabschnitts ist noch aerob, der pH-Wert liegt bei 5,0 - 5,5.

Im nächsten Abschnitt, dem Jejunum, existiert immer noch ein deutlich aerobes Milieu, weshalb sich im wesentlichen L. acidophilus und eine Streptokokkenflora, beides Aerobier, entwikkeln kann. Im Jejunum finden wir durch die anatomischen Besonderheiten eine gigantische Oberflächenvergrößerung auf das ca. 600fache gegenüber einem theoretisch glatten Darmrohr mit gleich großem Lumen. Kerkringsche Falten, Villi und Mikrovilli dehnen den gesamten Dünndarmbereich auf etwa 200 m^2 aus und sorgen aufgrund dieser Oberflächenvergrößerung für eine optimale Resorptionsfläche für die Nährstoffe, die im wesentlichen in diesem Bereich stattfindet. Die anatomischen Verhältnisse bieten den Symbionten ausgezeichnete Lebensbedingungen. Die Stoffwechselaktivitäten und der damit verbundene Sauerstoffverbrauch der aeroben Flora schaffen die Voraussetzungen für ein anaerobes Milieu in den folgenden Darmabschnitten. Der pH-Wert liegt bei ca. 6,5.

Das folgende Ileum bietet nun ein anaerobes Milieu bei einem pH-Wert von ca. 6,8 - 7,1. Die aerobe Flora ist dementsprechend drastisch reduziert und findet sich nur in Resten. Demgegenüber etablieren sich hier anaerobe Bifidumbakterien sowie Bacteroides.

Im Coecum findet sich ein vollständig anaerobes Milieu mit einer gigantischen Masse von Anaerobiern wie Bacteroides, Bifidobakterien, Clostridien und Eubakterien. In der Kolonflora können bis zu 400 Keimspezies nachgewiesen werden. Diese Vielzahl von Keimstämmen erklärt, daß das ökologische Gleichgewicht im Coecum sehr empfindlich ist. In der täglichen Praxis zeigt sich der rechte Unterbauch bei Patienten mit einer instabilen Darmflora häufig als Schwachpunkt, der hartnäckige Beschwerden in Form von Schmerzen und Druckdolenz aufweist. Der pH-Wert ist im Vergleich zum restlichen Kolon relativ sauer (pH 6.0).

Das Kolon letztlich beherbergt aufgrund vollständiger Sauerstofffreiheit ebenfalls fast ausschließlich Anaerobier. Die hier residenten Bakteroiden benötigen für ihre Stoffwechselaktivitäten Ballaststoffe. Da durch die Darmwand ständig Sauerstoff diffundiert, fällt den Kolibakterien die Aufgabe zu, Sauerstoff zu reduzieren und somit zu verhindern, daß Anaerobier durch den Sauerstoffgehalt innerhalb des Darms absterben. Kolibakterien zählen nicht zu der Flora des Darmlumens, sondern sind der Wandflora zu zurechnen.

1.1.2. Die drei Phasen der Keimbesiedelung

Die erste Phase der Besiedelung findet wie beschrieben in der Geburtsphase statt. Die hier aufgenommenen Mikroben sind von äußerster Wichtigkeit für die Vorbereitung des Milieus, damit die 2. Phase der Besiedelung überhaupt möglich wird. So muß sich die „Primärflora", mit der das Neugeborene in Kontakt kommt, durch die Fähigkeit auszeichnen, Sauerstoff reduzieren zu können. Es handelt sich somit um aerobe Keime. Erst durch diese Milieubeeinflussung ist es den wichtigen Anaeorbiern (Bifidusflora) möglich, sich zu etablieren.

Die Phase II wird durch die erste Nahrungsaufnahme beeinflußt. Wie bereits erwähnt ist hier von entscheidender Bedeutung, ob das Kind gestillt wird oder nicht. Die wichtigen Bifidobakterien sind jetzt in der Lage den Harnstoffanteil der Muttermilch als zusätzliche Stickstoffquelle zu nutzen. So finden diese Spezies optimale Vermehrungsbedingungen und vergären durch ihren Stoffwechsel einen großen Teil des Milchzuckers aus der Muttermilch zu Milchsäure und Essigsäure. Dadurch sinkt der pH-Wert, was wiederum eine drastische Reduktion unerwünschter Keime zur Folge hat.

Bei Flaschenkindern kommt es neben dem Risiko einer Fremd-Eiweißunverträglichkeit und deren Auswirkungen, zu einem unzureichenden Abfall des pH-Wertes. Somit findet die Fäulnisflora bessere Verhältnisse vor und kann sich entsprechend ausbreiten.

Die dritte Phase der Besiedelung wird durch das Zufüttern der ersten Mahlzeiten und von den darin enthaltenen Ballaststoffen markiert. Kohlenhydrathaltige Ballaststoffe fördern jetzt die Entwicklung der Fäulnisflora, da diese Substanzen für das menschliche Verdauungssystem nicht ausnutzbar sind und folglich das Nährstoffangebot für die Dickdarmflora erhöht wird. Hier bekommt die putride Flora Zugriff auf die o.g. Ballaststoffe, die infolge ihrer Enzymleistungen diese unverdaulichen Substrate verwerten kann und somit gestärkt wird (die putride Keimflora zählt bis zu einem gewissen Umfang zur physiologischen Besiedelung). Daher treten zu diesem Zeitpunkt oftmals Koliken und Bauchbeschwerden auf. Auch bei Erwachsenen finden wir dieses Phänomen, wenn die Kost auf ballaststoffreiche Vollwertkost umgestellt wird. Sind die Beschwerden ausgeprägt oder halten sie dauerhaft an, so deutet dies auf eine bereits gestörte Keimflora hin. Die Phase III ist etwa mit dem Ende des zweiten Lebensjahres abgeschlossen. Unter optimalen Umständen soll es nun zu einem Gleichgewicht der verschiedenen Keimgruppen gekommen sein. Man spricht auch von einer Kolonisationsresistenz, was bedeutet, daß der Darm stabil besiedelt ist. Dies ist eine Garantie für einen weitgehenden Schutz vor Fremdkeimbesiedelung und Darminfektionen.

1.1.3. Zusammenfassung der einzelnen Bestandteile und Keimgruppen der Darmflora

Die **Dünndarmflora** besteht normalerweise nur aus ***Laktobazillen*** und wenig ***Enterokokken.*** Eine kräftig entwickelte Laktobazillenflora ist sehr wichtig zum Schutz des Dünndarms gegen die Dickdarmflora, die unter ungünstigen Umständen in den Dünndamm aufsteigen kann und hier zu erheblichen Störungen führt.

Die normale Dickdarmflora besteht zu etwa gleichen Teilen aus ***Bifidobakterien*** und ***Bacteroidesarten***. Sie sind wichtiger Träger der Kolonisationsresistenz zum Schutz vor Infektionen. Über Bildung bakterizider Substanzen (z.B. Propionsäure) oder durch Besetzen von Schleimhautrezeptoren bilden sie eine mikrobielle Barriere. Sind Bifidobakterien oder Bacteroidesarten vermindert, entstehen ökologische Nischen, die es Bakterien, Pilzen oder Parasiten ermöglichen, sich an die Darmschleimhaut anzulagern und sich zu vermehren. Weiterhin tragen beide Keimgruppen durch Bildung kurzkettiger Fettsäuren zur Energieversorgung des Dickdarmepithels bei und regen die Darmperistaltik an. Eine reduzierte Bifidoflora kann somit eine Obstipation begünstigen. Die **Bifidobakterien** gehören zur Säuerungsflora, d.h. sie können Kohlenhydrate verwerten und bilden daraus Säure. Diese Fähigkeit trägt mit dazu bei, daß sie als Antagonist der Fäulnisflora fungieren und toxische, alkalische Stoffwechselprodukte neutralisieren können. **Bacteroides** gehören zur Fäulnisflora und können neben Kohlenhydraten auch Eiweiß abbauen. Diese beiden Keimgruppen stellen zusammen mengenmäßig über die Hälfte der gesamten (intakten) Darmflora dar.

Laktobazillen verwerten ausschließlich Kohlenhydrate, gehören somit zur reinen Säuerungsflora und tragen zur Ansäuerung des Darmmilieus bei. Sie üben einen Antagonismus gegenüber der Fäulnisflora im Dünndarm aus, neutralisieren alkalische Stoffwechselmetaboliten, aktivieren die Makrophagentätigkeit und gehören zu den wichtigsten Trägem der Kolonisationsresistenz. Da Laktobazillen einen hohen Feuchtigkeitsbedarf haben, sinkt die Keimzahl in festen oder zähbreiigen Stühlen (Obstipation) erheblich ab, so daß sie unter entsprechenden Umständen oftmals in Stuhlproben nicht mehr nachweisbar sind. In diesen Fällen können durchaus normale Floraverhältnisse im Dünndarm vorliegen. Hohe Keimzahlen von Laktobazillen in Stuhlproben weisen auf eine beschleunigte Darmpassage hin.

Eubakterien gehören zur Normalflora und sollten als Zeichen einer intakten Darmflora nachweisbar sein. Auch sie gehören zur Fäulnisflora.

Clostridien gehören in geringen Mengen zur Normalflora. Sie verwerten Fette und Eiweiß und produzieren alkalisierende Stoffwechselprodukte, die dann bei Überhandnehmen der Keimzahlen leichte bis schwerwiegende Darmstörungen verursachen und zu toxischen Leberstörungen führen können. Neben entzündlichen Reaktionen der Darmschleimhaut kann es zu Durchfällen durch ***C. perfringens*** oder ***C. difficile*** kommen. Insbesondere ***C. inocuum*** besitzt die Fähigkeit Gallensäuren zu transformieren. Außerdem gehören sie zu den starken Gasbildnern (Blähungen, Flatulenz).

Enterokokken (Aerobier) verwerten Eiweiß und Kohlenhydrate, bilden kurzkettige Fettsäuren, senken den intestinalen pH-Wert und gehören zur Normalflora. Ihre Anzahl ist ein Maßstab für eine stabile Darmflora, sie sind der Säuerungsflora zuzurechnen, stimulieren die Körperabwehr und wirken somit antagonistisch gegenüber Fäulniskeimen (insbes. im Bereich des Dünndarms) durch Bildung von Bacteriocinen und Wasserstoffperoxid. Aber auch durch die Bildung antibakteriell wirksamer Substanzen wie Wasserstoffperoxid tragen sie zur Aufrechterhaltung der Kolonisationsresistenz bei. Verminderte Enterokokkenzahlen deuten auf eine gestörte mikrobielle Barrierefunktion im Dünndarm hin. Einige Stämme von **E. faecium** (nicht zu verwechseln mit E. faecalis!) gehören inzwischen zu den antibiotikaresistenten Problemkeimen. Darüber hinaus kann es durch E. faecium zu leichten Durchfällen, Bauchschmerzen und Fieber kommen.

Apathogene Stämme von ***Escherichia*** coli sind ebenfalls Bestandteil der normalen Dickdarmflora und werden als darmwandständige Keime bezeichnet. D.h., daß Kolikeime nicht zur Flora des Darmlumens zählen, sondern der Wandflora zuzurechnen sind. Da durch die Darmwand ständig Sauerstoff diffundiert, fällt den Kolibakterien die Aufgabe zu, Sauerstoff zu reduzieren und somit zu verhindern, daß andere, physiologische Anaerobier (z.B. Bifidobakterien) durch den Sauerstoffgehalt innerhalb des Darms absterben. E. coli verwertet Kohlenhydrate und Eiweiß, so daß bei einem erhöhten Eiweißangebot im Kolon auch diese Flora zur Alkalisierung des Milieus und damit zur toxischen Belastung der Leber beiträgt. Bei einem Überangebot von Kohlenhydraten kommt es im Rahmen von Gärungsvorgängen zu einer pH-Wert-Senkung. Darüber hinaus kann es zu heftiger Gasbildung kommen. Unter physiologischen Umständen trägt die Coliflora zur Stimulation der Körperabwehr bei. Eine Verminderung von physiologischen E. coli innerhalb der Indikatorflora kann zu einer unzureichenden Stimulation des Mukosaimmunsystems führen. Verschiedene, nicht physiologische oder pathogene Coligruppen können leicht Überhand nehmen und in untypischen, wirtsfremden Varianten auftreten. Diese enterotoxischen Spezies sind eine der möglichen Ursachen für plötzlich auftretende Durchfälle, besonders auf Reisen (sog. Reisediarrhöe). Daneben existieren Vertreter von E. coli, die sich aggressiv gegen die Dünndarm- oder Blasenschleimhaut richten. Am gefürchtetsten sind die enterohämorrhagischen Kolibakterien. Diese hochaggressive Spezies kann zu blutigen Darmgeschwüren und bei Kindern sogar zu tödlichen Komplikationen (Nierenversagen) führen. Deshalb Vorsicht vor rohem Fleisch und Rohmilchprodukten. Bei ***E. coli biovaren****** handelt es sich um Stämme, die Hämolysin, Toxin bzw. Schleimkapseln (M-Formen) bilden können. Stoffwechselphysiologisch verhalten sich die E. coli-Biovaren wie andere E. coli-Stämme. Die Stimulation der Körperabwehr ist unterschiedlich stark ausgeprägt. Bei den sog. R-Mutanten ist sie besonders stark ausgeprägt, so daß diese Formen bes. zur Herstellung einer Autovaccine geeignet sind. Ein Nachweis von E. coli-Biovaren in Keimzahlen von über 10^6 KBE/g Stuhl kann auf das Vorhandensein entzündlicher Schleimhautveränderungen und/oder einer verminderten Bildung von sIgA hinweisen.

Enterobacteriaceae sind gramnegative, fakultativ anaerobe Stäbchen (z.B. ***Salmonellen, Shigellen, Klebsiellen, E. coli Citrobacter, Enterobacter, Serratia, Sarcina, Proteus, Yersinien*** usw.). Sie sind in der Umwelt weit verbreitet, insbesondere auch auf Pflanzen nachweisbar. Daher ist ein passageres Auftreten im Darm bei Gesunden bis 10^5 KBE/g Stuhl nicht ungewöhnlich (insbesondere bei Rohköstlern). Wichtigste Pathogenitätsfaktoren sind die Kolonisationsfaktoren, die Invasine, das Endotoxin, die Enterotoxine sowie die Zytotoxine. Diese Bakterien verstoffwechseln Kohlenhydrate und Eiweiß, können Darmstörungen erzeugen und die Darmschleimhaut bzw. den gesamten Organismus mit ihren Stoffwechselprodukten (Fäulnisprodukte, Ammoniak, Fuselalkohole) belasten. Besonders hervorzuheben wäre in diesem Zusammenhang ***Proteus spp. und Klebsiella spp.***. Da dadurch auch der pH-Wert im Dickdamm ansteigt, werden Bifidobakterien und Laktobazillen (antagonistische Säuerungsflora) in ihrem Wachstum zunehmend gehemmt. Andererseits arbeitet der Stoffwechsel der Fäulniskeime in neutralen und alkalischen Milieu zunehmend effektiver. Sie sollten deshalb aus der Darmflora verdrängt werden bzw. keimzahlmäßig niedrig gehalten werden. Ein erhöhter Nachweis von Fäulniserregern in Keimzahlen von über 10^6 KBE/g Stuhl kann auf das Vorhandensein entzündlicher Schleimhautveränderungen hinweisen. Enterobacteriaceae sind die wichtigsten intestinalen Infektionserreger, allerdings weisen viele E. nur ein geringes pathogenes Vermögen auf. Sie können je nach Spezies als fakultativ pathogene Keime oder als Opportunisten eingestuft werden. Ein vermehrtes Auftreten von E. im Stuhl kann auf eine gestörte immunbiologische Situation des Wirts hinweisen (z.B. unzureichende Bildung von fäkalem sIgA). ***Citrobacter sp.*** können als alleinige Kohlenhydratquelle Citrat verwerten. Glucose und Kohlenhydrate werden in unterschiedlicher Weise fermentiert, es können dabei unterschiedliche Mengen Schwefelwasserstoff und Indol entstehen. Citrobacter gehört in die Gruppe fakultativ pathogener Keime und kann bei Abwehrschwäche zu Harnwegs- und Atemwegsinfektionen führen. Ein vermehrter Nachweis von ***Enterobacter cloacae*** kann auf Grund der erhöhten Enterotoxinbildung für Durchfälle verantwortlich sein. Die Erfahrung zeigt, daß ein Nachweis von Citrobacter im Stuhl in einer Keimzahl von über 1 x 10^6 KBE/g Stuhl auf entzündliche Schleimhautveränderungen hinweisen kann.

Hefepilze sind in der Darmflora häufig anzutreffen. Sie gehören grundsätzlich nicht zur physiologischen Flora. In Abhängigkeit von klinischen Symptomen, kulturellen/serologischen Befunden und eventuellen Grunderkrankungen sollten bestimmte Hefen an einer zu starken Vermehrung gehindert werden bzw. aus dem Darm verdrängt werden. Vor allem gilt dies für ***Candida albicans***, dem aufgrund seiner Bedeutung ein eigenes Kapitel gewidmet ist. Aber auch andere Candida-Spezies können eine Antimykose rechtfertigen: z.B. ***Candida crusei, C. glabrata und C. tropicalis***. Gelegentlich sind auch Hefen anzutreffen, die der Zubereitung von Lebensmittel dienen, z.B. ***Candida robusta***, die Bäckerhefe, ***C. kefyr*** oder der Milch

*Biovare: eine Erreger-Kategorie innerhalb einer Art (Unterart, Stamm)

schimmel ***Geotrichum candidum***. Auch sie sind als ständige Darmbewohner unerwünscht, da sie sich in einer stark gestörten Darmflora unter Umständen vermehren können und dabei größere Mengen Alkohol produzieren. Geotrichum candidum wird neuerdings mit Asthma bronchiale in Verbindung gebracht!

Wichtige Begriffe siehe Glossar, Anhang, Seite 455

1.1.4. Die Auswirkungen einer bakteriellen Fehlbesiedelung

Es wurde bereits angesprochen, daß es bei Säuglingen bereits in der ersten Phase zu Störungen der physiologischen Besiedelung kommen kann. Eine pathologische Scheidenflora, atypische Krankenhauskeime und nicht zuletzt Ernährungsfehler führen zu einer übermäßigen Besiedelung mit Fäulniserregern und/oder Hefe- oder Schimmelpilzen. Die Fehlflora stellt einen immensen Fremdkörper dar, der letztlich einen erheblich Anteil an einer zukünftigen immunologischen Schwäche sowie der Entstehung von Allergien haben kann.

Nach *Werthmann* kommt es bei einer gestörten intestinalen Ökologie zu typischen Symptomen im Säuglingsalter:

Symptome Atemtrakt:

- Schniefen der Säuglinge
- Dauerschnupfen
- Mittelohrentzündungen
- Reizhusten
- Vergrößerung der Gaumen- und Rachenmandeln

Symptome Darmtrakt:

- Pylorusspasmus
- Koliken
- Blähungen
- Obstipation oder Durchfall

K. Werthmann: „Die chronische Infektanfälligkeit des Kindes", Erfahrungsheilkunde 3/1994, Haug-Verlag Heidelberg

Die verschiedenen Arten pathogener Mikroben können bei einer zu starken Vermehrung an der Entwicklung der folgenden Störungen beteiligt sein:

- immunologischen Schwächen (reduzierte Infektabwehr)
- Allergien
- Veränderung der Schleimhäute, was eine erhöhte Aufnahme von untypischen Substraten wie Mikroorganismen, Makromolekülen, Nährstoffpartikeln usw. nach sich zieht und weiterhin zu entzündlichen Veränderungen der Schleimhäute führt (Morbus Crohn, Colitis ulcerosa)
- Produktion erheblicher Mengen von Stoffwechselgiften durch eine bakterielle Zersetzung von Eiweiß im Sinne eines Fäulnisstoffwechsels (Ammoniak, Schwefelwasserstoff, Fuselalkohol, Phenole, Skatol, Indol). Darauf können einige Patienten mit Allgemeinsymptomen wie Müdigkeit, Benommenheit, Schwindel, Mißlaunigkeit oder Kopfschmerzen reagieren.

Tab. 3: Die Flora von Brustkindern und Flaschenkindern im Vergleich

A. Brustkinder	
Bifidobakterien (infantis, breve, bifidum B)	++++
Laktobazillen	++++
Bacteroides	++
E. coli	++
andere Enterobakterien	+
Clostridien	+
Eubakterien	+
B. Flaschenkinder	
Bifidobakterien (adolescentis, longum A, catenulatum)	++++
Laktobazillen	+++
Bacteroides	+++
E.coli	++++
andere Enterobakterien	++
Clostridien	+++
Eubakterien	+++

\+ = selten vorkommend
++ = regelmäßig in geringen Keimzahlen vorkommend
+++ = regelmäßig in hohen Keimzahlen vorkommend
++++ = regelmäßig in Keimzahlen > 10^{10} vorkommend

R. Schuler; A. Schuler: „Physiologie und Pathologie der Intestinalflora"

Eine toxische Leberbelastung ist möglich. Toxische Substanzen aus dem Clostridienstoffwechsel stehen in Verdacht mit der Entwicklung bösartiger Tumoren in Zusammenhang zu stehen.

- Verbrauch von Mikronährstoffen (Vitamine, Spurenelemente), die dann dem menschlichen Organismus nicht mehr zur Verfügung stehen.
- Veränderung der Stuhlkonsistenz und der Stuhlgewohnheiten (Verstopfung, Durchfälle)
- Starke Gasentwicklung, die zu einem aufgetriebenen Bauch führt - dadurch kann es zu einem Zwerchfellhochstand kommen, der bei Erwachsenen massive Herzbeschwerden hervorruft (Morbus Roemheld); weiterhin wird ein Teil der Gase resorbiert und über die Lunge abgeatmet, was zu starkem Geruch der Expirationsluft führt.
- Bauchschmerzen und Koliken

Heute wissen wir, daß der Schutz der Darmschleimhäute und damit das Aufrechterhalten ihrer vielfältigen Funktionen maßgeblich von den Stoffwechselprodukten der gesunden Bakterienflora abhängt. Bisher war man der Meinung, daß die Ernährung der Schleimhautzellen des Darms ausschließlich über die Blutgefäße innerhalb des Darmgewebes gewährleistet wird. Neueste Erkenntnisse zeigen aber, daß die sog. Darmepithelzellen sehr wohl auch aus dem Darminneren direkt ernährt werden. Namentlich geschieht das z.B. durch kurzkettige Fettsäuren, die von bestimmten Darmbakterien gebildet werden. Sind diese „ernährenden Keime" in ihrer Zahl reduziert, kann es zu Veränderungen der Darmepithelzellen (z.B. Entzündungen) oder gar zu einer Schleimhautatrophie mit allen daraus resultierenden Folgen kommen.

Ältere Menschen leiden häufiger an Störungen der intestinalen Besiedelungsverhältnisse. Ver-

Tab. 4: Schema der Auswirkungen durch eine Veränderung der Bakterienbesiedelung

Veränderung der Bakterienbesiedelung

⇓

Bildung von Darmgiften

(aus dem Stoffwechsel von Fremdkeimen, Stoffwechselgifte z.B. durch Gärung oder Fäulnis)

⇓

Entzündliche Darmerkrankungen

⇓

Funktionsstörungen

(Diarrhöe/Obstipation; Magen-Darmkrämpfe; Resorptionsstörungen)

⇓

Darmschleimhautläsionen mit Zottenatrophie

⇓

erhöhte Durchlässigkeit der Darmschleimhaut

⇓

Abbau der natürlichen Grenze

(zunehmender Verlust der natürlichen Barriere „Schleimhaut" zwischen Darminneren/Darminhalt und dem Lymphsystem)

⇓

Belastung des Darmimmunsystems mit Fremdstoffen

(Beeinträchtigung der immunologischen Abwehr; Entwicklung allergischer Reaktionen).

änderungen des Zahnstatus, schlecht sitzende Prothesen, einseitige und unausgeglichene Ernährung sowie die allgemeine Verlangsamung der Verdauungsabläufe führen zu einer Verringerung der physiologischen Keimflora zu Gunsten einer Clostridienflora.

Ebenso entwickelt sich bei **Obstipierten** eine pathologische Darmflora. Die Verminderung der Bifidobakterien und der Koliflora wird begleitet von einer Zunahme der Fäulnisflora und der Bacteroideskeime.

Antibiotika spielen trotz umfangreicher Erkenntnisse über die vielen negativen Auswirkungen noch immer eine Hauptrolle für eine instabile intestinale Ökologie. Es ließ sich nachweisen, daß die negativen Auswirkungen auf die physiologische Schleimhautkolonisation stark abhängig ist von der Art der antibiotischen Substanz sowie von der Applikationsform. Bei den parenteralen Applikationsformen (i.m. und i.v.) ist der Grad der antibiotikainduzierten Schäden am stärksten ausgeprägt, wenn die Substanz über die Galle in das Darmlumen ausgeschieden wird und hier nicht vollständig abgebaut werden kann, so daß die antibiotische Wirkung im gesamten Darmbereich erfolgt. Gleichsam sollten oral verabreichte Antibiotika eine hohe Resorptionsrate aufweisen, um zu vermeiden, daß nicht resorbierte Wirksubstanz im Bereich der gesamten Darmflora wirksam werden kann. Andernfalls kommt es so zu einem spezifischen Abbau bestimmter Keimgruppen, je nach Art des Antibiotikums. Cephalosporine z.B. können innerhalb von nur 3 Tagen Therapie die gesamte cephalosporinsensible Schutzflora zerstören. In dieser kurzen Zeit werden die entstandenen „ökologischen Nischen" schnell mit einer resistenten Fehlflora (bes. auch Hefepilzen) besetzt.

Weniger problematisch sind antibiotische Präparate aus der Gruppe der Aminoglykoside und

Tab. 5: Ursachen für eine instabile Ökologie des Darms (Petra Wenzel „Der Mensch und seine Darmflora", therapeutikon 7 (11) 460 - 463 November 1993)

Iatrogene Einflüsse
- Antibiotika
- Kortisontherapie
- Empfängnisverhütungsmittel (Pilzinfektionen)
- Strahlen (Röntgen, Kobalt etc.)
- Abführmittel

Störungen des Verdauungstraktes
- Störungen der Säureproduktion des Magens
- Störungen der Bauchspeicheldrüse
- Störungen der Gallenbildung und -abgabe

Umweltgifte
- Blei, Cadmium, Quecksilber
- viele andere chemische Substanzen

Anatomische Ursachen
- Angeborene oder erworbene Veränderungen der Verdauungsorgane (Operationen)

Schwere Darminfektionen
- Hefe- oder Schimmelpilzinfektionen
- infektiöse Mikroorganismen (Salmonellen, Rotaviren etc.)

Ernährung und Nahrungsgifte
- Nahrungsmittelallergien
- Denaturierte Nahrungsmittel und Konzentrate (Zucker, Weißmehl, Fastfood)
- Farb- und Konservierungsmittel
- Pilzgifte
- Einseitige Ernährung
- mangelnde Lebensmittelhygiene (Verunreinigungen der Nahrungsmittel, der Küche, des Geschirrs etc.)
- Ein zu hoher Gehalt unverdaulicher Ballaststoffe (Vorsicht bei zu groben oder zu großen Mengen Frischkornbrei, grober Rohkost, unzerkleinertem Vollkorn)

Psychischer Stress
- Familienkonflikte
- Reisestress (Flugreisen)
- Schulstress
- Stress am Arbeitsplatz
- Ängste

der Sulfonamide. Ebenso verursachen Präparate wie Cefotaxim, Cefuroxim und Cefotiam etwas geringere Schäden an der Darmflora.

Des weiteren spielt eine Rolle, wie stark eine antibiotische Substanz gegen gramnegative Erreger und/oder gegen Anaeobier gerichtet ist. Hier finden wir eine ausgeprägte negative Auswirkung auf die Darmflora (z.B. Amoxicillin günstiger als Ampicillin).
Koch, K.: „Antibiotika - Schaden für die Darmflora" Erfahrungsheilkunde 3a/1995; Haug-Verlag Heidelberg

Nebenwirkungen der Antibiotika auf die Darmflora

Nebenwirkungen	Antibiotika
• **Anstieg Candida**	Anoxicillin, Cefotaxim, Ceftacidim, Ceftriaxon, Cefuroxim, Sulbactam, Ampicillin
• **Dezimierung Bifido- u. Lakatobazillen**	Cefotaxim, Ceftriaxon, Cefuroxim, Oxytetracyclin, Roxithromycin, Sulbactam, Ampicillin
• **Dezimierung Bacteroides**	Ceftaxim + Gentamicin + Ampicillin, Ceftazidim + Gentamicin, Ceftriaxon, Cefuroxim, Sulbactam + Ampicillin
• **Zerstörung der gesamten Flora mit Ausnahme d. Enterobacteriaceae u. Candida**	Cefotaxim + Gentamicin + Ampicillin, Ceftriaxon, Cefuroxim, Sulbactam Ampicillin

Im Tierexperiment konnte gezeigt werden, daß nach oral verabreichten Antibiotika eine Fehlbesiedelung des Darms mit anschließender bakterieller Translokation* entsteht. Hier könnte neben anderen Faktoren eine Erklärung für die häufig beobachtete Zunahme von weiteren Infekten nach Antibiotikatherapie zu finden sein.

1.2. Der Darm als größtes immunologisches Organ

von M. Martin, B. Schütz und K. Zimmermann

Das Darmschleimhautsystem, oder genauer das Mukosa-assoziierte Darmwandlymphatikum (MALT), ist das größte körpereigene immunkompetente System und leistet entscheidende **lokale und systemische** Abwehr- und Kontrollfunktionen. Im gesamten Magen-Darmtrakt (von der Mundhöhle bis zum Enddarm) finden sich massenweise Gruppierungen von lymphatischen Systemen. Besonders hervorzuheben wären der *Waldeyersche* Rachenring im Halsbereich mit den Rachen- und Gaumenmandeln, sowie die *Peyerschen* Plaques im Dünndarm und im Wurmfortsatz.

Nirgendwo sonst im oder am Körper findet ein intensiverer Kontakt zwischen Organismus und exogenen Stoffen statt. Da nicht nur wünschenswerte Nahrungsbestandteile das Darmrohr passieren, sondern auch massenhaft verschiedene Toxine, Parasiten, Pilze, Viren und Bakterien sowie deren Stoffwechselausscheidungen mit der Darmschleimhaut in Berührung kommen, muß einem solchem „Dauerangriff" eine leistungsstarke Schutzbarriere entgegengestellt werden: der Mukosablock. Er fungiert als mechanische und immunologische Schutzbarriere. Vor-

* bakterielle Translokation: Migration lebendiger ortsständiger Bakterien aus dem Gastrointestinaltrakt an extraintestinale Orte. Die Zufuhr von Glutamin im Rahmen einer parenteralen Ernährung führt zu einer deutlichen Mukosaregeneration und signifikant niedrigerer bakt. Translokation.

nehmlich werden so potentielle Antigene neutralisiert, bevor sie mit der Schleimhaut reagieren bzw. diese durchdringen und/oder Entzündungsprozesse im Bereich der Darmwand in Gang setzen.

Das intestinale Immunsystem setzt sich zusammen aus:

- Lymphozyten im Epithel, der Lamina propria und den Follikeln,
- Plasmazellen
- Makrophagen
- Peyerschen Plaques und solitären Lymphfollikeln
- M-Zellen
- sowie mesenterialen Lymphknoten

Herget, H. u. H.F.: „Das intestinale Immunsystem und seine Stimulation durch Symbioselenkung", Pascoe, Gießen 1994

Die besondere Fähigkeit des Mukosablocks liegt darin, mit einer riesigen Antigen-Menge hochselektiv umzugehen. Trotz des daraus erwachsenden Antigenstress ermöglicht das GALT einerseits die Toleranz gegenüber Nahrungsbestandteilen und anderseits hochspezifische Abwehrreaktionen. Um diese Fähigkeit zu trainieren und dauerhaft reibungslos ablaufen zu lassen, werden permanent kleine Mengen verschiedener Fremdkörper (Antigene) aufgenommen (Abb. 7). Diese Aufnahme belebter und unbelebter Partikel und Makromoleküle aus dem Darm ist auf zwei Wegen möglich:

1. **Persorption:** Partikel bis 150 µm (z.B. Stärke, Kohlenstaub, Latexpartikel, Pollen etc.) können durch die Epithellücken in die Darmwand eintreten. Diese Substanzen finden wir besonders in Makrophagen, die im subepithelialen Bereich der Peyerschen Plaques in großer Zahl vorhanden sind.

2. **aktive Resorption:** Makromoleküle, Mikroorganismen und kleinere Partikel können durch spezialisierte M-Zellen oder durch sog. Enterozyten der darunter liegenden Peyerschen Plaques aufgenommen werden. Kleinere Mengen dieser Antigene können durch Exocytose (Ausschleusen gespeicherter unverdauter Restkörper mit erhaltenen antigenen Eigenschaften aus den Zellen) in die Lymph- und Blutbahn übertreten und dort systemische Immunreaktionen auslösen.

Herget , H. u. H.F.: „Das intestinale Immunsystem und seine Stimulation durch Symbioselenkung" Pascoe, Gießen 1994

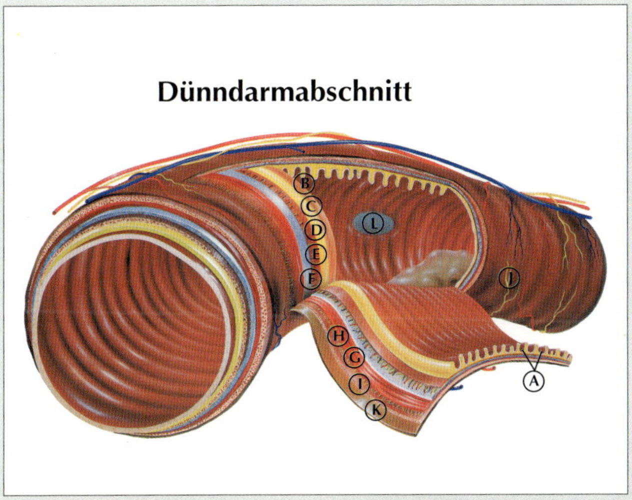

Abb. 2: Aufbau der Dünndarmwand (Laves Arzneimittel, Lehrtafel)

A Kerckringsche Falten
B Lamina epithelialis mucosae (Schleimhaut)
C Lamina propria (Schleimhaut-bindegewebe)
D Lamina muscularis mucosae (Muskelschicht der Schleimhaut)
E Blut- und Lymphgefäße
F Tela submucosa (Bindegewebe)
G Stratum circulare (Ringmuskel)
H Blut- und Lymphgefäße
I Stratum longitudinale (Längsmuskel)
J Subseröse Nerven
K Tunica serosa (Seröse Haut)
L Peyersche Plaques

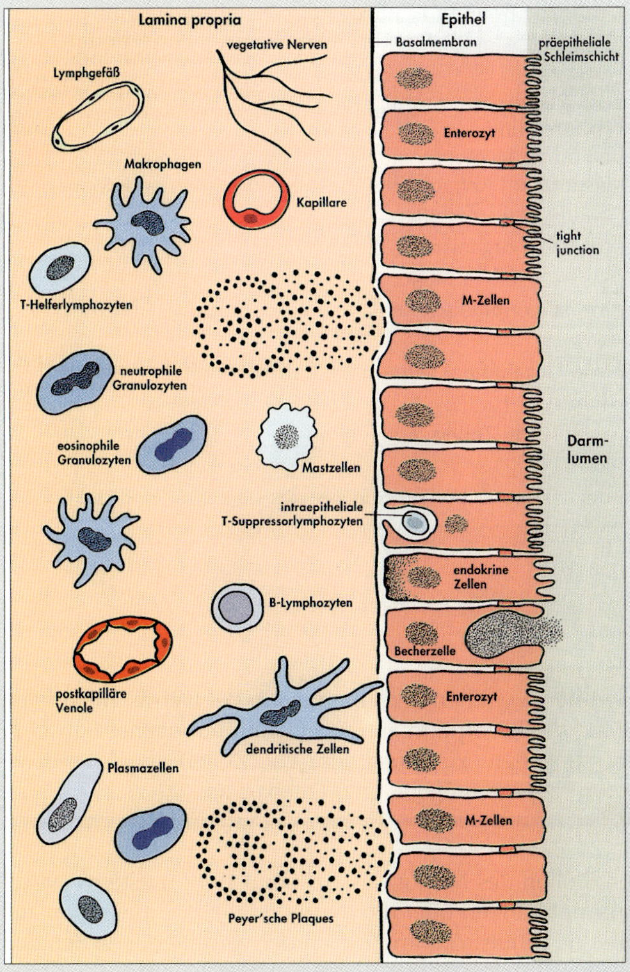

Abb. 3: Schematische Darstellung der Schichten der Darmwand und der einzelnen Zellen, die bei der Abwehrfunktion des Darmes wesentlich sind. (Aspekte 8/97, S.11)

Erläuterungen zu nebenstehender Abb. 3

Zelltyp	**Funktion**
B-Lymphozyten (Plasmazellen)	Produktion von IgA (sIgA), IgG, IgM, IgD und IgE
T-Lymphozyten	Träger der zellvermittelten Immunität
Subklassen	
• Suppressorzellen	Regulierung (Dämpfung) der Immunreaktionen
• Immunoblasten	Entstehen aus T-Zellen durch Kontakt mit Interleukinen, Antigenen und antigenpräsentierenden Zellen. Proliferieren zu aktivierten T-Zell-Subpopulationen
Zytotoxische T-Lymphozyten	Antigenspezifische Aktivität gegen virusinfizierte Zellen, Tumorzellen und histo-inkompatibles Gewebe
Natürliche Killerzellen	Zerstören ohne vorherige Antigenexposition infizierte Zellen, Tumorzellen. Stimulation durch Interferone und Interleukine
Memory (Gedächtnis-) Zellen	Langlebige, ruhende B- und T-Lymphozyten, die bei erneutem Antigenkontakt eine schnelle Immunantwort ermöglichen (Booster-Effekt)
Makrophagen (Monozyten-makrophagen)	Phagozytose u. Pinozytose von Mikroben, Fremdkörpern und Zelltrümmern, Abtötung von Mikroben durch Myeloperoxidase-Reaktion und lysosomale Enzyme. Transport und Abbau von Antigenen. Induktion und Kooperation mit spezifischen T-Zellen
Neutrophile Granulozyten	Phagozytose v. Mikroorganismen, virusinfizierten Zellen, Tumorzellen; Inaktivierung und Abtötung
Eosinophile Granulozyten	Beteiligung an IgE-vermittelten Reaktionen vom Soforttyp und vom verzögerten Typ
Mastzellen	Freisetzung von Histaminen, Serotonin u.a. Mediatoren bei Antigen-Antikörper-Reaktionen
Dendritische Zellen	Antigenpräsentierende Zellen. Antigentransport zu den mesenterialen Lymphknoten
Mukosazellen	Produktion der sekretorische Komponente des sIgA. Mucinproduktion

1.2.1. Die M-Zellen

M-Zellen (mikrofolded-cells) befinden sich zwischen den Enterozyten der Darmschleimhaut direkt über den Peyer-Plaques, sind auf die Resorption antigener u. immunogener Substanzen spezialisiert und daher dem Immunsystem zu zurechnen. Die Zellen zeigen apikale Falten und deutlich niedrigere Mikrovilli als die umgebenden Enterozyten.

Lymphozyten werden an spezifischen Stellen des Mukosa-assoziierten Lymphsystems (MALT) stimuliert und aktiviert, wandern via Lymphbahnen über die mesenterialen Lymphknoten zum Ductus thoracicus, um schließlich über den Blutstrom im Bereich der verschiedenen Schleimhäute aktiv zu werden (siehe 1.2.2).

Gruppierungen von M-Zellen (mikrofolded-cells) innerhalb der Darmschleimhaut sind wohl die hauptverantwortlichen „Checkpoints" des mukosa-assoziierten Lymphsystems. Sie werden den Peyer'schen Plaques (Abb. 7) zugerechnet und dienen diesen als „Sinnesorgan" oder Kontaktoberfläche zum Darminneren.

Histologisch unterscheiden sich die Peyerschen Plaques von dem übrigen Aufbau der Mukosa. Es lassen sich einzelne Kompartimente deutlich unterscheiden: in **Follikeln** befinden sich überwiegend B-Lymphozyten und relativ wenig CD4+ Helferzellen. Hier entwickeln sich die Vorläuferzellen für die Plasmazellen, die später für die Produktion von Immunglobulin A zuständig sind. In der **Interfollikularregion** befinden sich überwiegend T-Lymphozyten. Oberhalb der eben beschriebenen Region wölbt sich das sog. **Domareal** (Abb. 4 dem Darmlumen entgegen. In diesem Bereich läßt sich eine relativ gleichmäßige Mischung aus T- und B-Lymphozyten nachweisen. Das Domareal weist nun insofern eine Besonderheit auf, als das hier zwischen den normalen Epithelzellen mit ihren typischen Mikrovilli, Zellen ohne diese fingerartigen Ausstülpungen zu finden sind. Diese Zellen besitzen an ihrer Oberfläche Mikrofalten, weshalb sie M-Zellen genannt werden. Hier sind zahlreiche T- und B-Lymphozyten konzentriert nachweisbar.

Die M-Zellen sind in der Lage, Antigene auf der Lumenseite des Darmes zu binden und via Endozytose aufzunehmen (Abb. 5). Das so entstandene Vesikel mit dem Antigen wird durch die Zelle transportiert und an der lumenabgewandten Seite wieder freigesetzt. Während des Transportes „untersucht" die M-Zelle das Antigen und unterzieht es einer Veränderung (Prozessierung), um wichtige Informationen über den Fremdstoff zu erhalten bzw. weiterzugeben. Für diese Befähigung zur Antigenpräsentation nutzen die M-Zellen sog. MHC-Klasse-II Moleküle. Unter dem Begriff ***Antigenpräsentation*** versteht man, daß Bruchstücke des Antigens auf die Zelloberfläche gebracht, auf eine Art Präsentierteller (MHC-Klasse-II-Molekül) gelegt und benachbarten Immunzellen entgegengestreckt werden. Dieser Vorgang ist die Voraussetzung dafür, daß eine Immunreaktion überhaupt gestartet werden kann. T-Lymphozyten können ein Antigen nämlich nur dann erkennen, wenn es ihnen von einer antigenpräsentierenden Zelle - quasi als Appetithäppchen - dargeboten wird. Zur Erfüllung dieser Aufgabe genügt es, winzige Mengen von dem riesigen Spektrum an Antigenen des Darmlumens in die Checkpoints zu überführen. Da die Darmepithelzellen untereinander mit „tight junctions" (Siehe Kapitel 6.1.2.1, S. 195) verklebt sind, gibt es zwischen den Zellen unter physiologischen Umständen keine Lücken. Durch Schädigungen der M-Zellen scheint die Fähigkeit, einen adäquaten Schutz zu gewähren und nur minimale Antigenmengen zu überprüfen, verloren zu gehen. Darüber hinaus kann es bei chronisch entzündlichen Darmschleimhautveränderungen zu einer „Öffnung" im Bereich der tight junctions kommen, so daß eine unkontrollierte und vermehrte Aufnahme von Makromolekülen in Folge zu Allergien, insbesondere Nahrungsmittelallergien führen kann. Dieses Phänomen läßt sich inzwischen durch fäkale Entzündungsparameter wie α-1-Antitrypsin nachweisen. Näheres hierzu siehe Kapitel 6.5.2.1., S. 213.

Doch nicht nur die M-Zelle kann Antigen präsentieren und damit Immunreaktionen starten. Ein Teil der Antigenpräsentation wird auch von anderen GALT-Zellen, vermutlich dendritischen Zellen und Makrophagen, übernommen. Selbst die normale Darmepithelzelle ist in der Lage, Antigen aus dem Darmlumen aufzunehmen und zu präsentieren. Einige der Villi erscheinen geradezu vollgestopft mit Lymphozyten. Im Gegensatz zu den M-Zellen, die auch partikuläres Antigen aufnehmen können, ist diese Fähigkeit bei den Epithelzellen allerdings auf gelöstes Antigen beschränkt. Zwischen den einzelnen Enterozyten lassen sich ebenfalls immunkompetente Zellen nachweisen. Diese **intraepitehlialen Lymphozyten** (Abb. 7) scheinen in ihrer Zahl nach

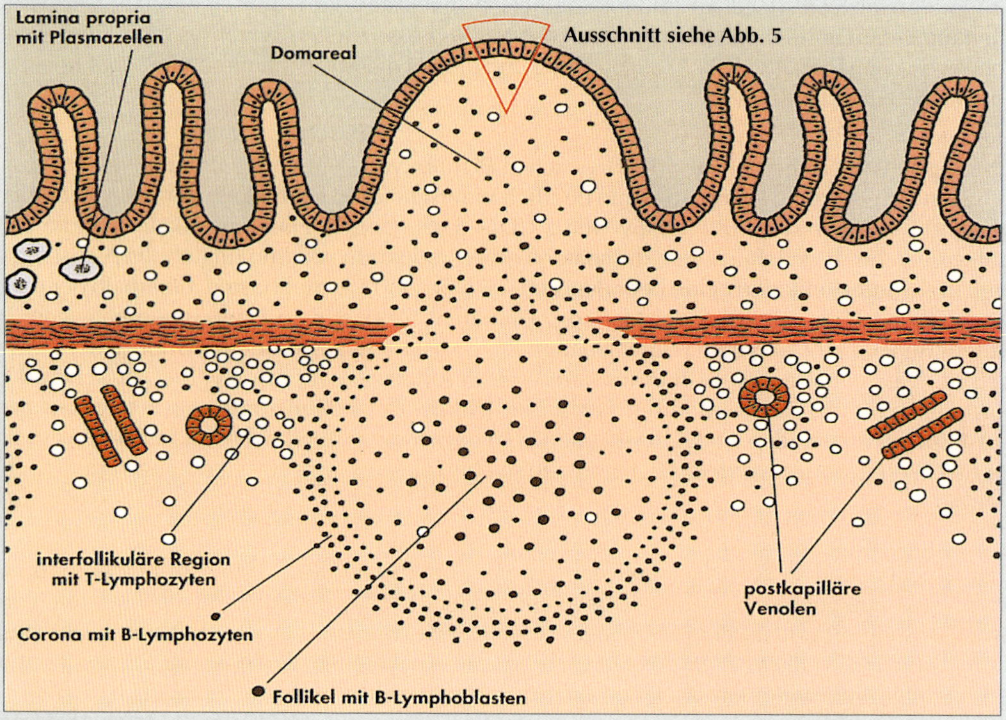

Abb. 4: Aufbau eines Peyerschen Plaques im Schema mit den wichtigsten Kompartimenten: Domareal, Follikel und interfollikuläre Region. Der eingezeichnete Sektor im Domareal ist in Abbildung 7 im Detail dargestellt. (Aspekte 8/97, S. 12)

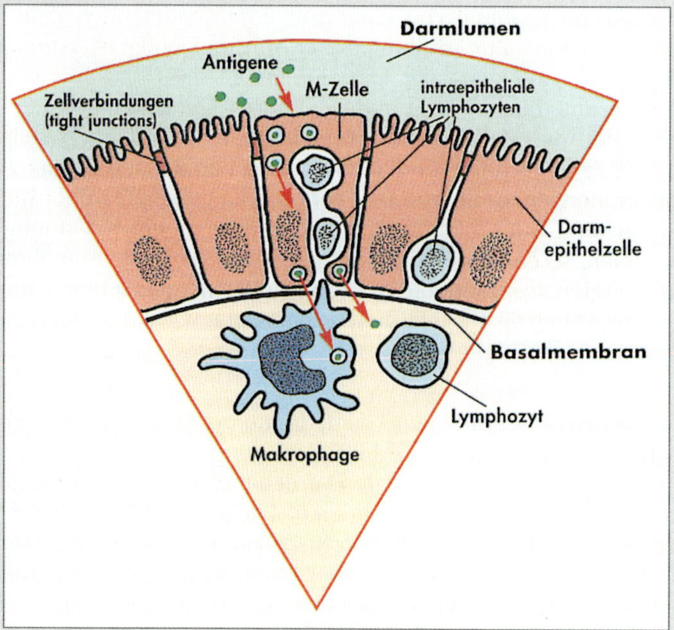

Abb. 5:
Schema vom Aufbau einer M-Zelle im Vergleich zu Enterozyten im Domareal eines Peyerschen Plaques (Aspekte 8/97, S. 13)

der Geburt zuzunehmen. Im Tierversuch war nachweisbar, daß diese Entwicklung in Abhängigkeit der bakteriellen Besiedelung geschieht.

1.2.2. Wanderung und Homing der Lymphozyten

Nachdem die wesentlichen Informationen eines Antigens z.B. durch die M-Zellen aufbereitet wurden, werden diese zunächst den T-Helferzellen präsentiert. Falls diese T-Zellen nun Rezeptoren auf ihrer Oberfläche tragen, die bereits zu dem dargebotenen Antigen „passen", ist der Eindringling also kein Unbekannter mehr sondern wurde schon irgendwann einmal zuvor gecheckt und von „ihm" eine Art Steckbrief angefertigt. In diesem Fall werden die Helferzellen zur Produktion von Immunbotenstoffen angeregt. Diese sog. Zytokine versetzen wiederum benachbarte B-Lymphozyten - vorausgesetzt, sie erkennen ebenfalls das präsentierende Antigen - in einen aktiven Zustand. Die so trainierten B-Zellen wandern nun via Lymphkapillaren, Mesenteriallymphknoten und Ductus thoracicus in den Blutstrom und erreichen dann die verschiedenen Schleimhäute des Körpers. Da sie sich aber auch wieder im Bereich der Lamina propria des Intestinums niederlassen, spricht man von „homing". In den Schleimhäuten werden B-Zellen sessil und übernehmen hier ihre Immunaufgaben (Abb. 6).

Inzwischen konnte nachgewiesen werden, daß neben den B-Zellen auch die T-Zellen via Blutstrom zwischen Darmmukosa und anderen Schleimhäuten wandern. Ob ein Lymphozyt im Blutstrom verbleibt oder sich in einer Schleimhaut niederläßt, wird offensichtlich davon bestimmt, welche Oberflächenmoleküle (Adhäsionsmoleküle) die Zelle trägt. „Passen" die Adhäsionsmoleküle des Lymphozyten zu denen einer Mukosazelle wie ein Schlüssel zum Schloß, kann die Zelle andocken und sich festsetzen.

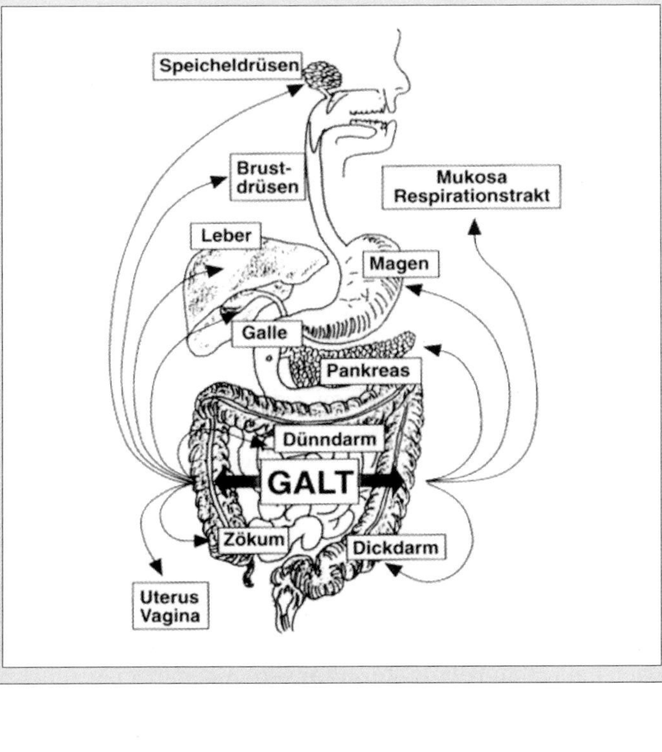

Abb. 6: Das Mukosa-Immunsystem. Lymphozyten werden im darmassoziierten Immunsystem (GALT) sensitiviert und gelangen über die Lymphwege zu den verschiedenen Schleimhäuten

Die T-Lymphozyten des MALT sind im Gegensatz zum systemischen Immunsystem nicht alle thymusabhängig. Ein großer Teil der T-Zellen reift thymusunabhängig heran. Das darmassoziierte Immunsystem ist bezüglich Zahl und Masse der Lymphozyten weit größer als das gesamte systemische T-Zellsystem. Bezüglich der Antigenerkennung, Aktivierungsbedingungen und Funktionen der Mukosa-T-Zellen lassen sich deutliche Unterschiede von den systemischen T-Lymphozyten feststellen.

Die spezifischen T-Zellen sind Träger der zellulären Immunität und üben Regulator- und Effektorfunktionen aus. Hierzu gehört auch die Sekretion von Zytokinen, die andere Wirtszellen stimulieren sowie die Zytolyse, die zur Zerstörung von Wirtszellen führt. Bezüglich der Kontrollfunktionen üben die T-Lymphozyten aber auch eine Hemmung überschießender Immunantworten aus, was im wesentlichen der Unterdrückung einer allergischen Reaktion auf Nahrungsantigene dient. Eine eingeschränkte T-Zellfunktion, wie sie beispielsweise auf der Grundlage eines Zinkmangels entstehen kann, zieht das Risiko allergischer Reaktionen vom verzögerten Typ (Typ IV) gegen Nahrungsbestandteile nach sich. **Die Funktionen der intestinalen T-Lymphozyten sind also im wesentlichen auf zwei Reaktionsebenen hin ausgebildet:**

1. **eine schützende Immunreaktion gegenüber Fremdkeimen durch Ausbildung einer (antigen)spezifischen Immunantwort und**
2. **eine lokale und systemische Unterdrückung überschießender Immunantworten gegenüber Nahrungsantigenen.**

1.2.3. Das sekretorische Immunglobulin A (sIgA)

sIgA wird von den in der Lamina propria der Schleimhäute gelegenen Plasmazellen gebildet, sind aufgrund eines gegenüber dem Gesamt-IgA speziellen Aufbaus widerstandsfähiger gegenüber einem intestinalen Abbau und dienen im Sinne eines desinfizierenden Anstrichs dem Immunschutz der Mukosa.

Die Bildung von sekretorischem IgA gehört zu den wichtigsten Funktionen des intestinalen Immunsystems. Im Darm wird ca. 60% des Gesamtkörper-IgA von den Plasmazellen in der Lamina propria produziert. Schätzungsweise 90% der Immunglobuline eines Warmblüters werden im Bauchraum gebildet. Man geht davon aus, daß in der Schleimhaut eines gesunden Erwachsenen die Anzahl der IgA-produzierenden Plasmazellen in etwa den gesamten Lymphozyten der Milz entsprechen. Während die immunkompetenten Zellen der Darmschleimhaut vorwiegend sIgA bilden, produzieren Immunzellen des lockeren Bindegewebes im Bauchraum (Peritoneum, Mesenterium, Omentum) größere Mengen IgG. Die Bildung von sIgA erfolgt unabhängig von der Serum-IgA-Synthese, so daß sich diesbezüglich keine Rückschlüsse durch die Bestimmung von IgA im Serum ziehen lassen.

Somit zieht ein Mangel an IgA im Serum nicht zwangsläufig ein erniedrigtes sIgA der Schleimhäute nach sich. Die Besonderheit von sekretorischem IgA besteht darin, daß zwei IgA-Moleküle über ein Zwischenstück miteinander verbunden werden. Dieses dimere Molekül wird nun zusätzlich im Bereich der Enterozyten mit einem **Poly-Ig-Rezeptor** verbunden, der eigentlichen

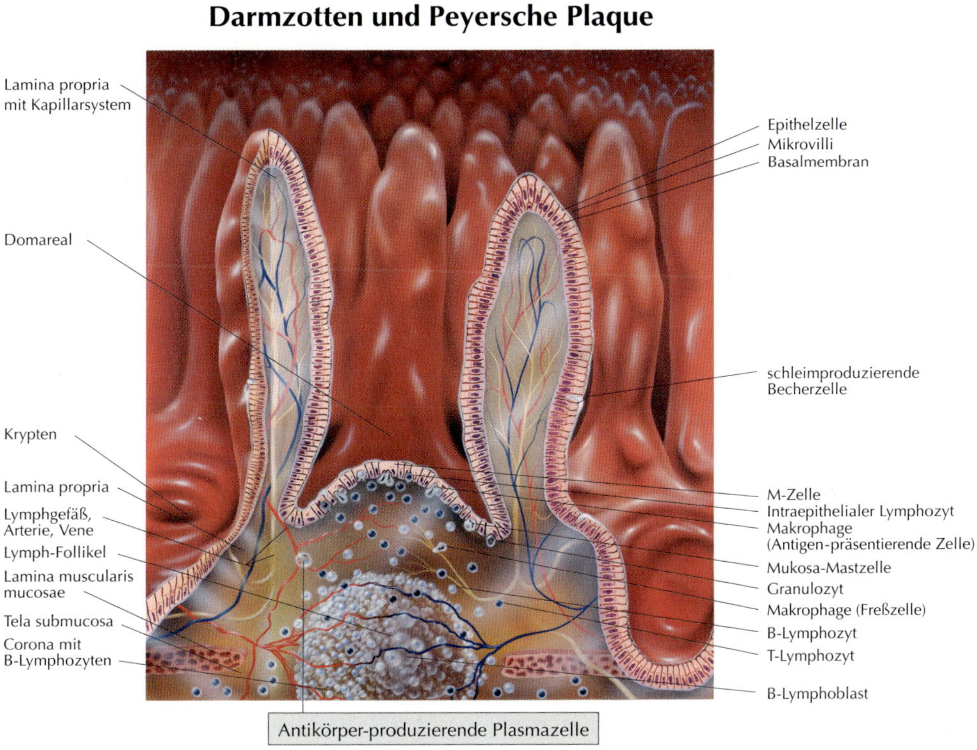

Abb. 7: Darmzotten und Peyersche Plaques (Laves Arzneimittel, Lehrtafel)

sekretorischen Komponente, die dem Transport von sIgA durch die Zelle dient (Transcytose). Neuere Untersuchungen deuten darauf hin, das bereits durch die Darmwand penetrierte Antigene von sIgA im Bereich der Lamina propria gebunden werden, zurück in das Darmlumen transportiert und hier unschädlich gemacht werden. Letztlich ist das sIgA aufgrund seiner spezifischen Struktur stabiler als IgA und wird dadurch intraluminal nicht durch Enzyme usw. zerstört. Dieser Umstand macht sIgA im Gegensatz zu fäkalem IgA auch für die Diagnostik nutzbar, da weitgehend stabile Konzentration mit dem Stuhl ausgeschieden werden.

Wie bedeutsam die Funktion des sekretorischen Immunglobulin A ist, kann man recht gut daran ermessen, daß es täglich in einer Menge von 30 - 100 mg/kg Körpergewicht gebildet wird und damit deutlich die Menge aller anderen Immunglobuline übersteigt.

Erst ab dem 6. Lebensmonat bildet das Immunsystem selbständig IgA. Bis zum 4. Lebensjahr ist der Spiegel niedrig, wodurch sich die erhöhte Infektgefahr in dieser Altersgruppe erklärt. Durch die besondere Haftungsfähigkeit findet sich sekretorisches IgA hochkonzentriert im Sekret der Schleimhäute. Hier wirkt das Immunglobulin als „Desinfektionsmittel". **Hat eine IgA2 vermittelte Immunreaktion mit einem Fremdstoff stattgefunden, kommt es im Gegensatz zu IgG-vermittelten Reaktion nicht zu weiteren entzündlichen Reaktionen, wie wir sie sonst im Sinne einer Reaktionskaskade beobachten können.** Bei einem Mangel an sIgA bzw. IgA können IgM-Moleküle zumindest teilweise die Aufgabe von sIgA übernehmen.

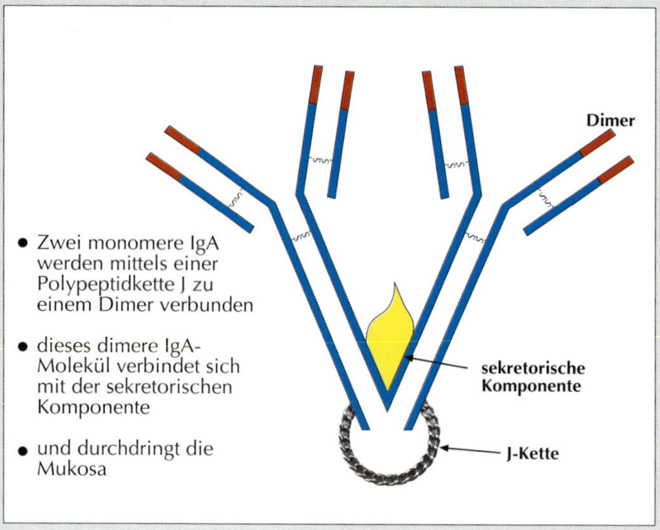

Abb. 8:
Sekretorisches IgA (sIgA)

Tab. 6: Immunologische Funktionen von sIgA

- Neutralisation von Antigenen, Toxinen und Viren
- Verhinderung der Zelladhärenz und damit der Kolonisation und Penetration von Bakterien, Viren und Pilzen
- Verhinderung der Antigen-Pinozytose
- Indirekte Hemmung der Komplementaktivierung durch Abfangen von IgG (antientzündliche Wirkung)
- Unspezifische Suppression der Chemotaxis polymorphkerniger Leukozyten (antientzündliche Wirkung)

1.2.3.1. sIgA als diagnostischer Parameter

Da sIgA einer Antigen-Pinocytose*, welches das Risiko einer allergischen Entwicklung Vorschub leistet, vorbeugt, ist eine Beurteilung des Spiegels auch im Rahmen der Allergiediagnostik und -therapie wertvoll.

So ergeben sich für die sIgA-Bestimmung im Faeces die folgenden Indikationen:

- Infektanfälligkeit,
- rezidivierende intestinale Fehlbesiedelungen mit unerwünschten Fremdkeimen oder Pathogenen und
- Allergien

* Pinozytose: Aufnahme von gelösten - z.T. hochmolekularen - Stoffen in das Zellinnere. Wahrscheinlich eine elementare Leistung aller lebenden Zellen, von besonderer Bedeutung auch im Dünndarm. (Roche-Lexikon)

Auch sIgA wird zerstört/abgebaut

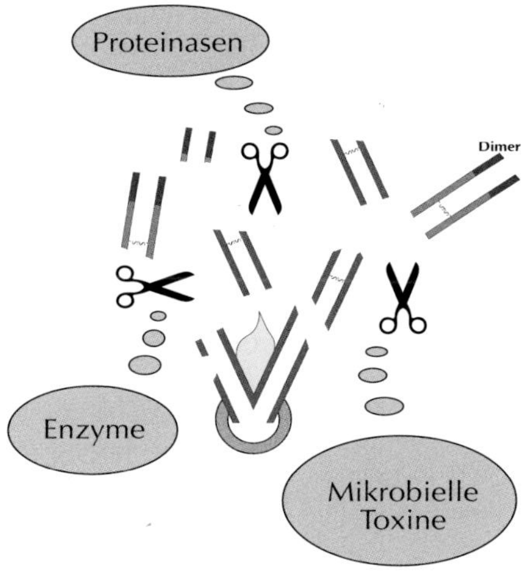

von körpereigenen oder mikrobiellen Proteinasen im Darmlumen. Je länger die Passage- bzw. Probentransportzeit, desto länger können Proteasen einwirken, desto niedriger die Untersuchungsergebnisse!

Abb. 9: Zerstörung von sIgA

Interpretation

Niedrige Konzentrationen (Werte unter 510 µg/ml Stuhl) sprechen für ein vermindertes Aktivitätsniveau des Mukosaimmunsystems. Werte über 2040 µg/ml Stuhl weisen auf einen erhöhten Aktivitätsgrad im Sinne lokaler Entzündungsreaktionen hin. Bei Patienten mit dünnem bzw. wässrigen Stühlen zeigen sich aufgrund der verkürzten intestinalen Passagezeit stets erhöhte sIgA-Spiegel. Andererseits zeigen sich erniedrigte sIgA-Spiegel bei Patienten mit Obstipation. Ebenso ist bezüglich der Präanalytik zu beachten, daß die Stuhlprobe innerhalb 24 Stunden das Labor erreicht, da zunehmende Lager- bzw. Transportzeit ebenso abfallende sIgA-Spiegel nach sich ziehen (Abb. 9).

1.2.3.2. Therapeutische Möglichkeiten zur Beeinflussung der sIgA-Spiegel

Erniedrigte sIgA-Werte

Zur lokalen Aktivierung der IgA-produzierenden Plasmazellen ist in besonderem Maße die Mikrobiologische Therapie indiziert. Eine hohe Anzahl chronischer kranker Kinder weist bezüglich der intestinalen Ökologie Auffälligkeiten auf, die sich im Kyberstatus (Quantitative Diagnostik zum Nachweis einer gestörten intestinalen Ökologie: Siehe Kapitel 2.2) in Form einer deutlichen Reduzierung der physiologischen Flora zeigt. Diese Erkenntnis unterstreicht die Bedeutung eines Therapieansatzes mit Bakterienpräparaten in der Pädiatrie. Interessant ist in diesem Zusammenhang, daß die heute verfügbaren mikrobiologischen Fertigpräparate je nach Keimart und Aufbereitungsart sehr unterschiedliche Wirkmechanismen aufweisen, die es gilt fachgerecht einzusetzen.

Zur Anhebung des sIgA-Spiegels eignen sich insbesondere die verschiedenen Aufbereitungen aus Kolibakterien (Pro-Symbioflor, Symbioflor II, AutoVaccine, Colibiogen) und Streptococcus faecalis (Sympbioflor I®). Es kommen lebensfähige oder inaktivierte Keime, deren Stoffwechselprodukte in konzentrierter Form oder Vaccine-Präparate zum Einsatz. Auch das Bacillus subtilis (Bactisubtil®) zeigt eine bemerkenswerte sIgA-stimulierende Wirkung auf (Informationen zu den hier aufgeführten mikrobiologischen Präparaten siehe Kapitel 3.3. Zu Zink siehe Kapitel 13.3., S. 395). Die medizinische Hefe Saccharomyces boulardii (Santax®) zeigt im Tierversuch bei einer Dosierung von 3 x 0,5 mg/g Körpergewicht eine Konzentrationssteigerung von sIgA in der Duodenalflüssigkeit von 56,9 %.

Neben den mikrobiologischen Ansätzen bietet die orthomolekulare Therapie interessante Möglichkeiten. Besonders hervorzuheben wäre die orale Zinksubstitution. Es kann mittels der Vollblutdiagnostik* leicht belegt werden, daß eine unzureichende Zinkversorgung insbesondere im Kindesalter weitaus häufiger zu finden ist als bisher angenommen. Erniedrigte sIgA-Werte im Stuhl stellen eine Indikation für die Erhebung des Zinkstatus im Vollblut dar. Es sei darauf hingewiesen, daß die immer wieder erwähnte Zinkserumbestimmung zur Beurteilung der Zinkversorgung wenig geeignet ist.

Erhöhte sIgA-Werte

Eine Erhöhung von sIgA im Stuhl geht immer mit einer Aktivierung der Abwehrvorgänge im Bereich der Darmschleimhaut hervor. Zunächst gilt hier der Grundsatz, die Ursachen aufzudecken. In Frage kommt eine Irritation der Schleimhaut durch aggressive Fremdorganismen (bestimmte Bakterien- oder Pilzspezies und Viren) sowie allergische Prozesse. Zur Differentialdiagnose sollten im Rahmen des KyberPlus-Konzeptes Markerproteine wie Lysozym, PMN-Elastase oder α-1-Antitrypsin im Stuhl bestimmt werden.

Die Therapie richtet sich nach der Ursache. So könnten auch hier mikrobiologische sowie orthomolekulare Präparate zum Einsatz kommen. Darüber hinaus spielen antientzündliche Maßnahmen mit Phytotherapeutika (z.B. hochdosiert Kamille und/oder Myrrhe wie Myrrhinil-Intest®) ebenso eine Rolle wie die verschiedenen Heilerden. Besonders geeignet für den Einsatz bei Kindern ist das Präparat Bolus alba comp N der Firma Wala. Es handelt sich um eine Kombination aus feinster weißer Tonerde mit verschiedenen Pflanzendrogen.

1.3. Immunmodulation durch Symbionten

von M. Martin

Der intensive Kontakt mit etwa 10^{14} Mikroorganismen (also ca. 100.000 Milliarden) auf einer ca. 400 m^2 großen Schleimhautoberfläche bewirkt eine bedeutende Stimulation des zuvor beschriebenen immunologischen Systems. Milchsäurebildner wie L. acidophilus und Bifidobakterien beispielsweise tragen maßgeblich zur Stabilisierung des intestinalen Milieus bei und nehmen durch ihre Anwesenheit und Stoffwechselaktivität Einfluß auf die Induktion von immunregulierenden Zytokinen wie v.a. des γ-Interferons, stimulieren spezifische Abwehrzellen und

*Vollblutanalyse: Labor Dr. Bayer, Stuttgart

Tab. 7: Mensch und Mikrobe

Mikroben - nicht nur Krankheitserreger	Bakterien und andere Kleinstlebewesen (Mikroben, Mikroorganismen) kennt man in erster Linie als Krankheitserreger. Diese werden üblicherweise mittels Antibiotika (griechisch: anti bios = gegen das Leben, das Leben tötend) bekämpft seit der Entdekkung antibiotischer Substanzen in den 40er Jahren durch Fleming haben sich Antibiotika rasant entwikkelt, wurden Standardtherapie bei fast allen bakteriellen Infektionskrankheiten und sind heute im Allgemeinwissen seit ihrer Entdeckung etabliert.
Mikroben - auch Diener der Gesundheit	Die Erkenntnis, daß Bakterien auch einen Beitrag zur Gesundheit leisten können, also probio-tisch (griechisch: pro bios = für das leben, das Leben fördernd) wirken, hat sich weniger durch-setzen können. Erst mit den immer häufiger und rascher auftretenden Resistenzen gegen Antibiotika, aber auch bedingt durch die teilweise starken Nebenwirkungen der Antibiotika, finden Medizinische Probiotika immer stärkere Beachtung
Mikroben-Grundlage allen menschlichen Lebens?	Es ist höchste Zeit, daß physiologische Mikrobenpopulationen die ihnen zustehende Beachtung finden. Denn der Mensch lebt mit einer unglaublich großen Zahl verschiedenster Mikroorganismen in Symbiose (100 Billionen allein m Darm). Darüber hinaus haben Tierexperimente im Rahmen der Steriltierforschung gezeigt, daß ohne die Anwesenheit physiologischer Mikrobengesellschaften kein funktionsfähiges Immunsystem aufgebaut wird und sterile Tiere in einer normalen, mikrobiell belebten Umwelt nicht lebensfähig sind.
Probiotika-Immunmodulation mit Mikroben	Unter normalen Verhältnissen sind die Haut und zahlreiche Schleimhäute von Mensch und Tier billionenfach von Mikroorganismen besiedelt, was zu ständigen Trainingseffekten auf das Immunsystem führt. Auf diese Weise verhindern die symbiontischen Mikroorganismen Infektionen durch Krankheitserreger. Ist dieser Regelmechanismus aus dem Gleichgewicht geraten, kann durch Zuführung ausgewählter physiologischer Keime, also von Medizinischen Probiotika, der Zustand der beschriebenen physiologischen Wechselbeziehungen wiederhergestellt werden.

bewirken die Produktion von Antikörpern im intestinalen Bereich. Dieser Effekt läßt sich mittels oraler Verabreichung hoher Konzentrationen lebensfähiger Laktobazillen stabilisierend ausnutzen. Da eine antivirale Wirkung des Interferons nicht nur im Darm selber, sondern auch in anderen Organen zum tragen kommt, kann z.B. der Verlauf von Herpes simplex-Infektionen durch eine Substitution von Milchsäurenbakterien günstig beeinflußt werden (Tab. 8).

Darüber hinaus haben die physiologischen Bakterienstämme einen erheblichen Anteil an einer wirksamen Immunbarriere innerhalb des Darms. Zum einen werden Fremdkeime (also auch potentielle Krankheitserreger) verdrängt, d.h. an einer Ansiedelung bzw. an einem Eindringen in die Schleimhäute gehindert, zum anderen werden direkte immunstimulierende Aktivitäten beobachtet, die durch die bloße Anwesenheit bzw. durch Abgabe von spezifischen Stoffwechselprodukten der normalen Keimflora gewährleistet werden. Das Immunsystem wird auf diesem Wege ständig „geschärft". In Kapitel 1.2.2. wurde bereits beschrieben, daß Immunglobulin-A bildende Zellen, die im Bereich der Darmschleimhäute ausgebildet werden, auch fähig sind, in die Schleimhäute der Bronchien abzuwandern um hier schützend aktiv zu werden. So lassen sich durch unterschiedliche pharmakologische Aufbereitungen von Kolibakterien oder deren

Tab. 8: Nachgewiesene Wirkungen von Laktobazillen auf das Immunsystem

- Steigerung der Konzentration von Immunglobulinen (IgG2a, IgM) im Serum (experimentelle Untersuchung)
- Produktion und Sekretion von Interferon-γ, Interleukin 1β Tumornekrosefaktor erhöht (in vitro-Untersuchung)
- Interferon-γ und natürliche Killerzellen (NK) im Serum erhöht (beim Menschen)
- Makrophagen-Aktivität erhöht (experimentelle Untersuchung)

Stoffwechselprodukte eindrucksvolle Behandlungserfolge z.B. bei chronischen Erkrankungen der Atemwege erzielen. Die Prager Ärztin *Lodinova - Zadnikova* konnte durch ihre Studien mit Säuglingen nachweisen, daß die Anwesenheit von Kolibakterien lokale und systemische Abwehrmechanismen stimuliert. Die untersuchten Kinder, die lebende Kolibakterien zugeführt bekamen, hatten gegenüber der unbehandelten Gruppe deutlich höhere Antikörpertiter im Blut. Die Mortalitätsrate Frühgeborener konnte durch eine prophylaktische Zufuhr lebender Kolibakterien drastisch gesenkt werden, da letale Infektionen seltener auftraten. Gerade für ungestillte Kinder könnte hier ein natürlicher Weg aufgezeigt werden, die - gegenüber gestillten Kindern - niedrigeren IgA-Werte zumindest teilweise anzuheben und somit die Säuglinge erheblich besser gegen Infektionen zu schützen. (Medica Fortbildungsseminar Düsseldorf 1992: Magen-Darm-Keime in Symbiose und Pathogenität)

Aber auch andere Keimgruppen sind in der Lage, die Immunität positiv zu beeinflussen. So können Enterococcen (Enterococcus faecalis menschlicher Herkunft) zu den am häufigsten therapeutisch angewendeten Bakterien gezählt werden (z.B. Symbioflor 1, siehe Tab. 15, Seite 87). Es kann als gesichert gelten, daß Enterococcus faecalis die spezifische sowie die unspezifische Immunleistung stimuliert. Insbesondere bei chronischer Infektanfälligkeit ist diese Therapie längst zu einem zuverlässigen Standard geworden. Der Vorzug des Präparates liegt nicht zuletzt darin, daß es auch hervorragend zur Applikation in die Nase oder mittels eines geeigneten Inhalationsgerätes auch per inhalationem für die Atemwege verwendbar ist. Somit können chronisch rezidivierende Nasennebenhöhlen- oder Bronchialinfekte zuverlässig behandelt werden.

1.3.1. Magen-Darm-Passage: Mikrobiologische Präparate und ihr Zugang zum Immunsystem bei oraler Verabreichung

von K. Zimmermann, S. Koch, K. Rusch, B. Schütz

Die orale Anwendung von Präparaten physiologischer Mikroorganismen dient der Beeinflussung der körpereigenen Abwehr durch die therapeutische Stimulation der unspezifischen Resistenz gegen Pathogene verschiedenster Art. Diesem Therapieansatz liegt das Konzept zugrunde, daß eine Steigerung der Abwehrleistungen des Organismus auch lokal über die Schleimhäute des Respirations- und Digestionstraktes erreicht werden kann. Hierbei stellt sich die Frage, über welche Mechanismen die verabreichten, sich zunächst im Magen- Darmlumen befindenden Mikroorganismen für die Effektororgane und Zellen des Immunsystems zugänglich werden. Können feste, ungelöste Partikel aus dem Darmlumen in den Organismus übertreten? Diese Fragestellung beinhaltet zum einen den Aspekt, ob Bakterien die sauren Bedingungen des Magensaftes unverändert (lebend?) überstehen können. Hierzu konnten *Goldin* und Mitarbeiter (1992) zeigen, daß Lactobacillus die Magen-Darm-Passage von allen untersuchten Individuen, denen die Bakterien oral verabreicht worden waren, lebend überstanden. In-vitro-Untersuchungen der Bakterien im Magensaft ergaben, daß diese bis zu einem pH-Wert von 3 für mindestens 4 Stunden uneingeschränkt überleben; erst pH-Werte von 1 und tiefer beeinträchtigten die Überlebensrate. Aus diesen Befunden kann man folgern, daß Enterokokken, welche als widerstandsfähiger als Lactobacillus bekannt sind, ebenfalls den Magen unversehrt passieren werden.

Die Frage des Übertritts fester Partikel aus dem Darmlumen ins Blut wurde bereits 1843 von *Prof. Gustav Herbst*, Professor der Medizin in Göttingen, positiv beantwortet, der einem Hund eine Stärkemehl-Suspension einflößte und drei Stunden später im Blut des Tieres unveränderte Stärkekörner nachwies. Der Transport fester Korpuskeln durch das Darmepithel, von wo aus sie aus dem Stroma durch das Lymphgefäßsystem in das Blut abtransportiert werden, wird seitdem als „Herbst-Effekt" bezeichnet. *Volkheimer* (1964) konnte diese Ereignisse mit anderen Modellpartikeln am Versuchstier und auch am Menschen bestätigen. Oral verabreichte Polyvinylchloridkügelchen in einer Größenverteilung von 5 - 110 µm werden bis zu einer Größe von 70 µm regelmäßig im peripheren Blut gefunden. Die gleichen Befunde beschreibt *Volkheimer* für andere Modellpartikel dieser Größenordnung wie Pflanzenzellen (zermahlene Speisepilze, Sporen, Lycopodium), für Mehle (Mais-, Kartoffel-, Weizenstärkekörner), für pulverisierte Muskelfasern, für Diatomeen, für Hefen und für Pollen. Diese Befunde Volkheimers wurden später von *Schlewinski* (1971) bestätigt. Es ist somit davon auszugehen, daß mit der Nahrung aufgenommene oder therapeutisch oral verabreichte Bakterien (Größe: ca. 1 µm) ebenfalls in das Darmstroma gelangen und dort zum einen auf immunkompetente epitheliale dendritische Zellen und Makrophagen treffen und zum anderen über die Lymphflüssigkeit in das Blut transportiert werden. Hier haben sie einen Zugang zu den peripheren lymphatischen Organe (Lymphknoten, Milz).

Der Darm ist eine an Lymphgefäßen besonders reiche Körperregion. Die Lymphe wird über die Cisterna chyli in den Ductus thoraci geleitet, der neben dem Ductus lymphaticus dexter, der die obere rechte Körperhälfte versorgt, eines der Hauptlymphgefäße des menschlichen Körpers darstellt.

1.3.2. Welche Komponenten der Mikroorganismen sind für ihre immunstimulierende Wirkung verantwortlich?

Es ist seit langem bekannt, daß Oberflächenstrukturen von Bakterien für ihre immunmodulierende Wirkung verantwortlich sind. Bakterielles Lipopolysaccharid (LPS) ist die Hauptkomponente der Zellwand gramnegativer Bakterien und ein potentes und breitwirkendes Immunstimulanz. LPS auch in isolierter Form aktiviert Makrophagen und initiiert die Zytokinausschüttung dieser Zellen sowie von Neutrophilen, es ist ein B-Zell-Mitogen, und es aktiviert die Komplement-Kaskade (*Lynn und Golenbock*, 1992).

Bei der Entwicklung von Vaccinen gegen Bakterieninfektionen konnte in jüngster Zeit sehr elegant die Bedeutung einzelner bakterieller Proteine für den Impferfolg demonstriert werden. Diese im folgenden geschilderten Befunde unterstreichen, daß nicht der komplette Mikroorganismus erforderlich ist, um eine Immunantwort auszulösen, sondern daß immundominante Proteine und Proteindomänen hierfür verantwortlich und ausreichend sind. Daraus folgt, daß auch teilweise im Digestionstrakt abgebaute Mikroorganismen eine immunstimulierende Wirkung haben können, solange ihre immunogenen Epitope erhalten bleiben. Diese Fragen wurden 1990 anläßlich einer Tagung in München „Oral immunization using recombinant bacterial" erörtert. Bereits vorher war bekannt (Bowe et al., 1989), daß mit einer genetisch veränderten, nicht mehr virulenten Yersinia-Mutante oral immunisierte Mäuse gegen eine Infektion mit Erregern des Wildtyps geschützt sind. *Fairweather* und Mitarbeiter (1990) berichten von der Wirksamkeit eines oralen Tetanus-Vaccins, welches sie durch die genetische Veränderung eines Salmonella-thyphi-murium-Stammes durch ein nicht-toxisches Fragment des Tetanus verursachenden Neurotoxins hergestellt haben. *Kaper* und *Levine* (1990) zeigten die protektive Wirkung eines oral verabreichten rekombinanten abgeschwächten Vibrio-cholerae-Vaccins bei der Impfung von freiwilligen Probanden. Über Impferfolge mit einem oral verabreichten gen-technisch abgeschwächten Lebendimpfstoff mit Salmonella typhi wurde auf der oben erwähnten Tagung von *Levine* (1990) berichtet.

Alle diese Berichte weisen daraufhin, daß für die Auslösung einer Immunantwort durch einen Mikroorganismus und damit für den Erfolg der Mikrobiologischen Therapie nicht unbedingt der direkte Kontakt des kompletten Mikroorganismus mit den Immunzellen erforderlich ist, sondern daß immunogene Epitope des Organismus ausreichend sind für die Immunstimulation. Zusätzlich bietet die Morphologie des Intestinums, die Mikrovilli mit den bereits beschriebenen M-Zellen, die Gewähr dafür, daß Mikroben unverändert an die immunologisch aktiven Zellen des Intestinaltraktes gelangen können.

Dies wird eindrucksvoll durch klinische Studien bestätigt, in welchen zum einen sowohl eine Verbesserung der klinischen Befunde und zum anderen auch eine Erhöhung der relevanten immunologischen Parameter bei oral mit Streptococcus faecalis behandelten Patienten mit chronischer Tonsillitis erreicht wurde (*Rasch* et al., 1986). Eine Immunmodulation, welche sich in erniedrigten Immunglobulinspiegeln von anti-E. faecalis bei oral mit Streptococcus faecalis behandelten gesunden Personen äußerte (Jansen et al., 1993), belegt ebenfalls die Wirksamkeit des Präparats und der oralen Applikationsmethode. Hieraus kann man auf einen ungehinderten Transport der E.-faecalis-Bakterien durch den Magen-Darmtrakt rückschließen.

1.3.3. Immunstimulierende Effekte verschiedener Keimgruppen im Vergleich

von U. Peters und T. Zielinski

Die positiven Effekte der Milchsäurebakterien, sowohl der Laktobazillen als auch der Bifidobakterien auf das Darmmilieu sind mittlerweile vielfach beschrieben. Von besonderem Interesse sind dabei Effekte, die das mukosaassoziierte Abwehrsystem beeinflussen. Gerade in Hinblick auf die von zahlreichen Molkereien ausgelobten Wirkungen auf intestinale Immunvorgänge lohnt sich eine wissenschaftliche Auseinandersetzung mit den verschiedenen Keimspezies, wie sie auch in der Milchindustrie und in Nahrungsergänzungsmitteln Verwendung finden. Um Aussagen zur Stimulation des Immunsystems zu belegen und vielleicht besonders wirksame Stämme zu identifizieren, stehen mittlerweile geeignete Testsysteme zur Verfügung.

Wie solche Vergleiche aussehen können, wurde in verschiedenen Versuchsreihen dokumentiert. Als Verfahren der Wahl hat sich die sog. Durchflußzytometrie herausgestellt. Dabei werden Blutproben mit den zu testenden Bakterienproben versetzt. Nach 4 Stunden werden dann die Reaktionen der Immunzellen (Lymphozyten) anhand von Veränderungen der Oberflächenstrukturen dieser Zellen registriert.

1.3.4. Vergleich zwischen E. coli und Laktobazillen

In einem ersten Testdurchgang wurden die Reaktionen der Lymphozyten auf die Zugabe von drei verschiedenen Laktobazillen-Arten mit denen eines pharmakologisch eingesetzten E.coli-Stammes verglichen. Ausgewählt wurden Lactobacillus bifidus, Lactobacillus casei und Lactobacillus acidophilus wie sie in Symbiolact® -comp. zu finden sind und Escherichia coli aus dem Präparat Symbioflor 2. Die einzelnen Tests wurden zudem mit unterschiedlichen Bakterienkonzentrationen durchgeführt.

Betrachtet wurden dabei die natürlichen Killerzellen (NK-Zellen) als Bestandteil der unspezifischen Abwehr und die T-Helferzellen als typischer Vertreter der spezifischen Abwehr. T-Zellen werden u.a. bei Infekten aktiviert, regulieren die Immunantwort und verfügen über die Fähigkeit Informationen über Krankheitserreger längere Zeit zu speichern (immunologische Gedächtnisfunktion).

Abb. 10 zeigt die durchflußzytometrisch gewonnenen Daten zum Einfluß der getesteten Bakterien auf die NK Zellen. Die ersten beiden Säulen demonstrieren die Reaktionen der Zellen ohne jeglichen Reiz und auf einen Kontrollreiz (CD2R). Erstaunlicherweise sind alle Bakterienkulturen in der Lage, die unspezifische Abwehr im gleichen Ausmaß wie therapeutisch eingesetzte E.coli-Keime zu aktivieren, mit Ausnahme der Laktobazillen in der niedrigsten Konzentration.

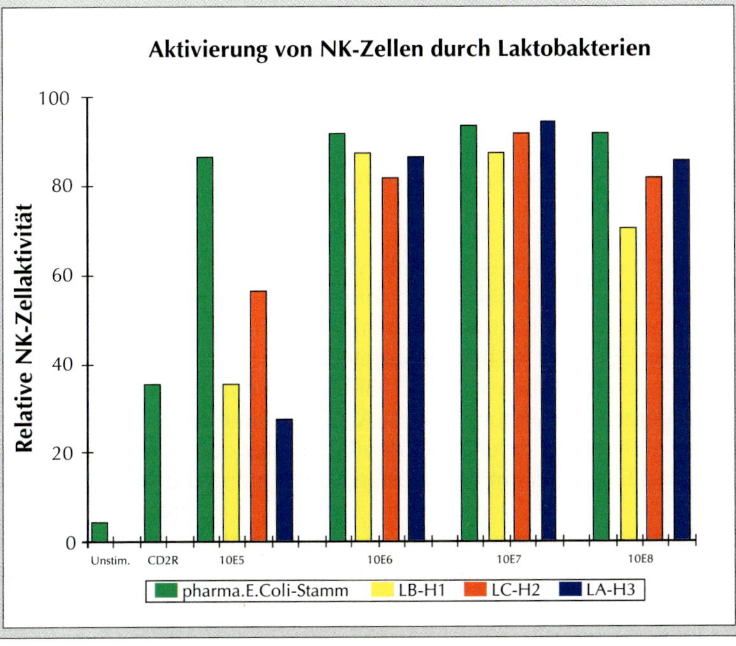

Abb.10: Aktivierung von NK-Zellen durch Laktobakterien

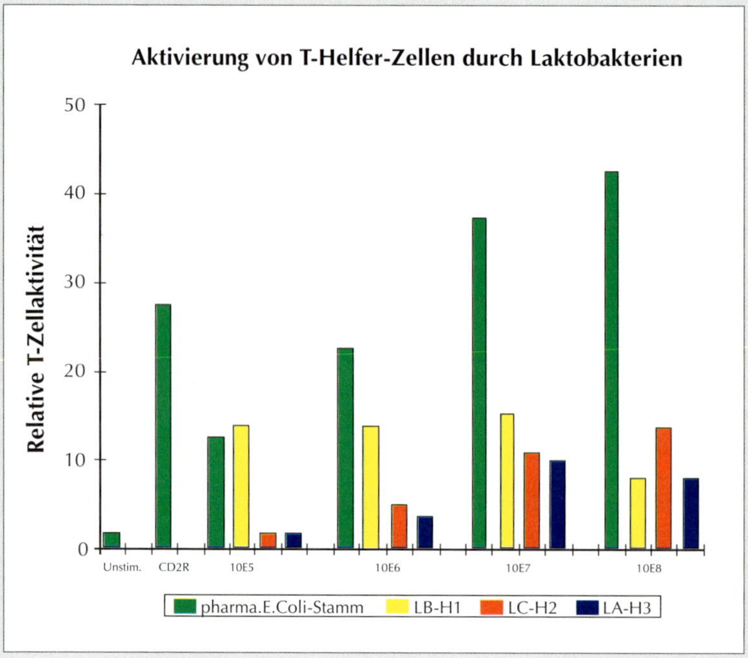

Abb.11: Aktivierung von T-Helfer-Zellen durch Laktobakterien

Ganz anders fällt jedoch der Vergleich der Keime in Bezug auf ihre Aktivierung der T-Helfer Zellen aus (Abb. 11). Die verwendeten Laktobakterien waren in der Lage, eine Reaktion hervorzurufen, die der des Kontrollmarkers CD2R ähnlich war. Dabei zeigen sich stamm-spezifische Unterschiede, die als konzentrationsabhängige Reaktionsmuster deutlich werden. Besonders kommt dies bei Lactobacillus casei in hohen Konzentrationen zum Ausdruck.

Deutlich anders ist das Verhalten der pharmazeutisch wirksamen Coli-Keime. Schon ab einer niedrigen Konzentration von einer Million Bakterien je Milliliter erweisen sich diese Coli-Keime als potente Stimulatoren der spezifischen T-Zell-Abwehrlinie. Ein in der Milchwirtschaft bei probiotischen Produkten häufig eingesetzter Stamm ist Lactobacillus casei Goldin Gorbach (LGG). Über diesen Stamm existieren zahlreiche Veröffentlichungen und er gilt als besonders gesundheitsfördernder Stamm. Insofern schien ein Vergleich mit einem therapeutisch wirksamen E.coli -Stamm besonders interessant.

Abb. 12 zeigt die Ergebnisse der zweiten Reihe durchflußzytometrischer Messungen. In Bezug auf die unspezifische Abwehr, wieder repräsentiert durch die NK-Zellen, ist auffällig, daß LGG im Gegensatz zu den vorher getesteten Laktobazillen nicht an die Stimulationsraten der Colibakterien heranreichen kann. Es zeigt sich unerwarteterweise sogar eine Abnahme der Immunaktivierung bei hohen Konzentrationen von 100 Millionen Keimen. Die Ergebnisse in Bezug auf die spezifische T-Helferzell-Aktivierung sind in Abb. 13 dargestellt. In allen getesteten Konzentrationen bleibt die Aktivierung durch LGG deutlich hinter dem Kontrollsignal und den durch den pharmazeutischen E.coli-Stamm ausgelösten Reaktionen zurück.

Erstaunliches Ergebnis der beiden Testreihen ist, daß LGG im Vergleich zu den anderen Laktobakterienstämmen eine geringere Aktivierung auf die unspezifischen Abwehr ausübt und T-Zellen nur marginal zu aktivieren vermag. Dies unterstreicht die eingangs erwähnte Bedeutung der Stammauswahl im Hinblick auf die Auslobung probiotischer Produkte.

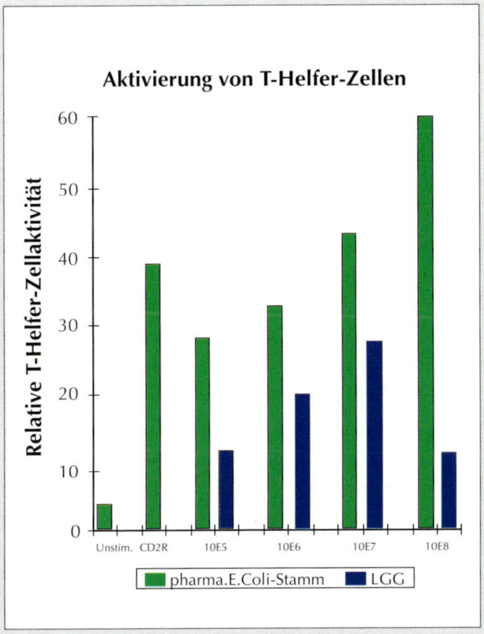

Abb. 12: Aktivierung von T-Helfer-Zellen

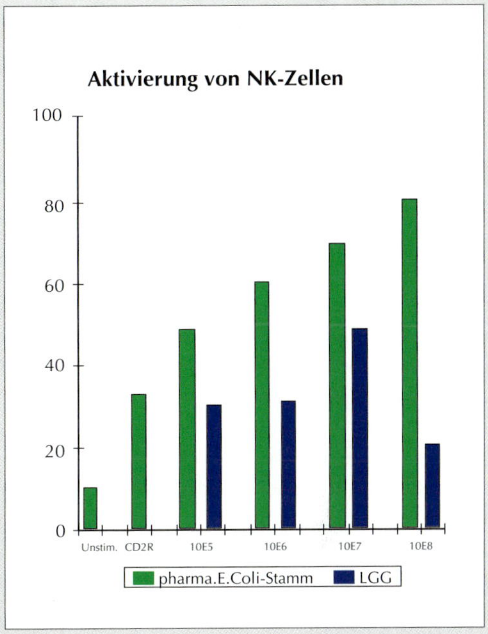

Abb. 13: Aktivierung von NK-Zellen

Die angewandte Methode eignet sich zur effektiven Vorauswahl probiotischer Bakterien in Bezug auf deren immunstimulierende Eigenschaften. Ebenso ist der Einsatz solcher Testverfahren in der Qualitätssicherung angezeigt. Ziel dieser Maßnahmen muß es sein, zu demonstrieren, daß die den Kulturen zugeschriebenen Fähigkeiten und Eigenschaften auch nach Einbringung in das Endprodukt erhalten bleiben. Die Ergebnisse zeigen aber auch, wie wichtig die Keimgehalte im Joghurt sind. Für die Produzenten bedeutet dies, zukünftig stärker darauf zu achten, daß die probiotischen Kulturen auch am Ende der Produkthaltbarkeit noch mindestens in Konzentrationen von 10^5 bis 10^6 Keimen je Gramm besitzen.

Von einzelnen Keimarten ist schon bei diesen geringen Konzentrationen ein Effekt auf die unspezifischen Abwehr zu erwarten. Dagegen reagieren die T-Zellen und damit die spezifische Abwehr erst bei wesentlich höheren Bakterienkonzentrationen. Im Vergleich zu Probiotika im Arzneimittelbereich - Enterococcus faecalis oder Escherichia coli - bleiben die Immunantworten der milchwirtschaftlich relevanten Keimen jedoch deutlich zurück.

Im Hinblick auf die Aussagen zu probiotischen Joghurts ist in Zukunft sicher eine differenziertere Sichtweise angezeigt. Die positiven Auswirkungen lebender Bakterienkulturen für den gesamten Verdauungstrakt und des damit verbundenen Schleimhaut-Immunsystems sind mittlerweile unbestritten. Unter dem Gesichtspunkt „Wellness" sind derartige Produkte aus wissenschaftlicher Sicht sicherlich problemlos auslobbar. Was den immunologisch bedingten Schutz vor bakteriellen und viralen Infektionen des Darmes angeht, ist angesicht der bisher vorliegenden Daten und den tatsächlich im Joghurt anzutreffenden Bakterienkonzentrationen sicherlich Zurückhaltung angezeigt. Es gilt, beim Verbraucher keine übergroßen Erwartungen zu wecken (z.B. Vorbeugung bei Reisedurchfällen) und ihm klar die Abgrenzung zu therapeutischen Produkten (Arzneimittel) aufzuzeigen.

1.4. Weitere Eigenschaften der physiologischen und pathologischen Darmflora

1.4.1. Physiologische Darmflora

Die auf der Darmschleimhaut siedelnden Mikrobenmassen erbringen eine gigantische Stoffwechselleistung, die etwa der der Leber in der Intensität gleichkommt. Die dabei produzierten Stoffwechselendprodukte wirken sich teilweise regulierend auf die Schleimhaut und das intestinale Milieu aus. Zum Teil dienen die durch den Bakterienstoffwechsel produzierten Peptide (= Protein-Bruchstücke) dem Schutz der Schleimhäute - auch der Schleimhäute im Atmungstrakt - sowie der allgemeinen Immunstimulation, zum anderen handelt es sich um wichtige Vitamine oder Eiweißgruppen, die eine generelle Bedeutung für unsere Gesundheit haben. Andererseits können einige der sog. Symbionten die durch Verdauungsprozesse entstehenden Stoffwechselgifte unschädlich machen. So konnte in verschiedenen Studien belegt werden, daß die Absorption karzinogener Stoffe aus dem Darm durch Milchsäurebildner gehemmt wird. Bifidobakterien konnten im Tierversuch die Krebsentstehung durch Nahrungsmittelmutagene im Bereich des Dickdarms, der Brustdrüse und der Leber hemmen und teilweise vollständig verhindern.

Die physiologische, anaerobe Flora, hauptsächlich aus der Gruppe der Lakto- und Bifidumbazillen, produziert Enzyme, die Cholesterin, Gallensäuren und Steroidhormone abbauen können. Es wird vermutet, daß der cholesterinsenkende Effekt auf der Fähigkeit der Milchsäurebildner Gallensalze zu dekonjugieren, beruht. Die dadurch verminderte Cholesterinaufnahme aus dem Darm führt zu einer Cholesterinsenkung.

Die produzierte Milchsäure führt zu einer pH-Wert-Senkung, so daß nicht nur ein optimales Verdauungsmilieu entsteht, sondern auch eine Wachstumshemmung gegenüber unerwünschten Keimgruppen erzielt wird. Letztere wird durch die Bildung sog. Bakteriozine verstärkt. Die wachstumshemmenden Eigenschaften von Bakteriozinen werden inzwischen auch in der Lebensmittelindustrie genutzt.

Seit der Studie von Metchnikoff (1894) wird allgemein angenommen, daß Laktobazillen Stoffe bilden, die das Wachstum anderer Mikroorganismen hemmen. 1959 wurde ein von L. acidophilus gebildeter Stoff isoliert, der insbesondere gegen grammnegative Bakterien eine antibakterielle Wirkung aufwies. Dieser Stoff wurde als Lactozidin bezeichnet. Eine weitere Substanz, Azidolin, wurde 1974 nachgewiesen. Es zeigte sich eine Wirkung gegen enteropathogene Stoffe und sporenbildende Mikroorganismen. *Barefoot* und *Klaenhamer* isolierten 1984 ein antibakterielles Peptid, das von L. acidophilus gebildet wird. Die Hemmwirkung richtet sich gegen andere Laktobazillen.

1952 wurde von *Weather* et. al. beschrieben, daß einige Laktobazillen Wasserstoffperoxid bilden können. Dem überwiegenden Teil der anaeroben Bakterien fehlt die Möglichkeit einer schützenden Enzymbildung gegen Wasserstoffperoxid. Es konnte beobachtet werden, daß insbesondere Staphylococcus aureus sehr empfindlich auf Peroxide reagiert. *Klebanoff* bestätigte diese Beobachtung und vermutet weiterhin auch eine antivirale Wirkung auf dem gleichen Prinzip. Panday, S.C., Vollard, E.J.: Bakteriotherapie mit Laktobazillen. Pharm. Weekbl. 1993; 128 (28); 807-15.

Lactococcus lactis verfügt über beeindruckende Mechanismen, freie Radikale zu inaktivieren.

Durch Enzyme wie z.B. Superoxid-dismutase, Peroxidasen und Glutathion weist das mikroaerophile Bakterium eine äußerst nützliche Radikalfängerfunktion auf. Es ließ sich nachweisen, daß L. lactis durch seine antioxidativen und immunstimulierenden Eigenschaften auch auf den Wirtsorganismus eine bedeutende Schutzwirkung ausübt. Petersen, M.; Lau, W.: „Haut- und Zellschutz mit einem neuen Wirkstoffkomplex auf Bakterienbasis" PRAXIS-telegramm 2/96, Seite 16 - 20.

Darüber hinaus zeichnet sich Lactobacillus lactis durch ein besonders hohes Adhärenzverhalten aus. Der Mikroorganismus hat sehr gute Haftungseigenschaften im menschlichen Darm und erhöht somit die Kolonsiationsresistenz.

Lactobacillus thermophilus sorgt aufgrund seiner Eigenschaften für eine schnelle Senkung des pH-Wertes im Darmmilieu. Er ist auch im oralen Bereich nachzuweisen. Ein besonders synergistischer Effekt konnte zwischen L. thermophilus und L. casei nachgewiesen werden. In Tierversuch zeigte sich eine ausgeprägte Wirkung der beiden Keimstämme gegen Infektionen mit Salmonella typhimurium. L. casei scheint darüber hinaus eine besondere Bedeutung zum Schutz vor intestinalen Allergien zu haben. Eine im Tierversuch provozierte Erhöhung der Darmwandpermeabilität durch Kuhmilchallergene konnte durch L. casei erheblich gebessert werden. Darüber hinaus konnte nachgewiesen werden, daß L. casei den Verlauf von Säuglingsdiarrhöen deutlich verkürzt.

1.4.2. Endotoxinbildung unerwünschter Keime

Unerwünschte Keimgruppen, wie Proteus- und Clostridienspezies, bestimmte Formen von E. coli oder Streptokokken usw., können im Gegensatz zur Symbiontenflora zu einer nicht unerheblichen Belastung durch endogen-toxische Substanzen führen. Als wesentliche Endotoxine sind zu nennen:

- Ammoniak
- Skatol
- Amine
- Schwefelwasserstoff
- Indol
- Phenole
- Fuselalkohole

Bei entsprechender Disposition können diese Toxine zu einer erheblichen hepatogenen Belastung führen (intestinale Autointoxikation), die nicht selten Grund für eine Erhöhung der Transaminasen ist. Darüber hinaus konnte beobachtet werden, daß bestimmte Keimgruppen für die Inaktivierung von Medikamenten verantwortlich sein können. Eubacterium lentum ist beispielsweise in der Lage, den Wirkstoff Digoxin zu inaktivieren. Bei Patienten, bei denen eine hohe Anzahl E. Centum im Stuhl nachgewiesen werden konnte, wurde beobachtet, daß 40% des Arzneistoffes in reduzierter Form renal ausgeschieden wird. Ähnliche Probleme können bei oralen Kontrazeptiva auftreten. Die Fähigkeit der Steroidtransformation wurde bereits angesprochen.

1.5. Intestinale Autointoxikation als Ursache von Stoffwechselstörungen

von H. Stossier

Autointoxikation: Vor mehr als 100 Jahren beschrieb der Franzose *Bouchard* erstmals eine intestinale Autointoxikation. Er definierte diese als Ergebnis eines Fehlverdauungsprozesses im Intestinum. *Mayr* definierte diese intestinale Autointoxikation exakter als Ergebnis von alkoholischen Gärungsprozessen sowie Fäulnisprozessen. *Pirlet* gelang es einige dieser Giftstoffe zu isolieren und deren Wirkung auf den Körper zu untersuchen.

Die intestinale Autointoxikation ist ein Prozeß, bei dem Giftstoffe entstehen, die die normale Funktion des Darmes stören, die Mukosabarriere durchbrechen, eine Irritation des darmassoziierten Immunsystems bewirken und letztlich über die Lymphbahnen und Pfortader zur Leber transportiert werden. In weiterer Folge können die Toxine über die Blutbahn im gesamten Körper verteilt werden, und so unterschiedlichste Krankheitsbilder auslösen. Über die Diagnostik nach *Mayr* lassen sich unterschiedliche gesundheitliche Belastungen feststellen, sowie eine individuelle Entgiftungstherapie einleiten. Das therapeutische Konzept nach *Mayr* umfaßt die Schonung, Säuberung und Schulung nicht nur des Verdauungsapparates sondern versucht darüber hinaus zu einer geänderten Lebensweise zu führen.

Intestinale Autointoxikation - ist sie Realität oder nur ein „horror autotoxicus"? Wie - wenn es das gibt - wird der Darm zur Vergiftungsquelle, die den Organismus belastet und Ursache für viele Erkrankungstendenzen ist?

Die allgemein bekannte Funktion des Verdauungsapparates ist es, die aufgenommenen Lebensmittel zu verdauen. Dies bedeutet, daß im Verdauungsapparat alles zerlegt wird, bis es durch die Darmwand in den Körper aufgenommen werden kann. Hierzu bedient sich der Organismus verschiedener Mechanismen:

- mechanische Zerkleinerung der Speisen durch die Zähne
- chemische Verdauung durch viele zum Teil unterschiedliche Enzymsysteme vom Mund bis in den Enddarm
- mechanische Durchmischung des Darminhaltes durch die Peristaltik wodurch die chemische Verarbeitung gefördert wird.
- Unterstützung des Verdauungsapparates durch die Gesamtheit der Bakterienflora im Dünn- und Dickdarm

Wir können die Summe dieser Tätigkeiten als die Leistungsfähigkeit des Verdauungsapparates zusammenfassen. Diese Leistungsfähigkeit ist, wie wir wissen, von der Individualität der Person sowie von tageszeitlichen Schwankungen abhängig. Besonders *Dr. F. X. Mayr*, der bekannte österreichische Arzt und Verdauungsforscher, hat immer darauf hingewiesen, wie wichtig diese individuelle Leistungsfähigkeit für alle Überlegungen zur Ernährung ist. Im Idealfall werden bei ausreichender Leistungsfähigkeit des Verdauungsapparates alle aufgenommenen Speisen vollständig und zeitgerecht abgebaut und umgesetzt bzw. deren Endprodukte ausgeschieden, so daß keinerlei Belastung für den Organismus entsteht.

Nun beschrieb der Franzose *C. Bouchard* erstmals vor mehr als 100 Jahren einen Zustand, bei dem es durch „nicht rechtzeitige bzw. vollständige Verdauung" der Speisen zu Zersetzungsprozessen im Darm kommt. Diese Zersetzungsprodukte werde in der Folge ins Blut aufgenommen und somit potentiell über den gesamten Organismus verteilt. Er bezeichnet dies als intestinale Autointoxikation. Voraussetzung dafür ist, daß in Summe gesehen die Leistungsfähigkeit des Verdauungsapparates nicht ausreicht, die Gesamtheit der aufgenommenen Speisen umzusetzen.

Nun gehört es zu den Aufgaben der Verdauungsapparates und bedarf wohl keiner weiteren Erläuterung, eine Nährlösung aus den aufgenommenen Speisen zu bereiten, welche in der Folge allen Zellen des Organismus zugeführt wird, um gemeinsam mit Sauerstoff die Lebensprozesse der Zelle und somit des gesamten Organismus zu unterhalten. Somit hängt die Funktionstüchtigkeit jedes Organs, der Gesundheitszustand bzw. die Krankheitstendenzen sowie die Fähigkeit zur Regulation und Regeneration bzw. Reparation im Erkrankungsfall, entscheidend von der optimalen Funktion und Leistungsfähigkeit des Verdauungsapparates ab. Konkret bedeutet dies, wie die Nahrung vor der Aufnahme ins Blut abgebaut, verarbeitet = verdaut wird. Die Qualität der Verdauung bestimmt somit die Gesundheit oder Krankheit des Organismus. Daß dies nicht nur für den Menschen zutrifft, beweisen viele Beobachtungen in der Natur. Jeder kann feststellen, daß die Vegetation in sumpfigen Wiesen sich wesentlich von den trockenen gut drainierten Nachbarwiesen unterscheidet. Dies betrifft sowohl die Vielfalt der Flora als auch die Gesundheit der einzelnen Pflanzen. Im sumpfigen Teil finden sich mehr „Schmarotzer" bei insgesamt eingeschränkter Vitalität der einzelnen Pflanzen. Auffallend auch die eingeschränkte Produktion von keimfähigen Samen im sumpfigen Gebiet - was gerade bei der vergleichen Betrachtung mit den menschlichen Verhältnissen unsere Aufmerksamkeit erregen sollte! Kurzum, die Natur zeigt uns bis ins Detail die Konsequenzen der Verschmutzung als Ausdruck mangelnder „Reinigung", einer Stagnation und Übersäuerung. Gleichzeitig wird gezeigt, wie es hierdurch zu einem Überwiegen der Schmarotzer unter den Pflanzen kommt.

Wie ist dies auf den Menschen übertragbar?

Oft wird betont „der Verdauungsapparat sei das Wurzelsystem des Menschen". Im Unterschied zur Natur bleiben die Aufbereitungsprozesse jedoch nicht von äußeren meteorologischen Einflüssen über Wochen und Monate abhängig, sondern werden vom Verdauungsapparat durch seine mechanischen und chemischen Vorgänge übernommen. Wird nun dieses Gleichgewicht zwischen der gesamten Leistungsfähigkeit des Verdauungsapparates und der zur erbringenden Leistung gestört - von außen oder von innen, akut oder chronisch - so werden in der Regel die durchzuführenden Verdauungsarbeiten nicht vollständig, ausreichend und umfassend durchgeführt werden können. Der nicht entsprechend verarbeitete Inhalt des Verdauungsapparates wird durch „Zersetzungsprozesse" abgebaut. Hierzu ein Beispiel:

Den unmittelbaren Einfluß der Ernährung sieht man noch sehr schön beim Säugling oder Kleinkind. Erhält dieses Kind eine Nahrung die es nicht verarbeiten kann, so merkt man sehr rasch Veränderungen des Kindes, welche nicht auf ein typisches Symptom beschränkt bleiben sondern das ganze Wesen des Kindes erfassen - Unruhe, Weinen, Schlaf- und Entwicklungsstörungen, um nur einige Symptome zu nennen, treten ebenso auf wie lokale Erscheinungen an Haut, Haaren, Nägel (Akne, Dermatitis, Ekzeme etc.), Gasbauch, Stuhlunregelmäßigkeiten usw..

Besonders bei Unverträglichkeiten oder Allergien sind solche Erscheinungen häufig. Selbstverständlich reagiert auch der Erwachsene gleichermaßen, jedoch hat er sich bereits im Laufe der Jahre an die Vorgänge adaptiert, so daß sie nicht so klar beobachtbar sind. Auch kennt jeder die

Konsequenzen vom „Genuß verdorbener Lebensmittel". Wir wissen, daß durch das Verderben je nach Inhalt des Lebensmittel unterschiedliche Zersetzungsprodukte - Toxine - gebildet werden. Werden diese Toxine aufgenommen, kommt es z.T. zu charakteristischen Krankheitsbildern.

Nun ist der Schritt nicht mehr allzu groß, um zu verstehen, daß sich genau der gleiche Vorgang im Verdauungsapparat abspielen kann. Wird z.B. durch eine herabgesetzte Darmtätigkeit (Trägheit) oder mangelnde chemische Verdauung der Inhalt nur unvollständig verarbeitet oder übersteigt die aufgenommene Menge die Leistungsfähigkeit des Verdauungsapparates, so wird das Zuviel über die in der Natur dafür vorgesehenen Mechanismen abgebaut:

Kohlenhydratreiche Lebensmittel werden vergoren, eiweißhaltige Lebensmittel verfaulen. Beides sind toxinbildende Prozesse.

Gärung bedeutet immer Bildung von Alkohol, Säure und Gas (CO_2). Mit Recht kann man also behaupten, daß jeder, der mehr Gemüse und Obst vor allem in Form von Rohkost und Säften sowie zu viel Getreidespeisen ißt, als er zeitgerecht verdauen kann, einen alkoholischen Gärungsprozeß initiiert. Folglich kommt es auch im Verdauungsapparat zur Alkoholbildung mit nachfolgenden Resorption. Beachtenswert ist weiterhin, daß dieser Alkohol, der im Verdauungsapparat gebildet wird, kein „edler Tropfen" ist, sondern Fuselalkohol. Diese Fuselalkohole führen zu stärkeren Belastung und zeigen durch Nebenprodukte der Gärung z.T. gravierende klinische Zeichen eines chronischen Alkoholismus.

Daher betont *F. X. Mayr* etwas drastisch, daß

der Alkoholiker und der Rohköstler sich nur durch den intelligenteren Blick unterscheiden.

Pirlet, Universität Frankfurt, konnte zeigen, daß sich im Rahmen einer alkoholischen Gärung vor allem toxische Alkohole wie Propanol, Butanol, Metanol und Ethanol bilden. Interessant auch die Beobachtung von *Pirlet*, daß der Anteil der Alkoholbildung abhängig ist von der Ernährungsform:

In allen Fällen ist bei eiweißangereicherten Mischkostformen der Anteil der Alkoholbildung am höchsten. Ebenso bei faserreicher Vollwertkost. Leicht bekömmliche, ballaststoffreiche Ernährung zeigt die geringste Bildung von Alkohol. Die Alkohole lassen sich sowohl im Stuhl als auch Harn, Atemluft und den Körperausscheidungen nachweisen, womit die Resorption nachgewiesen ist.

Besonders betont werden muß heute, daß jede Gärung auch Säure bildet. Diese Säure verstärkt eine latente Azidose nach *Kern* in allen Organen vor allem im Grundsystem nach *Pischinger*. Dieser Säureeinstrom verringert die intrazelluläre Basenreserve. Ebenso wird konsequenterweise zur Pufferung desselben auch eine Mineralstoffmobilisation notwendig. Langfristig muß auch diese Beeinflussung des Stoffwechsels beachtet werden.

Neben der Gärung ist es vor allem die Eiweißfäulnis, die als weitere toxinbildender Prozeß in Frage kommt. Aus den gleichen Gründen wie bei der Gärung werden eiweißhaltige Lebensmittel, sofern sie nicht vollständig und zeitgerecht verdaut werden, durch Zersetzungsprozesse abgebaut. Hier sind es nun die Eiweißfäulnistoxine Putrescin, Cadaverin, Skatol und Indol, die im Darm gebildet und resorbiert werden und so im gesamten Organismus ihre toxische Wirkung entfalten. Es ist bekannt, daß diese Toxine die Zellen derart vergiften, daß Entartungen bis zum Tumor auftreten können. Diese Eiweißfäulnis spielt z.B. auch im Bereich von abgestorbenen Zähnen bzw. Wurzelgranulomen eine entscheidende Rolle. Bereits in den 50iger Jahren konnte *Issels* nachweisen, daß diese Toxine aus Eiweißfäulnis im Tierexperiment tumorauslösend sein können, sofern kleine Mengen wiederholt verabreicht werden. Nun sind die im Darm anfallenden Mengen alles andere als gering und müssen konsequenterweise von den Entgiftungsorganen, vor allem der Leber, entgiftet werden.

Neben der Bedeutung der Lebensmittel als Auslösung einer intestinalen Autointoxikation müssen wir aber auch noch vorrangig die Eßkultur beachten.

***F. X. Mayr* nannte folgende Kardinalfehler der Ernährung:**
die meisten essen: **zu schnell, schlecht gekaut, zu oft, zu spät am Abend, zu viel.**

Heute müssen wir noch hinzufügen, daß viele zu wenig trinken und sich insgesamt durch die Einseitigkeit der Lebensmittelauswahl zu sauer ernähren. Wichtig auch, daß diese Eßkultur in der Eigenverantwortlichkeit des einzelnen liegt. Ob wir schnell oder langsam essen, gut kauen oder die Speisen hinunterschlingen, all dies, was *F. X. Mayr* mit den Kardinalfehlern beschrieben hat, hat einen entscheidenden Einfluß auf die Verdauung der Lebensmittel. Wir können so die Verdauung unterstützen, indem wir gut kauen, langsam essen etc. Durch das Kauen wird sowohl die Oberfläche der Speisen vergrößert, was die weitere chemische Verdauung erleichtert, als auch die Voraussetzung geschaffen, die Speisen zu schmecken! Geschmack kann nur in der Mundhöhle initiiert werden, wo Speichel und Speisen zu chemischen Reaktionen an den freien Nervenenden führen, welche zentral zu den entsprechenden Empfindungen moduliert werden. Aber auch zur Information ist das gute Kauen und Einspeicheln wichtig. Der Organismus erfährt so, welche Lebensmittel zur Verdauung kommen und kann die Zusammensetzung der Verdauungssäfte optimieren. Wohl wichtigster Faktor ist jedoch, daß durch gutes Kauen und Einspeicheln die Verweildauer der Speisen im Magen und Darm verkürzt wird. Die Verdauung kann zeitgerecht ablaufen und wir verhindern damit einen wie bereits vorhin geschilderten wichtigen Faktor zur Entwicklung einer intestinalen Autointoxikation. Daß eine zu häufige Nahrungsaufnahme dem Körper keine Zeit gibt, optimal zu verdauen, ist mittlerweile klargeworden. Wir wissen, daß der Körper ca. 4 - 5 Stunden braucht, um eine normale Mahlzeit ordnungsgemäß zu verarbeiten. Bedenkt man weiterhin, daß die Leistungsfähigkeit des Verdauungsapparates tageszeitlichen Schwankungen unterliegt, so erkennt man rasch, daß durch Mißachtung dieser einfachen physiologischen Tatsachen eine intestinale Autointoxikation gefördert wird.

Frühstücke wie ein Kaiser - zu Mittag wie ein Bürger - am Abend wie eine Bettelmann.

Dieses alte Sprichwort verdeutlicht, daß abends wenig gegessen werden soll. Die chinesische Medizin beschreibt eine Organuhr, nach welcher die Maximalaktivität einzelner Organ(Systeme) von der Tages- bzw. Nachtzeit abhängt. Der Verdauungsapparat hat hier in den frühen Abendstunden eine Aktivitätsminimum. Alles Hinweise, die die Beobachtungen und Forderungen von *F. X. Mayr* unterstützen bzw. bestätigen. *Forsgreen* - ein skandinavischer Forscher - beschreibt einen endogenen Leberrhythmus, der den tageszeitlichen Aktivitätsunterschied der Leber charakterisiert. *Kojer* bestätigt die Erfahrung insofern, als er untersuchte, wie ein und die selbe Mahlzeit einmal zu Mittag und einmal am Abend gegessen, verdaut wird. In beiden Fällen wurde am nächsten Morgen der Mageninhalt ausgehebert, wobei sich ausnahmslos zeigte, daß die Abendmahlzeit noch z.T. unverdaut oder zumindest größere Mengen davon mangelhaft verdaut im Magen liegen.

Die Art und Weise der Nahrungsaufnahme hat also entscheidenden Einfluß auf die Verdauung der Lebensmittel und wie bereits *Paracelsus* feststellte:

Wir können uns durch das tägliche Essen krank machen oder auch stärken und gesunderhalten!

Nachdem nun klar ist, daß durch Fehlverdauungsprozesse eine intestinale Autointoxikation entsteht, stellt sich die Frage, wie es durch diese zur Beeinflussung des Organismus kommt. Hier war es wieder *F. X. Mayr,* der eine charakteristische, immer nach den gleichen Gesichtspunkten erfolgende Reaktion beschrieb:

Wenn eine toxische Substanz auf eine Zelle einwirkt, dann wird diese versuchen durch mehr Aktivität diese Toxinwirkung auszugleichen bzw. das Toxin zu neutralisieren oder zu eliminieren. Gelingt dies, was ja vielfach so ist (z.B. bei der akuten Infekten etc.), kehrt die Zelle nach getaner Arbeit zu ihrer normalen Funktion zurück. *Mayr* bezeichnet dies als „Exzitationsstadium". Bleibt jedoch die Toxinwirkung bestehen, so kommt es mit der Zeit zur Erlahmung der Zellfunktion, zur Erschöpfung und zur Unterfunktion. Aus diesem „Paralysestadium" ist eine Gesundung noch möglich, allerdings nur über den Weg der Exzitation. Bei weiterer toxischer Wirkung, kommt es zum Zugrundegehen einzelner Zellfunktionen bis hin zum Zelltod. Dieser charakteristische, stadienhafte Verlauf - Gesundheit - Exzitation - Paralyse - Atrophie - Tod - findet sich Unisono bei allen Toxinwirkungen.

Aber auch andere Forscher haben diesen phasenhaften Verlauf beschrieben, z.B. *Reckeweg*, der zwischen Paralyse und Atrophie noch den „biologischen Schnitt" definiert hat, ab welchen eine restitutio ad integrum nicht mehr möglich ist. Auch der deutsche Stressforscher *Selye* bestätigt dies mit seinen Arbeiten (Abb. 14).

Auf Alarmreaktion und erhöhte Adaptation folgt die Erschöpfung. Interessant auch, daß Selye diesen phasenhaften Verlauf unabhängig vom Stressor, also der Noxe, fand und charakteristischerweise immer folgende drei Organsysteme beeinträchtigt werden:

- Thymus - Immunsystem
- Nebenniere - Hormonsystem
- Magen - Verdauungsapparat, Säure-Basen-Haushalt

Die Wirkung der intestinalen Autointoxikation im Bereich des Verdauungsapparates ist nun sehr vielschichtig:

Die Irritation der Schleimhaut führt dazu, daß die Barrierefunktion des Verdauungsapparates

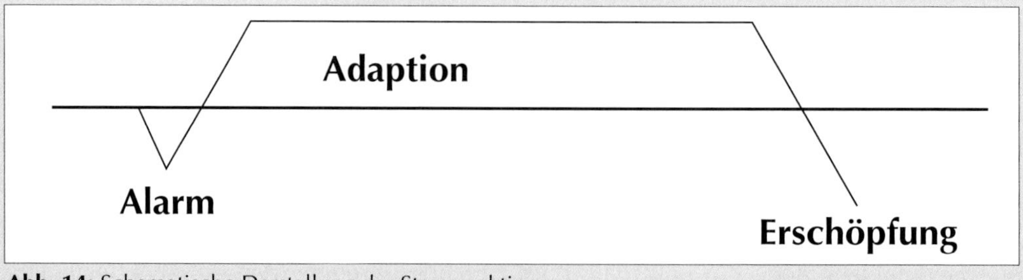

Abb. 14: Schematische Darstellung der Stressreaktion.

gestört bzw. zerstört wird. Der Darm wird bildlich gesprochen löchrig wie ein Sieb und somit durchlässig für viele Inhaltsstoffe des Verdauungsapparates, die nicht oder noch nicht die Schleimhaut basieren sollen. Dieses „leaky gut syndrom" führt nun dazu, daß die erste Abwehrstation des Organismus, das darmassoziierte Immunsystem mit den Payerschen Plaques, diese Toxine abfangen. Gelangen hier beispielsweise zu große halbverdaute Eiweißbruchstücke in den Organismus, muß eine Abwehrstrategie entwickelt werden, damit diese Fremdeiweiße erkannt und eliminiert werden. Gleichzeitig gelangen zytotoxische und mutagene Fäulnis- und Gärungstoxine in konzentrierter Form in den lymphoretikulären Teil der Darmschleimhaut, die Payerschen Plaques, die Lymphknoten des Mesenteriums und der abdominellen Hinterwand. Auf diesem Weg irritieren sie das Immunsystem. Via Pfortader zur Leber transportiert, werden sie durch Veresterung an Glucoronsäure und Schwefelsäure wasserlöslich und damit nierengängig gemacht.

Nachdem die Leber jedoch keine substratspezifische Entgiftung betreibt, sondern eine Fülle von Giftstoffen über die gleichen enzymatischen Wege abbaut, ist auch hier mit der Zeit nach anfänglicher Mehrleistung mit einer Erschöpfung zu rechnen. Beide Hauptentgiftungsmöglichkeiten - Cytochrom P450 und Glutathionperoxidasen - produzieren bei Überforderung oder Mangel der Cofaktoren (vor allem Mineralstoffen, Vitaminen und Spurenelementen), z.T. selbst „neue Toxine" bzw. Cocarzinogene oder Haptene. Auch hierdurch bedingt sich in der Folge eine Vielzahl von klinisch-relevanten Störungen.

Gelangen die Darmtoxine als Folge der mangelhaften Entgiftung der Leber ungefiltert in die Blutbahn, entfalten sie ubiquitär im Körper ihre toxische Wirkung und werden vor allem an individuellen Schwachstellen Symptome erzeugen. Dies erklärt auch die Vielfalt der klinischen Bilder durch ähnliche Auslöser, weil die Individualität hier entscheidende prägende Einflüsse auf das Krankheitsbild hat.

Selbstverständlich haben die Fäulnis- und Gärungstoxine auch direkten Einfluß auf den Verdauungsapparat, vor allem was die Verdauungsleistung insgesamt betrifft. Die Qualität der Verdauungssäfte aus Pankreas, Leber und Darm selbst wird entscheidend beeinflußt. Ebenso die Elastizität und Motilität der muskulären Anteile des Verdauungsapparates. Die beiden Elemente bestimmen aber entscheidend die Form, Lage und physikalische Funktion des Verdauungsapparates. Ist die Muskulatur durch Darmgifte im „Exzitationstadium", bedeutet dies einen erhöhten Tonus der Muskulatur und möglicherweise Spasmen. Eine spastische Obstipation ist ebenso möglich wie Koliken, sofern die zahlreichen Sphinkteren bzw. sphinkterähnlichen Abschnitte der Muscularis betroffen sind. In weiterer Folge drückt sich die „Paralyse" als Unterfunktion der muskulären Tätigkeit der Verdauungsapparates aus. Schlaffe, träge, peristaltikarme Abschnitte des Verdauungsapparates begünstigen jedoch wieder Zersetzungsprozesse und Toxinbildung. Ein circulus vitiosus mit einer Kombination aus chemischer Fehlverdauung und mangelnder mechanischer Durchmischung entsteht und unterhält sich selbst, sofern nicht durch einen Eingriff von außen eine Änderung erfolgt. Die effektivste Möglichkeit hier einzugreifen ist die Unterbrechung der Bildung von Gärungs- und Fäulnistoxinen im Verdauungsapparat durch FASTEN.

Allerdings muß auch dieses therapeutische Fasten so erfolgen, daß es der Individualität des Patienten entspricht. *F. X. Mayr* hat hier durch seine exakten Arbeiten gezeigt, wie wichtig eine vorhergehende Diagnostik ist. Durch die Diagnostik nach *Mayr* ist der Grad der „Vergiftung" einzelner Organe, Organsysteme bzw. des Gesamtorganismus erkennbar. Der Gesundheits- bzw. Krankheitszustand ist als Abweichung von einem ideal Gesunden feststellbar. Und was für die praktische Arbeit besonders wichtig ist: Es ergeben sich aus der Diagnostik unmittelbar die Konsequenzen für die individuelle Therapie. Durch die therapeutischen Prinzipien nach *Mayr*

Tab. 9: Durch Stoffwechselrückstände ausgelöste organbezogene Krankheitsbilder	
Haut:	Unreinheiten, Akne, Leberflecken, Cellulitis, Ödemneigung
Muskulatur:	Weichteilrheumatismus, Gelosen, Entzündungen
Gelenke:	Arthrosen - itis, Gicht, Bewegungseinschränkung
Wirbelsäule:	Bandscheibenschaden, Spondylose etc.
Herz-Kreislaufsystem:	Erhöhung der Risikofaktoren - Cholesterin, Hämatokrit, Fettstoffwechselstörung, Arteriosklerose etc.
Innere Organe:	Ablagerungen, Degeneration, Funktionsverlust

- Schonung, Säuberung und Schulung - wird, sofern die Therapie lange genug durchgeführt wird, vor allem die durch die Vergiftung verlorene Selbstreinigung des Verdauungsapparates wieder hergestellt.

In der praktischen Umsetzung der Therapie nach *Mayr* bedeutet Schonung des Verdauungsapparates fasten. Fasten in einer - der vorher durchgeführten Diagnostik entsprechenden - individuellen Form. Dies kann im strengen Fall bedeuten, daß der Patient nur Flüssigkeit in Form von Wasser, Kräutertee oder Gemüsebrühe zu sich nimmt. Etwas mehr in Form der Milch-Diät oder eine leicht bekömmliche Schonkostform, die Milde Ableitungsdiät, verordnet erhält. Insgesamt wird darauf geachtet, daß durch die Nahrungszufuhr nichts in den Körper gelangt, was belastend oder gärend (Frucht oder Gemüsesäfte) wirkt, bzw. was der Patient aus Gründen einer eventuellen Unverträglichkeit oder Allergie meiden sollte. Die Restriktion der Nahrungszufuhr ermöglicht Entgiftungs- und Ausscheidungvorgänge, welche - entsprechend der Säuberung - durch Trinken salinischer Wässer (Bittersalz, Glaubersalz, Karlsbader Salz etc.) gefördert wird. Dadurch werden Rückstände aus dem Darminneren entfernt und die Möglichkeit geschaffen, daß über den Darm wieder viele Giftstoffe abgegeben werden können (Entgiftungsfunktion des Darmes). Selbstverständlich wird insgesamt durch reichliche Flüssigkeitszufuhr in Form von Wasser, Tee und/oder Gemüsebrühe der Entgiftungsstoffwechsel angeregt bzw. gefördert. Auch Trockenbürsten der Haut, Massagen, Sauna etc. fördern diese Ausscheidungskapazität.

Der für den Alltag wichtigste Punkt ist die Schulung. Dies bedeutet Wiedererlernen der Eßkultur sowie Vermeidung der Kardinalfehler der Ernährung. Der Patient wird angehalten in Ruhe zu Essen, jeden Bissen solange zu kauen, bis er einen flüssigen Speichel - Speisebrei erzeugt hat (*Mayr* hat es versüppeln genannt). Erst danach darf geschluckt werden. Anfänglich ist es oft notwendig mitzuzählen, wie oft man kaut, später geht es ganz selbstverständlich von alleine. Als „Kautrainer" wird nach *F. X. Mayr* eine altbackene Semmel gegeben. Dies deshalb, weil das Auszugsmehl dem Prinzip der Schonung entspricht und durch den Ablagerungsprozeß ideal zum Kauen ist. Das gute Kauen fördert die Speichelproduktion und es kann in der Folge das Lebensmittel, z.B. Milch, bereits im Mund eingespeichelt und vorverdaut werden. Weiterhin wird der Patient angehalten, mit dem Essen aufzuhören, wenn ein „angenehmes Sättigungsgefühl" entstanden ist.

Wer hungert, fastet nicht, und wer fastet, hungert nicht!

Nicht die Menge der Nahrungsaufnahme ist entscheidend, sondern die Eßkultur.

F. X. Mayr hat darüber hinaus für die Therapie eine ärztliche manuelle Bauchbehandlung entwickelt, die ebenfalls die Schulung ideal unterstützt. Diese manuelle Bauchbehandlung hat viele Wirkungen auf den Verdauungsapparat:

Anregung der Peristaltik
(verbessert Lage, Form und Tonus des Verdauungsapparates)
Lymph- und Venendrainage
Leberentstauung
Atemtherapie
psychologisches Führungsinstrument
diagnostische Kontrolle

Diese vom speziell ausgebildeten Therapeuten möglichst oft durchgeführte manuelle Bauchbehandlung unterstützt in idealerweise die Entgiftung und Reinigung des Verdauungsapparates. Unmittelbar spürbar ist eine verbesserte Peristaltik des schlaffen Darmes bei gleichzeitiger Reduktion von Verkrampfungen. Durch die atemsynchrone Behandlung wird eine Reharmonisierung von Atmung und Verdauung erzielt, welche über den reziproken Wechsel der Druckverhältnisse im Bauch- und Brustraum sowohl eine verbesserte Sauerstoffaufnahme und damit Sauerstoffversorgung des Organismus ergibt, als auch eine Anregung der Darmmotilität.

Neben der klassischen Therapie nach *F. X. Mayr,* entsprechend dem Prinzipien der Schonung, Säuberung und Schulung, ist es heute immer häufiger notwendig, in bestimmten Fällen eine Substitution und Stimmulation in die Therapie einzubauen. Mit Stimulation meinen wir eine Stimmulation beispielsweise von Immunfunktionen über pflanzliche Arzneien wie Echinacea, Organextrakte (z.B. Thymus) oder homöopathische Arzneien und Zubereitungen. Wo dies nicht mehr möglich ist, wird substituiert. Vor allem im Bereich von Mineralstoffen, Vitaminen und Spurenelementen zeigen sich oft gravierende Mängel mit massiven klinischen Auswirkungen, welche sich rasch auf die Gabe der entsprechenden Substanzen bessern. Hier gewinnt die orthomolekulare Medizin immer mehr an Bedeutung.

Fehlverdauungsprozesse führen also über oben beschriebene Zusammenhänge zu einer intestinalen Autointoxikation. Auf dieser Grundlage entwickeln sich viele anfänglich funktionelle Störungen, später manifeste Krankheitsbilder. Durch die Diagnostik *F. X. Mayrs* lassen sich diese Störungen frühzeitig erkennen und durch die Therapie nach F. X. *Mayr* individuell behandeln. Ein dauerhafter Erfolg hängt aber maßgeblich davon ab, wie sehr der einzelne durch die Therapie nach F. X. Mayr zu einer geänderten Ernährungs- und Lebensweise findet, wo regelmäßiges Fasten fixer Bestandteil einer persönlichen aktiven Gesundheitsvorsorge wird.

Literatur

zu Abschnitt 1.1

Bühner, S., Lochs, H.: Die intestinale Barriere: eine Funktion der intestinalen Immunabwehr; in: Aspekte im Gespräch - Extrakta aus Wissenschaft und Klinik; Biotest Pharma GmbH, Dreieich 1997
Berhardt, H.: Persönliche Einschätzung im Rahmen eines Expertengespräches der Reihe „Forum Gastroenterologie" (1996)
Drasar, B.S., Hill, M.J.: Human intestinal flora. In: Academic press, London, New York, San Francisco, S. 103 (1974)
Evaldson, G., Heimdahl, K., Karger, L., Nord, C.E.: The normal human anaerobic microflora. J. Infect. Dis. Suppl. 35: 9 (1982)

Goddard, P., Fernandez, F., West, B., Hill, M.J., Barnars, P.: The nuclear dehydrogenation of steroids by intestinal bacteria. J.Med. Microbiol. 8: 429 (1975)
Goldin, B.R.: The metabolism of the intestinal microflora and its relationship to dietary fat, colon and breast cancer. Prog. Clin. Biol. Res. 222: 655 (1986)
Gray, F.M., Conklin, K.A., Townley, R.R.: Sucrase-isomaltase deficiency. New Eng. J. Med. 294: 750 (1976)
Grimble, G.K.: Near-infrared reflectance analysis as an investigative tool in gastroenterology.
Eur. J. Gastro. Hepatol. 6: 885 (1994)
Hamburger, R.N.: Misleading hazardous food labels. Ann Allergy 68: 200 (1992)
Haralambie, E., Linzenmeier, G.: Human intestinal flora. Zentbl. Bakt. Abt. I Orig. 253: 447 (1983)
Haralambie, E.: Gnotobiotik. S. 24, Perimed-spitta Medizinische Verlagsgesellschaft Erlangen (1992)
Hepner, G.W.: Breath analysis: Gastroenterological analysis. Gastroenterology 67: 1250 (1974)
Hill, M.J.: Colorectal bacteria in colorectal carcinogenesis. In: Seitz, H.K., Simanowski, U.A., Wright, N.A.: Colorectal cancer: From pathogenesis to prevention? S. 160, Springer-Verlag Berlin, London, New York, Paris, Tokyo (1989)
Holmbrink, J., Lutz, L., Schütz, B.: Auswirkungen der Strahlentherapie auf den Gastrointestinaltrakt - Basisarbeit zur Supportivtherapie bei onkologischen Patienten. Im Druck (1997)
Jeffries, G.H.: Protein losing gastroenteropathy. In: Sleisenger, M.H., Fordtran, J.S.: Gastrointestinal disease. 4. Auflage, S. 283. Saunders, Philadelphia (1989)
Kruis, W., Paumgartner, G.: Das Gallensäureverlust-Syndrom. Dtsch. Ärztebl. 79: 33 (1982)
Metz, G., Gassull, M.A., Drasar, B.S., Jenkins, D.J.A., Blendis, L.M.: Breath-hydrogen test for small-intestinal bacterial colonization. Lancet I: 668 (1976)
Nagengast, F.M., Van der Werf, S.D., Lamers, H.L., Hectors, M.P., Buys, W.C., Van Tongeren, J.M.: Influence of age, intestinal transit time and dietary composition on fecal bile acid profiles. Dig. Dis. Sci. 33: 673 (1988)
Schütz, B., Keiner, K., Zimmermann, K., Peters, U., Poschwatta-Rupp, S., Schmidt, H.:
Kyberstatus -Möglichkeiten einer erweiterten bakteriologischen Stuhldiagnostik. Biologische Medizin 2: 79 (1996)
Webster, A.D.P.: Immune deficiencies and the gut. Baillieres clin. Gastroenterol. 1: 547 (1987)

zu Abschnitt 1.2.3.2.2

Auer, I.O.: Immunologie des Gastrointestinaltraktes. In: Gemsa, D., Kalden, J.R., Resch. K.:
Immunologie, Grundlagen - Klinik - Praxis, 4. Auflage, S. 380, Georg Thieme Verlag Stuttgart, New York (1991)
Brandtzaeg, P.: Transport models for sekretory IgA and sekretory IgM. Clin. Exp. Immunol. 44: 221 (1981)
Gebbers, J.O., Laissue, J.A.: Das intestinale Immunsystem Teil I: Funktionelle Aspekte. Med. Klin. 79: 13 (1984)

zu Abschnitt 1.3.2

Bowe, et al.: Infeet Immun 57 (1989) 3234
Fairweather, N. E, et al.: Infeet Immun 58 (1990) 1323
Goldin, B. R., et al.: Dig Diseases and Sciences 37(1992)
Jansen, G., et al.: infeetion 21(1993)193/63
Kaper, J. B., Levine, M. M.: Res Mierohioi, 141 (199(1) 9(11
Klein, J.: Immunologie (1991), VCH Verlagsgesellschaft, Weinheim.
Levine, M. M., et al.: Res Microbiol 141 (1990) 807
Lynn, W. A., Golenbock, D. T.: Immunology Today i3 (1992) 271
Owen, R. L.: Gastroenterology 72 (1977) 440
Paul, W. E.: Fundamental immunology (1989), Raven Press, New York.
Rusch, V. et al: Microecology and Therapy 16 (1986)59
Schlewinski, et al.: Zbl Bact Hyg I Abt Rig A 218 (1971)93
Volkheimer, G.: Z Gastroenterologie 2 (1964) 57

zu Abschnitt 1.6

Mayr, F.X.: Fundamente zur Diagnostik der Verdauungskrankeiten, 2. Auflage, Turmverlag, 1974
Rauch, E: Lehrbuch der Diagnostik und Therapie nach F. X. Mayr, Haug Verlag 1994

2

Mikrobiologische Diagnostik

2.1. Stuhldiagnostik auf dem Versandweg - unzuverlässig oder aussagekräftig?

von U. Peters und B. Schütz

Die Entwicklung der mikrobiologischen und mykologischen Untersuchung in der ärztlichen Routine hat sich in den beiden letzten Jahrzehnten erheblich verändert. Während anfangs einfache Untersuchungen noch in der Praxis selbst durchgeführt wurden, übernahmen die örtlichen Laborgemeinschaften zunehmend diese Aufgaben. Die meisten dieser Laborpraxen waren und sind jedoch auf die Untersuchung von Blut und z.T. Urin spezialisiert. Stuhlproben werden in vielen Fällen mit den einfachsten Methoden der Mikrobiologie aufgearbeitet. Zumeist werden Nativpräparate hergestellt und bebrütet. Eine einfache biochemische Erregerdifferenzierung schließt sich an. Weitergehende Fragestellungen können daher nur in den wenigen vorhandenen Speziallabors durchgeführt werden. Hierzu zählen die genaue Erregerdifferenzierung wie im Falle von EHEC, Nachweis und Bestimmung von toxinbildenden Stämmen, genetische Differenzierung von NDH-Clostridien und die Bestimmung von Leitkeimen der Darmflora. Eine zahlenmäßig bedeutsame Untersuchung in diesem Zusammenhang ist der Nachweis von Candida-Hefen im Stuhl. Um hier therapierelevante Befunde erstellen zu können, muß nach Auffassung von zahlreichen Experten eine genaue Erregerbestimmung und -quantifizierung erfolgen.

Mit zunehmender Akzeptanz derartiger Speziallabore bei niedergelassenen Therapeuten wuchs von klinischer Seite die Kritik in Bezug auf die Zuverlässigkeit der erzielten Ergebnisse. Im Kreuzfeuer der Kritik standen vornehmlich die mykologischen Untersuchungen im Rahmen der Stuhlanalytik über den Postversand. Eine derartige Kritik ist auch vor dem Hintergrund zu sehen, daß von Fachkreisen anerkannt werden mußte, daß Candida-bedingte Beschwerdebilder existieren und daß eine Störung des Wohlbefindens über immunologische Abläufe erklärt werden kann. Nachdem das Krankheitsbild letztlich als real anerkannt werden muß, wurde versucht, die diagnostischen Methoden in Frage zu stellen.

Für die Speziallabore, die über entsprechende Versandwege ihr Untersuchungsmaterial erhalten, ist es im Sinne der ständigen Qualitätsverbesserung durchaus lohnend, sich mit dieser Kritik auseinanderzusetzen.

2.1.1. Diagnostische Zuverlässigkeit

Einflüsse bei der Probennahme, die Bedingungen beim Versand, die Qualität der zur Diagnostik eingesetzten Nährböden, Chemikalien und Geräte sowie die Auswahl der Methoden bestimmen Spezifität und Sensitivität und damit die Zuverlässigkeit der Untersuchung.

Während es für die Laborverfahren klare Richtlinien gibt und die Zuverlässigkeit der Ergebnisse von den einzelnen Laboren in Ringversuchen nachgewiesen wird, stehen für den Weg bis zum Labor nur wenige Möglichkeiten zur Verfügung, die Prozesse zu optimieren. Für die Probengewinnung können dem Patienten Hinweise von Seiten des Behandlers gegeben werden, die sich in verbaler und bildlicher Darstellung auf einer mitgelieferten Proben-Entnahmehilfe („Stuhlfänger") wiederholen.

Für den eigentlichen Versandweg bleiben dann nur die allgemeinen Ratschläge, die Probe nach Möglichkeit zum nächsten Postamt zu bringen und nicht in den Briefkasten zu werfen, um extreme Temperaturschwankungen im Winter (Empfindlichkeit von Candida albicans gegenüber Gefrierprozessen) bzw. Hochsommer zu vermeiden. Da eine umgehende Aufarbeitung der Proben angezeigt ist, sollten nur die entsprechenden Versandtüten des Labors verwendet werden und nach Möglichkeit so abgeschickt werden, daß die Probe nicht über Sonntag auf der Post verbleibt.

Die Erfahrung hat gezeigt, daß der überwiegende Teil der Proben nur einen Tag unterwegs ist. Transportzeiten von mehr als zwei Tagen stellen eine Ausnahme dar. Weiterhin hat sich in der Laborroutine gezeigt, daß die Bedingungen in Stuhlgefäßen für die Mikroorganismen suboptimal sind, da sie zahlreiche limitierende Faktoren aufweisen. Daher ruhen die Lebensprozesse dieser Organismen weitgehend. Auf dieser Grundlage ist eine Stuhlversanddiagnostik überhaupt erst möglich. Die folgenden Experimente sollten objektiv nachweisen, wie sich Candida-Hefen in Stuhlversandgefäßen bei verschiedenen Temperaturen verhalten.

2.1.2. Der experimentelle Ansatz

Verschiedene Stuhlproben aus der Routinebestimmung wurden bei unterschiedlichen Temperaturen gelagert und täglich auf ihren Keimgehalt hin untersucht.

In einer zweiten Untersuchungsreihe wurden negative Stuhlproben mit Candida-Hefen bekannter Quantität beimpft. Auch hier wurden täglich die Keimzahlen gemessen.

Die gewählten Lagerungstemperaturen lagen bei 4 Grad Celsius, repräsentativ für eine Wintersituation, 12 und 20 Grad Celsius für den häufig anzutreffenden Temperaturbereich und bei 37 Grad, um sommerliche Verhältnisse nachzuempfinden.

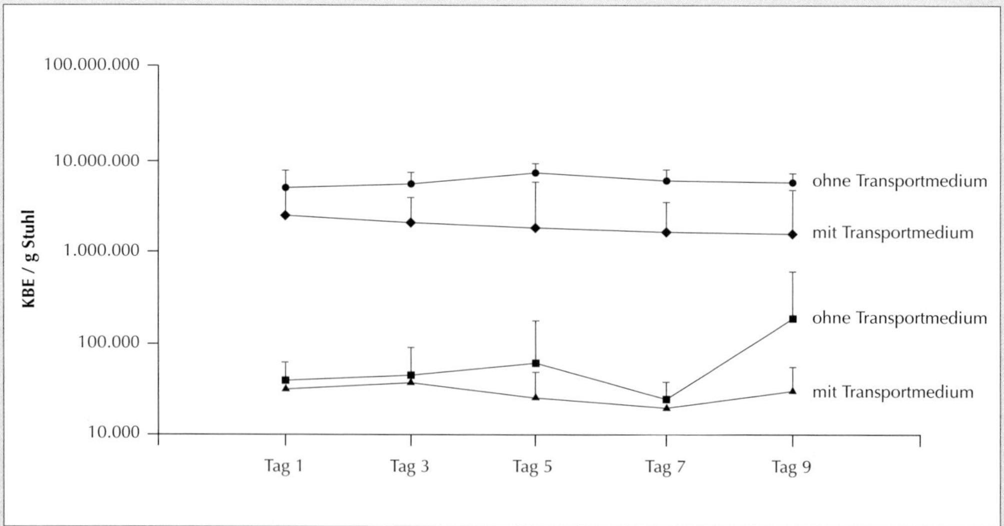

Abb. 15: Lagerstudie Hefen bei 4° C

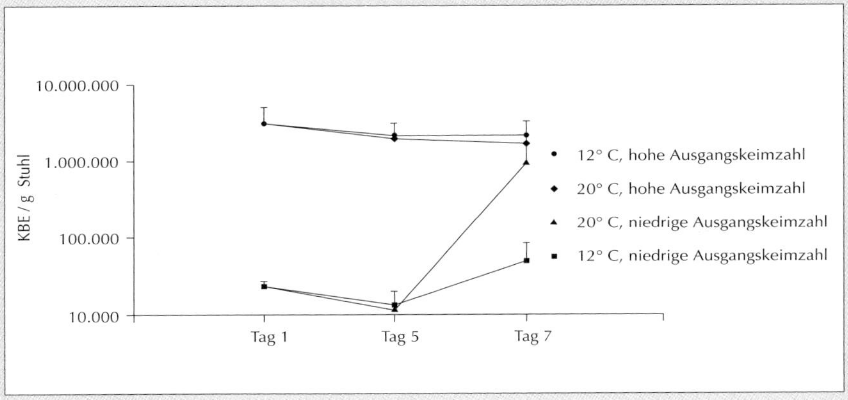

Abb. 16: Lagerstudie Hefen 12° C / 20° C

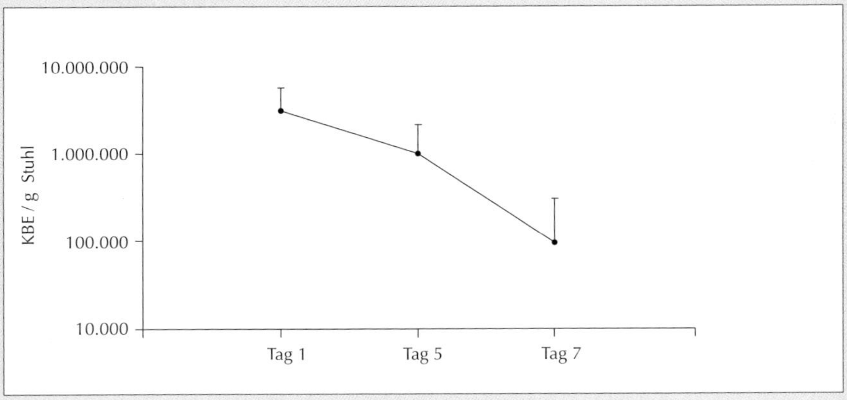

Abb. 17: Lagestudie Hefen 37° C

2.1.3. Ergebnisse

Abbildung 15 zeigt, daß sich bei Lagerungsversuchen bei 4 Grad Celsius kaum nennenswerte Änderungen der Keimzahlquantitäten bis zum 7. Tag ergeben. Damit ist gezeigt, daß eine Kühlschranklagerung von Stuhlproben tatsächlich einen konservierenden Einfluß hat. Interessant ist die Beobachtung, daß mit einem Zusatz eines Transportmediums (C. Blair) tendenziell niedrigere Keimzahlen bestimmt werden.

Abbildung 16 zeigt die Ergebnisse bei 12 und 20 Grad. Bei diesen Temperaturen ist festzustellen, daß sich bis zum fünften Tag keine Veränderungen ergeben. Bei hohen Ausgangskeimzahlen kommt es danach zu einem leichten Abfall der Quantitäten, bei niedrigen Ausgangskeimgehalten setzt dann tatsächlich ein deutliches Hefepilzwachstum ein.

Die Ergebnisse der Lagerungsversuche bei 37° Celsius sind in der Abbildung 17 dargestellt. Deutlich zeigt der Kurvenverlauf nach 5 Tagen eine drastische Abnahme der Keimquantitäten unabhängig vom Ausgangsgehalt.

In den Stuhlproben, die mit vorgegebenen Keimzahlen beimpft wurden, ließ sich das in den Routineproben beschriebene Verhalten ebenfalls nachweisen. Die Keimzahlen nehmen bei Temperaturen um 37° Celsius kontinuierlich und nach drei Tagen deutlich ab.

2.1.4. Versanddiagnostik zur Bestimmung von Hefekeimzahlen zuverlässig

Die durchgeführten Untersuchungen haben in einem ersten Ansatz gezeigt, daß eine Versanddiagnostik von Stuhlproben in der Routine zu zuverlässigen und bewertbaren Ergebnissen führt, wenn sich alle am diagnostischen Prozeß Beteiligten darüber im klaren sind, daß es sich hierbei um einen mit Sorgfalt durchzuführenden Test handelt. Für den einsendenden Patienten bedeutet dies, bei der Probeentnahme besonders sorgfältig zu sein und die Proben unverzüglich auf den Postweg zu bringen. Bei extremen Witterungsbedingungen im Sommer und im Winter muß die Probe direkt zum Postamt gebracht werden und sollte nicht längere Zeit im Briefkasten verbleiben.

Die durchgeführten Experimente zeigen, daß die Pilzorganismen in den Proben eher zu gering dedektiert wurden als zu hoch. Nur im Falle von Extremtemperaturen auf dem Transport überschreiten die Abweichungen nach 3 Tagen die ursprünglich enthaltene Zehnerpotenz. Bei entsprechender Patientencompliance werden diese Zeiträume in der Regel von der Probennahme bis zum Ausstreichen auf die Kulturplatten nicht erreicht.

Insgesamt führen die einzelnen Fehler eher zu falsch negativen Ergebnissen als zu falsch positiven. Für den Arzt bedeutet dies, daß es Sinn macht, mit dem Labor, das die Untersuchung durchgeführt hat, Rücksprache zu halten, wenn trotz einer massiven Klinik nur ein geringfügiger Befall nachgewiesen wurde. In Zweifelsfällen ist die Untersuchung zu wiederholen.

Da also die Keimzahlen eher zu gering angegeben werden, gewährleistet dies zudem, daß der Einsatz von antimykotischen Therapeutika als mögliche Konsequenz einer Stuhluntersuchung auf Hefepilze bei hohen nachgewiesenen Keimzahlen (> 500.000 KBE /g Stuhl) in jedem Fall gerechtfertigt ist.

Um die Bedingungen der Keimzahlentwicklung in einer Stuhlprobe noch genauer zu dokumentieren, läuft seit 1998 ein Untersuchungsprogramm in Herborn mit niedergelassenen Ärzten. Im Rahmen einer Testreihe werden frisch abgesetzte Stuhlproben untersucht, deren Teilproben parallel mit der Post versandt werden. Die Ergebnisse werden 2000 erwartet.

2.2. Quantitative Diagnostik zum Nachweis einer gestörten intestinalen Ökologie

von B. Schütz und M. Martin

Die moderne mikrobiologische Labordiagnostik gibt uns die Möglichkeit, mittels Zungen- Nasen- und Rachenabstrichen sowie Stuhlanalysen einen Einblick in die Besiedelungsverhältnisse zu bekommen. Die Ergebnisse der Untersuchung lassen Rückschlüsse auf Funktion und Zustand der Schleimhäute und deren immunologische Aktivitäten zu. Wir wissen heute, daß bestimmte Keimgruppen, wenn sie deutlich vermehrt anzutreffen sind, mit den verschiedensten Funktionsstörungen in Verbindung zu bringen sind. Andererseits können für ein stabiles ökologisches Milieu wichtige Keimgruppen gar nicht oder nur in Resten anzuzüchten sein, was ebenfalls einen wichtigen Hinweis - auch für eine weiterführende Diagnostik - gibt. Durch die Differenzierung einiger wichtiger

Tab. 10: Indikationen für eine Stuhlfloraanalyse

- Gastrointestinale Störungen wie Maldigestion, Malabsorption, akute und chronische Enteritiden, Obstipation oder chron. Diarrhöe, Meteorismus, Verdacht auf intestinale Hefe- oder Schimmelpilzbelastungen
- Veränderungen des Immunsystems wie Allergien, Infektanfälligkeit, Autoaggressionskrankheiten, Immunsuppressionen unterschiedlicher Genese, Hauterkrankungen, Neoplasien
- Nach Antibiotika- oder Strahlentherapien
- Erhöhung der Lebertransaminasen
- Erschöpfungssyndrome oder Chronisches Müdigkeitssyndrom
- degenerierte Ernährung (Fast food)

Keimarten kann festgelegt werden, welche Keimarten therapeutisch sinnvoll sind und welche nicht.

Erste Hinweise auf eine pathologisch veränderte Mikroflora ergeben sich aus der Beschaffenheit des Stuhls. Während normaler Kot nahezu geruchlos ist, deutet sauer riechender Stuhl auf extreme Gärungsprozesse hin, stinkender, nach faulen Eiern riechender Kot auf Fäulnisprozesse. Die Farbe des Stuhls wird bestimmt durch den Gehalt an Gallenfarbstoffen. Gesunder Stuhl hat eine hellgelbe bis hellbräunliche Farbe, weil die Gallenfarbstoffe nur in reduzierter Form vorliegen. Der Stuhl sollte weich sein, aber geformt, mit einer dünnen Schleimschicht überzogen sein und keine makroskopisch sichtbaren Verdauungsrückstände erhalten. Liegen unverdaute Nahrungsanteile vor, kann eine Insuffizienz der Bauchspeicheldrüse oder ein Malabsorptionssyndrom die Ursache sein. Unter physiologischen Umständen geben die Patienten an, daß sie wenig oder kaum Toilettenpapier benutzen und der Stuhl nach dem Abziehen keine Spuren in der Toilettenschüssel hinterläßt. Der Stuhl sollte somit nicht schmierig sein.

Die quantitative mikrobiologische Stuhluntersuchung ist der wohl wichtigste Bestandteil in der Diagnostik veränderter Floraverhältnisse. Anders als vielfach angenommen, ist die Stuhlflora der Dickdarmflora jedoch nicht unbedingt mit den reellen Besiedelungsverhältnissen gleichzusetzen, da sich im Darminhalt befindliche Bakterien während der Darmpassage weiter vermehren oder absterben. Dennoch erlaubt eine quantitative Analyse der Faecalflora Aussagen über den Zustand der intestinalen Besiedelungsverhältnisse. In der Regel kann bei kulturellen Normalbefunden auf eine intakte Mikroflora geschlossen werden. Ein verminderter Nachweis obligater* und/oder ein vermehrter Nachweis passagerer** Keime deutet hingegen auf gestörte Floraverhältnisse hin.

Die am Institut für Mikroökologie in Herborn durchgeführte Stuhldiagnostik „Kyberstatus" beinhaltet als Basisprogramm:

Die quantitative Erfassung von 3 relevanten obligat anaeroben Bakteriengattungen

- Bacteroides sp.
- Bifidobacterium sp.
- Clostridium sp.

* obligate Keime: unter physiolog. Bedingungen immer nachweisbare Keime;
** passagere Keime: vorübergehend, unregelmäßig nachweisbare Keimflora

Die quantitative Erfassung von 10 relevanten obligat anaeroben bzw. fakultativ anaeroben Bakteriengattungen oder -arten

- E. coli
- Enterobacter sp.
- Pseudomonas sp.

- Lactobacillus sp.
- E. coli biovare
- Citrobacter sp.
- Enterococcus sp.
- Klebsiella sp.
- Proteus sp.
- Streptococcus sp.

2.2.1. Probenentnahme und -versand

Für die Routinediagnostik wie in Kapitel 2.1 ausführlich dargestellt, sind die heute üblichen Möglichkeiten der Stuhlprobenentnahme und des Probenversands bezüglich der Überlebensfähigkeit der anaeroben Flora völlig ausreichend. Der überwiegende Teil der anaeroben Faecalflora übersteht die übliche Transportzeit via Postweg ohne nennenswerte Veränderung der Keimzahlen. Untersuchungen haben gezeigt, daß bei korrekter Befüllung des Transportröhrchens (mindest. 1/2 gefüllt, entspricht ca. 4 - 5 Gramm) ein ausreichend anaerobes Milieu herrscht. Üblicherweise wird das erste Drittel der Probe verworfen. Die verbleibenden 2/3 der Probe bieten praktisch anaerobe Verhältnisse. Wichtig ist die Patienten anzuweisen, die Probe am Anfang bis Mitte der Woche zu entnehmen und sofort zu versenden. Bei extremen Witterungen (Hitze od. Kälte), sollte die Versandtasche auf das Postamt gebracht werden.

2.2.2 Beurteilung faecaler pH-Wert-Bestimmungen

Neben den Keimzahlen relevanter Bakteriengattungen stellt auch der pH-Wert einen wichtigen Parameter in der Beurteilung der Mikrobiozönose dar. Bei einem gesunden, mit Brustmilch ernährten Säugling sind pH-Werte von 4,9 - 5,4 Zeichen einer physiologischen Darmbesiedelung. Die pH-Werte erhöhen sich bei einem mit Mischkost ernährten Erwachsenen, da die

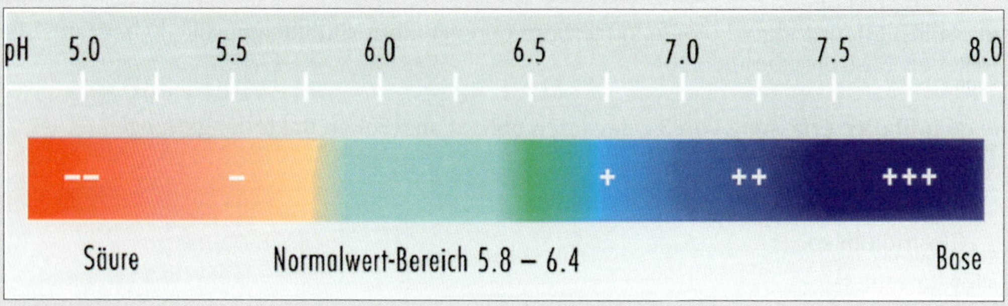

Abb. 18: Beurteilung

KYBERSTATUS

INSTITUT FÜR MIKROÖKOLOGIE

Quantitative Untersuchung der Stuhlflora Herborn, 08.11.99

Die mikrobiologische Analyse der bei uns am 01.11.99 eingegangenen Stuhlprobe von Herrn M. F. L., geb., erbrachte folgendes Ergebnis:

Aerobe Indikatorflora:	**Keimzahl**	**Normwert**	**Bewertung**
- Escherichia coli 100% S-Formen	4×10^8 KBE/g Stuhl	10^6-10^7	**leichtvermehrt**
- E. coli Biovare	$< 1 \times 10^4$ KBE/g Stuhl	$< 10^4$	normal
- Proteus sp.	$< 1 \times 10^4$ KBE/g Stuhl	$< 10^4$	normal
- Klebsiella oxytoca	4×10^6 KBE/g Stuhl	$< 10^4$	**stark vermehrt**
- Pseudomonas sp.	$< 1 \times 10^4$ KBE/g Stuhl	$< 10^4$	normal
- Enterobacterintermedius	6×10^7 KBE/g Stuhl	$< 10^4$	**stark vermehrt**
- Citrobacter sp.	$< 1 \times 10^4$ KBE/g Stuhl	$< 10^4$	normal
- Enterococcus sp.	$< 1 \times 10^4$ KBE/g Stuhl	10^6-10^7	**stark vermindert**
Anaerobe Indikatorflora:			
- Bifidobakterium sp.	4×10^7 KBE/g Stuhl	10^9-10^{11}	**deutlich vermindert**
- Bacteroides sp.	2×10^8 KBE/g Stuhl	10^9-10^{11}	**leicht vermindert**
- Lactobacillus sp.	4×10^4 KBE/g Stuhl	10^5-10^7	leicht vermindert
- Clostridium sp.	$< 1 \times 10^5$ KBE/g Stuhl	$< 10^5$	normal
Pilznachweis (quantitativ):			
A. Hefepilzdiagnostik			
Hefen	$< 1\times 10^3$	$< 10^3$	normal
B. Schimmelpilzdiagnostik			
Schimmelpilze	nicht nachweisbar		normal
pH-Wert:	9,0	5,8-6,5	stark erhöht
Farbe des Stuhls:	dunkelbraun		
Konsistenz:	breiig		

Die untersuchte Stuhlprobe zeigte eine relative Vermehrung von Fäulnisbakterien. Diese verstoffwechseln vorwiegend Eiweiß und Fett. Es entstehen alkalisierende Metabolite wie Ammoniak, Indol, Skatol oder Schwefelwasserstoff, die die Darmschleimhaut schädigen können und den pH-Wert in Dickdarm und Stuhl auf 9,0 ansteigen lassen. Die im Darm anfallenden toxischen Stoffwechselprodukte werden von der Leber entgiftet, wodurch das Organ belastet werden kann.

Ein gleichzeitiger Nachweis mehrerer potentiell pathogener Enterobakteriazeen (Klebsiellen, Enterobacter-Arten) kann auf das Vorhandensein entzündlicher Schleimhautveränderungen hinweisen.

Bifidobakterien und Bacteroidesarten stellen im Dickdann die wichtigsten Träger der Kolonisationsresistenz dar. Eine - wie hier erkennbar - gleichzeitige Reduktion beider Bakteriengattungen schafft ökologische Nischen. Dies kann die Ansiedlung und Vermehrung pathogener Bakterien, Pilze oder Parasiten im Darm begünstigen.

In der Stuhlprobe waren Laktobazillen und Enterokokken vermindert. Da beide wesentlicher Bestandteil der physiologischen Dünndarmflora sind, deutet dies auf eine gestörte mikrobielle Barrierefunktion im Dünndann hin. Vermindert nachweisbar sind Laktobazillen unter anderem oft bei entzündlichen Schleimhautveränderungen, bei Nahrungsmittelallergien oder -unverträglichkeiten. (Selten kann auch ein Overgrowth-Syndrom Ursache einer Laktobazillenverminderung sein.)

Ein vermehrter Nachweis von Enterobakteriazeen (s.o.) zeigt nicht selten Störungen im Bereich der Abwehr, vor allem des Mukosaimmunsystems an, meist einhergehend mit verminderter slgA-Sekretion.

Abb. 19: Quantitative Untersuchung der Stuhlflora

alkalisierende Fäulnisflora zunimmt, sie sollten jedoch nie über 6,4 liegen. Die Ausscheidung von Stickstoffderivaten wie Ammoniak (oft ein Ausscheidungsprodukt der Clostridien) ist bei zu hohen pH-Werten nicht mehr quantitativ über den Darm möglich. Es kommt somit zur Resorption von Ammoniak über die Darmwand und damit zu einer Belastung der Leber.

Der pH-Wert in Dickdarm und Stuhl beruht vorwiegend auf der Anwesenheit saurer oder basischer Stoffwechsleprodukte der entsprechenden Keimgruppen. Bifidobakterien, Laktobazillen und Enterokokken verwerten Kohlenhydrate. Es entstehen kurzkettige Fettsäuren und Milchsäure, die das Darmmilieu ansäuern. Alkalische Stoffwechselprodukte (Ammoniak, Schwefelwasserstoff, Indol, Skatol u.a.) entstehen aus der Metabolisierung von Eiweiß durch Clostridien, Proteus oder Enterobakterien (Fäulnisflora). Unter physiologischen Bedingungen liegt der pH-Wert im Stuhl in einem Bereich von 5,8 - 6,4 (Normbereich). pH-Verschiebungen beruhen meist auf einer massigen Vermehrung von Fäulniskeimen, z.B. aufgrund eines Überangebotes an Nahrungseiweiß, und/oder einer Reduktion der Säuerungsflora (Bifidobakterien und Laktobazillen). In diesem Fall wäre mit einem Anstieg des pH-Wertes, also einer Alkalisierung des Milieus, zu rechnen. Ein Absinken des pH-Wertes in saure Bereiche entsteht durch Überlebensvorteile der Säuerungsflora, z.B. durch ein Überangebot von Kohlenhydraten im Kolon. Es entwickelt sich eine Gärungsdyspepsie.

Die kulturelle Stuhldiagnostik ermöglicht *keine* Aussagen über die Ursachen einer intestinalen Fehlbesiedelung. Zur korrekten Interpretation der erhobenen Daten ist neben exakter Kenntnis über die Lebensumstände, Ernährungsgewohnheiten und Klinik des Patienten die Beurteilung weiterführender fäkaler Parameter unverzichtbar.

2.3. Ausführliche Clostridiendiagnostik

von B. Schütz

Da einige Clostridien im Stande sind Gallensäuren in ihrer chemischen Struktur so zu verändern, daß daraus karzinogene Verbindungen entstehen (Cyclopentanophenanthren, 20 Methylcholanthren u.a.), ist bei Patienten mit einem positiven Clostridienbefund im Kyberstatus, einem pH-Wert über 6,5 eine ausführliche und differenzierende Clostridiendiagnostik indiziert.

Tab. 11: Bakterielle Transformation von Gallensäuren durch verschiedene Clostridienarten

Clostridienarten	Prozentsatz der Stämme, die zur Transformation von GS befähigt sind
Clostridium paraputrificum	87
Clostridium indolis	33
Clostridium inocuum	>95
Clostridium clostridiiforme	>95
Clostridium rectum	>50
Clostridium tertium	>30
Clostridium cadaveris	>50
Clostridium welchii	3
Lezithinase-positive Arten	0

Die bei den transformierenden Prozessen ablaufenden chemischen Reaktionen zeigen eine strenge pH-Wert-Abhängigkeit. Sie finden vorwiegend bei pH-Werten von über 6,5 statt. Clostridienarten, die zu einer Umwandlung von Gallensäuren in karzinogene Substanzen fähig sind, werden als „NDH-Clostridien" (Nuclear Dehydro-genating Clostridia) bezeichnet. Epidemiologische Stuhluntersuchungen zeigen hinsichtlich dieser Keimgruppen einen signifikanten Keimzahlanstieg bei Kolonkarzinompatienten. Auch über Nahrungsfaktoren läßt sich das Auftreten von NDH-Clostridien beeinflussen. So fördert eine fettreiche Kost die Sekretion von Gallensäuren und schafft somit über die Bereitstellung von Substrat optimale Wachstumsbedingungen für NDH-Clostridien.

Probennahme
Für eine ausführliche Clostridiendiagnostik werden mindestens 5 g Stuhl benötigt (Füllmarke). Nur über eine derart große Stuhlmenge ist es möglich, im Innern der Probe ein sauerstofffreies Milieu zu erhalten, das als Voraussetzung für den Nachweis obligat anaerober Keime angesehen werden muß. Der Stuhl sollte möglichst bald nach dem Absetzen verschickt werden. Bis zum Versand empfiehlt sich eine Lagerung bei 2 - 8° C.

Testprinzip
Die Stuhlproben werden homogenisiert, es werden Verdünnungsreihen angelegt und die Proben auf Selektivnährböden aufgetragen. Nach einer anaeroben Bebrütung werden die erhaltenen Kolonien auf mikroskopischen und biochemischen Wege untersucht und einzelnen Keimgattungen oder -arten zugeordnet. Die ausführliche Clostridiendiagnostik beinhaltet eine gezielte Suche nach NDH-Clostridien. Erfaßt werden jedoch auch Clostridium perfringens, dem rheumatogene Eigenschaften zugesprochen werden und Clostridium difficile (Erreger der pseudomembranösen Kolitis).

Normalwertbereiche	• **Gesamtclostridienkeimzahl:**	**< 10^5 KBE / g Stuhl**
	• **NDH- Clostridien:**	**< 10^5 KBE / g Stuhl**
	• **Clostridium perfringens:**	**< 10^3 KBE / g Stuhl**
	• **Clostridium difficile:**	**< 10^3 KBE / g Stuhl**

2.4. Erweitertes Untersuchungsspektrum zur Durchfallerregerdiagnostik

2.4.1. Nachweis darmpathogener Escherichia coli-Stämme

Escherichia coli-Bakterien sind ein wichtiger Bestandteil der Darmflora von Mensch und Tier. Sie haben für ihre Wirte eine besondere mikroökologische Bedeutung. Ca. 90% aller E. coli-Stämme sind völlig apathogen. Einige Varianten besitzen jedoch Pathogenitätsmerkmale, die die „E. coli-Pathovare" heute weltweit zu einer der wichtigsten Ursachen von enteralen Infektionen machen. Unter den bisher bekannten darmpathogenen E. coli haben vor allem die sogenannten enterohämorrhagischen E. coli (EHEC) Aufsehen erregt, da sie schwerwiegende Krankheitsbilder mit ernsthaften Komplikationen und gelegentlichen Todesfällen auslösen können. Weitere Gruppen darmpathogener E. coli sind EIEC (enteroinvasive E. coli), EPEC (enteropathogene E. coli) und ETEC (enterotoxinbildende E. coli).

Tab. 12: Enteropathogene E. coli und ihr Auftreten

Enteropathogene Escherichia coli	Erkrankung	Altersgipfel, Übertragung
EPEC (Enteropathogene E. coli)	Säuglingsenteritis	Säuglinge; nosokomiale Infektion
ETEC (Enterotoxinbildende E. coli)	Reisediarrhöe	alle Altersgruppen; alimentäre Infektion
EIEC (Enteroinvasive E. coli)	ruhrähnliche Enterokolitis	alle Altersgruppen; alimentäre Infektion
EHEC (Enterohämorrhagische E. coli)	Hämorrhagische Enterokolitis Hämolytisch-urämisches Syndrom (HUS)	alle Altersgruppen; Rindfleisch, Schmierinfektion

Weit verbreitet sind durch „E. coli-Pathovare" ausgelöste Erkrankungen vor allem im Ländern mit mangelnder Hygiene, wo sie hauptsächlich durch Wasser und verunreinigte Lebensmittel verursacht werden. In Europa treten Erkrankungen durch pathogene E. coli in Form von Reisediarrhöen auf. Massiv an Bedeutung zugenommen haben hier in den letzten Jahren aber vor allem die durch enterohämorrhagische E. coli ausgelösten Darminfektionen. Die Zahl der jährlich in Deutschland an EHEC Erkrankten wird auf 8.000 bis 16.000 geschätzt.

EHEC-Bakterien verursachen bei empfindlichen Personen akute, in schweren Fällen blutige Durchfallerkrankungen. In besonders schweren Fällen kann es zu einer Schädigung der Niere und zum Nierenversagen, dem sogenannten hämolytisch-urämischen Syndrom (HUS) kommen. Besonders gefährdet sind Säuglinge, Kleinkinder, ältere und abwehrgeschwächte Menschen. Als Hauptinfektionsquelle für EHEC gelten rohes oder unzureichend durchgegartes Rindfleisch. Rohe oder unzureichend erhitzte Milch stellt bei mangelnder Hygiene ebenfalls ein Infektionsrisiko dar. Daneben werden immer häufiger auch Infektionen durch Kontakte von Mensch zu Mensch übertragen.

2.4.2. Diagnose - Testprinzip

Der Nachweis enteropathogener E. coli erfolgt am Institut für Mikroökologie über einen kulturellen Erregernachweis unter Verwendung von Selektivnährböden oder speziellen Anreicherungsverfahren. Zur Identifizierung der isolierten Keime werden biochemische und serologische Verfahren eingesetzt. Liegen verdächtige Stämme vor, erfolgt eine weiterführende Untersuchung auf molekularbiologischer Ebene. Da enteropathogene E. coli-Stämme typische Pathogenitätsmerkmale ausbilden, wird das Genom der Bakterienisolate untersucht auf genetischen Grundlagen zu Ausbildung derartiger Faktoren (Enterotoxinbildung, Adhäsinbildung usw.). Das Institut für Mikroökologie gehört zu einer kleinen Zahl von Speziallabors, die in der Lage sind über DNA-Techniken nicht nur EHEC-, sondern auch EIEC-, ETEC- und EPEC-Stämme sicher zu identifizieren.

Probennahme: Zum Nachweis darmpathogener E. coli-Stämme werden ca. 5 g Stuhl benötigt.

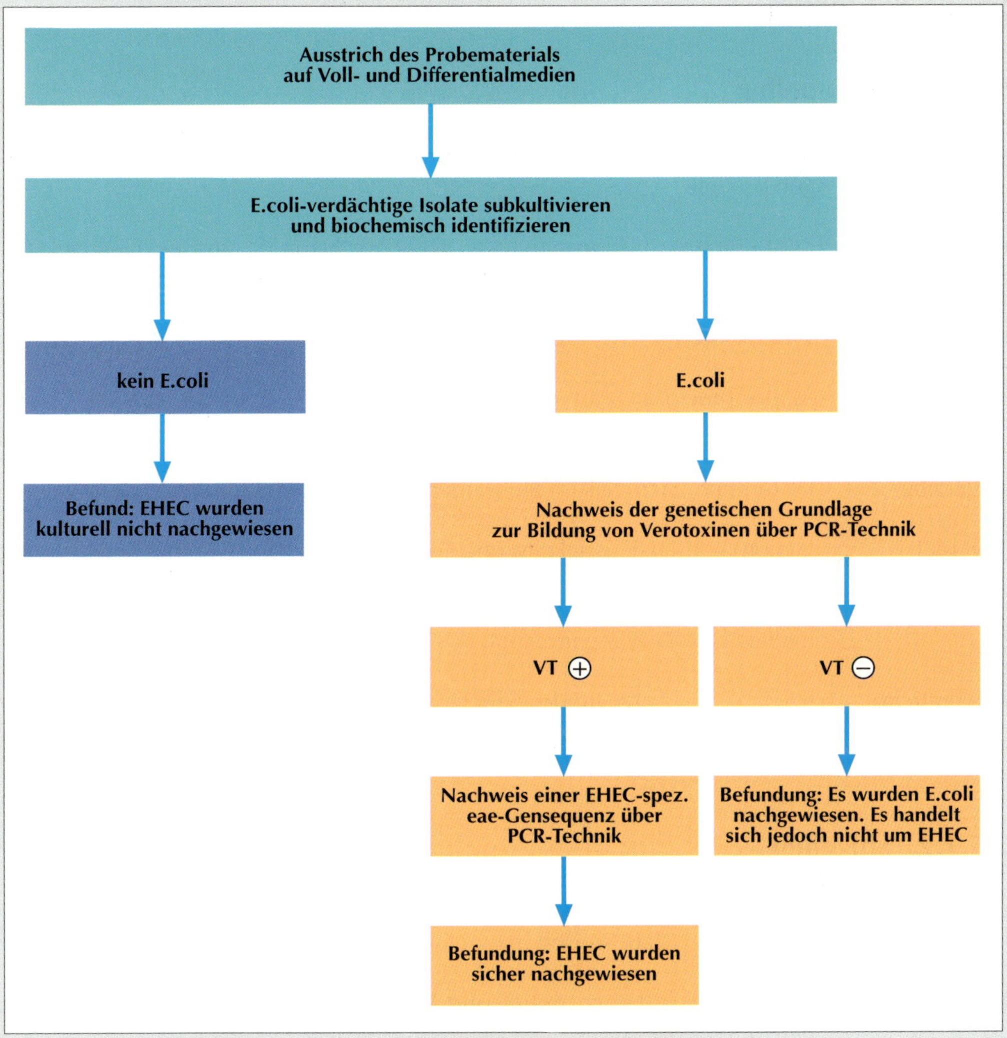

Abb. 20: Diagnostisches Vorgehen beim Nachweis von EHEC-Stämmen

2.5. Obligate Enteropathogene

von A. Rüffer

Bei akuten gastrointestinalen Symptomen (Durchfall, Erbrechen etc.) muß auch an eine Beteiligung von obligaten Enteropathogenen gedacht und eine entsprechende Diagnostik (Stuhluntersuchung auf Enteritiserreger) eingeleitet werden. Nachfolgend werden nur die wichtigsten Vertreter kurz beschrieben. Ansonsten sei auf die einschlägigen Fachbücher der klinischen Mikrobiologie verwiesen.

2.5.1. Bakterien

2.5.1.1. Salmonellen

Verbreitung: Weltweit, in Deutschland schätzungsweise mindestens 2 Mio. Erkrankungen pro Jahr.

Infektionsquelle: Kontaminierte Lebensmittel v.a. tierischer Herkunft (insbes. Geflügel, Eier und Eiprodukte, Fleisch und Fleischerzeugnisse sowie Milchprodukte).

Inkubationszeit: Wenige Stunden bis Tage.

Symptome: Akuter Brechdurchfall mit wässerigem Stuhl und Fieber.
Meist Abklingen der Symptome nach 1 - 2 Tagen.

Diagnostik: Kultureller Nachweis im Stuhl über spezielle Anreicherungsverfahren.

Therapie: Symptomatisch (Flüssigkeits- und Elektrolytersatz). Spezifische Therapie i.d.R. nicht notwendig (Ausnahme: vitale Indikation bei Säuglingen, Senioren). Antibiotische Therapie verlängert die Dauer der asymptomatischen Salmonellen-Ausscheidung im Stuhl.

Meldepflicht: Nach §§ 3 - 5 des Bundes-Seuchengesetzes unterliegen durch Salmonellen verursachte Durchfallerkrankungen und Todesfälle sowie ein entsprechender Krankheitsverdacht der Meldepflicht.

2.5.1.2. Shigellen

Verbreitung: V.a. in warmen Klimazonen (Tropen, Südost-Asien, Afrika). In Deutschland meist nach Urlaubsreisen in o.g. Gebiete.

Infektionsquelle: Kontaminierte Lebensmittel und Wasser. Auch Schmierinfektionen sind möglich.

Inkubationszeit: 2 - 7 Tage.

Symptome: Übelkeit, zunächst wässeriger, später häufig blutig-schleimiger Durchfall und Fieber. Meist Abklingen der Symptome nach 1 - 2 Wochen. Z.T. schwerer, lebensbedrohlicher Verlauf.

Diagnostik: Kultureller Nachweis im Stuhl über spezielle Anreicherungsverfahren.

Therapie: Symptomatische Therapie (Flüssigkeits- und Elektrolytersatz). Bei stark geschwächten Patienten Antibiose nach Antibiogramm.

Meldepflicht: Nach §§ 3 - 5 des Bundes-Seuchengesetzes unterliegen durch Shigellen verursachte Durchfallerkrankungen und Todesfälle sowie ein entsprechender Krankheitsverdacht der Meldepflicht.

2.5.1.3. Campylobacter jejuni/coli

Verbreitung: Weltweit. In Deutschland ca. 20.000 gemeldete Erkrankungen pro Jahr, Dunkelziffer jedoch erheblich höher.

Infektionsquelle: Kontaminierte Lebensmittel (v.a. Geflügelfleisch). Schmierinfektionen sind ebenfalls möglich.

Inkubationszeit: 3 - 5 Tage.

Symptome: Fieber und allgemeine Krankheitssymptome wie Kopfschmerzen und Schwindel, z.T. Erbrechen. Explosionsartige zunächst wässerige, später häufig blutige Diarrhöe mit kolikartigen Krämpfen. Abklingen der Symptome meist nach weniger als einer Woche. U.U. immunpathologische Folgeerkrankungen in Form von Arthritiden und/oder Erythema nodosum.

Diagnostik: Kultureller Nachweis im Stuhl mittels spezieller Nährmedien und Untersuchungstechniken (CO_2-angereicherte Atmosphäre für Anzucht erforderlich).

Therapie: Symptomatisch (Flüssigkeits- und Elektrolytersatz). Bei schwerer Enteritis antibiotische Behandlung nach Antibiogramm.

Meldepflicht: Nach §§ 3 - 5 des Bundes-Seuchengesetzes unterliegen durch Campylobacter verursachte Durchfallerkrankungen und Todesfälle sowie ein entsprechender Krankheitsverdacht der Meldepflicht.

2.5.1.4. Yersinia enterocolitica

Verbreitung: Weltweit. In Deutschland ca. 5.000 gemeldete Erkrankungen pro Jahr.

Infektionsquelle: Nicht eindeutig gesichert. I.d.R. kontaminierte Lebensmittel tierischer Herkunft (Schweinefleisch, Milch).

Inkubationszeit: 3 - 10 Tage

Symptome: Meist dünnbreiige bis wässerige Diarrhöe. I.d.R. Abklingen der Symptome inwenigen Tagen bis max. 2 Wochen.

Immunpathologische Folgeerkrankungen beachten (Arthritiden, Arthralgien, Erythema nodosum)!

Diagnostik: Kultureller Nachweis im Stuhl.

Therapie: Symptomatisch (Flüssigkeits- und Elektrolytersatz). Bei schwerem Verlauf und/ oder resistenzgeschwächten Patienten antibiotische Intervention nach Antibiogramm.

Meldepflicht: Nach §§ 3 - 5 des Bundes-Seuchengesetzes unterliegen durch Yersinien verursachte Durchfallerkrankungen und Todesfälle sowie ein entsprechender Krankheitsverdacht der Meldepflicht.

2.5.1.5. Enterohämorrhagische Escherichia coli (EHEC)

Verbreitung: Weltweit. Erkrankungen in Deutschland vergleichsweise selten.

Infektionsquelle: V.a. kontaminierte Lebensmittel tierischer Herkunft (rohes oder halbrohes Fleisch, Rohmilch). Schmierinfektionen sind ebenfalls möglich.

Inkubationszeit: 3 - 9 Tage

Symptome: Wässerige bis blutige Diarrhöe, die meist nach spätestens 10 Tagen sistiert. Bei 5 - 10 % der erkrankten Kinder unter 10 Jahren können lebensbedrohliche Spätkomplikationen mit schwerer Nierensymptomatik folgen (HUS = Hämolytisch-urämisches Syndrom).

Diagnostik: Immunologischer Toxin-Nachweis im Stuhl sowie Anzüchtung der EHEC aus dem Stuhl.

Therapie: Symptomatisch (Flüssigkeits- und Elektrolytersatz, ggf. Dialyse). Eine antibiotische Behandlung scheint die Toxinproduktion zu steigern und ist nach derzeitigem Wissensstand kontraindiziert.

Meldepflicht: Nach §§ 3 - 5 des Bundes-Seuchengesetzes unterliegen durch EHEC verursachte Durchfallerkrankungen und Todesfälle, ein entsprechender Krankheitsverdacht sowie die Erregerausscheidung der Meldepflicht.

2.5.1.6. Clostridium difficile

Verbreitung: Weltweit. Ca. 2 % der Erwachsenen und sogar 25 - 50 % der Kinder unter 2 Jahren beherbergen symptomlos geringe Keimzahlen von Clostridium difficile im Darm. Klinische Bedeutung v.a. im Hospitalbereich.

Infektionsquelle: Verbreitung des Erregers durch Schmierinfektion. Durch Antibiotikabehandlung oder anderweitige Schädigung der Darmbarriere wird eine starke Vermehrung und Toxinbildung der Clostridien ermöglicht.

Symptome: 2 - 14 Tage nach antibiotischer Therapie Durchfall, seltener Fieber und Abdominalschmerz. Symptome sistieren meist nach Absetzen der Antibiotika. Selten pseudomembranöse Colitis mit Fieber und wässeriger Diarrhöe mit Schleim- und Eiterbeimengungen.

Diagnostik: Toxin-Nachweis sowie Anzucht des Erregers aus dem Stuhl. Letztere erfordert Spezialnährböden sowie deren Bebrütung unter anaeroben Bedingungen.

Therapie: Meist reichen das Absetzen des Antibiotikums sowie die orale Gabe von toxinbindenden Präparaten (z.B. Heilerde) aus. Außerdem hat sich die orale

Verabreichung von Saccharomyces cerevisiae - auch zur Prophylaxe - bewährt. Bei schweren klinischen Verläufen Einsatz von Vancomycin.

Meldepflicht: Nach §§ 3 - 5 des Bundes-Seuchengesetzes unterliegen durch Clostridium difficile verursachte Durchfallerkrankungen und Todesfälle sowie ein entsprechender Krankheitsverdacht der Meldepflicht.

2.5.1.7. Helicobacter pylori

Verbreitung: Weltweit. Ca. 50% der Bevölkerung sind mit Helicobacter pylori infiziert.

Infektionsquelle: Wahrscheinlich Schmierinfektion von Mensch zu Mensch.

Symptome: Besiedelung des Magens häufig ohne Symptome. U.U. chronische Gastritis mit unspezifischen Oberbauchbeschwerden. In Abhängigkeit von weiteren belastenden Faktoren können sich Ulzera im Magen und Duodenum entwickeln. Entstehung eines Magen-Adenokarzinoms sowie eines gastrischen Lymphoms möglich.

Diagnostik: Endoskopie, Nachweis markierter Stoffwechselprodukte von Helicobacter pylori mittels Atemtest, Nachweis von Antikörpern im Blut sowie seit neuestem der immunologische Nachweis von Zellwandbestandteilen des Erregers im Stuhl.

Therapie: Meist wird eine Kombinationstherapie mit einem Säurehemmer und zwei Antibiotika eingesetzt. Diese ist jedoch nach derzeitigem Wissensstand nur bei klinischen Beschwerden bzw. entsprechendem endoskopischem Befund empfehlenswert.

2.5.2. Viren

2.5.2.1. Rota-Viren (seltener: Adenoviren)

Verbreitung: Weltweit Erkrankungen bei Säuglingen und Kleinkindern (ältere Kinder und Erwachsene erkranken nicht oder nur leicht).

Infektionsquelle: Kontaktinfektion, faekale Verunreinigungen, kontaminiertes Wasser.

Inkubationszeit: 1 - 2 Tage.

Symptome: Erbrechen, wässeriger Durchfall.

Diagnostik: Serologischer Nachweis im Stuhl. Dabei ist die breite Durchseuchung bei älteren Kindern und Erwachsenen zu beachten. Auch 50 - 70 % der Kleinkinder scheiden symptomlos Viren mit dem Stuhl aus.

Therapie: Symptomatisch (Flüssigkeits- und Elektolytersatz). Auch der Einsatz von mikrobiologischen Präparaten hat sich bewährt.

Meldepflicht: Nach §§ 3 - 5 des Bundes-Seuchengesetzes unterliegen durch Viren verursachte Durchfallerkrankungen und Todesfälle sowie ein entsprechender Krankheitsverdacht der Meldepflicht.

2.5.3. Parasiten

Parasiten kommen weltweit verbreitet vor. Zwar sind sie v.a. in warmen Ländern beheimatet, aber auch in Mittel- und Nordeuropa haben insbesondere Darmprotozoen eine Bedeutung. Neben den im Rahmen des Tourismus eingeschleppten Erregern spielen hierbei v.a. Infektionen mit sog. opportunistischen Parasiten bei Patienten mit geschwächtem Immunsystem bzw. einer gestörten Darmbarriere eine nicht zu unterschätzende Rolle. Dazu kommen als Risikofaktoren intensiver und unkritischer Kontakt zu Haustieren und mangelnde Hygiene, z.B. auf Spielplätzen oder in Kindergärten.

Da auch in Deutschland die Darmprotozoen die häufigsten Parasiten darstellen, beschränken sich die folgenden Ausführungen auf einige der wichtigsten Vertreter dieser Gruppe. Hinsichtlich der Erkrankungen durch Helminthen und weiterführende Informationen zu klinisch relevanten Protozoen sei auf die einschlägige Fachliteratur verwiesen.

2.5.3.1. Entamoeba histolytica

Verbreitung: Weltweit, Erkrankungen v.a. in warmen Klimazonen (Urlauber !).

Infektionsquelle: Kontaminierte Lebensmittel und Wasser.

Inkubationszeit: Wenige Tage bis Jahre (nach symptomloser Persistenz).

Symptome: In unseren Breitengraden meist nur symptomlose Dickdarmbesiedelung, erst bei Schwächungen des Wirtes Blut- und Schleimbeimengungen im Stuhl, Druckschmerzhaftigkeit des Bauches. Evt. Durchfall, häufig chronisch im Wechsel mit Obstipation.

Diagnostik: Mikroskopischer Nachweis im Stuhl. Cave: Unterscheidung von anderen Amöbenarten erfordert große Erfahrung.

Therapie: Imidazol-Präparate.

Meldepflicht: Nach §§ 3 - 5 des Bundes-Seuchengesetzes unterliegen durch Amöben verursachte Durchfallerkrankungen und Todesfälle sowie ein entsprechender Krankheitsverdacht der Meldepflicht.

2.5.3.2. Giardia lamblia

Verbreitung: Weltweit, Erkrankungen v.a. in warmen Klimazonen (Urlauber !).

Infektionsquelle: Kontaminierte Lebensmittel und Wasser

Inkubationszeit: Ca. 7 Tage (bis Jahre (nach symptomloser Persistenz))

Symptome: In unseren Breitengraden meist nur symptomlose Dünndarmbesiedelung, erst bei starker Vermehrung chronisch rezidivierender wässeriger Durchfall, Oberbauchbeschwerden. Chronische Verlaufsformen zeigen insbesondere bei Kindern die Symptome einer Malassimilation.

Diagnostik: Mikroskopischer Nachweis im Stuhl.

Therapie: Imidazol-Präparate.

Meldepflicht: Nach §§ 3 - 5 des Bundes-Seuchengesetzes unterliegen durch Lamblien verursachte Durchfallerkrankungen und Todesfälle sowie ein entsprechender Krankheitsverdacht der Meldepflicht.

2.5.3.3. Kryptosporidien

Verbreitung: Weltweit.

Infektionsquelle: Fäkalien von Haus- und Nutztieren.

Inkubationszeit: 3 - 12 Tage.

Symptome: I.d.R. symptomlose Infektion oder kurzzeitiger wässeriger Durchfall. Bei Immunschwäche (z.B. AIDS) langanhaltender oder intermittierender Durchfall.

Diagnostik: Mikroskopischer Nachweis im Stuhl.

Therapie: Nur symptomatisch möglich, da bislang keine wirksamen Medikamente bekannt.

2.5.3.4. Blastocystis hominis

Verbreitung: Weltweit.

Infektionsquelle: Ungeklärt, vermutlich fäkal-orale Übertragung.

Inkubationszeit: Unbekannt.

Symptome: I.d.R. symptomlose Infektion. In Einzelfällen wurde Blastocystis hominis jedoch für Durchfälle, Abdominalschmerzen und andere unspezifische gastrointestinale Symptome verantwortlich gemacht.

Diagnostik: Mikroskopischer Nachweis im Stuhl.

Therapie: Eine spezifische Therapie mit Imidazol-Präparaten ist nur nach Ausschluß aller anderen möglichen Ursachen für die Beschwerden des Patienten sinnvoll.

2.6. Das Overgrowth-Syndrom

von M. Martin und B. Schütz

Als Overgrowth-Syndrom bezeichnet man die unphysiologische Kontamination des Dünndarms - zum Teil auch des Magens - mit Keimen aus tieferen Darmabschnitten bzw. des Kolons (small bowel bacterial overgrowth; Syndrom des kontaminierten Dünndarms = contaminated small bowel syndrom (CSBS)). Die Besiedelung oberer Darmabschnitte mit aggressiven Keimspezies aus dem Dickdarm führt letztlich zu mannigfachen Störungen und Beschwerden.

Das Overgrowth-Syndrom entspricht einer intestinalen Ökokatastrophe, einem „dysbiotischen Gau", bei der es aufgrund einer bakteriellen Überwucherung weiter Dünndarmabschnitte mit Keimen der Dickdarmflora kommt. Die physiologische Dünndarmflora aus Laktobazillen und Enterokokken wird zurückgedrängt, die Keimzahlen anaerober Bakteriengattungen wie Bacteroides, Bifidobakterien oder Clostridien nehmen massiv zu. Trotz der u.U. heftigen Symptome wird diese drastische Form einer gestörten intestinalen Ökologie bei Patienten mit unklaren abdominellen Beschwerden kaum berücksichtigt und somit eher selten fachgerecht diagnostiziert.

Wie bereits ausgeführt, unterscheidet sich die Bakterienflora des Dünndarms und des Dickdarms ganz wesentlich voneinander. Die Natur hat deshalb auch eine anatomische Schleuse vorgesehen - die Ileocaecalklappe - die den Darminhalt nur in eine Richtung passieren läßt: vom Dünndarm in den Dickdarm. Auch die Peristaltik drückt den Darminhalt immer nur in diese Richtung.

Verschiedene Störungen oder Veränderungen können dazu führen, daß die Dickdarmflora die Trennung zwischen Dünndarm und Dickdarm überwindet und sich auch in mehr oder minder ausgedehnten Bereichen des Dünndarms ansiedelt, an Stellen also, die dem „Angriff" der Dickdarmflora keine Schutzmechanismen entgegensetzt werden können. Als ursächliche Faktoren kann beispielsweise eine herabgesetzte Motilität oder Passagestörung im oberen Intestinaltrakt dazu beitragen, so daß Darmabschnitte entstehen, in denen Chymus und Sekrete stagnieren - optimale Voraussetzungen also für eine bakterielle Proliferation. Entsprechend der antimikrobiellen Wirkung der Magensäure werden auch bei Anazidität oder Säuremangel vermehrt Fehlbesiedelungen des Dünndarms gefunden.

Weitere Ursachen können in einer Schädigung der Mukosa, einer Erkrankung von Leber und/ oder Pankreas oder in einer stark gestörten immunbiologischen Situation des Wirts (herabgesetzte Abwehrlage) liegen.

Die Resorption der Nahrungsbestandteile hat, wenn der Darminhalt den Dickdarm erreicht, bereits stattgefunden, so daß die Dickdarmflora normalerweise kaum noch Nahrungsreste vorfindet, die sie verwerten könnte - die durch den menschlichen Darm nicht verwertbaren Ballaststoffe ausgenommen. Das geringe Nahrungsangebot des ausgenutzten Darminhaltes sorgt so für eine natürliche Begrenzung der Keimzahl der putriden Flora. Hat die Fäulnisflora nun jedoch bereits im Dünndarm Zugriff auf die Ingesta, finden die Keime einen „reich gedeckten Tisch" vor, was einen erheblichen Überlebens- und Entwicklungsvorteil nach sich zieht.

Als Folge der bakteriellen Überwucherung können sich erhebliche gesundheitliche Störungen entwickeln:

- **Schädigung der Darmschleimhaut**

Durch die Fehlbesiedelung des Dünndarms kommt es zu einer Schädigung der Dünndarmschleimhaut und zu Störungen in der Resorption. Die so entstehende Malabsorption bezüglich essentieller Nahrungsbestandteile steht neben starkem Mundgeruch nicht selten im Vordergrund der klinischen Symptomatik des Overgrowth-Syndroms. Als Ursache für die Schleimhautschädigung können toxische, bakterielle Stoffwechselprodukte (vor allem durch den Bakterienstoffwechsel dekonjugierte Gallensäuren) verantwortlich gemacht werden. Bei fortschreitender Mukosaschädigung ist mit einer erhöhten Darmschleimhautpermeabilität zu rechnen, die wiederum aufgrund einer dadurch bedingten Antigenüberflutung zu Störungen des intestinalen Immunsystems führt (Nahrungsmittelallergien, Infektanfälligkeit).

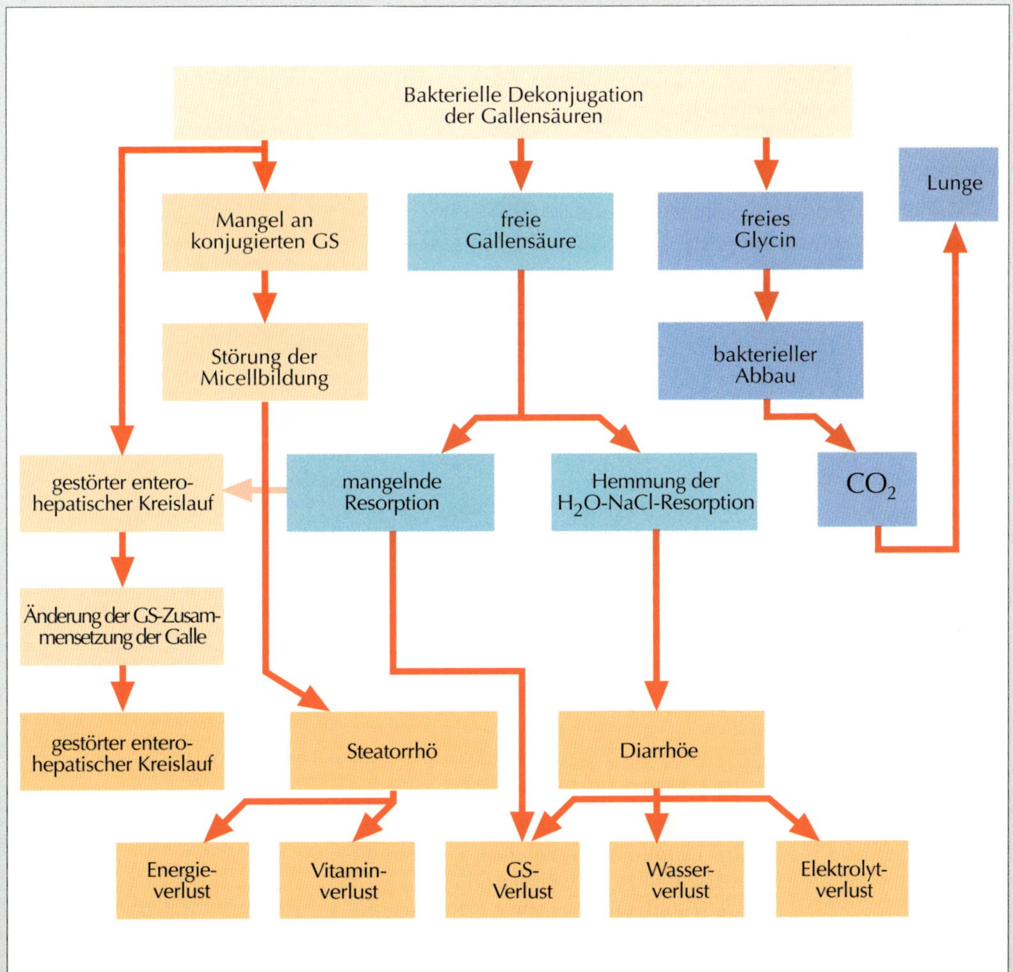

Abb. 21: Folgen der bakteriellen Dekonjugation von Gallensäuren(GS) nach (Knokea und Bernhardt, 1986)

- **Steatorrhö**

Die Fehlflora des Dünndarms schädigt und verändert darüber hinaus die zur Fettverdauung notwendige Gallenflüssigkeit, so daß auch die Fettverdauung gestört sein kann. Die so veränderte Galle hemmt außerdem die Mineralstoff- und Wasserresorption und fördert die Abgabe von Wasser in den Dünndarm. Dies ist die Ursache für die bei der Dünndarmfehlbesiedelung meist auftretenden breiigen bis dünnen Stühle, die allerdings nicht zwingend vorliegen müssen. Da außerdem in den fehlbesiedelten Dünndarmbereichen noch reichlich unverdaute Nahrungsbestandteile vorhanden sind, verstoffwechselt die Fehlflora diese Substanzen unter meist heftiger Gasbildung (Völlegefühl, Blähbauch), wobei ein Teil der gebildeten Gase über die Darmwand in den Blutkreislauf gelangt und über die Lungen abgeatmet werden. Dieses Phänomen ist sehr häufig die Ursache für Mundgeruch. Die Expirationsluft des Patienten riecht nach Stuhl.

- **Kohlenhydratmalabsorption**

Oftmals besteht auch eine Milchunverträglichkeit, oft auch eine Unverträglichkeit von Rohrzucker (Industriezucker) und anderen Kohlenhydraten. Die Kohlenhydratmalabsorption beruht auf einer Schädigung der Enterozyten durch dekonjugierte Gallensäuren. Häufig verstoffwechselt die Fehlflora mit der Nahrung aufgenommene Kohlenhydrate jedoch selbst, so daß sie dem Organismus nicht mehr zur Verfügung stehen. Meteorismus und Flatulenz sind Folgen der bakteriellen Kohlenhydratmetabolisierung.

- **Hypoproteinämie**

Im Rahmen schwerer Krankheitsverläufe ist auch eine Hypoproteinämie zu beobachten, die vorwiegend auf eine bakterielle Verwertung des Nahrungseiweißes zurückzuführen sein dürfte.

Tab. 13: Klinische Symptome und deren Ursachen bei einem Overgrowth-Syndrom des Dünndarms

Verdauungsstörung	Ursache	klinische Symptome
Fettmalabsorption	Gallensäuremangel ⇒ verminderte Emulgierung (Micellbildung)	Steatorrhö (Fettstühle)
Kohlenhydrat-malabsorption	Gestörte Kohlenhydratresorption • durch Schädigung der Enterozyten • bakterielle Fermentation von Kohlenhydraten im Darmlumen	intraluminale Gasbildung, Blähungen, Flatulenz, krampfartige Leibschmerzen, Mundgeruch (Atemgeruch)
Vitamin-malabsorption	bakterieller Abbau von freiem oder gebundenem Vitamin B_{12}	perniciöse Anämie
Wasser- und Elektrolytverluste	Elektrolyt- und Wassersekretion ins Darmlumen durch osmotisch wirksame Stoffwechselprodukte der Fehlflora (kurzkettige Fettsäuren, Gallensäuren). Laxierender Effekt durch nicht resorbierte freie Gallensäuren	Durchfälle

- **Vitamin/Mineral- und Spurenelementmalabsorption**

Das Auftreten einer perniziösen Anämie oder Polyneuropathie erklärt sich ebenfalls durch die mikrobielle Verwertung von freiem oder an Intrinsic factor gebundenem Vitamin B 12. Entwikkelt sich durch die o.g. aggressiven Stoffwechselsubstrate der Fehlflora eine entzündliche Veränderung der Mukosa, wird die Resorption weiterer Mikronährstoffe beeinträchtigt. Aber auch eine erhöhte Fettausscheidung (s.o.) verschärft den Verlust spezieller Substrate, insbesondere bezüglich fettlöslicher Vitamine oder Spurenelemente wie Zink.

- **Wasser- und Elektrolytverlust**

Durchfällige Stühle treten im Verlauf eines Overgrowth-Syndroms häufig auf. Verantwortlich hierfür sind sekundäre Gallensäuren, die die Wasser- und Elektrolytsekretion ins Darmlumen fördern. Auch die von der Fehlflora gebildeten kurzkettigen Fettsäuren üben einen sekretorischen Effekt aus.

Ein massiver Symptomenkomplex, der alle o.g. Konsequenzen nach sich zieht, ist eher selten und tritt nur bei sehr schweren Krankheitsverläufen auf. Weitaus häufiger klagen Overgrowth-Patienten über chronisch durchfällige Stühle, Völlegefühl, Blähungen, Flatulenz, krampfartige Leibschmerzen, Brechreiz oder Erbrechen und sehr häufig Foetor ex ore. Darüber hinaus ist in der Ernährungsanamnese der Hinweis über eine Unverträglichkeit gegenüber Ballaststoffen, Rohkost und Kohlenhydraten verdächtig.

2.6.1. Diagnostik des Overgrowth-Syndroms

Unspezifische diagnostische Hinweise in Richtung Overgrowth lassen sich mittels der quantitativen Bestimmung der Verdauungsrückstände, insbesondere der Fette, der Gallensäuren sowie den Entzündungsmarkern α-1-Antitrypsin, Lysozym und PMN-Elastase ermitteln. Auch die quantitative mikrobiologische Analyse der Faecalflora kann Hinweise auf eine Dünndarm-Überwucherung geben. Als verdächtiger Befund wäre eine deutlich reduzierte Laktobazillen- und Enterokokkenflora einzustufen. Zur Beurteilung und Einschätzung einer Malabsorption sollte eine Atomspektrometrische Vollblutanalyse (Bestimmung von Mineralien und Spurenelementen; insbesondere auch Zink) durchgeführt werden.

2.6.1.1. Atemgasanalyse

Testprinzip

Wie der Nachweis einer Laktoseintoleranz basiert auch dieser Test auf einem Provokationsexperiment mit anschließender Atemgasanalyse. Als Testzucker wird hier jedoch nicht Laktose sondern Laktulose eingesetzt. Laktulose ist eine Disaccharid, das nur von der Dickdarmflora verstoffwechselt werden kann. Nach oraler Aufnahme gelangt die Laktulose in den Darm, wo sie normalerweise erst nach Eintritt in das Kolon durch die Dickdarmflora abgebaut wird. Es entsteht Wasserstoff, der über das Blut in die Lunge gelangt, abgeatmet wird und so nach 60 - 90 min in der Atemluft nachgewiesen werden kann. Liegt ein Overgrowth-Syndrom vor, wird die Laktulose durch die Fehlflora bereits im Dünndarm fermentiert. Der Anstieg der H_2-Konzentration in der Atemluft erfolgt früher, nicht selten bereits nach 10 - 20 min (Abb. 22).

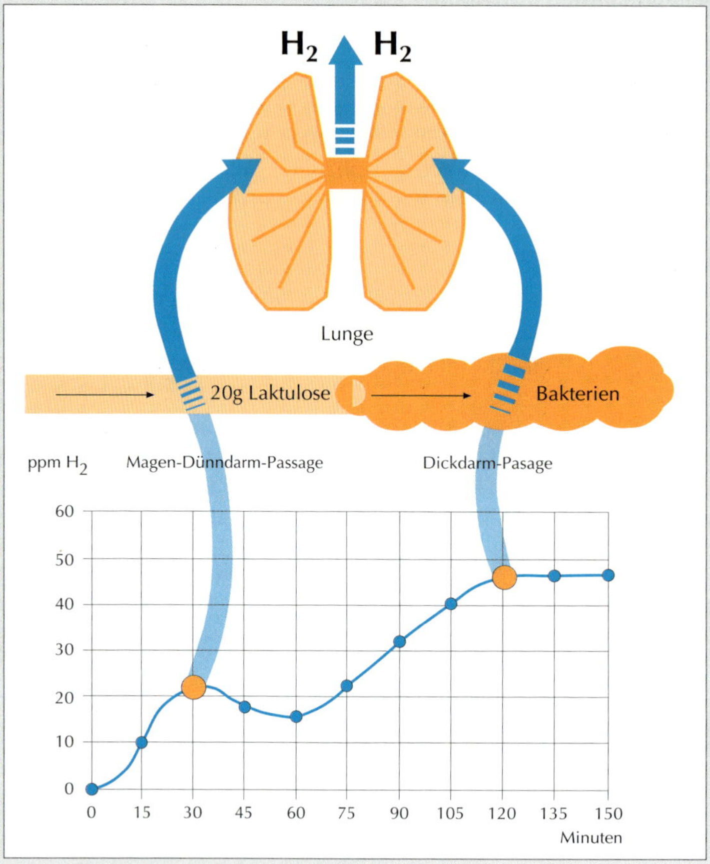

Abb. 22: H_2-Atemanalyse: Overgrowth-Syndrom

Probennahme

Um zuverlässige Testergebnisse zu erhalten, sollte der Patient 12 Stunden nüchtern sein. Er darf mindestens 6 Stunden nicht rauchen und 5 Tage keine Abführmittel eingenommen haben. Bei Testbeginn nimmt der Patient 20 g Laktose in gelöster Form zu sich, dazu ein Standardfrühstück. Die Atemproben werden mit einem eigens hierfür entwickelten Entnahmebesteck gewonnen und in gasdichten Sammelbehältern in das Labor geschickt. Die erste Probe wird kurz vor Testbeginn entnommen (Referenzwert), 8 weitere jeweils im Abstand von 10 min danach (Gesamttestdauer: 120 min).

Normalwertbereiche

Bei einem Normalbefund kommt es nach ca. 60 - 90 min zu einem deutlichen Anstieg der H_2-Konzentration in der Atemluft. Die Laktulose erreicht das Kolon und wird verstoffwechselt.

Liegt ein Overgrowth-Syndrom vor, kommt es mindestens 15 min vor Eintritt der Laktulose ins Kolon zu einem abgrenzbaren Anstieg der Wasserstoffkonzentration (> 20 ppm).

Hinweis: Alternativ zur Laktulose kann auch Glukose als Testzucker zum Nachweis eines Overgrowth-Syndroms eingesetzt werden. Im Gegensatz zur Laktulose wird die Glukose im oberen Dünndarm (Duodenum, Jejunum) normalerweise vollständig resorbiert. Sie gelangt also nicht in den Dickdarm. Liegt eine bakterielle Fehlbesiedelung im oberen Dünndarmbereich vor, findet dort nach Glukosegabe eine Vergärung des Zuckers statt. Der entstehende Wasserstoff gelangt über das Blut in die Lunge und läßt sich in der Atemluft erfassen. Mit Hilfe des Glukosetests ist nur der Nachweis einer Fehlbesiedelung in Duodenum und Jejunum möglich. Pathologische Floraverhältnisse im Ileum werden nicht erkannt. Kontraindikationen: Diabetes mellitus, intestinale Hefepilzerkrankungen.

2.6.2. Therapeutische Konsequenzen bei Overgrowth

An den oben dargestellten Erkenntnissen und den sich daraus ergebenden Schlußfolgerungen müssen sich die Ernährungsrichtlinien beim Overgrowth-Syndrom orientieren. Dazu muß vorausgeschickt werden, daß der Patient selbst in erheblichem Maße an der Zusammenstellung seiner Diät mitwirken muß. Daher gilt die Grundregel: Alle Nahrungsmittel, nach deren Verzehr Beschwerden wie Völlegefühl, Blähungen, „Gurgeln" oder Durchfälle auftreten, sollten vermieden werden.

Grundsätzlich sollte die Ernährung kalorienreich, leicht verdaulich und ballaststoffarm sein, um eine mögliche Schonung der meist vorgeschädigten Dünndarmschleimhaut zu erreichen, und um der Fehlflora des Dünndarms möglichst wenig Nährstoffe zu bieten. Aus dem gleichen Grunde sollten täglich regelmäßig fünf kleine Mahlzeiten eingenommen werden. Größere Hauptmahlzeiten sind zu vermeiden, da eine entsprechend voluminöse Ingesta-Säule praktisch eine zeitlich verlängerte Verbindung zwischen terminalen Ileum und Kolon offenhält. Je größer die aufgenommene Nahrungsmenge pro Mahlzeit ist, desto länger wird diese Verbindung bestehen. Dies fördert die Möglichkeit, daß Dickdarmkeime in den Dünndarm aufsteigen können. Zurückhaltung ist geboten bei alkoholischen Getränken aller Art, Nüssen, Kohlsorten (außer Blumenkohl), Hülsenfrüchte, Körnerkost und Rohkost, Sahne, Frischkäse, Hefeprodukte, gebratene und panierte Fleischgerichte, Süßigkeiten, Margarine und tierische Fette.

Somit steht ein Großteil der Ernährungsratschläge im krassen Widerspruch zu den üblichen Ernährungsrichtlinien einer gesunden Ernährung. Aber gerade Patienten mit einem Overgrowth-Syndrom (aber auch Patienten mit einer allgemein gestörten intestinalen Ökologie) reagieren äußerst negativ auf eine ballaststoffreiche Vollwertkost. Gerade der häufig propagierte Frischkornbrei, Vollkornbrot oder Müsli können den Betroffenen ganz massive Beschwerden bereiten. Dies hat nichts damit zu tun, daß der Darm sich erst „umstellen" muß! Eine „Umstellung" bei einem Overgrowth-Syndrom ist durch seine solche Ernährung völlig unmöglich. Die Patienten leiden über die gesamte Zeit, in der sie versuchen, ballaststoffreiche Kost zu verzehren. Eventuell kann sogar ein latentes Overgrowth-Syndrom durch einen solchen Versuch erst akut werden. Ebenso kommt es zu heftigen Reaktionen, wenn die Patienten zur Verdauungsregulation die bifidogenen Faktoren Laktulose oder Inulin (löslicher Ballaststoff aus Chicoree) zu sich nehmen. Diese für den menschlichen Organismus nicht verwertbaren Zuckerverbindungen können nur von der bifidogenen Kolonflora verstoffwechselt werden, so daß diese Keimgruppe bei einem Overgrowth schon im Dünndarmbereich zugriff auf die Substanzen erhält und damit in ihrem Stoffwechsel gefördert werden bzw. Überlebensvorteile erhalten und in Folge Beschwerden auslösen.

Eine Schonkost kann je nach Schwere der Erkrankung ein Jahr und länger notwendig sein. Die Bekämpfung des Overgrowth-Syndroms ist nur durch die Schonung des Dünndarms mit Hilfe der oben kurz skizzierten Schonkost möglich. Für den Fall, daß die fäkalen Entzündungsmarker sehr hohe Werte zeigen, könnte sich eine sekundäre Laktoseintoleranz entwickelt haben, so daß die Patienten auch keine Milchprodukte vertragen. Um diesen Sachverhalt zu beurteilen, sollte der Patient über ca. 7 Tage Milchprodukte konsequent meiden. Danach bringt eine Provokation durch 1 Glas Trinkmilch rasch Hinweise, da bei einer Laktoseintoleranz deutliche Symptome auftreten würden.

Neben diätetischen Maßnahmen ist eine Reduzierung der aufgewucherten Keimflora in den Dünndarmabschnitten anzustreben. Da in schweren Fällen die Auswirkungen eines Overgrowth auf den Patienten gravierend sein können und die Fehlflora in diesen Fällen sämtlichen Therapieversuchen widersteht, kann der Einsatz antibiotischer Substanzen unverzichtbar werden (z.B. Clont® [Metronidazol]). In leichteren Fällen bietet sich initial die Zufuhr von Magnesiumperoxid (Ozovit®) an, welches im Magen-Darm-Kanal Sauerstoff abspaltet und somit im Sinne einer „Darmdesinfektion" anaeroben Keimen im Dünndarm die Lebensgrundlage entzieht. Im Anschluß an diese ca. 1 - 2wöchige Einleitungstherapie sollte mittels geeigneter Substanzen das intestinale Milieu stabilisiert werden. Dazu eignet sich eine kurmäßige Anwendung von Kanne-Brottrunk®, einem milchsauervergorenen Getreidegetränk. In Kombination mit hochkonzentrierten milchsäurebildenden Bakterien aus der Gruppe der Laktobazillen*, die die Patienten über mindestens 6 - 12 Monate zu sich nehmen sollten, läßt sich das Befinden erheblich bessern.

Da die Dünndarmmukosa unter der Einwirkung der toxischen Stoffwechselprodukte der Fehlflora mit entzündlichen Veränderungen reagiert, kann es zu nicht unerheblichen Verlusten spezifischer Nährstoffe kommen, wobei insbesondere das Spurenelement Zink und Aminosäuren wie Methionin und Glutamin zu nennen wären. Ein erhöhter Verlust dieser Substrate wird durch die gleichsam auftretende Malabsorption (siehe Tabelle oben) verschärft. Somit sollten zur Wiederherstellung der mukosalen Integrität vor allem auch diejenigen Nährstoffe im Rahmen einer ergänzenden bilanzierten Diät zugeführt werden, die an Aufbau und Zelldifferenzierung der Schleimhaut beteiligt sind (siehe Kapitel 13, S. 389). Ein Screening der wichtigen Mineralien, Spurenelemente und Vitamine sollte stets zur zuverlässigen Beurteilung der Versorgung des Patienten mit in das diagnostische Regime einbezogen werden.

Von wesentlicher Bedeutung ist auch der Zustand des Gebisses. Ein gründlicher und langsamer Kauvorgang zerkleinert die aufgenommene Nahrung soweit, daß der anschließende Verdauungsprozess schneller abläuft und ein größerer Anteil der zugeführten Nahrung bereits in den oberen Bereichen des Dünndarms resorbiert, und so dem Zugriff der Fehlflora des unteren Dünndarms entzogen werden kann. Zur Grundregel der Behandlung des Overgrowth-Syndroms gehört also das gute und gründliche Durchkauen (fletschern) der Nahrung. Die Mahlzeiten sollen in Ruhe und Entspannung eingenommen werden, und der Zustand des Gebisses sollte einwandfrei sein. Sofern Prothesen getragen werden, muß auf den korrekten Sitz der Prothesen geachtet werden.

---

*Symbiolact A; Achtung: keine Probiotika mit Bifidumkulturen einsetzen!

Literatur

zu Abschnitt 2.4

Beutin, L., Aleksic, S., Bockemühl, J., Schwarzkopf, A., Karch, H.. Zur Epidemiologie von Infektionen durch enterohämorrhagische E. coli (EHEC) in der Bundesrepublik Deutschland im Jahr 1993. Bundesgesundhbl. 10: 410 (1994)

Beutin, L.: Zur Epidemiologie von Infektionen durch enterohämorrhagische E. coli (EHEC) in der Bundesrepublik Deutschland. Bundesgesundhbl. 11: 428 (1995)

Beutin, L., Niemer, U.: Erkennung, Verhütung und Bekämpfung von Infektionen durch entero-hämorrhagische E. coli (EHEC). Bundesgesundhbl. 11: 422 (1995)

Bülte, M., Heckötter, S., Schwenk, P.: Enterohämorrhagische E. coli (EHEC) - aktuelle Lebens-mittelinfektionserreger auch in der Bundesrepublik Deutschland? Nachweis von VTEC-Stämmen in Lebensmitteln tierischen Ursprungs. Fleischwirtsch. 76 (1): 88 (1996)

Franco, B.D.G.M., Gomes, T.A.T., Jakabi, M., Marques, L.R.M.: Use of probes to detect virulence factor DNA sequences in Escherichia coli strains isolated from foods. Intern. J. Food. Microbiol. 12: 333 (1991)

Heeschen, W., Hahn, G.: Escherichia coli: Alter Freund - neuer Feind? Deutsche Milchwirtschaft 47 (10): 448 (1996)

Karch, H., Bockemühl, J.: Infektionen durch enterohämorrhagische Escherichia coli (EHEC): ein klinisches und mikrobiologisches Problem und eine Herausforderung für den öffentlichen Gesund-heitsdienst. Immun. Infekt. 17: 206 (1989)

Levine, M.M.: Eschericha coli that causes diarrhoea: Enterotoxigenic, enteropathogenic, enteroinvasive, enterohemorrhagic and enteroadherent. J. Infect. Dis. 155: 377 (1987)

Robert-Koch-Institut: Häufung von EHEC-Erkrankungen in Bayern. Epidemiologisches Bulletin 20:137 (1996)

Schütz, B., Hack, B., Keiner, K., Zimmermann, K., Rusch, V.: Multiprimer-PCR als Screening-verfahren zum Nachweis der Toxingene LTI, STI, VTI und VTII bei E. coli-Pathotypen. Lab. med.17: 496 (1993)

Hier Einfügen Obligate Enterpathogene von Rüffer aus Leitfaden

zu Abschnitt 2.5

Aucott,J. N, Ravdin, J. I (1993): Amebiasis and „nonpathogenic" intestinal protozoan. Infect. Dis. Clin. North Am. 7, 467-485

Beckmann, G., Rüffer, A. (1999): Mikroökologie des Darmes - Grundlagen, Diagnostik, Therapie. Schlütersche, Hannover

Hoogkamp-Horstanje, J. A. A, Koning de, J. (1990): Klinik, Diagnostik und Therapie von Yersinia enterocolitica-Infektionen. Immun. Infekt. 18, 192-197

Bockemühl, J., Karch, H., Tschäpe (1998): Zur Situation der Infektionen des Menschen durch enterohämorrhagische Escherichia coli (EHEC) in Deutschland 1997. Bundesgesundhbl. 41, 2-5

Brandis, H., Pulverer, G. (Hrsg.) (1988): Lehrbuch der Medizinischen Mikrobiologie. Gustav Fischer Verlag, Stuttgart, New York

BURCHARD, G. D. (1994): Klinische Diagnostik bei Malaria und Amöbiasis.Immun. Infekt. 22, 39-41

Christensen, M. l. (1989): Human viral gastroenteritis. Clin. Microbiol. Rev. 2, 51-89

Flanagan, P. A. (1992): Giardia diagnosis, clinical course and epidemiology. A review. Epidem. Infekt. 109, 1-22

Hackelsberger, A.,Malfertheimer, P. (1995): Klinische Relevanz und Diagnostik der Helicobacter pylori-Infektion. Diagnose & Labor 45, 85-93

Kist, M. (1991): Isolierung und Identifizierung von Bakterien der Gattungen Campylobacter und Helicobacter. Zbl. Bakt. 276, 124-139

Lahn, M., Hadding, U. (1993): Infektionen mit Clostridium difficile. Epidemiologie und Pathophysiologie. Chemoth. J. 2, 89-92

Mehlhorn, H., Eichenlaub, D,. Löscher, T., Peters, W. (1995): Diagnostik und Therapie der Parasitosen des Menschen. 2. Auflage. Gustav Fischer Verlag Stuttgart, Jena, New York

Murray, P. R., Baron, E. J., Pfaller, M. A., Tenover, F. C., Yolken, R. H. (1995): Manual of Clinical Microbiology. 6 th. ed. ASM Press, Washington D.C.

Namawar, F., Roosendaal, R., Kuipers, E. J., de Groot, P., van Der Bijl, M. W., Pena, A. S., de Graaff, J. (1995): Presence of Helicobacter pylori in the oral cavity, oesophagus, stomach and faeces of patients with gastritis. Eur. J. Clin. Microbiol. Infect. Dis. 14, 234-237

Peterson, L. R.; Kelly, P. J., Nordbrock, H. A. (1996): Role of culture and toxin detection in laboratory testing for diagnosis of Clostridium difficile-associated diarrhea. Eur. J. Clin. Microbiol. Infect. Dis. 15, 330-336

Piekarski, G. (1989): Medical parasitology, 3rd ed. Springer Verlag

Price, D. L. (1994): Procedure manual for the diagnosis of intestinal parasites.
CRC Press, Boca Raton, Ann Arbor, London, Tokyo
Rüffer, A., Beckmann G., Sonnenschein, B, (1996): EHEC (Enterohämorrhagische E. coli) - Was steckt dahinter? Naturheilpraxis 49, 1786-1793
Stenzel D. J., Boreham, P. F. L. (1996): Blastocystis hominis revisited.Clin. Microbiol. Rev. 9, 563-584
Wulffen von, H. (1993): Helicobacter pylori - Pathogene Bedeutung. Chemoth. J. 2, 70-74

zu Abschnitt 2.6.1

Brummer, R.J.M.: Dünndarmkrankheiten und Differentialdiagnostik. Bakterielle Überbesiedelung und Gastrektomiefolgen. 3. Postgraduiertenkurs der DGVS, S. 25 (1996)
Hill, M.J., Drasar, B.S.: The normal colonic bacterial flora. Gut 16: 318 (1989)
Husebye, E.: Gastrointestinal motulity disorders and bacterial overgrowth. J. Internal. Med. 237: 419 - 427 (1995)
Rhodes, J.M., Middleton, P., Jewell, D.P.: The lactulose hydrogen breath test as a diagnostic test for small-bowel bacterial overgrowth. Scand. J. Gastroenterol. 14: 333 (1979)
Schuler, R., Schuler, A.: Physiologie und Pathophysiologie der Intestinalflora, 3. Auflage, Mayr, Miesbach (1987)
Toskes, P.P.: Bacterial overgrowth of the gastrointestinal tract. Adv. Intern. Med. 38: 387 (1993
Martin, M.: Leitfaden der Mikrobiologischen Therapie; Ralf Reglin Verlag, Köln 1996

3

Mikrobiologische Therapie

3.1. Kurzcharakterisitik therapeutisch relevanter Keimstämme

Inzwischen verfügt der Markt über eine Vielzahl mikrobiologischer Präparate, die in unterschiedlichster Aufbereitung zur Anwendung kommen. Neben den verschiedenen Keimstämmen die zum Einsatz kommen und entsprechend der Indikation ausgewählt werden, sind die wesentlichen Unterschiede darin zu sehen, ob es sich a) um lebensfähige Keime, b) abgetötete, nichtlebensfähige Keime oder c) um deren Stoffwechselprodukte handelt. Auch hinsichtlich des therapeutischen Ziels und des Ansatzpunktes lassen sich Unterschiede feststellen. Im wesentlichen handelt es sich um immunmodulierende bzw. –stimulierende Eigenschaften und um milieubeeinflussende Faktoren auf das mikroökologische Darmmilieu. Eine klare Abtrennung der Indikation ist kaum möglich, da sich die genannten Indikationen aufgrund der vielfältigen Eigenschaften der einzelnen Keime überschneiden.

3.1.1. Steckbrief Laktobazillen

von M. Döll

Laktobazillen gehören zu den milchsäurebildenden Keimstämmen. Neben der Milchsäure mit ihren bekannt positiven Effekten auf das intestinale Milieu (z.B. Absenkung des pH-Wertes) sind es weitere antagonistisch wirksame Substanzen, die von Laktobazillen generiert werden und spezifisch das Wachstum pathogener Organismen hemmen.

Substanz	im Wachstum inhibierte Keime
Lactocidin	E. coli Proteus vulgaris, Pseudomonas aeruginosa Salmonella enteridis Staphylococcus aureus
Acidolin	Bacillus cereus E. coli Salmonella typhimurium
Acidophilin	Bacillus cereus Bacillus subtilis Klebsiella pneumoniae Pseudomonas aeruginosa, fluorescens Shigella dysenteriae Streptococcus faecalis
div. spez. Proteine	E. coli Proteus vulgaris Salmonella paratyphi Shigella dysenteriae

Die Wirksamkeit der abgegebenen Säuren wird durch die o.g. pH-Verschiebung zusätzlich potenziert, da bei niedrigen pH-Werten die undissoziierten Formen der Säuren vorliegen und diese besser in die Bakterienzellen eindringen als die dissoziierten Strukturen. Diese Zusammenhänge macht man sich in der Lebensmittelindustrie bei der Herstellung von fermentierten Milchprodukten oder milchsauer vergorenen Gemüsen seit geraumer Zeit zu nutze. So gehören die Milchsäurebildner primär auch zu den lebensmittelüblichen Stoffen und eigentlich nicht zu den Medikamenten. Tatsächlich sind die im Markt befindlichen Produkte denn auch zu Recht als Nahrungsmittel(ergänzungen) deklariert. Studien konnten belegen, daß der regelmäßige Konsum fermentierter Milchprodukte die Aktivität karzinomfördernder, bakteriell synthetisierter Enzyme reduziert. Karzinogene Enzyme werden besonders nach Fleischgenuß in erhöhtem Maße exprimiert und sind demzufolge bei Vegetariern mit geringen Aktivitätsraten vertreten. Untersuchungen am Menschen haben ergeben, daß die orale Zufuhr probiotisch wirksamer Stämme eine signifikante Reduktion der o.g. Enzymaktivitäten herbeiführen. Milchsäurebakterien wie L. acidophilus oder L. casei führen in einer 2-3fachen Verringerung dieser Enzymaktivitäten in den Fäzes und haben damit antikarzinogene Effekte. Allerdings war 10 - 30 Tage nach Beendigung der Laktobazillenzufuhr eine Reversion der Aktivitätsminderung zu beobachten, womit deutlich wird, daß eine Supplementierung mit Probiotika kontinuierlich erfolgen sollte.

Eine Studie an erwachsenen Personen zeigte, daß der Verzehr von fermentierten Milchprodukten (3 x 100 g pro Tag, entsprechend 10^7 Keimen L. acidophilus) über einen Zeitraum von 3 Wochen die Nitroreduktaseaktivität im Stuhl signifikant verminderte. Eine Untersuchung an Kolonkrebspatienten ergab, daß die β-Glukuronidaseaktivität durch eine mehrwöchige L. acidophilus-Supplementierung deutlich zurückging. In einer anderen Studie an Personen mit Kolonadenomen, die durch eine gesteigerte Zellproliferationsrate der Darmschleimhaut charakterisiert waren, wurde nach mehrwöchiger, oraler Verabreichung von Milchsäurebakterien eine Normalisierung dieser Präkanzerose beobachtet. Die antikarzinogene Potenz der Probiotika wird durch eine Reihe weiterer Hinweise untermauert: Milchsäurebakterien haben die Fähigkeit im Intermediärstoffwechsel gebildete Mutagene zu binden. Eine Degradierung krebserregender Nitrosamine, die im sauren Milieu des Magens durch Reaktion von Nitrit (Fleisch, Wurstwaren) mit sekundären Aminen entstehen, wurde ebenfalls für Laktobazillen nachgewiesen.

Auch immunstimulierende Effekte durch probiotische Mikroorganismen konnte in zahlreichen experimentellen Untersuchungen nachgewiesen werden. Hinweise auf immunstimulierende Effekte durch probiotische Mikroorganismen gibt es aus zahlreichen experimentellen Studien. In Tierversuchen beobachtete man nach Verabreichung von Milchsäurebakterien (div. Laktobazillen und Bifidobakterien) einen signifikanten Anstieg der Makrophagenaktivität und Antikörperproduktion. *Moineau u. Goulet* verfütterten im Tierversuch sieben verschiedene fermentierte Milchprodukte und stellten, im Fall der Milchsäurebakterien B. longum und L. casei, bereits 5 Tage nach der Verfütterung um bis zu 20% erhöhte Makrophagenaktivitäten fest. *Halpern* u. Mitarb. beobachteten nach Verzehr von täglich zwei Bechern Joghurt einen Anstieg der Interferonsynthese in den menschlichen Lymphozyten. Die Interferonproduktion war bei Personen, die Joghurt mit lebenden Keimen verzehrten, deutlich höher als bei den Studienteilnehmern, die hitzebehandelten Joghurt zu sich nahmen. Man vermutet als zugrunde liegenden Mechanismus eine Bindung der Milchsäurebakterien an menschliche, periphere Lymphozyten. In einer experimentellen Studie wurde, nach einer mehrtägigen Verfütterung von Joghurt (entsprechend 1,2 x 10^9 Keimen/Tag), eine Zunahme der IgA-Produktion beobachtet, wobei sich unter den diversen Milchsäurebakterien, die getestet wurden, L. casei als effektivster Stamm erwies. Eine weitere Untersuchung an gesunden Personen zeigte, nach oraler Gabe von abgeschwächten Salmonella typhi-Stämmen, einen Anstieg des spezifischen IgA-Titers im Serum um mehr als das 4fache, wenn gleichzeitig fermentierte Milchprodukte (L. acidophilus und Bifidobakterien) zugeführt wurden.

3.1.1.1. Verbesserung der Laktosetoleranz

Milchzucker (Laktose) ist ein aus Glukose und Galaktose zusammengesetztes Disaccharid, welches in Milch und Milchprodukten vorkommt, als Nahrungsmittelzusatz aber u. a. auch in Backwaren, Fertiggerichten und Süßigkeiten enthalten sein kann. Für die Resorption der Laktose ist die Spaltung in die beiden Monosaccharide im Dünndarm erforderlich. Die Laktaseaktivität der erwachsenen Bevölkerung ist bei den Nord- und Mitteleuropäern allerdings begrenzt: bei 10 - 18% der mitteleuropäischen Erwachsenen (weltweit bei 70% der Bevölkerung) liegt ein Laktasemangel vor, wodurch die Verwertung von Laktose entsprechend eingeschränkt ist (siehe Kapitel 5, Verdauungs- und Resorptionsstörungen: Laktoseintoleranz, Seite 179).

Mehrere klinische Studien haben gezeigt, daß fermentierte Milchprodukte (z.B. Joghurt mit Lebendkeimen) bei einem Laktasemangel gut toleriert werden. Dieser Effekt wird auf den Laktasegehalt der Milchsäurebakterien zurückgeführt. Voraussetzung für die Wirksamkeit des Enzyms ist, daß dieses im Magen nicht modifiziert wird und intakt den Dünndarm erreicht. *Savaiano u. Levitt* wiesen in experimentellen Studien nach, daß das laktosespaltende Enzym durch Einschluß in die Mikrobenzellen und aufgrund der hohen Pufferkapazität der Milch das saure Milieu des Magens übersteht und in aktiver Form im Dünndarm vorliegt. Dort verhindert vermutlich die hohe Gallensalzkonzentration einen Austritt der Laktase aus den bakteriellen Zellen. In einer Untersuchung mit Personen, die einen Laktasemangel aufwiesen, wurden in mehreren Gruppen Joghurts mit diversen Starterkulturen und in einer Gruppe Milch, entsprechend einer Zufuhr von jeweils 18 g Laktose pro Mahlzeit, verzehrt. Die Bestimmung des Wasserstoffs in der Atemluft der Studienteilnehmer ergab, im Fall der Milchkonsumenten, eine, im Vergleich zu den Joghurtkonsumenten, 3fach höhere Gaskonzentration als in allen Gruppen die Joghurt verzehrt hatten. 8 Stunden nach der Nahrungsaufnahme wurde bei der milchverzehrenden Gruppe im Vergleich zu den joghurtkonsumierenden Teilnehmern, sogar eine 5fach höhere Wasserstoffproduktion ermittelt, womit eine deutliche Verbesserung der Laktosetoleranz durch die Zufuhr von Milchsäurebakterien belegt werden kann. In einer anderen Untersuchung wurden Personen mit Laktasemangel in drei Gruppen eingeteilt, die im ersten Fall Joghurt (10 g Laktose), im zweiten Fall mit Laktose angereicherten Joghurt (bis zu 20 g Laktose) und im dritten Fall Milch (20 g Laktose) verzehrten und auf die Laktoseverträglichkeit hin untersucht. Auch im Ergebnis dieser Studie wurde deutlich, daß die in fermentierten Milchprodukten enthaltene Laktose im Vergleich zur zugesetzten Substanz am ehesten toleriert wird. Von einer Verbesserung der Laktosetoleranz ist auch beim Verzehr lebender Milchsäurebakterien, die in Form von „Nicht-Lebensmittel-Präparationen" aufgenommen werden, auszugehen.

Zusammenfassend bestätigt die Mehrzahl der Untersuchungen den positiven Effekt milchsäurebildender Bakterien für die Gesunderhaltung des Organismus.

Die bislang durchgeführten Studien weisen auf gesundheitsfördernde Effekte oral verzehrter Probiotika hin, wobei sowohl die günstige Beeinflussung der Stoffwechselvorgänge im Darm (antikarzinogene Wirkung), und auf den intermediären Stoffwechsel (z.B. Entgiftungsfunktion der Leber) als auch die Stimulation der körpereigenen Abwehrkräfte klinisch und experimentell sehr gut belegt sind. Weitere positive Wirkungen probiotischer Mikroorganismen wie beispielsweise Senkung des Cholesterinspiegels oder Regulierung einer Obstipation sind in der Diskussion.

Lebensfähige Präparationen von Milchsäurebakterien können mit dem Anspruch an die beschriebenen positiven Effekte auch in Form von Nahrungsergänzungsmitteln supplementiert werden.

3.1.1.2. Symbiolact-Kulturen

Zur optimalen Anpassung probiotischer Maßnahmen an die Bedürfnisse des Patienten wurden die Nahrungsergänzungsmittel der Symbiolact-Reihe konzipiert. Die Produkte enthalten 10^8 lebensfähige Keime pro Gramm Substanz in unterschiedlichen Kombinationen. Da die gefriergetrockneten Keime nach dem Auflösen in Wasser rehydriert werden und somit wieder stoffwechselaktiv werden, wurde in geringen Mengen Maltodextrin zugesetzt, um den einsetzenden Bakterienstoffwechsel zu unterstützen.

Tab. 14: Symbiolact® - Charakterisierung und Produkteigenschaften

Zuordnung:	**Probiotische Nahrungsergänzung**
Darreichungsform, Packungsgröße	Pulver; in 30 Einzelportionen à 2 g
Gehalt an Wirkstoffen	Symbiolact A: L. acidophilus Symbiolact B: L. acidophilus + B. bifidum Symbiolact comp.: L. acidophilus + B. bifidum + L. casei + L. lactis entsprechend 5 x 10^8 Bakterien
Hilfsstoffe	Maisstärke, Maltodextrin
Eigenschaften	Die mit dem Produkt zugeführten Milchsäurebakterien stabilisieren das Darmmilieu in seinem normalen, leicht sauren Bereich durch Bildung von Milchsäure und kurzkettigen Fettsäuren, regen die Darmtätigkeit an und unterstützen damit die Verdauung. Die Darmfunktion und die Bakterien der oberen und unteren Darmabschnitte werden bei der Erfüllung ihrer Aufgaben unterstützt.
Verzehrempfehlung	Erwachsene: 1-2 x täglich den Inhalt eines Beutels in ein Glas Wasser einrühren und zu den Mahlzeiten trinken.
	Säuglinge und Kleinkinder: 1 x täglich 1/4 bis 1/2 Inhalt eines Beutels in handwarme Milch oder Brei einrühren und zuführen.

3.1.2. Steckbrief Enterococcus faecalis

von E. Grundmann

Lebensfähige Enterococcus faecalis

Untersuchungen mit humanen peripheren Lymphozyten haben gezeigt, daß Enterococcus faecalis eine direkte immunregulierende Wirkung hat. Bei Immunschwächen ist die Wirkung immunstimulierend. Überschießende Immunreaktionen, z. B. vermehrte Freisetzung von Zytokinen, werden durch Enterococcus faecalis gehemmt. Experimentell weist der Keimstamm eine Wirkung auf Chemotaxis und phagozytotische Aktivität von Makrophagen im Sinne einer unspezifischen Immunstimulation auf.

In-vitro-Untersuchungen an Zellkulturen mit mononukleären peripheren Blutzellen gesunder Probanden konnten folgende Wirkungen von E. faecalis belegen:

- Direkte dosisabhängige Stimulierung der Freisetzung von IL-1β und IL-6; diese Freisetzung kann durch Kortison gehemmt werden, jedoch nicht durch Ciclosporin A
- Direkte dosisabhängige Stimulierung der Freisetzung von ONF-γ, die sowohl durch Kortison als auch durch Ciclosporin A hemmbar ist
- Dosisabhängige Hemmung der Phythämagglutinin-induzierten Freisetzung von INF-γ und IL-2

Die von *Luckey* diskutierte Aktivierung des Immunsystems durch gastrointestinale Bakterien des Menschen läßt sich also besonders auch im Falle von E. faecalis erhärten.

Durch die funktionale Verknüpfung des intestinalen mit dem bronchialen Immunsystem, profitieren insbesondere Patienten mit immunologischen Störungen im Bereich der Atemwege von einer Therapie mit E. faecalis. Die Erfahrungen aus der Praxis sowie klinische Untersuchungen an Patienten mit chronisch rezidivierenden Erkrankungen der oberen Atemwege und im gesamten HNO-Bereich bestätigen die immunogene Wirkung.

Im Rahmen einer Studie mit Minischweinen wurde untersucht, ob E. faecalis immunstimulatorische Eigenschaften nach oraler Applikation aufweist. Es wurde geprüft, ob die orale Applikation peripher zur Stimulation von immunkompetenten Zellen führt und ob das darmassoziierte Immunsystem stimuliert wird. Hierfür diente als Meßparameter die Gesamtkonzentration an Immunglobulin A (IgA) im Speichel der Versuchstiere.

Die bis jetzt vorliegenden Ergebnisse zeigen, daß sowohl zelluläre Parameter, als auch die Gesamtkonzentration von IgA im Speichel der Versuchstiere durch die orale Applikation von E. faecalis positiv beeinflußt werden konnten. Die Untersucher postulieren eine endogene Produktion von IL- 1β durch die orale Applikation von E. faecalis, die wiederum im Sinne einer Kaskadenreaktion B-Vorläuferzellen zur Expression des IL-6-Rezeptors anregen würden. Die beobachtete Zunahme der IgA-Konzentration im Speichel der Versuchstiere wäre daher eine Anregung der Syntheserate von IgA durch IL-6-stimulierte ausgereifte B-Lymphozyten.

Die aus den Ergebnissen der Tierversuche geforderte Stimulierung der Produktion von IL-1β und IL-6 durch E. faecalis konnte anhand der In-vitro-Versuche mit humanen Lymphozyten belegt werden. Die Fähigkeit von E. faecalis, die Freisetzung von IL- Iβ zu steigern, unterscheidet dieses Bakterienpräparat deutlich von einem Präparat aus abgetöteten pathogenen Bakterien, welches keinen Einfluß auf die Synthese bzw. Freisetzung von Interleukin zeigte. Der Befund, daß E. faecalis bei humanen Lymphozyten die direkte Freisetzung von IFN-γ nur schwach und die Freisetzung von IL-2 nicht zu stimulieren vermochte, könnte begründen, warum die Aktivität von Natural Killer Cells (NK-Zellen) bei Mäusen nach oraler Applikation nicht erhöht war. Hierbei ist jedoch zu berücksichtigen, daß die im Versuch verwendeten Lymphozyten von gesunden Probanden stammten und daher möglicherweise im Falle von IFN-γ und IL-2 nur schwach auf eine Stimulierung mit E. faecalis ansprachen.

Die in vitro beobachtete Hemmung der Phytohämagglutinin-stimulierte Freisetzung von IFN-γ bzw. IL-2 durch E. faecalis könnte die pharmakologische Grundlage für erweiterte Indikationen bieten. So könnte die durch die Einwirkung von Endotoxinen pathogener gramnegativer Bakterien vermehrte Produktion von IFN-γ und IL-2 durch F. faecalis abgeschwächt werden. Weiterhin könnten die in der E. faecalis-Suspension enthaltenen E. faecalis-Bakterien die toxische Wirkung von Vergiftungen durch Staphylococcus aureus-Bakterien neutralisieren, die darin besteht, daß durch die Freisetzung von Super-Antigenen der Wirtskörper zu einer überschießenden Produktion von IL-2 veranlaßt wird, die wiederum zum Zusammenbruch der Zirkulation und zum Schocktod führt.

Im Sinne einer Immunsuppression sind auch die Untersuchungen einer holländischen Arbeitsgruppe zu verstehen, die bei Versuchen mit gesunden Probanden gefunden hat, daß eine 3wöchige orale Behandlung mit E. faecalis zu einer signifikanten Verminderung der gegen E. faecalis gerichteten IgG-Fraktion im Serum führte. Die Untersucher sprechen E. faecalis eine potentielle Bedeutung bei der Behandlung hospitalisierter Patienten zu, die durch möglicherweise pathogen gewordene Bakterien lebensbedroht sind.

Bei der zur Zeit laufenden klinischen Studie, in der die Wirksamkeit von E. faecalis bei Patienten mit chronisch-rezidivierender Tonsillitis geprüft werden soll, werden zu ausgesuchten Zeitpunkten aus dem Blut randomisierter Patienten Lymphozyten-Kulturen hergestellt und auf ihre Fähigkeit hin untersucht, Cytokine freizusetzen. Diese Ergebnisse, zusammen mit den geprüften klinischen Parametern und den Cytokin-Spiegeln im Serum sollten eine eindeutige Aussage zur Wirksamkeit von E. faecalis zulassen.

Tierexperimentell durchgeführte akute und chronische Toxizitätsstudien zeigen für Enterococcus faecalis keinerlei toxische Eigenschaften. Bei Untersuchungen zur Sicherheitspharmakologie zeigten sich keine negativen Nebenwirkungen. Während der jahrzehntelangen Anwendung eines entsprechenden Präparates (Symbioflor 1) sind bisher keine wesentlichen Nebenwirkungen beobachtet worden.

Pharmakologische Eigenschaften Symbioflor 1

Klinische Untersuchungen an Patienten mit chronisch-rezidivierenden Erkrankungen der oberen Atemwege und im gesamten HNO-Bereich weisen auf eine immunstimulierende Wirkung von Symbioflor 1 hin. Der Wirkungsmechanismus von Symbioflor 1 wird im Sinne einer Immunmodulation als Steigerung der Abwehrleistung im Organismus verstanden. Experimentell weist Symbioflor 1 eine Wirkung auf Chemotaxis und phagozytotische Aktivität von Makrophagen im Sinne einer unspezifischen Immunstimulation auf.

Sonstige Hinweise

Der deutlich wahrnehmbare, mitunter als unangenehm empfundene Geruch der Suspension ist kennzeichnend für das Produkt und kann unterschiedlich stark auftreten (Detaillierte Informationen zum therapeutischen Einsatz siehe Seite 113)

Nicht lebensfähige Enterococcus faecalis

Siehe Charakterisierung und Produkteigenschaften von Pro-Symbioflor unter Nicht-lebensfähige Colibakterien.

Tab. 15: Symbioflor 1 - Charakterisierung und Produkteigenschaften

Zuordnung (Rote Liste)	**Immuntherapeutikum**
Indikationsbezogene Zuordnung	Immuntherapeutikum, Magen-Darmmittel Darreichungsform,Packungsgröße Tropfen, 1 x 50 ml (N1), 2 x 50 ml (N2), 3 x 50 ml (N3)
Gehalt an Wirkstoffen	1 ml = 12 Tropfen Suspension enthalten: Enterococcus faecalis-Bakterien (Zellen und Autolysat von 1,5 - 4,5 x 10^7 Bakterien)
Hilfsstoffe	Laktose, L-Cystein, Natriumcarbonat-Dekahydrat, Natriumchlorid, Magnesiumsulfat, Kaliumchlorid, Calciumchlorid, Magnesiumchlorid, Nährbouillon (Pepeton, Hefeexktrakt, Natriumchlorid, Glucose) und gereinigtes Wasser
Anwendungsgebiete	Regulierung der körpereigenen Abwehrkräfte, chronisch rezidivierende Infektionen der oberen Luftwege, Entzündungen im Mund-Nasen-Rachenraum und Mittelohr, Bronchitis, Sinusitis, Tonsillitis, Erkältungskrankheiten
Dosierung	Erwachsene: 3 x täglich 30 Tropfen (morgens n. dem Aufstehen, mittags vor dem Essen und abends vor dem Schlafen) einnehmen, eine Weile im Mund behalten und vor dem Schlucken damit gurgeln. Kinder u. Säuglinge entsprechend anpassen (z.B. Kinder 3 x tägl. 20 Tropfen, Säuglinge 3mal tägl. 10 Tropfen)

3.1.3. Steckbrief Bacillus subtilis

von M. Martin

Der Bacillus subtilis, ein gram-positives Stäbchen, wurde 1938 entdeckt (Ehrenberg). Er gehört zu den aeroben Erdbazillen. Er läßt sich besonders gut aus Heuaufgüssen kultivieren. Therapeutisch ist Bacillus subtilis aus zweierlei Hinsicht interessant: er vermag antibiotische Substanzen zu bilden und gilt als „Bioregulator" für das intestinale Ökosystem. Bei den antibiotischen Substanzen handelt es sich im wesentlichen um Subtilin, ein Peptid-Antibiotikum, das gegen in Teilung befindliche Bakterien und keimende Sporen wirksam ist und um Subtisilin, ein proteolytisches Enzym. Darüber hinaus wurde Bacitracin, Bazillin, Eumycin und Subtenolin identifiziert.

Zur Therapie intestinaler Störungen kommen apathogene, vermehrungsfähige Sporen zum Einsatz. Durch die hohe Magensaftresistenz überstehen die Sporen weitgehend schadlos die Magenbarriere, so daß es im Darm rasch zu einer vollständigen Auskeimung der Sporen kommt. Kulturelle Stuhlanalysen zeigen bereits nach kurzer Einnahmezeit von entsprechenden Präparaten eine hohe Keimzahl von Bacillus subtilis. In Abhängigkeit der intestinalen Zellzahl und er damit verbundenen Abgabe diverser Stoffwechselprodukte, ließen sich verschiedene Auswirkungen auf das intestinale Milieu und die Darmflora beobachten. Besonders Interessant erscheint dabei der stabilisierende Effekt auf die Zusammensetzung der Darmflora. Während unerwünschte Keimspezies durch Schädigung verdrängt werden, kommt den physiologischen Anaerobiern der sauerstoffreduzierende Stoffwechsel der Bazillen zu gute.

Neben dem Einfluß auf das Darmmilieu konnten immunmodulatorische und immunstimulierende Eigenschaften von Bacillus subtilis festgestellt werden. *Bonomo* et al. wies eine lokale Aktivierung von IgA-produzierenden Plasmazellen nach, so daß die lokale und systemische Immunabwehr verbessert wird. Darüber hinaus läßt sich die Makrophagen-vermittelte Zytotoxizität steigern sowie eine deutliche Steigerung der T-Lymphozyten-Proliferation ausnutzen.

Pharmakologische Eigenschaften

In dem Präparat Bactisubtil® kommt die speziell gezüchtete Variante Bacillus IP 5832 zum Einsatz. In einer multizentrischen Anwendungsbeobachtung von *Schmid* et al. (1990), bei der Daten von 1.148 Patienten ausgewertet wurden, wurde die Wirksamkeit und Verträglichkeit von Bactisubtil zur Behandlung der Diarrhöe an Kleinkindern und Erwachsenen mit und ohne Zusatzmedikation untersucht. Die Behandlungsdauer mit Bazillus subtilis bei Diarrhöe betrug im Mittel 5 - 6 Tage. Der Therapieerfolg wurde durch verschiedene Parameter wie die Beurteilung durch den Patienten, objektive Kriterien (Stuhlfrequenz, Stuhlbeschaffenheit, Gewichtsentwicklung, Schweregradentwicklung) und das klinische Gesamturteil ermittelt. Anhand der Auswertung objektiver Kriterien wurde die Therapie bei 94% der behandelten Schulkinder und Erwachsenen sowie bei 85% der Kleinkinder mit „sehr gut" bzw. „gut" beurteilt, wobei der Anteil der „sehr gut"-Urteile in der Bactisubtil-Gruppe höher ausfiel als in der Gruppe mit Zusatztherapie.

Auch in einer älteren Untersuchung von *Pillen* (1971), an der 98 Patienten mit Gärungs- und Fäulnisdyspepsien, Enteritiden und Kolitiden und mit diarrhöischen Stühlen im Rahmen einer antibiotischen Behandlung teilnahmen, zeigte Bacillus subtilis in einer Dosierung von 3 - 5 mal täglich 2 Kapseln in 80% der Fälle bei guter Verträglichkeit eine gute Wirkung.

Bei einer Untersuchung von Vandekerkove wurden Stuhluntersuchungen bei Säuglingen unter Antibiotikatherapie mit und ohne Bactisubtil-Begleittherapie vorgenommen. Es konnte gezeigt werden, daß bei Patienten, die gleichzeitig Bazillus subtilis einnahmen, die Darmflora insgesamt im Gleichgewicht blieb. Interessanterweise profitierte insbesondere die Laktobazillenflora von der Begleittherapie. In der Kontrollgruppe dagegen kam es zu einer Antibiotika-assoziierten Störung der physiologischen Darmflora.

Tab. 16: Bactisubtil® - Charakterisierung und Produkteigenschaften

Zuordnung (Rote Liste)	**Magen-Darm-Mittel**
Indikationsbezogene Zuordnung	Biologisches Darmtherapeutikum
Darreichungsform, Packungsgröße	Kapseln
Gehalt an Wirkstoffen	35 mg entspr. 10^9 keimfähige Sporen des Bacillus IP 5832 (ATCC 14893)
Hilfsstoffe	Calciumcarbonat, Weißer Ton, Gelatine, Titandioxid (E 171)
Anwendungsgebiete	Diarrhöen verschiedener Ursachen, Gärungs- und Fäulnisdyspepsien, Enteritis, Enterokolitis. Prophylaxe und Therapie von Darmstörungen, die durch Chemotherapie oder Strahlenbehandlung verursacht sind.
Dosierung	Bei akuten Erkrankungen: 3 – 6 x täglich 1 Kps. einnehmen.Bei chronischen Erkrankungen 2 – 3 x täglich 1 Kps. einnehmen.

Weitere Bazillus subtilis Präparate

Tab. 17: Utilin® Ampullen - Charakterisierung und Produkteigenschaften

Zuordnung (Rote Liste)	**Umstimmungsmittel**
Indikationsbezogene Zuordnung	Immuntherapeutikum
Darreichungsform, Packungsgröße	Ampullen zur Injektion 1/10/50 Ampullen à 1 ml
Gehalt an Wirkstoffen	1 Ampulle a 1ml „ganz schwach" enthält: ca. 2 Millionen Keime des Bacillus subtilis M.U. 345 (DSM 5330) 1 Ampulle a 1ml „schwach" enthält: ca. 20 Millionen Keime des Bacillus subtilis M.U. 345 (DSM 5330) 1 Ampulle a 1ml „stark" enthält: ca. 200 Millionen Keime des Bacillus subtilis M.U. 345 (DSM 5330)
Hilfsstoffe	Wasser für Injektionszwecke, Natriumchlorid
Anwendungsgebiete	Subakute und chronische Entzündungen: • der Drüsen, • der Atemwege (chronische Bronchitis bzw. Asthma bronchiale) • der Magen-Darmwege wie Gastritis, Ulkus ventriculi et duodeni, Colitis Syndrom, Funktionsstörungen des Darms (Enteritis, Obstipation) • Störungen der Leber-Gallenfunktion, Leberparenchymstörungen • chronische Erkrankungen der Haut (Dermatitis) • zur Immunmodulation allgemein und speziell beim rheumatischen Formenkreis • Basedow-Krankheit
Dosierung	Alle 2 Wochen 1 Ampulle, beginnend mit Stärke „ganz schwach". Bei fehlender oder schwacher Reaktion kann stufenweise zu den Stärken „schwach", „mittel" bzw. "stark" übergegangen werden und die Injektionen in kürzeren Abständen verabreicht werden – max. 1 Ampulle à 1 ml pro Woche. Chronische Erkrankungen mit trägem Verlauf und ohne Fieber bei Patienten mit pyknischer Konstitution erfordern eine schwächere Dosierung („ganz schwach", „schwach"). Patienten asthenischer Konstitution, Eiterbildung, Fisteln etc. benötigen stärkere Dosierungen („mittel", „stark"). Bei starker Reaktion kann die Behandlung mit der Darreichungsform Kapseln fortgesetzt werden.

Tab. 18: Utilin ® N Tropfen - Charakterisierung und Produkteigenschaften

Zuordnung (Rote Liste)	**Umstimmungsmittel**
Indikationsbezogene Zuordnung	Immuntherapeutikum
Darreichungsform, Packungsgröße	5 ml Tropfflasche, Bündelpackung mit 10 x 5 ml
Gehalt an Wirkstoffen	5 ml Einreibung enthalten: 1 ml wäßriges Mazerat von Bacillus subtilis M.U. 345 (DSM 5330) aus 500 Millionen Keimen/ml
Hilfsstoffe	1,3 Butylenglykol, Chlorocresol, Glycerol, Wasser für Injektionszwecke
Anwendungsgebiete	Chronische Dermatosen, Ekzeme, orales u. perianales Ekzem, Mittelohr-, Rippenfell- und Gelenkentzündung. Utilin, aus einem nicht säurefesten Bacillus subtilis-Stamm hergestellt, ist ein mildes Reiztherapeutikum (unspezifische Immunisierung), das keine wesentliche Temperatursteigerung und Allgemeinreaktionen hervorruft
Dosierung	2-8 Tropfen täglich unter leichtem Druck in die Haut einmassieren.

Tab. 19: Utilin® Kapseln Charakterisierung und Produkteigenschaften

Zuordnung (Rote Liste)	**Umstimmungsmittel**
Indikationsbezogene Zuordnung	Immuntherapeutikum
Darreichungsform, Packungsgröße	Kapseln; Packung mit 5 Kapseln, Bündelpackung mit 10 x 5 Kapseln
Gehalt an Wirkstoffen	1 Kapsel „schwach" enthält: 3,4 µg Lyophilisat (ca. 5 Millionen Keime des Bacillus subtilis M.U. 345 (DSM 5330) 1 Kapsel „stark" enthält: 6,8 µg Lyophilisat ca. 10 Millionen Keime des Bacillus subtilis M.U. 345 (DSM 5330)
Hilfsstoffe	Laktose, Magnesiumstearat, Gelatine, gereinigtes Wasser
Anwendungsgebiete	Subakute und chronische Entzündungen bei Schwächezuständen, besonders durch Fieber bewirkt zur Immunmodulation
Dosierung	Alle 2 Wochen 1 Kapsel, beginnend mit Stärke „schwach". Bei fehlender oder schwacher Reaktion kann zur Stärke „stark" übergegangen werden und die Einnahme in kürzeren Abständen erfolgen – max. 2 x wöchentlich 1 Kapsel pro Woche. Bei starker Reaktion wird zur Stärke „schwach" übergegangen.

3.1.4. Steckbrief E. coli

von M. Martin

Die Therapie mit lebensfähigen Kolibakterien, deren Zellwandbestandteile oder Stoffwechselprodukte kann auf eine lange Tradition zurückschauen. Ursprünglich ging man davon aus, daß die Kolibakterien die wesentlichste Keimgruppe innerhalb des Darmmilieus darstellen, was sich als Irrtum herausstellte. Die Koliflora zählt zu den wandständigen Darmkeimen, die sich in der Regel rasch wieder stabilisiert, wenn andere, probiotische Maßnahmen getroffen werden. Einige Autoren halten eine Therapie mit lebensfähigen Kolibakterien sogar in vielen Fällen für kontraindiziert. Letztlich muß man allerdings eingestehen, daß eine Vielzahl Patienten von einer Therapie mit Kolibakterien profitiert haben. Dies wird von zahlreichen Dokumentationen belegt. Die Entscheidung ob Kolibakterien oder nicht, liegt daher in der Verantwortung des Therapeuten und dessen Erfahrung.

Spezifische Proteinbruchstücke, die von physiologischen Kolibakterien gebildet werden, eignen sich ebenfalls zur Therapie des Darmschleimhautsystems sowie des Mukosa-assoziierten Lymphsystems. Verschiedene Eiweißbausteine und anabol wirksame Peptide, die von den darmwandständigen Keimen gebildet werden, führen zu einer Steigerung des Zellstoffwechsels der Darmepithelzellen und üben somit eine Schutzwirkung auf geschädigte Darmschleimhautzellen aus und beschleunigen darüber hinaus die Regenerierung dieser Zellen. Es kann mittels dieser spezifischen Peptide der Wiederaufbau der physiologischen Barriere zwischen der Außenwelt (Darminneres) und des Darmwandlymphsystems stimuliert werden. Die membranstabilisierende Wirkung z.B. auf Mastzellen führt zu einer antiallergischen Wirkung, so daß die Histaminausschüttung bei Nahrungsmittelallergien deutlich reduziert wird (dieser Effekt zeigt sich aber auch bei Pollenallergien im Bereich der Respirationsschleimhaut). Die Reparaturmechanismen beschleunigen gleichzeitig eine Stabilisierung der physiologischen Darmflora an der regenerierten Schleimhaut. Fremdkeime werden in ihrem Wachstum gehemmt. Letztlich läßt sich ein deutlich immunstimulierender Effekt nachweisen, die sich auf das gesamte unspezifische Abwehrsystem auswirkt.

3.1.4.1. Lebensfähige E. coli

Pharmakologische Eigenschaften

Symbioflor 2 ist ein Bakterienpräparat, das aus zehn nichtpathogenen Escherichia-coli-Stämmen humaner Herkunft gewonnen wird. Umfangreiche Tierversuche und In-vitro-Untersuchungen wurden seit 1976 in Abstimmung mit der US Food and Drug Administration an verschiedenen Universitäten in den USA und am Institut für Mikroökologie in Herborn durchgeführt. In diesen Untersuchungen konnte eine nicht erregerspezifische Steigerung der Immunität beobachtet werden. Untersuchungen mit humanen peripheren Lymphozyten haben gezeigt, daß Symbioflor 2 eine immunregulierende Wirkung hat. Überschießende Immunreaktionen, z.B. vermehrte Freisetzung von Cytokinen, werden durch Symbioflor 2 deutlich gehemmt. Untersuchungen an Mäusen, die vor oder nach einer experimentellen Infektion mit Symbioflor 2 behandelt wurden, deuten auf eine Schutzwirkung gegenüber bestimmter Erreger hin. Klinische Untersuchungen an Patienten mit Colon irritabile sowie die aus jahrzehntelangen Anwendungen von Symbioflor 2 gewonnenen Erfahrungen zeigen eine deutliche Wirkung.

Tab. 20: Symbioflor ® 2-Tropfen - Charakterisierung und Produkteigenschaften

Zuordnung (Rote Liste)	**Magen-Darmmittel**
Indikationsbezogene Zuordnung	Immuntherapeutikum, Magen-Darmmittel
Darreichungsform, Packungsgröße	Tropfen; N2 50 ml, N3 2 x 50 ml Suspension
Gehalt an Wirkstoffen	E. coli-Bakterien (Zellen und Autolysat von 1,5 – 4,5 x 10^7 Bakterien)
Hilfsstoffe	Natriumchlorid, Magnesiumsulfat, Kaliumchlorid, Calciumchlorid, Magnesiumchlorid, gereinigtes Wasser
Anwendungsgebiete	Regulierung der körpereigenen Abwehrkräfte, gastrointestinale Störungen, Colon irritabile
Dosierung	Siehe „Phasenschema" Seite 113, **ansonsten gilt:** Erwachsene nehmen zu Beginn der Behandlung 3 x täglich 10 Tropfen zu den Mahlzeiten ein. Nach einer Woche wird die Dosis auf 3 x täglich 20 Tropfen gesteigert. Kinder erhalten 1mal täglich 10 Tropfen in etwas Wasser gelöst zur Mittagsmahlzeit, Säuglinge 1mal täglich 5 Tropfen in etwas Wasser gelöst zur Mittagsmahlzeit. Falls zu Beginn der Behandlung Anzeichen von Meteorismus, Flatulenz und Oberbauchbeschwerden auftreten, sollte die Dosierung abgeändert werden.

Tab. 21: Mutaflor®-Kapseln und Suspension - Charakterisierung und Produkteigenschaften

Zuordnung (Rote Liste)	**Magen-Darmmittel**
Indikationsbezogene Zuordnung	Magen-Darmmittel, Immuntherapeutikum
Darreichungsform, Packungsgröße	20 Kps. (N1) und 100 Kps. (N3) 100 mg 20 Kps. (N1) 20 mg 5 x 1 ml (N1) Suspension 25 x 1 ml (N2) Suspension 5x5 ml (N1) Suspension 25 x 5 ml (N2)
Gehalt an Wirkstoffen	1 Kps. enthält lebensfähige Bakterien E. coli Stamm Nissle 1917 2,5 – 25 x 10^9 / 0,5-5 x 10^9. 1 ml Suspension enthält Biomasse mit 10^8 lebensfähigen Bakterien E. coli Stamm Nissle 1917
Hilfsstoffe	Kapseln: Laktose, Talkum, Methacrylsäure Polymerisat, Macrogol, Dibutylphtalat, Titandioxid, Bienenwachs, Carnaubawachs, Schellack, Farbstoff E 172. Suspension: Gereinigtes Wasser, Natriumchlorid, Kaliumchlorid, Magnesiumsulfat, Calciumchlorid, Magnesiumchlorid.
Anwendungsgebiete	Störungen der Dickdarmflora und deren Folgezustände, Colitis, Diarrhöe, Obstipation, Meteorismus, Ekzeme, Allergien. Neuaufbau der Darmflora nach Schädigung durch Antibiotika, Sulfonamide und Bestrahlungen. Harnwegsinfektionen, Aktivierung körpereigener Abwehrkräfte.

Dosierung	Kapseln: Erwachsene und Jugendliche: 1-4 Tag 1 Kps. Mutaflor 100 mg, danach 2 Kps. Mutaflor 100 mg. Kinder unter 12 Jahren: 1-4 Tag 1 Kps. Mutaflor 20 mg, danach 2 x 1 Kps. Mutaflor 20 mg. Suspension: Erwachsene: 1-5 ml täglich Kinder: 1-3 ml täglich Säuglinge: 1 ml täglich

3.1.4.2. Nicht-lebensfähige Kulturen aus E. coli

Pro Symbioflor

Pharmakologische Eigenschaften

Untersuchungen mit humanen peripheren Lymphozyten haben gezeigt, daß Pro-Symbioflor eine immunregulierende Wirkung hat. Überschießende Immunreaktionen, z.B. vermehrte Freisetzung von Cytokinen, werden durch Pro-Symbioflor deutlich gehemmt. Klinische Untersuchungen bestätigen die Wirkungen von Pro-Symbioflor.

Tab. 22: Pro-Symbioflor® - Charakterisierung und Produkteigenschaften

Zuordnung (Rote Liste)	**Magen-Darmmittel**
Indikationsbezogene Zuordnung	Immuntherapeutikum, Magen-Darmmittel
Darreichungsform, Packungsgröße	Tropfen; N2 50 ml, N3 2 x 50 ml Suspension
Gehalt an Wirkstoffen	E. coli- und Enterococcus faecalis Bakterien (steriles Autolysat von 1,5 – 4,5 x 10^7 Bakterien)
Hilfsstoffe	Laktose, Natriumcarbonat-Dekahydrat, Natriumchlorid, Magnesiumsulfat, Kaliumchlorid, Calciumchlorid, Magnesiumchlorid, Nährboullion (Pepton, Hefeextrakt, Natrimchlorid, Glucose) und gereinigtes Wasser
Anwendungsgebiete	Regulierung der körpereigenen Abwehrkräfte, gastrointestinale Störungen, Colon irritabile.
Dosierung	Siehe „Phasenschema" Seite 113, **ansonsten gilt:**
	Erwachsene nehmen zu Beginn der Behandlung 3 x täglich 5 Tropfen zu den Mahlzeiten ein. Innerhalb von 2 Wochen wird die Dosis auf 3 x täglich 20 Tropfen gesteigert. Diese Dosis wird etwa 4-6 Wochen angewendet. Kinder erhalten 3mal täglich 5 Tropfen in etwas Wasser, innerhalb von 2 Wochen auf 3x täglich 10 Tropfen steigern. Falls zu Beginn der Behandlung Anzeichen von Meteorismus, Flatulenz und Oberbauchbeschwerden auftreten, sollte die Dosierung abgeändert werden.

Tab. 23: Rephalysin C Dragées - Charakterisierung und Produkteigenschaften

Zuordnung (Rote Liste)	Magen-Darmmittel
Indikationsbezogene Zuordnung	Magen-Darmmittel, Immuntherapeutikum
Darreichungsform, Packungsgröße	Dragées; 50 (N2), 100 (N3), 200 und 500 Dragées
Gehalt an Wirkstoffen	Getrocknete Kultur physiologischer E. coli mit 10^8 nicht lebensfähigen Keimen 50 mg
Hilfsstoffe	Laktose, Talkum, Magnesiumstearat, Saccharose, Calciumcarbonat, Polymethacrylsäure, Diethylphtalat, Methylhydroxypropylcellulose, Titandioxid, Schellack, Montanglycolwachs, Carnaubawachs, Kakaobutter, Macrogol, Polyvidon
Anwendungsgebiete	Durch Störung der Darmbakterienflora hervorgerufene Krankheitsbilder und deren Folgeerscheinungen wie: vermehrte Gasbildung, unregelmäßige Darmentleerung, entzündliche Prozesse im Dünn- und Dickdarm, Verkrampfungen und Spannungen der Darmwand, Durchlässigkeits- und Duchblutungsstörungen der Darmschleimhaut, Leber- und Gallenwegs- sowie allergische und Hauterkrankungen. Modulation des unspezifischen körpereigenen Abwehrsystems bei chronisch wiederkehrenden Infekten. nach und Begleittherapie bei Gabe von Antibiotika, Chemotherapeutika und Zytostatika sowie nach Bestrahlungen, Operationen, schweren Erkrankungen und übermäßigem Gebrauch von Abführmitteln
Dosierung	3 x täglich 2 Dragées unzerkaut mit etwas Flüssigkeit vor den Mahlzeiten einnehmen

3.1.4.3. Stoffwechselprodukte aus Escherichia coli

von H.-D. Grimmecke und M. B. Kalousek

Die Produkte Colibiogen® und Synerga® werden aus einem biotechnologisch erzeugten Wirkstoffkomplex aus Escherichia coli Stamm L1931 hergestellt. Es handelt sich hierbei um E. coli des Serotyps O2:H6, einen Keim, welcher häufig im menschlichen Darm anzutreffen ist. Der Stamm E. coli L1931 weist keines der bis heute bekannten und anerkannten Pathogenitätsmerkmale auf, ist jedoch adhärent am Darmepithel ohne dieses zu invasieren. Er gilt als symbiontischer Keim und wurde früher in der mikrobiologischen Therapie angewendet (Colivit®, Trinkampulle). Mit der Erkenntnis, daß bestimmte therapeutische Effekte auch mit abgetöteten Bakterien und deren Extrakten erzielt werden können, begann die Entwicklung der peptidischen Wirkstofffraktion aus E. coli L1931. Der Wirkstoff von Colibiogen® und Synerga® ist ein biotechnologisch erzeugter Extrakt, welcher frei ist von Eiweiß und Bakterien. Dieser Extrakt enthält Stoffwechselprodukte des genannten E. coli-Stammes, nämlich Peptide, Kohlenhydrate und Glykolipide. Endo- und Enterotoxine, Nukleinsäuren und Enzyme sind nicht enthalten. Tabelle 24 gibt einige der bis heute in vitro und in vivo gefundenen biologischen Aktivitäten des Wirkstoffs wieder.

Tab. 24: Einige wichtige der bekannten biologischen Aktivitäten des Wirkstoffkomplexes aus Escherichia coli L1931 und ihre pathophysiologischen Konsequenzen

Spezifische biologische Wirkung	Pathophysiologie	System
Erhöhung des reduzierten Glutathions	Erhöhung des antioxidativen und antiinflammatorischen Potentials	Rattenleber
Antihistaminerge Wirkung	Antiinflammatorische und spasmolytische Wirkung	humane Granulozyten, Meerschweinchendarm
Hemmung der Bildung freier Radikale	Antioxidative und antiinflammatorische Wirkung	Zellfreies System humaner Granulozyten
Induktion der Zytokine IL-1, IL-6, TNFα	Modulation der Immunantwort, Beeinflussung der Balance der TH1 und TH2 Helferzellsubpopulationen	humane mononukleäre Zellen
Stimulation des Wachstums und der Differenzierung hämatopoetischer Stammzellen (CFU-GEMM)	Regeneration des Immunsystems	humane Knochenmarksstammzellen
Unterdrückung der Photohämolyse	Photoprotektion/Zytoprotektion	humane Erythrozyten
Stabilisierung des Zellmembran gegen osmotischen Stress	Zytoprotektion	humane Erythrozyten
Verstärkung der zytotoxischen Effekte von 5-Fluorurazil auf Tumorzellen	Erhöhung der Effektivität der Chemotherapie; Reduzierung der Nebenwirkungen der Zytostase	Tumorzelllinien und humanes Kolonkarzinom

Colibiogen® und Synerga® sind keine Präparate zur „Symbioselenkung" im klassischen Sinne. Es sind Immuntherapeutika mit dem primärem Wirkungsort menschliche Schleimhaut. Infolge veränderter Immunitätslage bzw. veränderter Reaktivität des Mukosa-assoziierten Immunsystems können sich jedoch durch aktive Immunreaktionen an der Darmmukosa vorteilhafte Veränderungen in der Darmflora ergeben. Tatsächlich normalisiert sich die Darmflora unter Gabe von colispezifischen Peptiden genauso wie unter Gabe von lebenden E. coli.

Colibiogen® inject zur systemischen Anwendung

Colibiogen® inject ist aufgrund seiner systemischen Applikation als wirkungsvollste Darreichungsform dieser Gruppe zu bezeichnen. Die immunmodulatorischen Wirkstoffe treten mit den immunkompetenten Zellen des Blutes und im Gewebe direkt in Wechselwirkung und lösen u.a. die in Tabelle 25 genannten Effekte aus. Wir erklären die therapeutischen Effekte an der Schleimhaut durch Eingriffe in die Regelkreise der T-Zellen und den als Homing bekannten Weg der Rückkehr der geprägten und gereiften Lymphozyten in das Mukosa-assoziierte lymphatische Gewebe.

Die Stimulation von TNFα, IL-1 und IL-6 ist zweifellos nur der Anfang eines komplizierten Mechanismus und ist keinesfalls repräsentativ für die viel komplexeren pharmakologischen Wirkungen.

Wichtigste und häufigste Anwendungen von Colibiogen® inject sind die biologische Therapie allergischer Erkrankungen wie Nahrungsmittelallergien und Heuschnupfen. Entscheidend ist hierbei, daß Immunsystem und Schleimhaut frühzeitig mit der Initialtherapie auf die bevorstehende Allergenbelastung eingestellt werden. Die Erhaltungstherapie kann sofort oder später mit oralen Darreichungsformen erfolgen. Therapieresponder senken auf diese Weise den Verbrauch an Antihistaminika und Kortikoiden, sind langzeitlich symptomfrei oder genesen dauerhaft.

Im Gastrointestinalbereich wurden gute Behandlungserfolge in einer Kombinationstherapie von radiologischen Spätschäden im Rektum-Sigma-Bereich mit der parenteralen- und oralen Applikationsform von Coli-Peptiden erzielt. Die Verbesserungen betrafen insbesondere die Verringerung der Stuhlfrequenz und von Blut- und Schleimabgängen. Bei der Chemotherapie gastrointestinaler Tumoren mit 5-Fluorurazil in Kombination mit der parenteralen Applikation von Colibiogen® sind schwerwiegende Nebenwirkungen wie Mukositis, Diarrhöe und Leukopenie deutlich verringert gegenüber Therapieformen mit Folinat oder ohne Adjuvans. Ähnliche Ergebnisse hinsichtlich Verringerung des Nebenwirkungsprofils erbringt eine parenterale Anwendung in der Second-Line Therapie bei der Chemotherapie des Mammakarzinoms.

Patienten mit Leberkarzinomen oder mit Karzinomen im Magen-Darm-Bereich im Endstadium profitieren von besserem Appetit, einem gesteigerten Allgemeinbefinden und somit höherer Lebensqualität.

Unerwünschte Arzneimittelwirkungen von Colibiogen® inject sind sehr selten und betreffen Flush, Hitzewallungen und leichte, nicht lebensbedrohliche Unverträglichkeiten.

Colibiogen® oral und Colibiogen® Kinder

Die orale Applikationsform (Tabelle 26) dient in erster Linie als biologisches Arzneimittel für die Therapie des Erwachsenen. Hierbei sind insbesondere therapieresistente Darmstörungen, z.B. Diarrhöe, Meteorismus, Flatulenz, Tenesmen, Obstipation, Dyspepsie und Morbus Crohn/ Colitis ulcerosa herauszustellen; entzündliche Darmerkrankungen werden oft initial mit Injektionen behandelt. Ebenso wichtig ist die Therapie von Allergien, insbesondere Nahrungsmittelallergien und allergische Rhinitis, zumeist in Verbindung mit Colibiogen® inj. N oder anderen biologischen Heilmitteln.

Colibiogen® Kinder enthält weniger Wirkstoff und ist frei von Konservierungsstoffen. Damit ist es speziell für Säuglinge und Kleinkinder geeignet und wird insbesondere bei unspezifischen und allergischen Erkrankungen des Gastrointestinaltraktes verordnet (Tabelle 27).

Die oralen Darreichungsformen Colibiogen® oral und Colibiogen® Kinder entfalten ihre Wirkung durch Aufnahme der Wirkstoffe über die Schleimhäute, insbesondere jedoch im Darm und durch Interaktion mit den Enterozyten bzw. dem Darmassoziierten Immunsystem. Im Vergleich mit der systemischen Anwendung der Injektionsform wirkt die orale Form schwächer und ausgeglichener. Jedoch interagiert der Wirkstoff direkt mit gesundem und pathologisch verändertem Gewebe des Darmes und der Schleimhaut und leitet Regenerations- und Heilvorgänge ein. Gelegentlich werden in der Anfangsphase der Therapie Motilitätssteigerung und Gasbildung beobachtet. Erfahrungsgemäß sind diese Symptome indikativ für den Wirkungseintritt und zeigen die Abstoßung von krankhafter Schleimhaut im Geschehen der Heilvorgänge an. Gewöhnlich klingen diese geringfügigen Begleiterscheinungen schnell ab. Wir werten diese Symptome somit auch nicht als unerwünschte Arzneimittelwirkungen.

Die wichtigsten durch Erfahrung ermittelten Wirkungen der oralen Darreichungsformen lassen sich wie folgt zusammenfassen:

- Abheilung entzündlicher Veränderungen der Schleimhaut
- Regeneration nekrotisierter Schleimhautbereiche
- Normalisierung der intestinalen Permeabilität
- Aktivierung der mukosalen Abwehrfunktionen
- Stimulierung der sIgA-Sekretion
- Spasmolyse

Darüber hinaus gibt es zudem Fallberichte von therapeutischen Effekten bei entzündlichen Schleimhauterkrankungen des Magens, z.B. nach partieller Resektion und nach antibiotischer Therapie, bei Darmschleimhautveränderungen, unspezifische Kolitis und Diarrhöen unbekannter Ätiologie, welche bisher aber nicht mit Placebo-kontrollierten Studien belegt worden sind.

Tab. 25: Colibiogen® inj. N - Charakterisierung und Produkteigenschaften

Zuordnung (Rote Liste)	**Magen-Darm-Mittel**
Indikationsbezogene Zuordnung	(Darm-) Schleimhaut-Therapeutikum
Darreichungsform, Packungsgröße	Colibiogen® inject, Ampulle, 2 ml
Gehalt an Wirkstoffen	Zellfreie Lösung aus 2,7 x 10^8 lysierten Escherichia coli Stamm Laves pro ml
Hilfsstoffe	keine
Anwendungsgebiete	Vor, während und nach Chemotherapie; vor, während und nach Strahlentherapie; Radiogene Kolitis; Magen-Darm-Erkrankungen mit spastischen Erscheinungen; bei endogener Belastung der Darmwand; Allergien: Heuschnupfen, Polymorphe Lichtdermatose, Neurodermitis
Dosierung	Im Abstand von 1 bis 2 Tagen je 1 Ampulle i.v oder i.m., später in größeren Intervallen bei schweren Fällen bis zu 3 Ampullen täglich; begleitend zur Chemotherapie: 0,167 ml Colibiogen® inject pro kg Körpergewicht in 250 ml isotonischer Natriumchloridlösung i.v. infundiert

Tab. 26: Colibiogen® oral - Charakterisierung und Produkteigenschaften

Zuordnung (Rote Liste)	**Magen-Darm-Mittel**
Indikationsbezogene Zuordnung	(Darm-) Schleimhaut-Therapeutikum
Darreichungsform, Packungsgröße	Colibiogen® oral, Flasche, 100 ml, N1
Gehalt an Wirkstoffen	Zellfreie Lösung aus 2,3 x 10^8 lysierten Escherichia coli Stamm Laves pro ml
Hilfsstoffe	17% Laktose, 0,25% Orangenaroma, 4,8% Ethanol
Anwendungsgebiete	Kolitis und Radiogene Kolitis, Morbus Crohn, Colitis ulcerosa, Dyspepsie, zur Rehabilitation nach Antibiotika-, Chemo- und Strahlentherapie
Dosierung	1 -3 x täglich 5-10 ml, 1/2 Stunde vor den Mahlzeiten

Tab. 27: Colibiogen® infantibus N - Charakterisierung und Produkteigenschaften

Zuordnung (Rote Liste)	**Magen-Darm-Mittel**
Indikationsbezogene Zuordnung	(Darm-) Schleimhaut-Therapeutikum
Darreichungsform, Packungsgröße	Colibiogen® Kinder, oral, Flasche, 50 ml, N1
Gehalt an Wirkstoffen	Zellfreie Lösung aus 1,3 x 10^8 lysierten Escherichia coli Stamm Laves pro ml
Hilfsstoffe	18% Laktose, 0,25% Orangenaroma
Anwendungsgebiete	Fäulnis- und Gährungsdyspepsien, Maldigestion, Roehmheldscher Symptomenkomplex, Meteorismus
Dosierung	1 - 3 x täglich 5 ml, 1/2 Stunde vor den Mahlzeiten

Synerga® für Allergiker

Synerga® enthält den gleichen Wirkstoff wie Colibiogen®, stellt aber eine spezifische und sorgfältige galenische Formulierung speziell für Allergiker dar. Unter prophylaktischer Gabe konnte eine signifikante Reduktion der Heuschnupfensymptome nachgewiesen werden. Ebenso erhöht Synerga® die tolerierbare UVA-Dosis bis zum Erscheinen von Hautveränderungen (Erythem, Papeln) und verringert den Gesamtschweregrad der sonnenallergischen Hauterkrankungen (Polymorphe Lichtdermatose).

Als biologisches Arzneimittel wirkt Synerga® mild und benötigt längere Zeiträume bis zum Wirkungseintritt. Der scheinbar schwache Effekt erklärt sich mit dem Eingreifen in den Regelkreis der Balance der T-Helferzellsubpopulationen. Das Ergebnis begrenzter Immunreaktivität bei Allergenbelastung muß sich wegen der Komplexität der Vorgänge zwangsläufig langsam einstellen.

Für die oralen Darreichungsformen von Colibiogen® und für Synerga® liegen keine Meldungen zu Nebenwirkungen und Interaktionen mit anderen Mitteln vor.

Tab. 28: Synerga® - Charakterisierung und Produkteigenschaften

Zuordnung (Rote Liste)	**Antiallergikum**
Darreichungsform, Packungsgröße	Synerga®, oral, Flasche, 100 ml, N1
Gehalt an Wirkstoffen	Zellfreie Lösung aus 2,3 x 10^8 lysierten Escherichia coli Stamm Laves pro ml
Hilfsstoffe	17% Laktose, 4,8% Ethanol
Anwendungsgebiete	allergisch bedingtes Asthma, nutritiv bedingtes Asthma, endogenes Ekzem, polymorphe Lichtdermatose, intestinal bedingte Stoffwechsel- und Resorptionsstörungen
Dosierung	1 bis 3 x täglich 5-10 ml, 1/2 Stunde vor den Mahlzeiten

Vaccine aus E. coli (siehe Seite 119)

3.1.5. Steckbrief Mykobakterien

von H.-D. Grimmecke und M. B. Kalousek

Mykobakterien sind weit verbreitete Umweltkeime, welche durch Menschen, Tiere, Pflanzen und Stäube verbreitet werden. Jedoch gehören Mykobakterien nicht zur normalen Haut- und Schleimhautflora des Menschen. Die ständige Exposition mit diesen Keimen führt im Laufe des Lebens zu einer langsamen Zunahme des Schutzes gegen mykobakterielle Infektionen, jedoch ist ausreichender natürlicher Schutz, z.B. gegen Tuberkulose, erst beim Erwachsenen erreicht.

Mykobakterien gelten heute als die stärksten bekannten Immunmodulatoren. Verantwortlich für die Vielfalt immunologischer Aktivitäten sind bestimmte Polysaccharide, Glykolipide, Glykopeptide und Proteine. Trotz vielfältiger Bemühungen gibt es bis heute keine mykobakterielle Einzelkomponenten oder deren Derivate als zugelassenes Arzneimittel. Gründe dafür sind hohe Toxizitäten, Nebenwirkungen und unverhältnismäßig starke humorale Immunantworten. Offensichtlich hängen die gewünschten immunmodulatorischen Eigenschaften von der komplexen Erscheinung des vollständigen Bakterienkörpers ab bzw. sind in Zusammenhang mit dessen Stoffwechselaktivitäten zu sehen.

Erste Bedeutung erlangten Mykobakterien als Impfstoff gegen Tuberkulose. Wirksame Vaccinisierung gelingt jedoch nur mit den lebenden Bakterien. Hierbei haben sich verschiedene Stämme von Mycobacterium bovis BCG (Bacillus Calmette Guérin) wegen der nahen antigenen Verwandtschaft mit M. tuberculosis (heterologe Vaccine) besser behaupten können als andere Mykobakterien, z.B. M. chelonae. Mittlerweile ist jedoch nach den Auffassungen des Paul-Ehrlich-Instituts in Langen sowie der STIKO (Ständige Impfkommission des Bundesgesundheitsamtes) das Risiko einer BCGitis höher als der Nutzen, z.B. zur Vorbeugung einer Meningitis tuberculosa bei Säuglingen. Daher wird in Ländern mit geringer Tuberkuloseinzidenz die BCG-Impfung kontrovers diskutiert und in einigen Bundesländern Deutschlands nicht mehr empfohlen.

Als erfolgreichste Immuntherapie schlechthin gilt heute die Anwendung von Mykobakterien zur Behandlung des menschlichen oberflächlichen Blasenkarzinoms mit Zellsuspensionen von Mycobacterium bovis BCG. Der therapeutische Erfolg basiert hierbei auf der Fähigkeit der Mykobakterien, das biochemisch-morphologisch und entzündlich veränderte Tumorgewebe zu besiedeln und heftige zelluläre Abwehrreaktionen des Immunsystems herauszufordern. Im Zuge dieser komplexen immunologischen Reaktionen, die durch Bakterienkomponenten provoziert werden, vernichtet die zelluläre Abwehr sowohl die Bakterienzellen als auch den Tumor. Das Risiko einer BCG-Infektion ist hoch, in Anbetracht der Schwere der Krankheit und der chemotherapeutischen Möglichkeiten der Infektkontrolle jedoch vertretbar.

Impfung mit lebenden BCG und Behandlung mit Anningzochin (letzteres ist ein Arzneimittel, welches aus abgetöteten Bakterien der Art Mycobacterium chelonae spp. chelonae hergestellt wird) führen zu einem immunologischen Zustand, der sich durch positive Tuberkulin-Reaktivität nachweisen läßt. Diese Reaktivität geht konform mit einer signifikant geringeren Inzidenz für Asthma bronchiale (atopisches Asthma). Hinsichtlich BCG wurde dieser Nachweis vor einigen Jahren in einer umfangreichen klinischen Studie erbracht und 1997 veröffentlicht. Dieser Effekt ist erfahrungsmedizinisch spätestens seit Mitte der 30-er Jahre bekannt für die i.c.- und oral-Präparate aus *M. chelonae*. Für Anningzochin® inj. (Ampullen), dem weitgehend identischen Nachfolgepräparat aus jener Zeit, liegen erfahrungsmedizinische Berichte und die Ergebnisse von klinischen Studien der Phase IV zu den Indikationen atopisches Asthma bronchiale, rezidivierende HNO-Infekte und rheumatoide Arthritis vor. Da Anningzochin® - im Gegensatz zu BCG - seine Wirkung durch abgetötete Mykobakterien entfalten kann, werden die Sicherheitsrisiken der BCG-Behandlung vermieden.

Der immunologische Hintergrund für diese besonderen therapeutischen Eigenschaften von Arzneimitteln mit Mykobakterien wird gegenwärtig intensiv erforscht. Folgende Zusammenhänge gelten heute weitgehend als gesichert:
Mykobakterien stimulieren die immunologische Reaktivität durch Aktivierung von CD4+-T-Helfer-1-Lymphozyten (TH-1-Zellen), welche durch ein spezifisches Zytokinmuster gekennzeichnet sind. In diesem Zustand reagiert das menschliche Immunsystem auf eine Vielzahl von Antigenen und Allergenen mit einer modulierten Immunantwort, welche primär dem TH1-Typ entspricht und den TH2-Typ begrenzt. Genau dieser Zustand ist therapeutisch vorteilhaft und gewünscht bei Allergikern und Atopikern, welche insbesondere durch übermäßige Aktivierung der T-Helfer-2-Lymphozyten (TH-2-Zellen) Überempfindlichkeitsreaktionen vom Typ 1 (allergische Reaktionen vom Soforttyp) auf eine Vielzahl von Antigenen bzw. Allergenen zeigen.

Antigenpräparationen aus Mykobakterien modulieren die immunologische Reaktivität in einer Weise, welche sich ebenso in einer Steigerung der nicht erregerspezifischen Immunabwehr darstellt. Grund dafür ist die mit der TH-1 Antwort verbundene Erhöhung und Aktivierung der T-Lymphozyten und von Makrophagen, dendritischen Zellen, Killerzellen und Natural-Killerzellen. Auf diese Weise gelingt mit Anningzochin® eine Verstärkung der unspezifischen (nicht erregerspezifischen) Immunität, welche therapeutisch beispielsweise bei rezidivierenden HNO-Infekten von Bedeutung ist.

Die systemische Immuntherapie mit Anningzochin® bedarf jedoch einer sorgfältigen diagnostischen Abklärung, um die einsetzenden Immunreaktionen zum Nutzen des Patienten führen zu können. Als kontraindikativ müssen angesehen werden: Meningitis tuberculosa, Miliartuberkulose, Septikämien, Vaskulitiden, schwere Allgemeinerkrankungen. Immunstimulation mit Anningzochin® darf nicht durchgeführt werden während und unmittelbar nach immunsuppressiver Therapie, z.B. mit Kortikoiden.

Die Besonderheit in der Anwendung von Mycobacterium chelonae besteht darin, daß seine starken immunmodulatorischen Aktivitäten nicht an die Stoffwechselaktivitäten lebender Mykobakterien gebunden sind. Abgetötete BCG-Keime haben keine vergleichbaren pharmakologischen Eigenschaften.

Tab. 29: Eigenschaften, Merkmale und pharmakologische Aktivitäten von Anningzochin®

Wirkstoff	Mycobacterium chelonae spp. chelonae, abgetötete Bakterien
Genus, Spezies, Stamm	Mycobacterium chelonae FL1948
Informationen zum verwendeten Stamm	
Pathogenität	Trotz jahrzehntelanger Anwendung (1921 bis ca. 1960) als Tuberkulose-Lebendvaccine wurden keine Infektionen beim Menschen beobachtet
Stammidentifikation	Mikrobiologie, Taxa, Resistenzen, Sensitivitäten, stammspezifische Genmarker
Zuordnung des Arzneimittels	Immuntherapeutikum, Immunstimulans
Target des Wirkstoffs	Immunsystem, immunkompetente Zellen (T-Lymphozyten, dendritische Zellen, Makrophagen)
Biologische und pharmakologische Aktivitäten	
Immunologische *in vitro*-Aktivitäten	Induktion des Zytokins IL-6 in humanen mononukleären Zellen
In vivo-Aktivitäten	Unspezifische Erhöhung der Immunreaktivität, Stimulation von Makrophagen und T-Helfer-1-Lymphozyten
	Senkung der atopischen allergischen Reaktivität (TH2-Reaktivität)

3.1.6. Steckbrief Saccharomyces boulardii (Saccharomyces cerevisiae Hanson)

von M. Martin

Hefen werden traditionell als Heilmittel eingesetzt, wobei nicht nur der hohe Gehalt an essentiellen Nährstoffen sondern auch der günstige Effekt bei enteralen Beschwerden ausgewählte Hefestämme interessant machen. Inzwischen hat die medizinische Forschung belegt, daß von Hefen auch immunmodulierende Eigenschaften sowie deutliche Effekte auf die Darmflora ausgehen.

Für den Hefestamm Saccharomyces boulardii konnten inzwischen verschiedene immunogene Wirkungen belegt werden. *Buts* et al. zeigte an Ratten, daß durch Saccharomyces b. die Konzentration von sIgA in der Duodenalflüssigkeit um 56,9 % erhöht werden konnte. *Caetano* et al. konnte zeigen, daß sich durch die orale Applikation von S.b. die Leukozyten in ihrer Zellzahl um 10-15% anheben ließen. Im Immunstatus konnte nach dreiwöchiger Einnahme bei gesunden Testpersonen eine signifikante Zunahme einer Subpopulation der CD4+-Zellen (T-Helferzellen) nachgewiesen werden. Der immunstimulierende Effekt läßt sich über die bekannten Wirkungen der glukanhaltigen Zellwände der Hefe erklären. Glukane gehören zu den Zellwandbestandteilen von Mikroorganismen und wirken aktivierend auf das Immunsystem.

In vitro ist bei Co-Kultivierung von Saccharomyces boulardii mit Proteus mirabilis und vulgaris, Salmonella typhi und typhimurium, Pseudomonas aeruginosa, Staphylococcus aureus, Escherichia coli, bestimmten Shigellen und Candida albicans eine Wachstumshemmung dieser Keime nachgewiesen worden. Angaben zur Konzentrationsabhängigkeit der Wachstumshemmung werden nicht gemacht.

Saccharomyces boulardii kann auch das Wachstum von Clostridium difficile hemmen bzw. die Toxin-Rezeptorbindung inhibieren sowie die durchfallerzeugende Wirkung enterotoxischer Escherichia coli-Stämme hemmen.

Am Modell der isolierten Darmschlinge wurde der durch Inkubation mit Choleratoxin induzierte Natrium- und Wassereinstrom ins Darmlumen durch Saccharomyces boulardii um 40 % reduziert. An Darmpräparaten wurde die durch Prostaglandin E2 bzw. I2 induzierte Erhöhung des serosamukosalen Chloridtransportes durch gleichzeitige Stimulierung mit Saccharomyces boulardii in einen gegenüber unbehandelten Kontrollen höheren mukosaserosalen Chloridfluß umgekehrt. Im Tierversuch wurde der Nachweis erbracht, daß Saccharomyces b. die Translokation (Übertritt) von Candida albicans durch die epitheliale Barriere des Darms signifikant hemmt.

Mehrere Studien konnten die hohe Wirksamkeit von Saccharomyces boulardii bei Durchfallerkrankungen belegen. Es konnte gezeigt werden, daß die Hefe mit pathogenen Enterobakterien agglutiniert. Am Beispiel von pathogenen E. coli Stämmen beobachtete Gedeck, daß die Hefezellen die Erreger über deren Fimbrien an ihre Zelloberfläche bindet, wodurch die Bakterien von der Darmwand ferngehalten werden. Dieser Mechanismus setzt allerdings die Lebensfähigkeit der Hefezellen voraus.

Darüber hinaus ist die ausgeprägte Fähigkeit von S. boulardii, Sauerstoffradikale zu eliminieren, beachtenswert. In-vitro-Tests zeigten diesbezüglich eine wesentlich stärkere Wirkung als Radikalfängern vom Typ Glutathion oder von antioxidativen Vitaminen. Es ist durchaus möglich, daß diese Fähigkeit eine bedeutende Rolle in der Wirksamkeit der Hefe bei Darminfektionen spielt.

Die Antibiotika-assoziierte Kolitis stellt eine der wichtigsten Indikationen für die Therapie mit S. boulardii dar. Der für die Antibiotika-assoziierte Kolitis überwiegend verantwortliche Keimstamm Clostridium difficile produziert ein spezifisches Toxin (Clostridium difficile-Toxin A). Saccharomyces hemmt die Toxinbindung an den Bürstensaumproteinen der mukosalen Barriere. Man geht derzeit davon aus, daß die Hefezellen Stoffwechselprodukte freisetzen, die die Bindungsrezeptoren von pathogenen Keimen und Toxinen zerstört. Auch bei Säuglingen, bei denen eine Infektion mit C. difficile diagnostiziert wurde, zeigte sich ein ausgeprägter Effekt.

Mukosale Effekte von Saccharomyces zeigten sich nach dreiwöchiger Einnahme von Santax® bei gesunden Probanden. Morphometrische Untersuchungen an Dünndarmbiopsien nach der Einnahmezeit deuten auf einen trophischen Einfluß der Hefe hin, da bei 9 der 12 Versuchspersonen einen Zunahme der Zottenoberfläche beobachtet werden konnte.

Die Wirksamkeit von Saccharomyces boulardii ist an die Lebensfähigkeit der Hefezellen gebunden. Aus Stuhlproben von Patienten, die S.b. eingenommen haben, lassen sich bis zu 1 Woche nach Einnahme Hefezellen kultivieren. Interessant erscheint die Beobachtung, daß nach antibiotischen Maßnahmen günstigere Bedingungen für die Aktivität von Saccharomyces im Intestinum vorzuliegen scheinen.

Tab. 30: Santax® Charakterisierung und Produkteigenschaften

Zuordnung (Rote Liste)	Magen-Darm-Mittel
Indikationsbezogene Zuordnung	Antidiarrhöikum
Darreichungsform, Packungsgröße	Kapseln
Gehalt an Wirkstoffen	250 mg Trockenhefe aus Saccharomyces boulardii (1,8 x x10^{10} lebensfähige Zellen/g)
Hilfsstoffe	Gelatine, Farbstoffe E 172, E 171
Anwendungsgebiete	Symptomatische Behandlung akuter Durchfallerkrankungen. Vorbeugende und symptomatische Behandlung von Reisediarrhöen sowie Diarrhöen bei Sondenernährung.
Dosierung geben	Erwachsene u. Kinder ab 2 Jahren zur Therapie von Diarrhöen: 1-2 Kapseln täglich Zur Prophylaxe von Reisediarrhöen: 1-2 Kapseln täglich, beginnend 5 Tage vor der Abreise Säuglinge und Kleinkinder unter 2 Jahren erhalten Sanatx S nach Anordnung des Therapeuten, z.B. 1 oder 2 Kapseln täglich. Die Einnahme erfolgt am besten zu oder nach den Mahlzeiten. Bei Bedarf kann die Kapseln auseinandergezogen werden und der Inhalt in Flüssigkeit oder Brei gewerden.

3.2. Vorbereitung des Darmmilieus zur Optimierung der MTH

von M. Martin

Patienten mit chronischen Erkrankungen bzw. intestinalen Beschwerden leiden nicht selten über Jahre oder gar Jahrzehnte an ihren Symptomen. Handelt es sich nun um Prozesse, bei denen in irgendeiner Form der Darm involviert ist, muß in vielen Fällen davon ausgegangen werden, daß wir durch Gärungs- und Fäulnisvorgänge, durch eine grobe Störung der intestinalen Ökologie, durch diverse luminale Antigene und Toxine ein entsprechend belastetes Milieu vorfinden. Unter Umständen haben sich toxische Substanzen wie z.B. Schwermetalle in der intestinalen Schleimhaut abgelagert. Diesbezüglich fehlen zwar noch beweisende Fakten, doch die Erfahrungen der empirischen Medizin untermauern diese Annahme. Es muß sich keineswegs um der Schleimhaut aufgelagerte „Krusten" handeln, die für diese toxische Dauerbelastung verantwortlich sind. Das Darmrohr ist mit einer Schleimhaut ausgekleidet, die zuverlässig verhindert, daß sich darmwandständige Ablagerungen oder ähnliches finden läßt. Ein solches Phänomen ist nur dann vorstellbar, wenn anatomische Veränderungen, wie beispielsweise ein Megakolon oder große Divertikel vorliegen, oder eine über Jahre währende, massive Obstipation die Schleimhaut so stark geschädigt hat, daß es zu Auflagerungen kommen kann. Die von Kolonhydrotherapeuten häufig beobachteten festen Strukturen und Gebilde, die durch die Dickdarmspülungen zu Tage gefördert werden, entstammen sehr wahrscheinlich von Ablagerungen aus Divertikeln. Die Divertikulose ist ein überwiegend stummes, aber durch chronischen Ballaststoffmangel unserer Bevölkerung sehr weit verbreitetes Phänomen.

Wenn wir uns mit der Frage beschäftigen, wie wir ein über lange Jahre oder Jahrzehnte vernachlässigtes Darmrohr und Darmmilieu mittels der Mikrobiologische Therapie stabilisieren können, dann liegt es nahe, zunächst entgiftende und reinigende Maßnahmen einzuleiten. Zwar wissen wir aus der Biologie, welch tiefgreifende Reinigungs- und Entgiftungsprozesse selbst gegenüber hochproblematischen Umweltgiften durch Bakterien in gang gesetzt werden können, dennoch erscheint es sinnvoll, den menschlichen Darm mittels geeigneter Maßnahmen auf eine Mikrobiologische Therapie vorzubereiten (siehe dazu auch Kapitel 1.5 ., Intestinale Autointoxikation als Ursache von Stoffwechselstörungen, S. 42).

3.2.1. Unspezifische Entgiftung

Neben einer Ernährungsumstellung in Richtung vollwertorientierter Vegetarismus müssen selbstverständlich die üblichen Genußgifte (Alkohol, Kaffee, Süßigkeiten usw.) streng gemieden werden. Wenn es seitens der Compliance des Patienten durchführbar ist (oder der Therapeut genügend Überzeugungskraft hat) kann der Einstieg in die Therapie durch eine Mayr-Kur, eine Molke-Trinkkur, Saftfasten oder ähnliche Maßnahmen optimiert werden. Parallel zu diesen diätetischen Maßnahmen hat es sich bewährt, eine intensive Entgiftungstherapie mit Kohle über ca. 8 Tage durchzuführen. Eine der ältesten und gleichsam immer noch aktuellen Entgiftungsmittel ist die medizinische Kohle, die aufgrund ihrer ungewöhnlich hohen Adsorptionskraft bei gleichzeitiger Atoxizität in der Darmentgiftungstherapie einen wichtigen Platz einnimmt. Kohle adsorbiert nicht nur chemische Gifte und Schwermetalle, sondern auch Bakterien und deren Toxine sowie Histamin. Feinstkörnige wäßrige Suspensionen adsorbieren Gifte deutlich schneller als Kohletabletten, darüber hinaus ist die Anwendung wesentlich einfacher (Kohle-Pulvis®). Da med. Kohle aber auch Vitamine, Aminosäuren, Verdauungsenzyme, Spurenelemente und Medikamente (auch hormonelle Kontrazeptiva) bindet, muß für die Dauer der Kohle-Passage jegliche orale Medikation ausgesetzt werden und der Patient sinnvollerweise für ca. 1 Stunde nüchtern bleiben.

Folgendes Vorgehen hat sich als erster Schritt zur Stabilisierung des mikroökologischen Systems bewährt:

Alle 2 Tage wird der Inhalt einer ganzen Dose Kohle-Pulvis® in Flüssigkeit aufgerührt und anschließend nüchtern getrunken. Danach sollte ca. 2 Stunden nicht gegessen werden, aber viel Flüssigkeit aufgenommen werden. Insgesamt sollten 4 Einnahmezyklen durchgeführt werden, die auch wiederholt werden können. Allerdings ist zu bedenken, daß es bei einer Dauertherapie u.U. zu Mikronährstoff-Defiziten kommen könnte. Parallel dazu kann dem Patienten eine Kur mit Leber- und Nierenwirksamen Frischpflanzenauszügen verordnet werden. Über 8 - 14 Tage trinkt der Patient im täglich Wechsel jeweils eine 1/2 Flasche Artischockensaft, Brennessel- und Löwenzahnsaft (Reformhaus) mit viel Flüssigkeit, wobei sich eine Teemischung aus Kümmel, Fenchel, Kamille und Anis bewährt hat. Auch Grüntee ist empfehlenswert (Siehe Seite 108).

Für den Fall, das es aufgrund des Beschwerdebildes des Patienten sinnvoll erscheint, eine Entgiftung und eine digestive Therapie noch über längere Zeit fortzuführen, hat sich die Anwendung von Hevert-Carmin Symbio Tabletten (3 x 2 - 4 Tabletten täglich) bewährt. Dieses Präparat enthält neben Carbo lingi (Kohle) eine Mischung carminativer Pflanzenauszüge bzw. ätherischer Öle, die eine darmdesinfizierende und adstringierende Wirkung ausüben. Das Präparat kann in reduzierter Dosis (1 - 2 x 2 - 3 Tabletten) auch während der mikrobiologischen Therapie eingesetzt werden, wobei allerdings auf eine entsprechende zeitliche Differenz zwischen der

Einnahme der mikrobiologischen Substanzen geachtet werden muß, die nicht unter 2 Stunden liegen sollte.

3.2.2. Unspezifische Milieuvorbereitung

Nicht jeder Patient ist einer solchen Maßnahme zugänglich. Einige Patienten haben schon allein gegen die Vorstellung, medizinische Kohle oder Molke trinken zu müssen, zu fasten oder sich auch nur über einen kurzen Zeitraum anders ernähren zu müssen, eine Aversion. Hier ist viel Geduld gefragt. Eine weitere bewährte Maßnahme als Einstieg in die Therapie bietet eine Kur mit Kanne-Brottrunk. Es handelt sich um ein milchsauervergorenes Getreidegetränk, daß aufgrund seines hohen Gehalts an Milchsäure einen äußerst günstigen Einfluß auf das intestinale Milieu hat. Zwar ist auch der Geschmack von Kanne-Brottrunk (Bezug direkt über den Hersteller oder über Reformhäuser bzw. Bäckereien) sehr gewöhnungsbedürftig, doch letztlich lassen sich die meisten Patienten überzeugen. Auffallend ist das Phänomen, daß viele Patienten berichten, daß sie nach einiger Zeit sogar Gefallen an dem Geschmack finden. Kanne-Brottrunk* kann man die Patienten dann sinnvollerweise über Monate hinweg trinken lassen. Zum Einsteig in die Therapie ist - je nach Erkrankungsart und Zustand des Patienten - 1/2 bis 1 Flasche über den Tag verteilt zu verzehren. Zur Erhaltung reichen dann zwei Gläser täglich völlig aus. Wichtig: eine Getreideallergie bzw. Glutenunverträglichkeit muß ausgeschlossen sein.

3.2.3. Unspezifische Reduzierung unerwünschter Keimspezies

Die mikrobiologische Diagnostik der Stuhlflora vor entsprechenden Therapiemaßnahmen hat sich bewährt und gehört in vielen naturheilkundlich ausgerichteten Praxen zum diagnostischen Standard. Durch die Erfassung der „Darmleitflora" läßt sich eine gestörte intestinale Ökologie erkennen. Verdauungsrückstände, pH-Wert und ergänzende fäkale Parameter sind zur korrekten Interpretation der kulturellen Befunde von großer Bedeutung. Läßt sich aufgrund der gewonnenen diagnostischen Daten erkennen, daß z.B. Fäulnisbakterien oder andere unerwünschte Keimspezies überproportional stark aufgewuchert sind, kann eine Stabilisierung des ökologischen Gleichgewichtes beschleunigt und erleichtert werden, wenn die unerwünschten Keimspezies mittels den o.g. unspezifischen Maßnahmen, Phytotherapeutika oder Magnesiumperoxid zurückgedrängt oder reduziert werden.

Tormentilla

Patienten mit chronischer Diarrhöe bzw. einer chronischen Enterokolitis, die einer mikrobiologischen Therapie zugeführt werden sollen, können sehr gut mit **Potentilla tormentilla** vorbehandelt werden. Die Tormentilla gehört zu den wichtigsten Gerbstoffdrogen. Gerbstoffe (Adstringentien) wirken reizmildernd, entzündungswidrig und leicht lokalanaesthetisch. Ferner verhindern sie die Resorption toxischer Eiweißabbauprodukte. Neben den wasserlöslichen Tormentillgerbsäuren enthält die Heilpflanze den Farbstoff Tormentillrot und das Glykosid Tormentillin. Die Wirkstoffe zeichnen sich durch eine zuverlässige und kräftige antidiarrhöische Wirkung aus, da neben der Gerbstoffwirkung auf die Schleimhäute das Wachstum pathogener

* Kanne Brottrunk GmbH, Bahnhofstr. 68, 59379 Selm-Bork, Tel.: 02592/97400 • Fax: 02592/61370

Keime sowie deren Eindringen in die Schleimhäute gehemmt wird. Da die Blutwurz die Magensaftsekretion einschränkt, stellt die hyperazide Gastritis eine weitere Indikation dar. Darüber hinaus gilt die Tormentilla offizinell als Antidot bei Alkaloid- und Schwermetallvergiftungen!

Rezeptur-Empfehlung:

Tinct. Tormentillae,
Tinct. Carminativ. aa 25.0, D.S. 3 - 5 mal tägl. 30 - 40 Tropfen in warmen Kamillentee

Grüner Tee

Eine weitere interessante Möglichkeit bietet Grüner Tee. Die inzwischen gut dokumentierten Untersuchungen bescheinigen dem Grüntee nicht nur ausgezeichnete antioxidative Effekte, sondern auch eine intensive antibakterielle Wirkung auf pathogene Keime. Es konnte gezeigt werden, daß die Wirkstoffe aus grünem Tee neben einem antiviralen Effekt auch auf Cholera-Bakterien, bestimmte Streptokokken (insbesondere S. mutans), Enterobakterien und Proteus deutlich wachstumshemmend wirkt. Bemerkenswert ist das Phänomen, daß dabei kein negativer Effekt auf die physiologische Darmflora, beispielsweise Laktobazillen, festgestellt werden konnte. Offensichtlich übt der Grüntee sogar einen modulierenden Effekt auf die Darmflora aus, da durch die Verabreichung von Grünem Tee eine Vermehrung der Laktobazillen beobachtet werden konnte. Im Hinblick auf die entgiftenden Eigenschaften der Teedroge sei noch erwähnt, daß die Tee-Polyphenole einen enormen Scavenger-Effekt (Radikalfängereffekt) auszuüben vermögen. Aber damit nicht genug. Tee-Catechine weisen einen krebsprotektiven Effekt auf, der insbesondere in der Frühphase der entarteten Zellneubildung wirksam zu werden scheint. Es liegen inzwischen überzeugende Hinweise vor, daß Tee-Polyphenole in die Induktion der Apoptose eingebunden sind. Von großem Wert für die intestinale Carcinogenese ist weiterhin, daß Grüntee-Extrakt die Bildung von Nitrosaminen wirksamer als Vitamin C hemmt. Da die genannten Effekte bei Konzentrationen erzielt werden können, die dem üblichen Teekonsum entsprechen, läßt sich Grüner Tee hervorragend in jedes Therapieregime integrieren. Wer den Geschmack von Grüntee nicht mag, kann inzwischen auf Nahrungsergänzungsmittel zurückgreifen, die Grüntee-Extrakt enthalten (z.B. Grüner Tee-Extrakt amerigo, amerigo Health-Products AG, 22607 Hamburg).

Bei Patienten, die eher an einer verlangsamten Stuhlpassage leiden oder obstipiert sind und/oder in der kulturellen Stuhl-Diagnostik eine entsprechende Fehlflora zeigen, können sehr gut mit Magnesiumperoxid vorbehandelt werden. Als Anwendungsgebiet für Magnesiumperoxid wird die Gärungs- und Fäulnisdyspepsie, Obstipation und Meteorismus angegeben. Die Substanz enthält mindestens 25% MgO_2, welches im Magen-Darmkanal den gebundenen Sauerstoff abgibt. Damit verbunden ist eine Milieuveränderung, die insbesondere der anaeroben Keimflora, die wir bei Fäulnisdyspepsien und chronischen Darmerkrankungen in der Regel vermehrt nachweisen, abträglich ist (z.B. Ozovit®).

3.3. Probiotische Therapiegrundlagen

Maßnahmen im Sinne der mikrobiologischen bzw. probiotischen Therapie zur Stabilisierung der intestinalen Ökologie sowie der Beeinflussung des Immunsystems, haben sich im Laufe der letzten Jahrzehnte im Bereich der naturheilkundlichen Heilverfahren äußerst bewährt und sind aus dem Behandlungsregime der meisten Heilpraktiker und Ärzte für Naturheilverfahren nicht mehr wegzudenken. Aber auch die Schulmedizin beginnt mehr und mehr die Bedeutung einer solchen Therapie zu erkennen. Neben der großen Palette der Verdauungsstörungen wie Obstipation, Diarrhöe, Meteorismus usw. haben sich Indikationen wie chronisch-entzündliche Darmerkrankungen, hepatogene Erkrankungen sowie die große Gruppe der Immunstörungen (von Infektanfälligkeit über Allergien bis zu den Autoaggressionskrankheiten) als dankbares Indikationsgebiet erwiesen. Mehr noch: eine erfolgreiche Therapie der genannten Erkrankungen bzw. Symptome ist ohne probiotische Therapie mehr oder weniger zum Scheitern verurteilt.

Ein therapeutischer Erfolg kann allerdings nur dann gelingen, wenn die vor- und nachgeschalteten Ebenen berücksichtigt werden. Der Einfluß immunmodulierender oder milieustabilisierender Eigenschaften mikrobiologischer Produkte kann nur zum tragen kommen, wenn Funktionsstörungen oder gar Organschäden (z.B. durch Insuffizienzen oder Entzündungen) im Bereich der intestinalen Funktionseinheit erkannt werden und therapeutisch adäquat berücksichtigt werden. Ebenso ist es von grundlegender Bedeutung, daß spezifische Mikronährstoffdefizite ausgeschlossen werden bzw. eine gezielte Substitution die Voraussetzung für eine Therapiefähigkeit schaffen. Eine entsprechende Diagnostik erhöht den Therapieerfolg!

Die Möglichkeiten eines therapeutischen Ansatzes lassen sich zusammenfassend in drei große Gruppen unterteilen, die gleichzeitig Hinweise auf weiterführende diagnostische Schritte aufzeigen:

- **Stabilisierung des mikroökologischen Milieus**
  durch Einflußnahme auf die Bakterienflora in Form von
  ⇒ Ernährungsumstellung,
  ⇒ Einnahme bzw. Verzehr lebensfähiger Bakterienkulturen unterschiedlicher Gattungen,
  ⇒ Ansäuerung des Darmmilieus.
- **Immunmodulation**
  durch den Einsatz diverser immunmodulierender Keimgruppen
  ⇒ in lebender oder abgetöteter Form
  ⇒ deren konzentrierter Stoffwechselprodukte
  ⇒ oder den Einsatz von Vaccinen aus patienteneigenen oder fremden Keimgruppen.
- **Stabilisierung der anatomischen Strukturen und Funktionen**
  durch Wiederherstellung der anatomischen Barrierefunktion (z.B. Schleimhautregeneration) z.B. mittels
  ⇒ Einsatz orthomolekularer Substanzen (Zink, Pantothensäure, Vitamin B_6, Niacin etc.)
  ⇒ Einsatz phytotherapeutischer Substanzen (z.B. Kamille, Scharfgarbe)
  ⇒ Einsatz mastzellstabilisierender Substanzen (z.B. orale Cromoglicinsäure, Vitamin C, Selen, Bioflavonoide [Polyphenole])
  ⇒ Einsatz homöopathischer Substanzen

⇒ Einsatz von Organpräparaten (z.B. Mukosa, Payersche Plaques)

und/oder durch Unterstützung der Funktion von Magen, Pankreas, Leber/Galle z.B. mittels

⇒ Einsatz stimulierender und regulierender Phytotherapeutika (Schöllkraut, Curcuma, Bitterstoffe, Artischocke etc)

Die Stabilisierung des intestinalen Milieus und der Einsatz mikrobiologischer Substanzen bedeutet Hilfe zur Selbsthilfe. Folgende Effekte können provoziert werden:

- Anregung der IgA-Produktion (erhöhte Immunleistung der Schleimhäute)
- Schutz und Regeneration der Schleimhäute
- Antimikrobielle Eigenschaften (Schutz vor Infektionen - der Bakterienrasen gilt als erste Abwehrbarriere gegenüber infektiösen Mikroben)
- Steigerung der Phagozytose der Makrophagen durch Abgabe spezifischer Substanzen (niedermolekulare Peptide) aus dem Bakterienstoffwechsel
- Bildung hochwirksamer Peptide
- allgemeine Steigerung der immunologischen Tätigkeit
- Abbau von Stoffwechselgiften
- Vitamin K - Produktion
- Schutz vor Fremdkeim-Besiedelung (Schutz vor Magen-Darminfektionen)

Ein grundlegender und unverzichtbarer therapeutischer Schritt ist eine entsprechende Nahrungsumstellung, die sich grundsätzlich an den Regeln der Vollwertkost orientiert. Da Zucker und Alkohol die intestinale Permeabilität erhöhen, ist eine entsprechende Einschränkung unverzichtbar.

Ein wesentlicher Ansatz zur intestinalen Milieustabilisierung geschieht durch die orale Zufuhr lebensfähiger Keimgruppen, die heute entsprechend der individuellen Problematik des Patienten aus verschiedenen Keimarten und -zubereitungen ausgesucht werden können. Ziel ist, die normalen Besiedelungsverhältnisse im Bereich der Darmschleimhäute soweit wie möglich wieder herzustellen. Allerdings zeigt die Erfahrung, daß dies nur eingeschränkt möglich ist. Besonders deutlich wird diese Tatsache bei der Fehlbesiedelung des Dünndarms (siehe Overgrowth-Syndrom, Kap. 2.7, S. 70ff). Hat sich über Jahre eine Fehlflora etabliert, so wird es nur möglich sein, die daraus resultierenden Beschwerden durch eine Dauertherapie, die weitgehend auch die verursachenden Faktoren berücksichtigen muß, positiv zu beeinflussen. Somit ist es unsinnig darauf zu hoffen, daß die Verabreichung oraler Bakterienzubereitungen über einige Wochen dauerhaften Erfolg bringt. Bakteriologische Untersuchungen der Faecalflora haben gezeigt, daß die bestehenden Verhältnisse in vielen Fällen nur durch eine Langzeittherapie über Monate und Jahre zu verändern sind. Doch diese Tatsache heißt keineswegs, daß eine Mikrobiologische Therapie wertlos wäre. Lange bevor sich die Besiedelungsverhältnisse in Richtung Norm verändern, kommt es zu Verbesserungen hinsichtlich bestehender Erkrankungen, Funktionsstörungen und Beschwerden.

Entscheidend für eine erfolgreiche Therapie ist die Frage, welche Mikroorganismen (und welche nicht) über welche Zeit in welcher Dosierung zugeführt werden.

So ist die Anzahl der täglich zugeführten Mikroorganismen zur Stabilisierung des intestinalen Milieus von entscheidender Bedeutung. Je höher der Anteil an lebensfähigen Keimen, um so höher der zu erwartende Erfolg. Die Tagesdosis sollte ca. 2 Milliarden lebensfähiger Keime aus der Gruppe der Milchsäurebildner betragen.

Die Keimstämme, die für eine probiotische Therapie genutzt werden, sind von elementarer Bedeutung. Die wichtigsten Vertreter für die mikrobiologische Darmtherapie finden wir unter den sog. Säurebildnern, den Bifidus- und Laktobazillen (Laktobazillen = oberes bis terminales Ileum, Bifidobakterien = terminales Ileum bis Kolon). Allerdings weist die Bifidus- und Laktobazillenflora erhebliche individuelle Unterschiede auf. So können wir eine Vielzahl entsprechender Arten unterscheiden. Daher ist es für eine potente Therapie von großem Vorteil, daß mehrere Keimstämme gleichzeitig zugeführt werden. Eine Monotherapie mit nur einem oder zwei Keimstämmen wird dieser Anforderung nur bedingt gerecht.

Die Therapie ist wie bereits gesagt immer als Langzeitmaßnahme zu planen. Um die ca. 400 m^2 Schleimhautoberfläche zu regenerieren und ökologisch zu stabilisieren, bedarf es schon einiger Monate oder manchmal auch Jahre konsequenter Maßnahmen.

Was durch die Mikrobiologische Therapie nicht möglich ist: die Vorstellung, daß mit der oralen Zufuhr lebensfähiger Keimgruppen diese durch anhaften an den Schleimhäuten ökologische Nischen besetzen, ist längst überholt. Ein „Wiederaufforsten" der Darmflora ist nicht möglich. Ziel ist es vielmehr, durch die passagere Anwesenheit von lebensfähigen Keimgruppen, deren Stoffwechselprodukte und letztlich auch deren Zellwandbestandteile, zum einen das intestinale Milieu zu stabilisieren und zum anderen das immunologische System zu stimulieren bzw. zu modulieren. Unter ausreichend langer und sinnvoll ausgewählter Therapie kann sich die patienteneigene Flora erholen und stabilisieren.

Indikationsbereiche mit unzureichenden Abwehrreaktionen des Immunsystems

Chronische Infekte des

- Gastrointestinal-,
- Urogenital- und
- Respirationstraktes sowie
- nichtinfektiöse Erkrankungen und Störungen des Gastrointestinaltraktes.

Durch die perorale Zufuhr von Probiotika gelangen Antigene in subepitheliale Schichten der intestinalen Mukosa. Dort kommt es zur Migration von Lymphozyten, die in mesenterialen Lymphknoten ausdifferenzieren und über den Ductus thoracicus und die Blutbahn schließlich die Mukosa des Respirations-, Urogenital- und Gastrointestinaltraktes erreichen. Hier kommt es daraufhin bei erneutem Antigenkontakt zur Antikörperbildung. Neben der Lymphozytenaktivierung kommt es im Subepithelium zu einer Aktivierung von Phagozyten sowie zur Zytokinfreisetzung, was ubiquitär zu vermehrten Abwehrleistungen führt.

Indikationsbereiche mit überschießenden Abwehrreaktionen

Erkrankungen des allergologischen Formenkreises (Neurodermitis, Urtikaria, Pollinose, Asthma bronchiale und Nahrungsmittelallergien).

Die Zufuhr von Probiotika vermag die bei Allergien gestörte Transportfunktion der Mukosa zu stabilisieren, überschießende Abwehrreaktionen durch vermehrt in den Organismus gelangende Allergene zu regulieren und die Abwehrbarriere der Mukosa durch sekretorische IgA und eine Stärkung der wandständigen physiologischen Mikroflora anzuheben. Die Harmonisierung und Feinregulation der Abwehrleistungen erfolgt durch Botenstoffe (Zytokine).

3.3.1. Das Symbioflor-Konzept

von P. Kolb-Kisselbach

Der Arzt der Zukunft wird „Immunisator" sein. Von dem englischen Bakteriologen *Sir Edward Wright* um die Jahrhundertwende geprägt, hat dieser Satz unverändert Gültigkeit - heute mehr denn je. In einer Zeit der zunehmenden Resistenz gegen Antibiotika und wachsender Umweltbelastungen vielfältigster Art muß es für den ganzheitlich orientierten Arzt eine Selbstverständlichkeit sein, in seiner Behandlung nicht nur zu „reagieren" und einzelne Symptome anzugehen - er muß vielmehr die immunologische Situation seiner Patienten so verbessern, daß sie in der Lage sind, ihre Selbstheilungskräfte besser gegen Infekte, Toxine und Umweltnoxen einzusetzen.

Die Mikrobiologische Therapie dient einer solchen immunmodulierenden Therapie und stellt damit einen wichtigen Baustein in einem ganzheitlich orientierten Therapiekonzept dar.

Die Mikrobiologische Therapie mit ihrer phasenweise gestaffelten Anwendung verschiedener bakteriologischer Präparate, sowohl zur oralen als auch zur parenteralen Anwendung - also von Probiotika und Autovaccinen - wurde zu Beginn der fünfziger Jahre entwickelt. Inzwischen ist dieses aus der Empirie gewachsene Verfahren bezüglich der genauen Wirkungsweise eingehend untersucht und seine Wirksamkeit wissenschaftlich belegt worden. Da die Mikrobiologische Therapie als immunmodulierende Maßnahme die Aktivitäten der körpereigenen Abwehr normalisiert sowie über die Regeneration der Abwehrleistungen des Mukosa-assoziierten Lymphsystems auch die Transportfunktionen der Mukosa positiv beeinflußt, ist sie eine kausale Behandlungsmöglichkeit bei allen akuten und chronischen Erkrankungen, die mit einer immunologischen Dysfunktion verbunden sind. Damit reichen die Indikationen von der Infektanfälligkeit bzw. chronisch rezidivierenden bakteriellen, viralen oder mycogenen Infektionen von Haut und Schleimhäuten über gastrointestinale Erkrankungen und chronisch-entzündlichen Veränderungen der Schleimhäute zum gesamten allergischen Formenkreis und bis zu Autoimmunerkrankungen.

Gerade beim chronisch kranken Patienten ist neben der Anwendung oraler bakterieller Präparate auch die Gabe von Autovaccinen wichtig und sinnvoll (3.4.4.,S. 124). Voraussetzung für die Herstellung einer Autovaccine (AVI) ist eine bakteriologische Stuhldiagnostik. Finden sich bei der Analyse entsprechend geeignete Keime, kann aus diesen eine Autovaccine als optimal auf das Immunsystem des einzelnen Patienten abgestimmtes Individualarzneimittel hergestellt werden. Da darüber hinaus im Rahmen der neuen Kyberstatus-Diagnostik (siehe 2.2) eine nun doch wesentlich genauere Beurteilung der intestinalen Ökologie möglich ist, kann eine bakterielle Stuhldiagnostik auch dann zur Optimierung eines individuellen Therapieplanes sehr nützlich sein, wenn keine Autovaccine-Anwendung geplant ist.

Wie bereits eingangs erwähnt, besteht eine Mikrobiologische Therapie aus der phasenweise gestaffelten Anwendung von verschiedenen mikrobiellen Präparaten und der bei Bedarf zusätzlichen Gabe von Autovaccinen. Neben einem sogenannten „Standard"-Phasenschema haben sich für spezielle Indikationen abgewandelte Therapieschemata bewährt.

Auf die verschiedenen Therapieschemata und ihre Indikationsbereiche soll im Folgenden näher eingegangen werden.

3.3.2 Das Standard-Phasenschema

Die klassischen Indikationen für diese Vorgehensweise sind die chronischen Infekte des Respirationstraktes, des Gastrointestinal- und Urogenitaltraktes sowie die nichtinfektiösen Erkrankungen und Störungen im Gastrointestinalbereich. Hier ist das Immunsystem chronisch geschwächt und wird in seinen Aktivitäten durch eine sukzessive Erhöhung von antigenen Reizen stimuliert. Man beginnt in diesen Fällen mit einem Präparat, das ein steriles Autolysat aus ca. 10^7 physiologischen Escherichia coli und Enterococcus faecalis pro ml Suspension enthält (Pro-Symbioflor; siehe auch S. 94). Um eventuelle unerwünschte Reaktionen wie Meteorismus und Völlegefühl zu vermeiden, soll die Anfangsdosis im allgemeinen 2 mal 5 Tropfen pro Tag betragen und langsam auf 2mal 20 Tropfen pro Tag gesteigert werden (Abb. 23 und Abb. 24). Es hat sich bewährt, dieses Präparat in etwas Wasser verdünnt und jeweils zu einer Mahlzeit nehmen zu lassen. Die einschleichende Dosierung von Pro-Symbioflor ist vor allem dann wichtig, wenn Patienten mit einem Kolon irritabile oder cholezystektomierte Patienten behandelt werden. Auf diese sogenannte Vorphase folgt die Phase 1 mit der Gabe von einer Suspension mit lebenden Enterococcus faecalis (Symbioflor 1, siehe Seite 86 und 87).

Da das Enterococcen-Präparat praktisch immer sofort gut vertragen wird, ist eine einschleichende Erhöhung der Dosierung nicht notwendig; man gibt 2mal 30 Tropfen pro Tag und achtet darauf, daß dies unverdünnt genommen und wegen des wichtigen direkten Kontaktes mit den

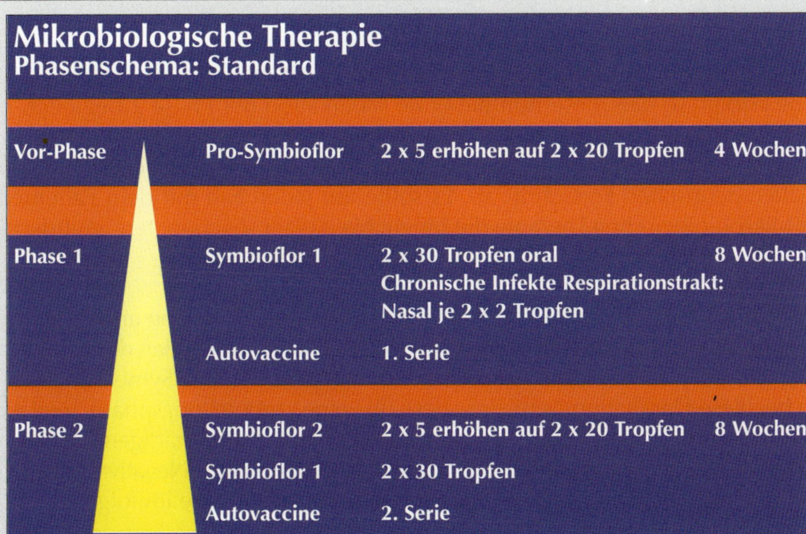

Abb. 23

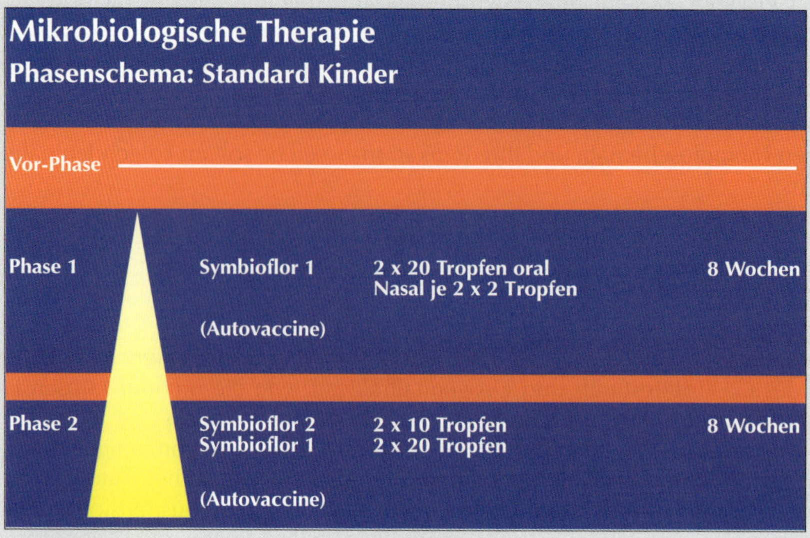

Abb. 24

lymphatischen Strukturen im Mund-Rachen-Bereich einige Zeit im Mund behalten wird. Zusätzlich hat sich vor allem dann die zusätzliche nasale Gabe von Symbioflor 1 bewährt (2mal 2 Tropfen in jedes Nasenloch), wenn chronische Infekte des Respirationstraktes behandelt werden. Die Phase 1 mit der Gabe von Symbioflor 1 dauert etwa 8 Wochen und kann bereits von einer ersten Autovaccine-Anwendung begleitet sein. Die Autovaccine kann als orale oder perkutane AVI oder als Autovaccine zur Injektionsbehandlung angewendet werden. Nach der etwa achtwöchigen Dauer der Phase 1 schließt sich im Phasenschema „Standard" die Phase 2 an, in der zu dem Enterococcen-Präparat Symbioflor 1 zusätzlich ein Präparat einer Suspension aus ca. 10^7 physiologischen E. coli (Symbioflor 2) gegeben wird. Beim Symbioflor 2 sollte man - wie bereits beim Pro-Symbioflor erwähnt - mit einer geringen Dosierung von 2 mal 5 Tropfen pro Tag in etwas Wasser verdünnt beginnen und diese Dosis langsam bis auf 2mal 20 Tropfen pro Tag steigern.

Während der laufenden Phase 2 ist im allgemeinen die Anwendung der ersten Autovaccine abgeschlossen und bei Bedarf eine weitere Stuhlfloradiagnostik mit dem Ziel der Herstellung einer Anschlußvaccine erfolgt, so daß diese nun die orale Medikation der Phase 2 begleitet.

Wie lange nun die Therapie weitergeführt wird, hängt von den individuellen Gegebenheiten und dem jeweiligen therapeutischen Fortschritt ab. Es sollte auf jeden Fall mit dem Patienten nach Beendigung der Mikrobiologischen Therapie die Möglichkeit einer sogenannten „Auffrischbehandlung" besprochen werden.

Das Standard-Phasenschema für Kinder (Abb. 24) unterscheidet sich bei den oben angegebenen Indikationen vom Standard-Phasenschema des erwachsenen Patienten dadurch, daß die Vorphase mit der Eingewöhnung und ca. zwei Wochen lang volldosierten Gabe von Pro-Symbioflor wegfällt. Kinder brauchen bei diesen Indikationsbereichen deshalb keine Vorbereitungsphase, weil ihr Immunsystem im Vergleich zum Erwachsenen weniger beansprucht ist und schädigende Noxen aufgrund der kürzeren Lebensdauer erst in geringerem Umfang eingewirkt haben. Negativreaktionen auf stärkere Probiotika treten deshalb seltener auf. Dies gilt jedoch nicht für die im folgenden zu besprechenden Schemata bei Allergien und schweren Systemerkrankungen.

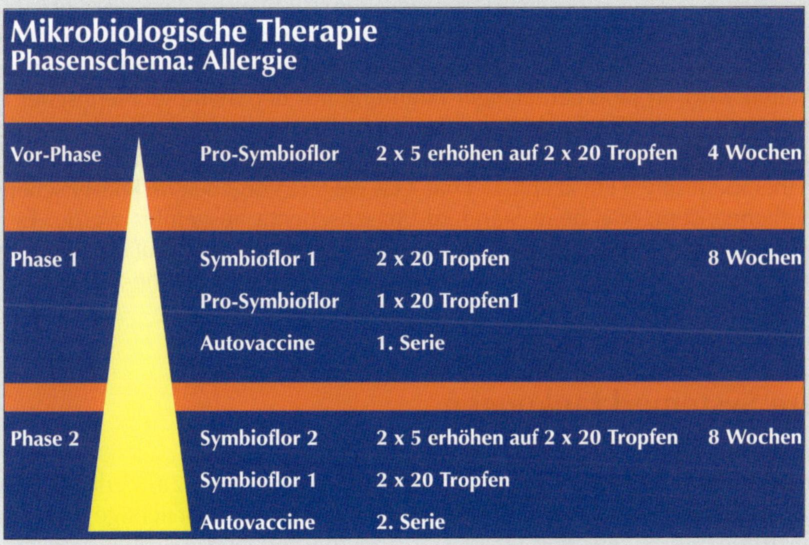

Abb. 25

3.3.3. Allergischer Formenkreis

Für den allergischen Formenkreis (Abb. 25), also für Erkrankungen wie Neurodermitis, Urtikaria und anderen allergischen Hauterkrankungen, Heuschnupfen, Asthma bronchiale und Nahrungsmittelallergien, muß das Standard-Phasenschema abgewandelt werden. Wir haben es hier mit einer chronisch erhöhten Reaktionsbereitschaft des Abwehrsystems für die jeweiligen Allergene zu tun und eine Therapie bei diesen Erkrankungen muß also neben den kontinuierlich steigenden Antigenreizen gegen die allgemeine Immunschwäche andererseits eine Dämp-

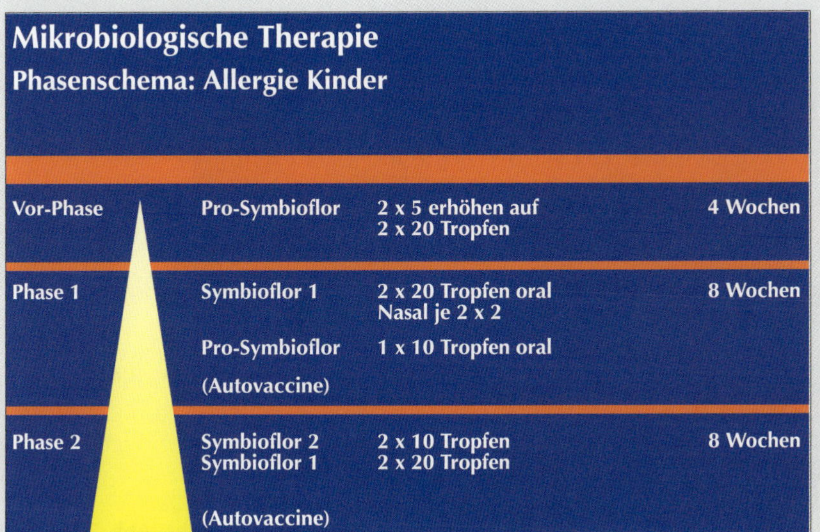

Abb. 26

fung der überschießenden Reaktionen des Immunsystems zum Ziel haben. Dies wird erreicht, indem die Gabe des Präparates Pro-Symbioflor aus der Vorphase - die wie bereits angedeutet beim allergischen Formenkreis auch für Kinder (Abb.. 26) zwingend notwendig ist - während der Phase 1 beibehalten wird. In jahrzehntelanger Erfahrung mit der Therapie allergischer Erkrankungen konnte immer wieder beobachtet werden, daß die langzeitige Gabe des sterilen Autolysates von E. coli und Enterococcus faecalis, wie sie in Pro-Symbioflor enthaltenist, einen besonders positiven therapeutischen Effekt entfaltet hat. Das weitere Vorgehen im Phasenschema entspricht im wesentlichen dem, was beim Standard-Phasenschema ausgeführt wurde. Es ist sicher empfehlenswert, die Patienten bei diesen Erkrankungen aber gleich darauf hinzuweisen, daß die Therapie konsequent und langzeitig und fast immer mit vielen Autovaccine-Serien durchgeführt werden muß.

3.3.4. Schwere Systemerkrankungen

Beim Phasenschema für schwere Systemerkrankungen (Abb. 27 und Abb. 28) bedarf das geschädigte Immunsystem der sehr moderaten Aktivierung durch eine sehr vorsichtige und langsame Steigerung der Antigenreize. Für den erfahrenen Therapeuten sind mit einer vorsichtig durchgeführten Mikrobiologischen Therapie somit auch bei Erkrankungen wie der Colitis ulcerosa, dem Morbus Crohn, der rheumatischen Arthritis o. a. durchaus therapeutische Erfolge zu erzielen. Eine Mikrobiologische Therapie sollte sich dann, wenn in höherer Dosierung immunsuppressive Medikamente gegeben werden müssen, auf die Gabe peroralen Präparate (u. U. nur mit Pro-Symbioflor) beschränken. Wichtig ist hier, in jedem Fall die einzelnen Phasen dem therapeutischen Fortschritt und der Verträglichkeit entsprechend aufeinander folgen zu lassen.

Die Vorphase wird hier - ähnlich wie bei den allergischen Erkrankungen - mit in die Phase 1 hineingenommen. Der Beginn der Phase 2 sollte nicht schon nach etwa 8 Wochen der Phase 1, sondern erst etwa nach einem halben Jahr begonnen werden. Beim Phasenschema „Standard" und beim Phasenschema für allergische Erkrankungen wurde bereits auf die Notwendigkeit der

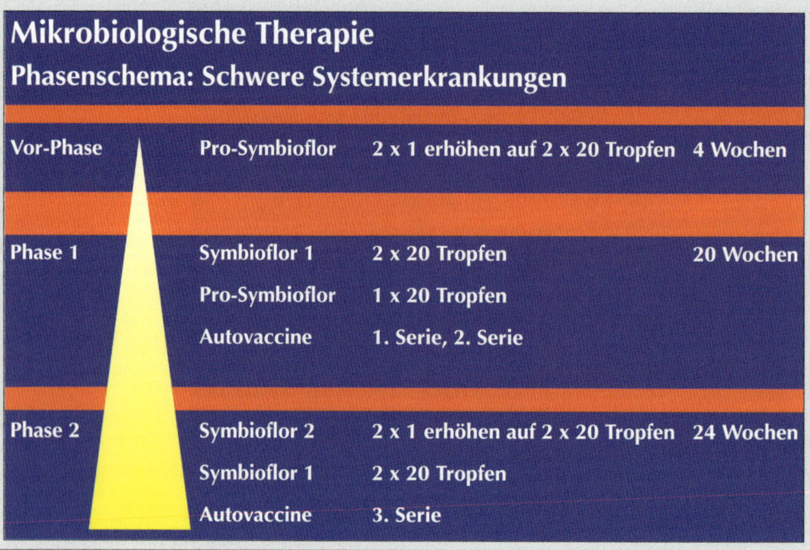

Abb. 27

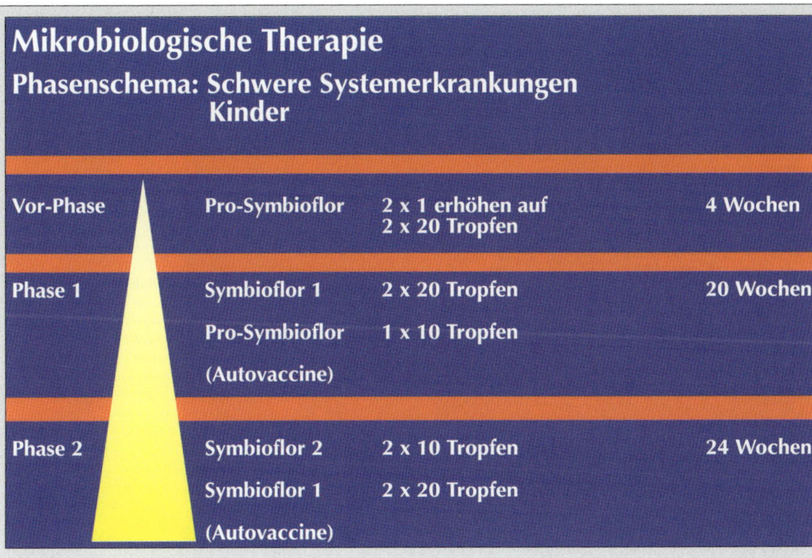

Abb. 28

langsamen Eingewöhnung und Dosissteigerung bei den Präparaten Pro-Symbioflor und Symbioflor 2 hingewiesen. Beim Phasenschema für schwere Systemerkrankungen sollte man diese beiden Präparate vorsichtshalber mit nur 1 Tropfen als Anfangsdosis aufnehmen und die Steigerung der Tropfenzahl bis auf die Höchstdosis von jeweils 20 Tropfen pro Gabe unter besonderer Beachtung der individuellen Reaktionslage vornehmen.

Bei den bisher beschriebenen Indikationsbereichen kann es im Einzelfall sehr sinnvoll sein, die Mikrobiologische Therapie um die Gabe von Laktobazillen- und Bifidumpräparaten zu erweitern. Eine sehr gute Entscheidungshilfe, ob dies zweckmäßig und notwendig ist, bietet die differenzierte mikrobiologische Stuhluntersuchung.

Daß darüber hinaus die Kombination mit anderen therapeutischen Verfahren, vor allem aus dem Bereich der Naturheilverfahren, aber auch im Einzelfall mit anderen Therapien, soweit sie nicht antibiotisch oder immunsuppressiv wirken, sinnvoll ist, sollte der Vollständigkeit halber erwähnt werden.

3.3.5 Akute Infekte

Die Mikrobiologische Therapie akuter Infekte stellt eine besonders dankenswerte Indikation dar, die für den noch unerfahrenen Therapeuten eigentlich am Beginn seiner ersten Schritte mit dieser ganzheitlichen Therapie stehen sollte. Bei Indikationen wie der akuten Sinusitis, Bronchitis, Rhinitis, bei grippalen Infekten, der Otitis media, aber auch bei akuten Infekten im Urogenitalbereich wie Cystitis und Pyelonephritis sowie bei der akuten viralen oder bakteriellen Enteritis ist die Mikrobiologische Therapie sehr gut geeignet, das Immunsystem mittels rascher und intensiverer Aktivierung zur Überwindung dieser Infekte instandzusetzen.

Bei solchen akuten Erkrankungen kommt aus dem dreigeteilten Phasenschema die Phase 1, also die Gabe von Symbioflor 1 in Frage, ohne daß eine Vorphase voran- und eine Phase 2

Schema: Akuter Infekt

Dosierung

Symbioflor 1	**6 x 20 Tropfen pro Tag oral (alle zwei Stunden)**
	Bei Atemwegsinfekten zusätzlich nasal 3 x 2 Tropfen in jedes Nasenloch

Abb. 29

Schema: Akuter Infekt Kinder

Dosierung

Symbioflor 1	**4 - 6 x 20 Tropfen pro Tag oral (alle zwei Stunden)**
	Bei Atemwegsinfekten zusätzlich 3 x 2 Tropfen in jedes Nasenloch (Pipette)

Abb. 30

nachgeschaltet werden muß. Symbioflor 1 wird in solchen Fällen hochdosiert gegeben, bis zu stündlich 20 Tropfen pro Tag. Bei Atemwegsinfektionen ist die zusätzliche nasale Anwendung (mehrmals täglich 2 - 4 Tropfen in jede Nasenöffnung) wichtig. Dieses Therapieschema für akute Infekte gilt sowohl für die Therapie bei Kindern als auch bei erwachsenen Patienten (Abb. 29 und Abb. 30).

3.4. Therapie mit Autovaccinen aus Coli-Bakterien

von B. Schütz und K. Zimmermann

Autovaccine sind Eigenimpfstoffe, die aus abgetöteten, patienteneigenen (autogenen) Escherichia coli -Stämmen hergestellt werden. Parenteral oder peroral dem Körper zugeführt, bewirken sie eine Modulierung des zellulären und humoralen Immunsystems. Zur Autovaccine-Herstellung werden ausschließlich apathogene Stammformen verwandt.

Im Rahmen der Mikrobiologischen Therapie werden Probiotika in Form von mikrobiellen Präparaten und Autovaccinen eingesetzt. Unter Autovaccinen versteht man Impfstoffe aus abgetöteten, speziellen körpereigenen Keimen des Patienten, die nur bei ihm angewendet und eingesetzt werden. Als Individualarzneimittel ist diese Form der Autovaccinen optimal auf das Immunsystem des einzelnen Patienten abgestimmt.

Die gesetzlichen Anforderungen an die Herstellung und Zulassung von Arzneimitteln, speziell von Individualtherapeutika, wie sie im Arzneimittelgesetz (AMG) und detaillierter in den Arzneimittelprüfrichtlinien niedergelegt sind, gliedern sich in drei Hauptpunkte:

1. **Qualität**
2. **Wirksamkeit**
3. **Unbedenklichkeit**

Um diese Vorgaben erfüllen zu können, sind erhebliche Anstrengungen notwendig., um im Rahmen der Herstellung eines individuellen Arzneimittels diese Anforderungen in der Routine für diesen speziellen Verfahrensablauf auch realisieren zu können. Die aus den Urin- oder Stuhlproben isolierten Bakterienstämme werden routinemäßig auf die Bildung der wichtigsten Virulenz-Faktoren, Fimbrien, Adhäsine und Enterotoxine mit DNA-Amplifikationstechniken und Gensonden überprüft.

Ein entscheidender Parameter der wissenschaftlichen Glaubwürdigkeit ist die Darstellung und Überprüfbarkeit des immunologischen Leistungsvermögens der eingesetzten individuellen Immuntherapeutika.

3.4.1. Qualität

Im Rahmen von Qualitätsprüfungen spielen die bisherigen sehr aufwendigen biologischen Testverfahren und Validierungsmaßnahmen aufgrund der Fortschritte in der in-vitro-Analytik nur noch eine untergeordnete Rolle.

Ausgehend von Untersuchungsdaten, die unseren Autovaccine-Präparationen eine sehr hohe physikalisch-chemische Homogenität bestätigen, gemessen mit dem Kraftfeld-Mikroskop (AFM) und dem Scanning-Tunnel-Elektronenmikroskop (SEM), wurden durchflußzytometrische Verfahren zur Qualitätsabsicherung angewandt.

Mit der Durchfluß- oder Flowzytometrie ist in den letzten Jahren vielmehr eine Technik entwikkelt worden und herangereift, die es ermöglicht, gleichzeitig physikalische und molekulare Parameter auf Einzel-Zellniveau zu messen. Darüber hinaus besteht zum ersten Mal in der klinischen Diagnostik die Möglichkeit, ohne großen Personal- und Zeitaufwand Abwehrfunktionen des Immunsystems reproduzierbar zu bestimmen.

Die Flowzytometrie ist somit in der Lage, neben morphologischen Eigenschaften gleichzeitig die Moleküle einer Zelle zu messen, die zum System der Leukozyten-Differenzierungs-Antigene gehören und international nach dem CD-System (CD = Cluster of Differentiation) festgelegt sind. Drei Moleküle aus dem CD-System können heute durch die Flowzytometrie gleichzeitig auf jeder Blutzelle erfaßt werden. Die Meßergebnisse der Leukozyten-Differenzierungs-Antigene erlauben weitreichende Aussagen zu Funktion und Leistung der Zellen. Dies gilt in besonderem Maße für das spezifische und unspezifische Abwehrsystem.

Unsere flowzytometrische Laboreinrichtung kann heute routinemäßig neben einer Standard-immun-Phänotypisierung von T-Zellen, B-Zellen (Plasmazellen), Suppressorzellen, zytotoxische Zellen, Helferzellen, NK-Zellen (natürliche Killerzellen), Makrophagen und Immunkomplexe auch Funktionsuntersuchungen einzelner Zellpopulationen zur Phagozytose, zur Chemotaxis oder zur NK-Zell-Aktivierung durchführen. Hinzu kommen pathogenetisch orientierte Untersuchungen über intrazelluläre Zytokine, intrazelluläre Antigene, die Bestimmung von Antikörpern gegen CD4-Lymphozyten und gegen CD8-Lymphozyten.

Das Testprinzip orientiert sich am Aufbau der Verteidigungslinie des Organismus. NK-Zellen, Makrophagen und Granulozyten bilden die erste antigen-unspezifische Verteidigungslinie des Organismus gegen eindringende pathogene Mikroorganismen. Die antigenspezifische Verteidigungslinie wird von CD4-T-Zellen bzw. CD8-T-Zellen und B-Zellen gebildet.

Bei all diesen an der unspezifischen wie spezifischen Immunantwort beteiligten Zelltypen ist die Expression des CD69-Oberflächenantigens der erste membran-assoziierte Parameter ihrer Aktivierung durch Antigene. Die durchflußzytometrische Bestimmung der CD69 de-novo Expression als frühestem Induktor der Aktivierung humaner Leukozyten aus Vollblutkulturen ist daher eine elegante Methode zur individuellen Untersuchung immunologischer Funktionen in einem komplexen System mehrerer Zelltypen. Die CD69-Expression auf Leukozyten ist in der wissenschaftlichen Literatur als früher funktioneller Marker zur Charakterisierung der verschiedenen Stimuli der Zellaktivierung beschrieben. Der CD69-Marker ist auf ruhenden Leukozyten nicht nachweisbar und stellt somit einen der frühesten Marker der Leukozytenaktivierung dar, der sowohl RNA als auch Proteinsynthese benötigt. Das CD69-Molekül ist integraler Bestandteil der weiteren intrazellulären Aktivierungs- bzw. Signaltransduktionskaskade.

Mit diesem neuen Meßverfahren der Durchflußzytometrie ist es möglich, exakte Aussagen über das Leistungspotential von Aktivatoren der zellulären Abwehrkraft zu ermitteln. Die Fehlerbreite der Messung liegt bei nur 1 % bis 3%. Mit Hilfe dieser Verfahren haben wir das immunologische Leistungsvermögen von Bakterienkulturen aus unserem Hause gescreent. Die Ergebnisse dieser Untersuchungen stehen in Einklang mit randomisierten, doppelblinden, placebo-kontrollierten klinischen Multicenter-Studiendaten.

Mit diesem Meßverfahren ist das mukosale Immunsystem durchflußzytometrisch meßbar und darstellbar geworden. Dieses Verfahren dient gleichzeitig als ein zuverlässiger Marker für die Qualitätssicherung der Autovaccinen.

3.4.2. Wirksamkeit

Die Wirksamkeit eines Arzneimittels wird in der Regel durch den Nachweis klinischer Zielkriterien belegt und ist damit per definitionem an den kranken Menschen gebunden. Nach neuerer Rechtsprechung ist es prinzipiell auch möglich, die Wirksamkeit nicht in Form klinischer Studien nachzuweisen. Der geforderte Wirksamkeitsnachweis kann auch durch retrospektive Auswertung von Behandlungsdaten erfolgen. Dabei ist der statistische Wirksamkeitsnachweis dann als erfüllt anzusehen, wenn eine repräsentative Patientenzahl von mehr als 100 pro Verumgruppe und Placebogruppe vorhanden sind.

Beide Methoden, die retrospektive Auswertung von Behandlungsdaten als auch der alleinige klinische Versuch, sind aber ohne konzeptionelle Untermauerung einer Behandlungsweise sowohl intellektuell unbefriedigend als auch in Hinsicht auf eine rationale, planbare Therapie. Die klinische Untersuchung muß daher durch pharmakologische, physiologische und pathophysiologische Untersuchungen ergänzt werden, um wissenschaftliche Akzeptanz in der Fachwelt zu erlangen. Es ist bekannt, daß einige bakterielle Antigene, wie z.B. aus Autovaccinen, ein hohes immunmodulatorisches Potential besitzen. Dieses entfaltet sich bei den Mikroorganismen der Darmflora manchmal nicht oder nur wenig selbstregulierend. Zur Behandlung einer Reihe von Erkrankungen des Magen-Darmtraktes, der Haut, der Schleimhäute oder bei psychoneurologischen Krankheiten unbekannter Genese hat sich eine Autovaccine-Behandlung bewährt. Nicht selten ist sie die einzige, lang-anhaltende Linderung oder Heilung bringende Behandlungsmethode.

Aus immunologischer Sicht handelt es sich bei der Autovaccine weniger um eine echte Vaccinierung, sondern um eine Immunmodulation. Durch die Isolierung und Anzüchtung der patienteneigenen E. coli R-Form-Stämme wird ein individuell an das Immunsystem des Wirtes angepaßtes Immuntherapeutikum bereitgestellt. Die Autovaccine wird durch die subkutane oder orale Applikation an lokale Strukturen des Immunsystems herangebracht, die eine besondere Form der Immunantwort ermöglicht. Nach bisherigem Kenntnisstand über die immunmodulatorischen Wirkebenen von biogenen Substanzen, insbesondere von Symbioflor 1, ist davon auszugehen, daß die Autovaccine im Organismus immunregulativ eingreift. Dies sollte in vitro über die Messung von Zytokinrespons-Signalen gegenüber Autovaccinen und Symbioflor 1 als standardisierte Referenz dargestellt werden können.

Ziel ist es, aus der Fülle der Ergebnisse letztendlich ein vereinfachtes Parameterspektrum zu extrahieren, welches auf der Zytokinebene geeignet sein könnte, den klinischen Erfolg einer Autovaccine-Behandlung immundiagnostisch zu dokumentieren. Es wird daher der Versuch unternommen, die in der Praxis und Klinik über Jahre gefundenen positiven Ergebnisse einer Autovaccine-Behandlung immunbiologisch zu begründen. Die bisher durchgeführten Untersuchungen befassen sich in der Hauptsache mit dem Einfluß der Autovaccinen auf die Freisetzung von Zytokinen aus isolierten peripheren mononukleären Lymphozyten des Menschen. Die Lymphozyten wurden jeweils aus dem Blut derjenigen Probanden isoliert, deren Stuhl zur Herstellung der individuellen Autovaccinen diente.

Folgende Zytokine wurden gemessen: γ-Interferon (IFN-γ), Interleukin 1β (IL 1β), Interleukin 2 (IL 2), Interleukin 4 (IL 4) und Interleukin 6 (IL 6).

Um eine optimale Stimulierung der Zytokinfreisetzung zu erreichen, wurden die Lymphozyten mit dem Lektin Phytohämagglutinin (PHA) inkubiert. Dieses Lektin bewirkt bei immunkompetenten Zellen eine unspezifische Vermehrung der Synthese bzw. Freisetzung von Botenstoffen. Es war von besonderem Interesse zu prüfen, ob die Autovaccinen die PHA-induzierte Zytokinfreisetzung zu beeinflussen vermochten.

Diese Frage ist insofern von Bedeutung, als zum Beispiel das Bakterienpräparat Symbioflor 1 zwar eine direkte stimulierende Wirkung auf die Freisetzung verschiedener Zytokine zeigte, die PHA-induzierte Freisetzung der Zytokine IFN-γ und IL 2 jedoch dosisabhängig hemmte. Betrachtet man die durch PHA hervorgerufene gesteigerte Zytokinfreisetzung als Abbild eines z.B. bei allergischen Krankheitsbildern sensibilisierten Status der immunkompetenten Zellen, läßt die Beeinflussung dieser Freisetzung durch Pharmaka Hinweise auf eine gezielte klinische Anwendung zu.

Die bisher vorliegenden Untersuchungen belegen eine starke immunmodulatorische Wirkung der Autovaccinen. Die Freisetzung aller untersuchten Zytokine, außer Interleukin 2, wird durch die Autovaccinen direkt gesteigert. Die PHA-induzierte Freisetzung von Interleukin 2 wird durch die Autovaccine deutlich vermehrt. Ebenfalls wird die Freisetzung von Interleukin 6 durch die Autovaccine in Gegenwart von Cyclosporin A deutlich erhöht. Vergleicht man die immunmodulatorischen Wirkungen von Symbioflor 1 und der Autovaccine, so zeigt die Autovaccine eine stärkere immunstimulierende Wirkung als Symbioflor 1 und hemmt im Gegensatz zu Symbioflor 1 nicht die PHA-induzierte Freisetzung von γ-Interferon und Interleukin 2.

Insofern kann die Autovaccine auch als ein biologisches Immunroborans betrachtet werden. Immunroborantien haben zum Beispiel in der Form von Thymusfaktoren in den letzten Jahren einen gesicherten Platz in der Schulmedizin gefunden.

Betrachtet man die bisher gefundenen und postulierten Zusammenhänge zwischen immunkompetenten Zellen, so wird verständlich, daß es außerordentlich schwierig ist, die in den beschriebenen In-vitro-Versuche gefundenen Ergebnisse mit den Autovaccinen einer eindeutigen immunbiologischen Funktion zuzuordnen.

Die Aktivierung der Freisetzung von γ-Interferon, Interleukin 1β und Interleukin 6, zusammen mit der in der Literatur beschriebenen Stimulierung der Freisetzung von Tumornekrose-Faktoren durch abgetötete Escherichia-coli-Bakterien lassen den Schluß zu, daß die Autovaccinen die zellvermittelte Immunität des Menschen stärkt. Dies bedeutet theoretisch, daß die Autovaccine durch die Stimulierung der Freisetzung von γ-Interferon die über die TH2-Zellen in Gang gesetzte B-Zelldifferenzierung hemmt und somit die Bildung von IgE-Antikörpern einschränkt. Die zur Zeit laufenden weiteren klinischen Prüfungen, die gezielt verschiedene Indikationen für die Autovaccinen untersuchen, sollten entsprechende Klarheit schaffen. Die gleichzeitig erweiterte Zytokinpalette deckt dabei sowohl die THI/TH2-Response-Signale als auch proinflammatorische Kontrollmarker zur Demonstration der Spezifität der Immunmodulation mit Autovaccinen ab.

3.4.3. Unbedenklichkeit und Qualitätssicherung

Bekanntermaßen ist die Unbedenklichkeit ein unscharfer Begriff, der eine Abwägung von vermuteten bzw. tatsächlichen Risiken mit dem zu erwartenden Nutzen beinhaltet.

So ist der Ausschluß von Pathogenitätsfaktoren bei der Autovaccine-Herstellung ein ganz entscheidender Nutzwert. Ausgangsmaterial für die Gewinnung und Züchtung von geeigneten immunmodulatorisch aktiven Bakterienpopulationen sind patienteneigene Faeces-Proben. Eingesandte Faeces-Proben werden auf Endo-Spezialagar fraktioniert ausgestrichen und aerob 18 - 24 Stunden bei 37° C bebrütet. Endo-Agar ist ein Selektivnährboden der Stufe 1. Er eignet sich zur Isolierung gramnegativer aerober Stäbchenbakterien.

Angewachsene Kolonien werden makroskopisch nach ihrer Oberflächenbeschaffenheit beurteilt. Von Interesse sind hauptsächlich R-Form-Mutanten. Ihre Kolonien besitzen eine metallisch glänzende, zerklüftete Oberflächenstruktur. Bei R-Form-Mutanten handelt es sich um E. coli-Stämme mit einer Mutation im Bereich der Zellwand-Lipopolysaccharide. Den R-Mutanten fehlen 0-spezifische Seitenketten. Sie besitzen als Polysaccharidanteil lediglich einen, in verschiedenen Abstufungen ausgebildeten R-Core (R-Antigen), eine invariable Region mit einer weitgehend identischen Struktur innerhalb der Enterobakteriazeen.

Die ausgewählten Kolonien werden in ein Nährmedium überführt, das MUG (4-methylumbelliferyl-β-D-Glucuronid) enthält. MUG ist ein fluorogenes Substrat. 96 - 98% aller Escherichia-coli-Stämme vermögen es über das Enzym 13-D-Glucuronidase zu spalten. Es entsteht Umbelliferon, das fluoreszenzoptisch nachgewiesen werden kann. Außer E. coli besitzen nur einige Shigella und Salmonellenarten dieses Enzym, so daß in Verbindung mit einer positiven Indolreaktion (Indol-Streifentest oder KOVACS-Reagenz) Escherichia coli mit einer Wahrscheinlichkeit von 98 % sicher identifiziert werden kann.

Um zu verhindern, daß pathogene Escherichia-coli-Stämme zur Autovaccine-Herstellung herangezogen werden, werden alle geeignet erscheinenden E. coli-Stämme auf die Ausbildung von Pathogenitätsmerkmalen hin untersucht. Hierzu gehören Haft- oder Adhärenzfaktoren, die Oligosaccharidrezeptoren auf eukaryontischen Zellen erkennen. Einige Escherichia-coli-Stämme bilden Enterotoxine (VI, ST, ET). Toxinbildende E. coli-Stämme rufen beim Menschen schwere Durchfallerkrankungen hervor. Sie bewirken über eine Aktivierung der Adenyl-(LT) oder Guanylzyklase (ST) in Darmepithelzellen ein Versagen der Na-/K-Pumpe, was erhebliche Wasser- und Elektrolytverluste zur Folge hat. Hämolysine stellen einen weiteren Pathogenitätsfaktor dar. Durch Hämolysine wird den Bakterien lebenswichtiges Eisen aus Hämoglobinabbauprodukten lysierter Erythrozyten zugänglich gemacht.

Zur Überprüfung der Hämolysinbildung werden die Stämme auf Blutagar beimpft. Zur Weiterverarbeitung gelangen ausschließlich Hämolyse-negative R-Formen von E. coli. Zum Nachweis von Enterotoxinen werden DNA-Amplifikationstechniken (PCR-Technik) eingesetzt. Auf der Basis von Sequenzanalysen enterotoxinassoziierter Gene wurden spezifische Oligonukleotid-Primere synthetisiert, die eine Anreicherung von in Länge und Sequenz definierten Nukleinsäurebereichen ermöglichen. Mit Hilfe dieser Primere läßt sich das Genom der Escherichia coli-Stämme auf das Vorhandensein von Genen untersuchen, die für Toxine der Klassen VT (Verotoxin), ST (hitzestabiles Toxin) und LT (hitzelabiles Toxin) kodieren. Auch zum Nachweis von Haft- oder Adhärenzfaktoren werden DNA-Amplifikationstechniken eingesetzt. Nachgewiesen werden eae-Gensequenzen mit einer Spezifität für EHEG oder EPEC. Bakterielle Haftmechanismen, sog. Fimbrien-Adhäsine, werden auch durch Hämagglutinationstests nachgewiesen.

Zusammenfassend bleibt festzuhalten, daß im Falle der Autovaccine Herborn ein hoher Grad an direkter Übertragbarkeit von in-vitro- und in-vivo-Befunden für die hohe Sicherheit und Wirksamkeit dieser Individualtherapeutika zeugt. Wesentliche Aspekte vieler in-vitro-Datenerhebungen haben ihren Eingang in die Therapieempfehlungen zur Mikrobiologischen Therapie und deren Weiterentwicklung gefunden.

Auswahlkriterien für ein Freigabeprotokoll einer Autovaccine-Herstellung

1. Identifizierung E. coli:

• Endo-Agar	**R-Form, S-Form**
• MUG-Reaktion	**positiv**
• Indol-Reaktion positiv	

2. Ausschluß pathogener Stämme:

• Hämolysinbildung	**negativ**
• Enterotoxinbildung	**negativ (VT, ST, LT)**

In Hinblick auf langjährigen Erfahrungen bleibt festzuhalten, daß sich für bakterielle Immunmodulatoren in-vitro-Versuche besonders eignen

- zur Risikoabschätzung / Risikoermittlung
- zur Aufklärung von Wirkungsmechanismen
- zum Wirkungsscreening und zur Hypothesengenerierung
- zur Qualitätssicherung

Im Rahmen von Wirksamkeitsnachweisen stellen in-vitro-Datenerhebungen somit eine wertvolle Ergänzung des klinischen Datenmaterials dar. Die alleinige Darstellung von Ergebnissen aus klinischen Studien ohne gleichzeitige begleitende Untersuchungen zum Wirkungsmechanismus sind aus heutiger Sicht von Arzneimittelprüfrichtlinien in aller Regel als unbefriedigend anzusehen.

Den insgesamt sehr umfangreichen und ausreichenden Untersuchungsergebnissen zufolge sind die eingesetzten E. coli-Stämme mit den heutigen molekularbiologischen Untersuchungsmöglichkeiten und nach derzeitigem wissenschaftlichen Erkenntnisstand sicherheitstechnisch auf einem sehr hohen Qualitätsstandard stehend einzuordnen.

3.4.4. Praktische Anwendung von parenteralen Vaccinen

von V. Rusch und K. Rusch

3.4.4.1. Autovaccine

Das Institut für Mikroökologie in Herborn stellt folgende Autovaccine zur intrakutanen Injektion und perkutanen Anwendung her:

AVI: Autovaccine-Intestinaltrakt (Abgetötete R-Formen patienteneigener Escherichia coli aus Faeces. Unter Umständen auch andere Keime),

AVU: Autovaccine-Urogenitaltrakt (Abgetötete patienteneigene Keime aus Urin, meist Escherichia coli) und

AVR: Autovaccine-Respirationstrakt (Abgetötete patienteneigene Keime, meist Streptokokken, Staphylokokken, aber auch andere, aus Nasensekret, Rachenabstrich oder Sputum). Die abgetöteten Keime sind in isotonischer Kochsalzlösung suspendiert und mit 0,25% Phenol konserviert.

Injektionstechnik

Die Injektion von Autovaccinen erfolgt am geeignetsten intrakutan (Quaddeltechnik) über dem M. pectoralis unterhalb der Clavicula (mit Seitenwechsel). Die Injektion kann auch an der Beugeseite des Unterarms, am Unterbauch oder auch auf dem Rücken über dem Schulterblatt vorgenommen werden. Zur Injektion verwendet man Einmal-Spritzen (1 ml mit 1/100-Teilung) und 20er Einmal-Kanülen. Inzwischen werden Fertigspritzen angeboten, die bereits mit einer Kanüle ausgestattet sind.

Vor der Entnahme der Vaccine aus der Durchstechampulle sollte die Ampulle kräftig geschüttelt werden, um den Inhalt gleichmäßig zu verteilen (Suspension von Zellbestandteilen!). Der Durchstechstopfen wird mit Alkohol gereinigt.

Zur Injektion wird die Haut mit Alkohol abgerieben. Nach Abtrocknen des Alkohols wird injiziert. Man spannt die Haut straff und sticht unter leicht drehenden Bewegungen fast parallel zur Hautoberfläche in die obersten Hautschichten ein, bis die Kanüle etwa 3 - 5 mm eingedrungen ist. Beim Injizieren entsteht dann eine scharf begrenzte, weiße Quaddel, auf der man die Hautporen deutlich erkennt (intrakutane Injektion). Bei Anwendung dieser Technik können Reaktionen (siehe folgende Abschnitte) am einfachsten bemessen werden. Die Quaddeltechnik erlaubt damit eine klare Kontrolle lokaler Reaktionen. Bei größeren Dosen kann auch subkutan injiziert werden.

3.4.4.2. Dosierung von Autovaccinen

Standardschema Autovaccine zur Injektion

Die Dosierung der zu injizierenden Autovaccinen sollte in jedem Falle der individuellen Reaktionslage angepaßt werden. Die optimale Dosis wird durch ansteigende Dosierung ermittelt. Sie liegt unterhalb einer lokalen oder allgemeinen Reaktion. Die Empfindlichkeit ist individuell unterschiedlich.

Verdünnungsstufen (Stärken)	Jeweilige Verdünnung	Antigenmenge	Antigene von Keimen pro ml
9	10^{-9} (1/10 von 8)	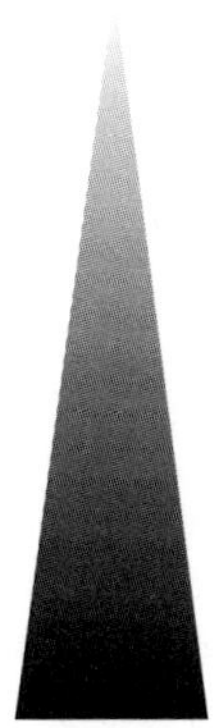	10^{1}
8	10^{-8} (1/10 von 7)		10^{2}
7	10^{-7} (1/10 von 6)		10^{3}
6	10^{-6} (1/10 von 5)		10^{4}
5	10^{-5} (1/10 von 4)		10^{5}
4	10^{-4} (1/10 von 3)		10^{6}
3	10^{-3} (1/10 von 2)		10^{7}
2	10^{-2} (1/10 von 1)		10^{8}
1	10^{-1} (1/10 von S)		10^{9}

Abb 31.: Verdünnungsstufen von Autovaccinen

Die vom Institut für Mikroökologie hergestellten Autovaccinen werden auf Grund der vom einsendenden Kollegen übermittelten, individuellen Daten vordosiert, um das Ermitteln der optimalen Dosis zu erleichtern. Die Vordosierung erfolgt in Verdünnungsstuten von Stärke 1 bis Stärke 9. In seltenen, besonders gelagerten Fällen, können noch höhere Verdünnungen hergestellt werden. In der Stärke 1 sind die Antigene von etwa 10^9 Keimen pro ml enthalten, d. h. diese Stärke ist hoch konzentriert, bzw. am geringsten verdünnt. Die folgenden Verdünnungen erfolgen in 1/10 Stufen bis hin zur Stärke 9, in welcher die Antigene von etwa 10^1 Keimen pro ml enthalten sind. Die Stärke 9 ist daher am geringsten konzentriert, bzw. hochverdünnt. Die Zahlen von 1 - 9 entsprechen dem negativen Exponenten der jeweiligen Verdünnungsstufen. So ist beispielsweise die Stärke 1 eine Verdünnung der Ausgangssuspension von 10^{-1} = 1:10, die Stärke 3 eine Verdünnung von 10^{-3} = 1:1.000 und die Stärke 7 eine Verdünnung von 10^{-7}= 1:10.000.000 (Abb. 31).

Die Behandlung wird grundsätzlich mit der jeweils höchsten Verdünnung, d h. der jeweils geringsten Antigenmenge einer Autovaccine begonnen und mit den jeweils folgenden Stärken unter fortlaufender Steigerung der Antigenmenge fortgesetzt. Wurden beispielsweise vom Institut die Stärken 7 und 6 einer Autovaccine hergestellt, so beginnt man die Behandlung mit der Stärke 7 und fährt mit der Stärke 6 fort.

Das Ermitteln der optimalen Dosis kann nach dem folgenden Standardschema erfolgen (siehe Abbildungen 35 und 36 im Abschnitt Variation der Injektionsschemata).

Beginn mit der Stärke 9	0,10	0,15	0,22	0,32	0,50	0,70 ml
Fortführen mit Stärke 6	0,10	0,15	0,22	0,32	0,50	0,70 ml
Fortführen mit Stärke 7	0,10	0,15	0,22	0,32	0,50	0,70 ml
Fortführen mit Stärke 6	0,10	0,15	0,22	0,32	0,50	0,70 ml
Fortführen mit Stärke 5	0,10	0,15	0,22	0,32	0,50	0,70 ml
Fortführen mit Stärke 4	0,10	0,15	0,22	0,32	0,50	0,70 ml
Fortfuhren mit Stärke 3	0,10	0,15	0,22	0,32	0,50	0,70 ml
Fortführen mit Stärke 2	0,10	0,15	0,22	0,32	0,50	0,70 ml
Fortführen mit Stärke 1	0,10	0,15	0,22	0,32	0,50	0,70 ml

Die Injektionen können zweimal wöchentlich durchgeführt werden (Mindestabstand 3 Tage). Aus Erfahrung kann empfohlen werden, Injektionen von Autovaccine nur vormittags zu applizieren. Die Reaktionshäufigkeit wird damit minimiert. Längere Injektionsintervalle oder die Abwandlung des Injektionsschemas sind bei lokaler oder allgemeiner Reaktion erforderlich.

Variation der Injektionsschemata

Bei klassischen Injektionsverfahren für Autovaccinen alterniert die relative Dosissteigerung mitunter beträchtlich (Hallmann und Burkhardt, 1974; Müller, 1950 - Abb. 32). Dies gilt auch für die klassische Injektionstechnik, wie sie früher von den ärztlichen Mitarbeitern des Institutes für Mikroökologie und den frei praktizierenden Ärzten im Arbeitskreis für Mikrobiologische Therapie empfohlen wurde (Rusch, 1977 - Abb. 33 und 34). Mit dem Alternieren der relativen Dosissteigerung kommt es vor allem beim Übergang von einer Stärke auf die nächste zu einem erheblich verstärkten Reiz, der bei empfindlichen Patienten zu einer Verschlechterung des kli-

Injektion	Injektionsmenge	Stärke	Antigenmenge	Relative Dosissteigerung
1	0,1 ml	5	10.000	
2	0,2 ml	5	20.000	100,0 %
3	0,4 ml	5	40.000	100,0 %
4	0,8 ml	5	80.000	100,0 %
5	1,6 ml	5	160.000	100,0 %
6	0,2 ml	4	200.000	25,0 %
7	0,4 ml	4	400.000	100,0 %
8	0,8 ml	4	800.000	100,0 %
9	1,6 ml	4	1.600.000	100,0 %
10	0,2 ml	4	2.000.000	25,0 %
11	0,4 ml	4	4.000.000	100,0 %
				x̄ 85,0 %

Abb. 32: Autovaccine: Relative Dosissteigerung nach klassischem Vorbild (in Anlehnung an Hallmann und Burkhardt, 1974)

Injektion	Injektionsmenge	Stärke	Antigenmenge	Relative Dosissteigerung
1	0,1 ml	4	100.000	
2	0,2 ml	4	200.000	100,0 %
3	0,3 ml	4	300.000	50,0 %
4	0,5 ml	4	500.000	66,7 %
5	0,7 ml	4	700.000	40,0 %
6	1,0 ml	4	1.000.000	42,9 %
7	0,1 ml	3	1.000.000	0,0 %
8	0,2 ml	3	2.000.000	100,0 %
9	0,3 ml	3	3.000.000	50,0 %
10	0,5 ml	3	5.000.000	66,7 %
11	0,7 ml	3	7.000.000	40,0 %

Abb. 33: Autovaccine: Relative Dosissteigerung nach alternierendem Muster (Rusch 1977)

nischen Bildes führen kann. In diesem Zusammenhang seien Hallmann und Burkhardt (1974) zitiert:

„.....Erwünscht ist eine schwache Reaktion mit leichtem Temperaturanstieg (um etwa 1 °C) der am nächsten Tag wieder zurückgegangen sein soll. Treten stärkere Reaktionen lokaler oder allgemeiner Art auf, so soll man erst nach deren Abklingen die Behandlung fortsetzen, zunächst, ohne die Dosen zu steigern. Besondere Vorsicht hinsichtlich der Dosierung ist bei gram-

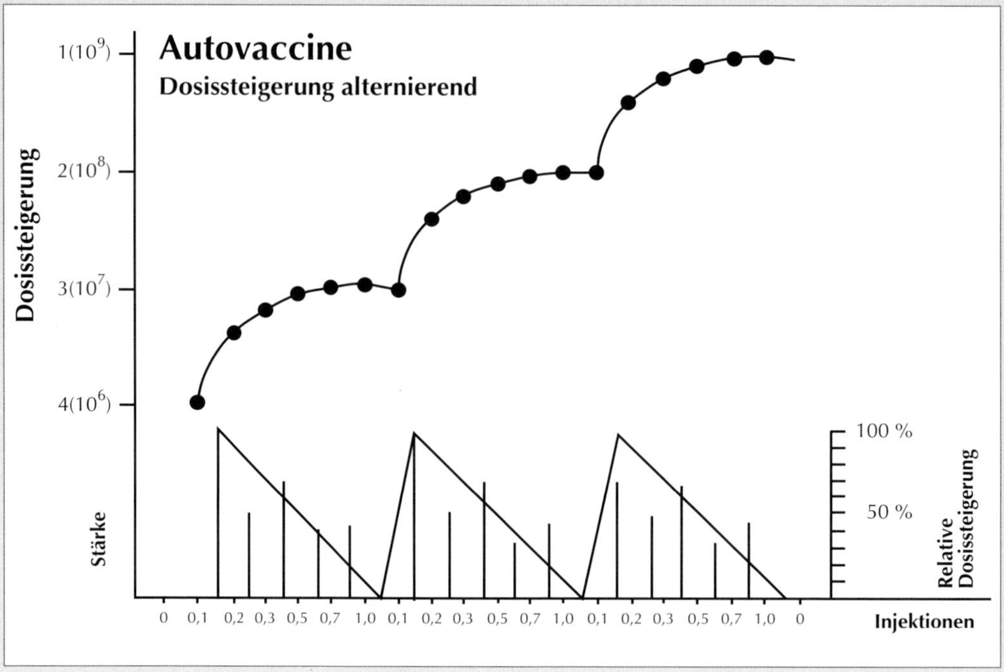

Abb. 34 Autovaccine: Grafische Darstellung der relativen Dosissteigerung nach alternierendem Muster (Rusch 1977)

negativen Stäbchen (Coli-, Proteusbakterien etc.) angebracht. Stärkere, evtl. stürmische und gefährliche Reaktionen sind hierbei nicht selten. Bei solchen Vaccinen empfiehlt es sich, die Behandlung mit einer geringeren als der im Schema angegebenen Anfangsdosis zu beginnen und die injizierte Menge langsamer zu steigern...."

In diesem Zitat klingen die wesentlichen Elemente der erfolgreichen Autovaccinetherapie an: Die Keimauswahl bei der Herstellung der Autovaccine, die Anfangsdosis, die Dosissteigerung unterschiedliche Injektionsintervalle und das Verhalten beim Auftreten von Reaktionen die Elemente, deren souveräne Beherrschung die „Juwelierkunst" der medizinischen Mikrobiologie bedingt (Brede, 1986). Vor allem bei hochempfindlichen, zu allergischen Reaktionen neigenden Patienten befindet man sich mit der Autovaccinetherapie gewissermaßen ständig auf einer Gratwanderung zwischen Immunstimulation und Immunsuppression, zwischen Hyposensibilisierung und Hypersensibilisierung - eine Gratwanderung, die man durch die kunstgerechte Variation der Injektionsschemata jedoch optimal absichern kann, um Ziele zu erreichen, die man auf anderen Wegen möglicherweise nicht erlangt. Von besonderer Bedeutung ist dabei das individuelle Anpassen der relativen Dosissteigerung an die Regulationskapazität (Reaktionslage, Regenerationsfähigkeit) des Individuums Patient. Aus diesem Grunde ergeht die obenstehende Empfehlung des Standardschemas als „goldener Mittelweg".

Bei dem beschriebenen Standardschema zur Injektion erfolgt von Injektion zu Injektion eine gleichmäßige relative Dosissteigerung von etwa 50% (Abb. 35 und 36). Die Empfehlung dieses Injektionsschemas beruht auf jüngsten klinischen Erfahrungen mit parenteralen Vaccinen (Rusch,

Injektion	Injektionsmenge	Stärke	Antigenmenge	Relative Dosissteigerung
1	0,10 ml	6	1.000	
2	0,15 ml	6	1.500	50,0 %
3	0,22 ml	6	2.200	46,7 %
4	0,32 ml	6	3.200	45,5 %
5	0,50 ml	6	5.000	56,3 %
6	0,70 ml	6	7.000	40,0 %
7	0,10 ml	5	10.000	42,9 %
8	0,15 ml	5	15.000	50,0 %
9	0,22 ml	5	22.000	46,7 %
10	0,32 ml	5	32.000	45,5 %
11	0,50 ml	5	50.000	56,3 %
				$\overline{x}$ 48,0 %

Abb. 35: Autovaccine: Standardschema zur Injektion mit einer relativen Dosissteigerung von etwa 50%

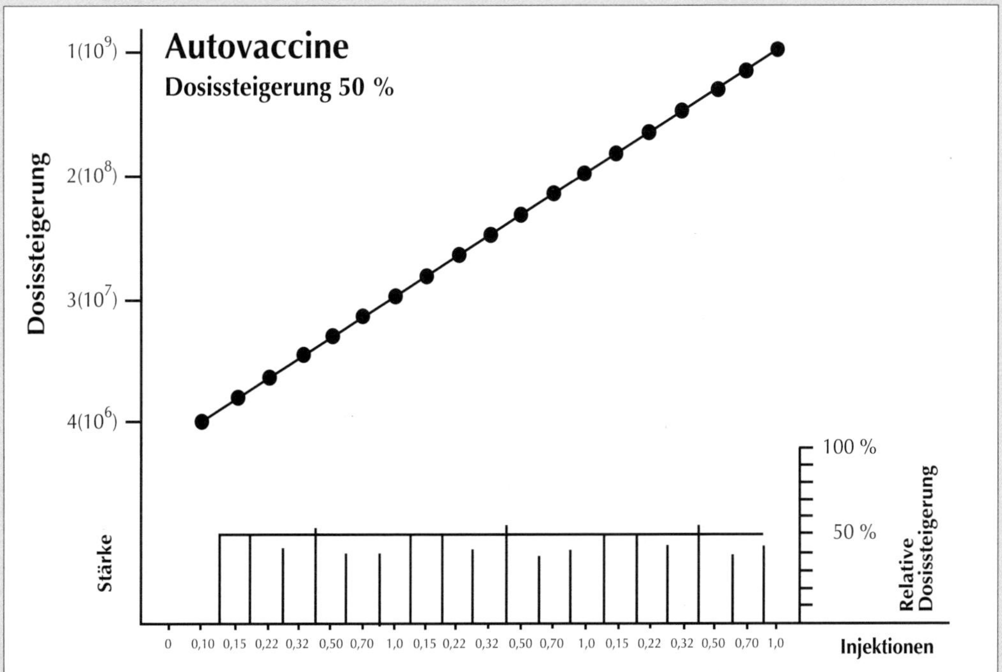

Abb. 36: Autovaccine: Grafische Darstellung des Standardschemas zur Injektion mit einer relativen Dosissteigerung von etwa 50%

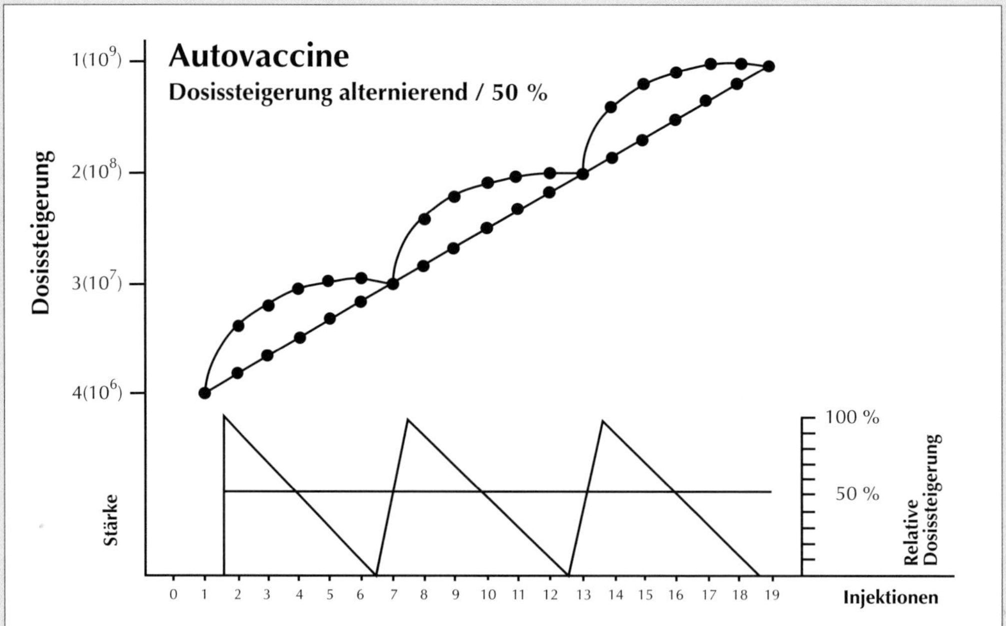

Abb. 37: Autovaccine: Grafischer Vergleich der relativen Dosissteigerung nach alternierendem Muster und mit etwas 50% im Sinne des Standardschemas zur Injektion

Injektion	Injektions-menge	Stärke	Antigenmenge	Relative Dosissteigerung
1	0,1 ml	6	1.000	
2	0,2 ml	6	2.000	100 %
3	0,5 ml	6	5.000	150 %
4	0,1 ml	5	10.000	100 %
5	0,2 ml	5	20.000	100 %
6	0,5 ml	5	50.000	150 %
7	0,1 ml	4	100.000	100 %
8	0,2 ml	4	200.000	100 %
9	0,5 ml	4	500.000	150 %
10	0,1 ml	3	1.000.000	100 %
11	0,2ml	3	2.000.000	100 %
				x̄ 110 %

Abb. 38: Autovaccine: Relative Dosissteigerung von etwa 100%

1986; Rusch und Lentz, 1989). Aus dem graphischen Vergleich dieses Injektionsverfahrens mit klassischen Methoden in Abb. 37 gehen die Unterschiede zwischen alternierender und gleichmäßiger relativer Dosissteigerung deutlich hervor.

Bei weniger empfindlichen Patienten kann die Dosierung nach Sachlage auch rascher gestei-

Injektion	Injektions-menge	Stärke	Antigenmenge	Relative Dosissteigerung
1	0,10 ml	5	10.000	
2	0,10 ml	5	10.000	30,0 %
3	0,16 ml	5	16.000	23,1 %
4	0,20 ml	5	20.000	25,0 %
5	0,25 ml	5	25.000	25,0 %
6	0,31 ml	5	31.000	24,0 %
7	0,39 ml	5	39.000	25,8 %
8	0,50 ml	5	50.000	28,2 %
9	0,63 ml	5	63.000	26,0 %
10	0,80 ml	5	80.000	27,0 %
11	0,10 ml	4	100.000	25,0 %
				$\bar{x}$ 25,9 %

Abb. 39: Autovaccine: Relative Dosissteigerung von etwas 25%

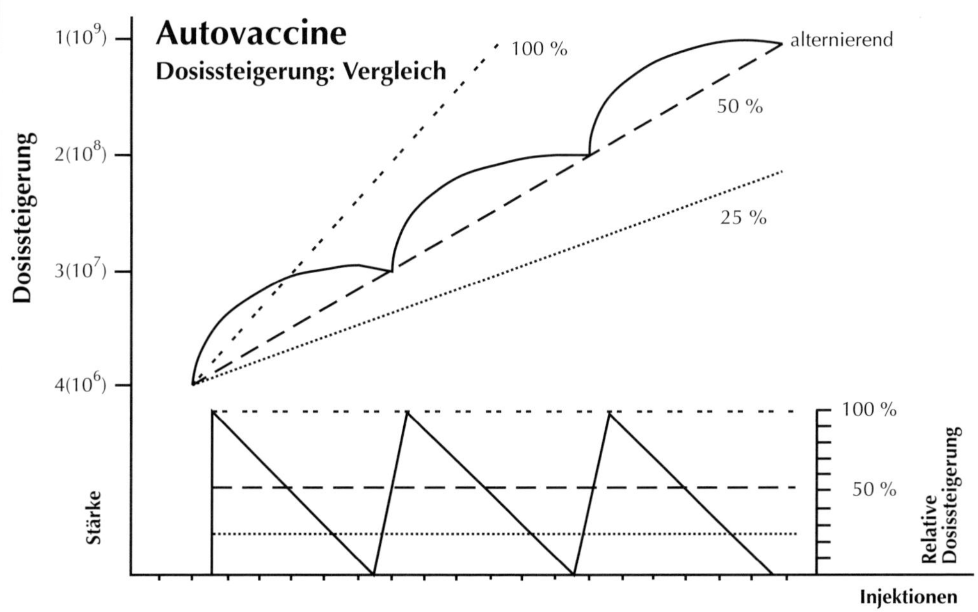

Abb. 40: Autovaccine: Grafischer Vergleich der unterschiedlichen Injektionsverfahren mit relativer Dosissteigerung nach alternierendem Muster und mit jeweils 25%, 50% und 100%

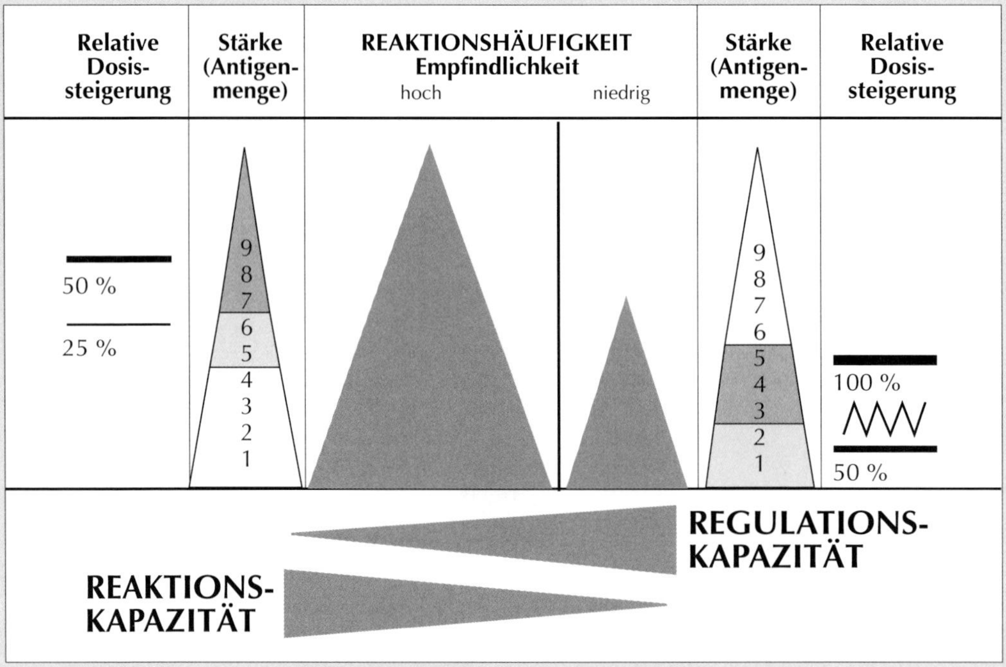

Abb. 41: Autovaccine: Regulationskapazität und Reaktionshäufigkeit. Bei niedriger Regulationskapazität ist die Reaktionshäufigkeit groß, bei großer Regulationskapazität ist die Reaktionshäufigkeit gering. Aus der Überlagerung von Regulationskapazität und Reaktionshäufigkeit ergeben sich unterschiedliche Reaktionsmuster bei hochempfindlichen und niedrig empfindlichen Patienten. Die individuellen Reaktionsmuster erfordern die individuelle Anpassung der unterschiedlichen Injektionsverfahren

gert werden. Man bedient sich dazu einer relativen Dosissteigerung von 100% (Abb. 38). Bei hochempfindlichen Patienten ist es empfehlenswert, die Dosierung vorsichtiger zu erhöhen. Hier ist eine relative Dosissteigerung von 25% angemessen (Abb. 39). Die verschiedenen Injektionsverfahren sind in Abb. 40 vergleichend graphisch dargestellt.

Die optimale Variation in der Handhabung des Instrumentes Autovaccine als Individual-Arzneimittel basiert auf der individuellen Abstimmung der Injektionsverfahren auf die Regulationskapazität. Das unterschiedliche Anpassen der Autovaccine-Behandlung an das Individuum Patient ist in Abb. 41 dargestellt. In diese Abbildung fließen über vierzig Jahre währende Erfahrungen der Ärzte im Arbeitskreis für Mikrobiologische Therapie und jüngste Schlußfolgerungen aus kontrollierten klinischen Studien mit parenteralen Vaccinen ein (Rusch, 1977,1986; Rusch und Lentz 1989).

Bei niedriger Regulationskapazität (Reaktionslage, Regenerationsfähigkeit, Abpuffern der Reizantwort) ist die Reaktionshäufigkeit (Anzahl der auftretenden lokalen oder allgemeinen Reaktionen auf die einzelnen, aufeinanderfolgenden Injektionen) groß (Abb. 41). Bei großer Regulationskapazität ist die Reaktionshäufigkeit gering. Aus der Überlagerung von Regulationskapazität und Reaktionshäufigkeit ergeben sich unterschiedliche Reaktionsmuster bei hochempfindlichen und niedrig empfindlichen Patienten, dargestellt im Zentrum von Abb. 41. Die Anpassung der Injektionsverfahren an das empfindliche Reaktionsmuster ist im linken Teil der Graphik versinnbildlicht: Verwendung hoher Verdünnungen der Autovaccine (Stärken 9, 8, 7)

AUTOVACCINE Injektionsplan

Relative Dosissteigerung

Alternierend			100 %			50 %			25 %					
Stärke	Injektion ml	Datum	Stärke	Injektion ml	Datum	Stärke	Injektion ml	Datum	Stärke	Injektion ml	Datum	Stärke	Injektion ml	Datum
5	0,10		9	0,10			0,10			0,10				
	0,20			0,20			0,15			0,13				
	0,30			0,30			0,22			0,16				
	0,50		8	0,10			0,32			0,20				
	0,70			0,20			0,50			0,25				
	1,00			1,50			0,70			0,31				
4	0,10		7	0,10			0,10			0,39				
	0,20			0,20			0,15			0,50				
	0,30			0,50			0,22			0,63				
	0,50		6	0,10			0,32			0,80				
	0,70			0,20			0,50			0,10				
	1,00			0,50			0,70			0,13				
3	0,10		5	0,10			0,10			0,16				
	0,20			0,20			0,15			0,20				
	0,30			0,50			0,22			0,25				
	0,50		4	0,10			0,32			0,31				
	0,70			0,20			0,50			0,39				
	1,00			1,50			0,70			0,50				
2	0,10		3	0,10			0,10			0,63				
	0,20			0,20			0,15			0,80				
	0,30			0,50			0,22			0,10				
	0,50		2	0,10			0,32			0,13				
	0,70			0,20			0,50			0,16				
	1,00			0,50			0,70			0,20				

Abb. 42: Autovaccine: Injektionsplan zur individuellen Abstimmung von Reaktionsmustern und Injektionsverfahren

und relative Dosissteigerung von 50% zu Beginn. Mit dem weiteren Ansteigen der Konzentration der Autovaccine (Stärken 6, 5): Umschalten auf langsameres Vorgehen mit einer relativen Dosissteigerung von 25% (Abb. 41). Bei niedriger Empfindlichkeit kann die Behandlung mit höheren Konzentrationen der Autovaccine begonnen werden (Stärken 5, 4, 3). Mit einer relativen Dosissteigerung von 100% kann rasch vorgegangen werden. Wiederkehrende stärkere Reize können mit der alternierenden Dosissteigerung gesetzt werden (Abb. 33 und 34). Bei den höchsten Konzentrationen in den Stärken 2 und 1 sollte das Vorgehen verlangsamt und auf eine relative Dosissteigerung von 50% begrenzt werden (Abb. 41). Die unterschiedlichen Injektionsschemata sind in einem Injektionsplan zusammengefaßt aufgeführt (Abb. 42). Dieser Injektionsplan ist für die Patientenkartei erhältlich (Anforderung beim Institut für Mikroökologie).

Mit der kunstgerechten Variation der Parameter der Autovaccinetherapie ist es möglich, sich auf subtile Weise dem individuell unterschiedlichen, optimalen Dosisbereich zu nähern.

3.4.4.3. Reaktionsschwelle

Mit der fortlaufend ansteigenden Antigenmenge bei den vorstehend beschriebenen Injektionsschemata erreicht man gelegentlich eine deutliche Reaktionsschwelle (siehe folgenden Absatz und „Reaktionen"). In der Regel werden sehr leichte, milde oder ausgeprägte, lokale und/oder allgemeine Reaktionen beobachtet. In diesem Falle darf die Dosierung unter keinen Umständen weiter ansteigen. Man injiziert vielmehr die zweit- oder drittletzte Dosis, die man vor Auftreten einer Reaktion verwendete und behandelt damit ,,unterschwellig 6 Wochen lang.

Danach kann man mit einer relativen Dosissteigerung von 50% weiter erhöhen um sich an eine eventuell vorhandene neue Reaktionsschwelle heranzutasten, die meist bei viel höheren Konzentrationen der Autovaccine liegt (siehe Abb. 43). Nach Eintreten einer erneuten Reaktion nimmt man die Dosis abermals zurück und behandelt so für einen Zeitraum von 6 Wochen, wie vorstehend beschrieben und verfährt in gleicher Weise weiter.

Bei der Anwendung der Vaccine-Therapie ist der Parameter ,,Reaktionsschwelle" mit einer deutlichen Reaktion (sehr leichte, milde oder ausgeprägte, lokale und/ oder allgemeine Reaktionen) unbedingt zu berücksichtigen. Wird die Reaktionsschwelle überschritten und behandelt man in der verwendeten Dosierung oder gar in noch höheren Dosen weiter, so ist mit schweren und unter Umständen sogar mit lebensbedrohlichen Reaktionen zu rechnen, mindestens aber mit Verschlimmerungen des Primärleidens. Jedoch sollten auch ausgeprägte Reaktionen nicht notwendigerweise veranlassen, die Vaccine-Therapie abzubrechen. Auch bei heftigen Reaktionen

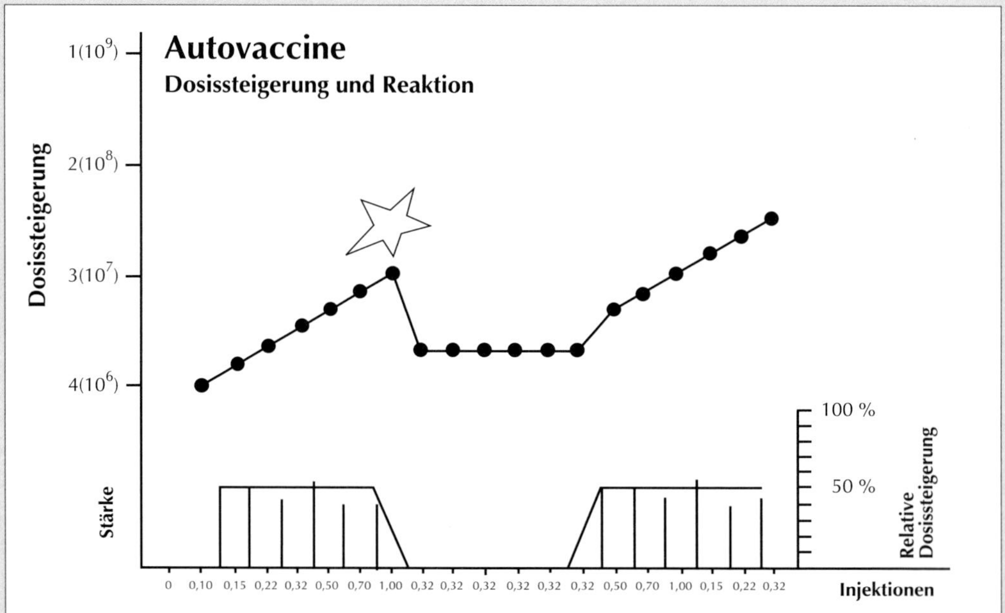

Abb. 43: Autovaccine: Verhalten bei Auftreten von Reaktionen. Der Stern in der grafischen Darstellung symbolisiert das Erreichen einer „Reaktionsschwelle" im Gefolge der fortlaufend ansteigenden Dosierung der Autovaccine mit lokalen oder allgemeinen Reaktionen. In diesem Falle: Keine weitere Dosissteigerung! Dosis vermindern und auf niedrigerem Niveau für 6 Wochen beibehalten. Danach kann die Dosis eventuell weiter gesteigert werden - oder wird als „optimale Dauerdosis" beibehalten

kann die Behandlung fortgeführt werden, allerdings mit wesentlich herabgesetzten Dosen und eventuell verlängerten Injektionsintervallen (siehe vorstehende Ausführungen). Einzelheiten über die Natur der möglichen Reaktionen werden im Abschnitt „Reaktionen" ausführlich abgehandelt und sollten unbedingt beachtet werden.

Wegen grundsätzlich möglicher, schwerer Reaktionen wird grundsätzlich empfohlen, die Patienten nach einer Injektion von Autovaccine für eine Zeit von 30 Minuten unter Beobachtung zu halten. Dies gilt vor allem für Patienten mit allergischer Diathese (siehe Kontraindikationen).

Gelegentlich sind die jeweils hergestellten Stärken zu hoch dosiert. In diesen Fällen kann man die Autovaccine mit Hilfe von steriler, isotonischer Kochsalzlösung weiter verdünnen. Dazu gibt es drei Möglichkeiten:

1. Man entnimmt mit der Spritze 0,1 ml der Autovaccine aus der Durchstechampulle und zieht danach zusätzlich 0,9 ml steriler, isotonischer Kochsalzlösung auf. Man erhält damit eine Verdünnung von 1:10, von welcher man eine beliebige Dosis zwischen 0,1 und 1,0 ml injizieren kann.
2. Man nimmt den gesamten Inhalt einer Durchstechampulle mit einer 10 ml Spritze auf, gibt 1 ml der Vaccine zurück in die Ampulle und fügt danach 9 ml steriler, isotonischer Kochsalzlösung mit einer anderen Spritze zu. Auf diese Weise erhält man 10 ml einer Verdünnung von 1:10. Sinngemäß kann für weitere Verdünnungen verfahren werden.
3. Man fordert Verdünnungs-Ampullen vom Institut für Mikroökologie an. Diese Ampullen enthalten jeweils 4,5 ml sterile Verdünnungslösung. In die Verdünnungs-Ampulle gibt man mit einer Spritze 0,5 ml der Autovaccine und erhält damit 5 ml einer Verdünnung von 1:10.

Die Verdünnungen werden entsprechend den vorstehend beschriebenen Injektionsschemata verwendet.

Bei hochgradiger Empfindlichkeit sind unter Umständen selbst noch die Stärke 9 der Autovaccine oder gar weitere Verdünnungen zu hoch dosiert. In diesen Fällen kommt eventuell die Anwendung einer perkutanen Autovaccine in Betracht.

3.4.5. Perkutane Autovaccine

Die Anwendung der perkutanen Autovaccine kann durch den Patienten selbst erfolgen. Aus der Flasche läßt man den Inhalt in die Ellenbeuge abtropfen, die Tropfen läßt man mit der Hand auf der Haut verteilen und einreiben. Nach dem Eintrocknen der Suspension sollte diese Stelle für mindestens 8 Stunden nicht gewaschen werden. Die Applikation der perkutanen Autovaccinen läßt man in der Regel zweimal wöchentlich vornehmen. Im allgemeinen werden lediglich die Stärken 2 und 1 der Autovaccine durch das Institut hergestellt. Man läßt mit der Stärke 2 beginnen und beschließt die Behandlung mit der Stärke 1. Die Steigerung der Dosierung läßt man so vornehmen, daß man mit 2 Tropfen anfängt und jeweils um 2 Tropfen bis zu einer Höchstdosis von 10 Tropfen steigern läßt. Bei Kindern unter einem Alter von 7 Jahren gilt die Regel: Alter + 2 = Tropfenzahl der Höchstdosis. Reaktionen sind bei perkutanen Autovaccinen sehr selten. Nur in Ausnahmefällen wird es erforderlich sein, Verdünnungen durch Einsendung an das Institut für Mikroökologie zu veranlassen.

3.4.5.1. Reaktionen

Autovaccine zur Injektion

Reaktionen auf die Injektion von Autovaccinen treten zum einen direkt an der Injektionsstelle auf zum anderen äußern sie sich im Hinblick auf das Allgemeinbefinden und örtliche Beschwerden. Bei Reaktionen an der Injektionsstelle wird zwischen einer Sofort-Reaktion und einer Spät-Reaktion unterschieden:

Sofort-Reaktion: Innerhalb von 10 Minuten tritt eine Vergrößerung der Quaddel mit lappenförmigen Ausuferungen auf. Stärkere Sofort-Reaktionen weisen auf eine ausgeprägte Sensibilisierung hin. In solchen Fällen ist die weitere Injektion der Autovaccine zunächst auszusetzen. Die Autovaccine muß wesentlich höher verdünnt werden. Die weitere Anwendung erfolgt zweckmäßigerweise mit längeren Injektionsintervallen und einer relativen Dosissteigerung von 25%.

Spät-Reaktion: An und in der Umgebung der Injektionsstelle kommt es zu Rötungen unterschiedlichen Ausmaßes und eventuell zu Schwellungen. Die Spät-Reaktion umfaßt eine mehr oder weniger kreisförmige Fläche mit einem Durchmesser von etwa 3 - 8 cm. Sie tritt 12 - 24 Stunden nach der Injektion auf und klingt spätestens nach 48 Stunden ab.

Insbesondere die Spät-Reaktion gibt wichtige Hinweise auf die individuelle Reaktionslage, weshalb bei der ansteigenden Dosierung der Vaccinen und dem damit verbundenen Herantasten an die „Reaktionsschwelle" zumindest streng intrakutan injiziert werden sollte. Nach Ermitteln einer optimalen Dauerdosis kann dann subkutan vacciniert werden. Die Patienten sollten auf die Charakteristika von Spät-Reaktionen aufmerksam gemacht werden, damit sie darüber berichten können.

In Hinsicht auf das Allgemeinbefinden und örtliche Beschwerden können innerhalb von 24, höchsten aber von 48 Stunden folgende Reaktionen verzeichnet werden:

1. Sehr leichte Reaktion: Die Patienten fühlen sich für einige Zeit nach der Injektion auffallend frisch und verlieren möglicherweise örtliche Beschwerden oder empfinden diese als auffallend vermindert.
2. Milde Reaktion: Die Patienten spüren nach der Injektion eine kurz andauernde, durchaus erträgliche und das Allgemeinbefinden kaum beeinflussende Reaktion, wie beispielsweise ein kurz anhaltender Schnupfen, leichter Durchfall oder ein kurzzeitiges, leichtes Ziehen in den Gelenken. Weitere milde Reaktionen können beobachtet werden.
3. Ausgeprägte Reaktion: Nach der Injektion wird eine Reaktion verspürt, die das Allgemein befinden erheblich stört, wie beispielsweise Müdigkeit oder das Auftreten unangenehmer örtlicher Beschwerden, die man nicht flüchtig nennen kann. Bei wiederholten, ausgeprägten Reaktionen kann es zu Verschlimmerungen des Primärleidens kommen (Auftreten von Rezidiven). Deshalb sollte man nach einer heftigen Reaktion die Dosis drastisch verringern, d.h. weiter zurücknehmen, als vorstehend beschrieben. In solchen Fällen ist eine erneute Probennahme und Untersuchung durch das Institut für Mikroökologie empfehlenswert.
4. Schwere oder lebensbedrohliche Reaktionen können durch Nichtbeachten der Injektionsvorschriften in sehr seltenen Fällen eintreten (Sofort-Reaktion, schwere Spät-Reaktion, schwere

Allgemeinreaktion): Siehe „Kontraindikationen" und „Notfall-Therapie"!

Die Patienten sollten um genaue Berichte über ihr Befinden nach den Injektionen ersucht werden, um das Ausmaß möglicher Reaktionen abzugrenzen. Das Verständnis des Patienten für die Therapie mit Autovaccinen kann durch ein besonderes Merkblatt angeregt werden (Rusch, 1988).

Bei starken Spät-Reaktionen an der Injektionsstelle und ausgeprägter, das Allgemeinbefinden verschlechternde Reaktion muß die Dosis der Injektionsvaccine radikal zurückgenommen werden. Hat beispielsweise die Injektion einer Autovaccine der Stärke 3 mit 0,5 ml solche Erscheinungen hervorgerufen, so wartet man mit der nächsten Injektion die doppelte Zeitspanne ab, welche bisher eingehalten wurde, und injiziert dann höchstens 0,1 ml der Stärke 3 sechs Wochen lang. Zweckmäßigerweise erhöht man danach die Antigenmenge in kleinsten Dosen, eventuell nur mit einer gleichmäßigen, relativen Dosissteigerung von etwa 25%, bis man an Hand des Auftretens sehr leichter Spät-Reaktionen an der Injektionsstelle oder an deutlichem Wohlbefinden nach der Injektion oder allenfalls milder, das Allgemeinbefinden nicht wesentlich beeinträchtigender Reaktionen eine neue Reaktionsschwelle erkennt. Man verfährt dann weiter, wie vorstehend beschrieben. Hat man auf diese Weise mit der Autovaccine-Therapie konkrete Erfahrungen gewonnen, so kann man auch in der nachstehend beschriebenen Weise vorgehen.

Bei geschickter Handhabung der Dosierung von Vaccinen werden individuelle Reaktionsschwellen bereits frühzeitig an sehr leichten Spät-Reaktionen an der Injektionsstelle erkannt, so daß man zeitweise mit konstanten Dosen arbeiten und schließlich weiter steigern kann. Auf diese Weise ist es möglich, die Reaktionsschwelle gewissermaßen „vor sich her zu schieben" und zu optimalen Erfolgen zu kommen. Dieses Vorgehen setzt jedoch einige Erfahrung voraus. Ist diese Voraussetzung gegeben, so kann man das Injektionsschema in Abweichung von den vorstehenden Ausführungen individuell optimal variieren. Bei kaum erkennbarer Spät-Reaktion an der Injektionsstelle und deutlichem Wohlbefinden nach der Injektion oder höchstens milder, das Allgemeinbefinden nicht wesentlich beeinträchtigender Reaktion setzt man die Injektionen mit der gleichen Dosis, die zu dieser Reaktion führte, so lange fort, bis die Reaktion nicht mehr auftritt. Danach steigert man mit gleichmäßiger, relativer Dosissteigerung von etwa 25%, bis die Reaktion dieser Art erneut beobachtet wird. Sinngemäß wird weiter verfahren und die Reaktionsschwelle verschoben. Entsprechend geht man im Verlauf der gesamten Vaccine-Therapie vor.

Sollten ausgeprägte Reaktionen gleich zu Beginn der Vaccine-Therapie auftreten, so sind die verwendeten Vaccinen zu verdünnen. Dies kann in der vorstehend geschilderten Weise geschehen (siehe „Dosierung von Autovaccinen"). Sollte eine vom Institut für Mikroökologie hergestellte Autovaccine auch in der Stärke 9 nicht verträglich sein, so empfiehlt es sich, eine erneute Untersuchung zu veranlassen und eine perkutane Autovaccine anzufordern.

3.4.5.2. Perkutane Autovaccine

Bei perkutanen Autovaccinen kommen Reaktionen so gut wie nicht vor, In seltenen Ausnahmefällen kann man die perkutanen Autovaccinen durch Einsendung an das Institut verdünnen lassen.

Kontraindikationen

Für die Therapie mit Autovaccinen bestehen sowohl temporäre, als auch absolute Kontraindikationen.

Unter temporären Kontraindikationen versteht man Erkrankungen, bei denen die Autovaccinentherapie nicht mit normal vorverdünnten Autovaccinen begonnen werden darf. Hier kann aber durchaus eine vorsichtig gehandhabte Autovaccinentherapie mit hoch verdünnten Autovaccinen zur Anwendung gelangen.

Temporäre Kontraindikationen

- Tuberkulose aller Formen
- Schwere Leberparenchym-Schäden
- Colitis ulcerosa
- Morbus Crohn
- Schwere Autoaggressionskrankheiten
- Tumorerkrankungen

Die absolute Lymphopenie stellt insofern eine temporäre Gegenanzeige dar, als zuerst versucht werden soll, die Fehlfunktion des lymphatischen Systems zu überwinden (Orale Mikrobiologische Therapie, andere therapeutische Maßnahmen. Lymphopenie: Zahl der Gesamtleukozyten multipliziert mit Prozentzahl der Lymphozyten und dividiert durch 100 = kleiner als 1.000). Je nach Ausgangslage und Alter werden dazu wenige Wochen bis mehrere Monate benötigt.

Absolute Kontraindikation

- Kachexie

Im Kindesalter sollten Autovaccinen im allgemeinen nicht injiziert werden. Vor dem 8 - 10 Lebensjahr können mit Hilfe der oralen Mikrobiologischen Therapie Symbioflor 1 und Symbioflor 2 vor allem chronische Appetitlosigkeit und Infektanfälligkeit erfolgreich behandelt werden.

Eine Gegenanzeige stellt auch die weitere Dosissteigerung nach Auftreten einer Reaktion dar (siehe „Dosierung von Autovaccinen") ebenso wie eine längere Unterbrechung der Behandlung und die anschließende Injektion einer höheren Konzentration der Autovaccine. Bei allergischer Diathese ist die Reaktionslage verändert und muß entsprechend individuell beachtet werden.

Bei Nichtbeachten der Injektionsvorschriften sind lebensbedrohliche Reaktionen möglich, in seltenen Fällen ein anaphylaktischer Schock.

Die Kontraindikationen sind aufgrund theoretischer Überlegungen und nach praktischen und klinischen Erfahrungen der ärztlichen Mitarbeiter des Institutes für Mikroökologie und frei praktizierender Ärzte im Arbeitskreis für Mikrobiologische Therapie gestellt.

3.4.6. Dauer der Behandlung

Je nach Sachlage (bis zu etwa 30 Einzeldosen). Die Therapie mit Autovaccinen hat den Vorzug, daß man sie neben einer unentbehrlichen, symptomatischen Therapie anwenden kann. Insbesondere empfiehlt sie sich bei unumgänglicher, antibiotischer Therapie. Die Behandlungsdauer sollte nicht unter 6 - 8 Wochen liegen. In einigen Fällen kann die Behandlung über mehrere Monate hinweg geführt werden.

3.4.7. Heterovaccine

SYMBIOFLOR-ANTIGEN®

Die Heterovaccine steht in verschiedenen Verdünnungsstufen als Fertigarzneimittel zu Verfügung und kann immer dann zum Einsatz kommen, wenn eine Autovaccine nicht verfügbar ist. Symbioflor-Antigen ist ein Injektionspräparat zur intrakutanen Anwendung.

Zusammensetzung

Abgetötete R-Formen von Escherichia coli humaner Herkunft (in steriler isotonischer Kochsalzlösung suspendiert und mit 0,25% Phenol konserviert).

1 ml Symbioflor-Antigen Stärke 4 enthält: Bestandteile von 10^6 Keimen
1 ml Symbioflor-Antigen Stärke 3 enthält: Bestandteile von 10^7 Keimen
1 ml Symbioflor-Antigen Stärke 2 enthält: Bestandteile von 10^8 Keimen
1 ml Symbioflor-Antigen Stärke 1 enthält: Bestandteile von 10^9 Keimen

3.4.7.1. Dosierungsanleitung und Anwendung

Vor Gebrauch Antigenlösung gut schütteln!

Die Injektion von Symbioflor-Antigen erfolgt am geeignetsten intrakutan (Quaddeltechnik), da auf diese Weise lokale Reaktionen am einfachsten bemessen werden können (siehe „Dosierung von Autovaccinen"). Es empfiehlt sich, die Injektion über dem M. pectoralis unterhalb der Clavicula vorzunehmen (mit Seitenwechsel). Andere Stellen: Beugeseite des Unterarms, Unterbauch, Rücken über Schulterblatt. Man verwendet zur Injektion Einmal-Spritzen (1 ml mit 1/100-Teilung) und 20er Einmal-Kanülen.

Die Dosierung von Symbioflor-Antigen sollte in jedem Falle der individuellen Reaktionslage angepaßt werden. Die optimale Dosis wird durch ansteigende Dosierung ermittelt. Sie liegt unterhalb einer spezifischen oder allgemeinen Reaktion. Die Empfindlichkeit ist individuell unterschiedlich.

Das Ermitteln der optimalen Dosis kann nach folgendem Schema erfolgen:

Beginn mit der Stärke	4	0,10	0,15	0,22	0,32	0,50	0,70 ml
Fortführen mit Stärke	3	0,10	0,15	0,22	0,32	0,50	0,70 ml
Fortführen mit Stärke	2	0,10	0,15	0,22	0,32	0,50	0,70 ml
Fortführen mit Stärke	1	0,10	0,15	0,22	0,32	0,50	0,70 ml

Die Injektionen können zweimal wöchentlich durchgeführt werden (Mindestabstand 3 Tage).

Mit der ansteigenden Dosierung erreicht man gelegentlich eine individuell unterschiedliche „Reaktionsschwelle". Diese Schwelle ist mit deutlicher Spätreaktion an der Injektionsstelle erreicht: Rötungen, evtl. Schwellungen innerhalb von 24 Stunden. Weitere Reaktionen (Beschwerden) verklingen in spätestens 48 Stunden. In diesem Falle: Keine weitere Steigerung! Bei weiterer Steigerung können schwere bis lebensbedrohliche Reaktionen eintreten! Es sollte vielmehr die Dosis verringert werden: Vorletzte Dosis als „Dauerdosis" beibehalten! Injektionen alle 3 bis 5 Tage (evtl. längere Zeitabstände!).

Treten bei Dauerdosis erneut Reaktionen auf, so sollte die Einzeldosis weiter herabgesetzt werden. Umgekehrt kann die Empfindlichkeit herabgesetzt werden und eine weitere Steigerung ermöglichen. Das angegebene Schema kann individuell variiert werden.

Wegen möglicher, schwerer Reaktionen wird grundsätzlich empfohlen, die Patienten nach einer Injektion von Symbioflor-Antigen für eine Zeit von 30 Minuten unter Beobachtung zu halten. Dies gilt vor allem für Patienten mit allergischer Diathese (siehe Kontraindikationen).

3.4.7.2. Kontraindikationen

- Tuberkulose (auch klinisch geheilte Formen)
- Kachexie
- Schwere Schäden des Leberparenchyms
- Colitis ulcerosa
- Morbus Crohn
- Malignom

Eine Gegenanzeige stellt auch die weitere Dosissteigerung nach Auftreten einer Reaktion dar (siehe Dosierungsanleitung und Anwendung), ebenso wie eine längere Unterbrechung der Behandlung und die anschließende Injektion einer höheren Konzentration des Präparates. Bei allergischer Diathese ist die Reaktionslage verändert und muß entsprechend individuell beachtet werden.

Bei Nichtbeachten der Injektionsvorschriften sind lebensbedrohliche Reaktionen möglich, in seltenen Fällen ein anaphylaktischer Schock.

Bei Colitis ulcerosa, Morbus Crohn und Tumorkrankheiten kann eine vorsichtig gehandhabte Autovaccinetherapie mit hoch verdünnten Vaccinen zur Anwendung gelangen.

3.4.7.3. Dauer der Anwendung von Symbioflor-Antigen

Nach Sachlage. Die Injektionen von Symbioflor-Antigen sollten bei Kindern unter 7 Jahren nicht vorgenommen werden.

3.5. Tageszeitliche Einflüsse bei der Therapie mit mikrobiellen Präparaten

von H. Kolb

Mikrobielle Präparate enthalten lebende und/ oder abgetötete Mikroben und/oder deren Bestandteile bzw. Stoffwechselprodukte. Die Mitglieder der 1954 gegründeten „Arbeitsgemeinschaft für Mikrobiologische Therapie" im ZÄN hatten beobachtet, daß die Wirkung mikrobieller Präparate, insbesondere von Auto- und Heterovaccinen, oft deutlich verschieden war, je nachdem zu welcher Tageszeit sie angewandt wurden. Die Ursachen dafür sind jetzt erst aufgrund der Ergebnisse der chronobiologischen Forschungen zu erklären.

Von besonderer Bedeutung sind die Tagesrhythmen von Körpertemperatur, Blutdruck und Herzfrequenz, Leberrhythmus, Schwankungen der korpuskulären Bestandteile des Blutes und vor allem der Konzentration des Kortisols im Plasma.

Aus diesen Beobachtungen lassen sich Folgerungen, insbesondere auch für die Dosissteigerung bei Vaccine-Injektionen, ableiten.

Mikrobielle Präparate enthalten lebende und/oder abgetötete Mikroben und/oder deren Bestandteile bzw. Stoffwechselprodukte. Sie werden in neuerer Zeit zunehmend oral und parenteral zur Beeinflussung der körpereigenen Abwehr und zur Anregung von Stoffwechselleistungen sowohl allgemein als auch insbesondere des gesamten Intestinaltraktes angewandt.

Wie bereits ausführlich in den einleitenden Kapiteln dargestellt, beruht die Wirkung als Immuntherapeutika im wesentlichen auf:

- Steigerung der Infektabwehr, insbesondere Steigerung der Phagozyten-Tätigkeit,
- Stimulation humoraler Abwehrfaktoren, insbesondere von Lysozym, Properdin, Komplement, Opsonin und Immunglobulinen,
- Stimulation des lymphatischen Zellsystems,
- Aktivierung der Schleimhautfunktionen,
- Stimulation lokaler Immunleistungen und Aktivierung der Barriere-Funktion.

Je nach Art der Erkrankung, Reaktionslage der Patienten sowie Art und Dosierung der mikrobiellen Präparate ist damit eine Immunmodulation z. B. im Sinne einer Hyposensibilisierung, einer tolerogenen Wirkung oder einer Immunstimulation möglich. Wiederholte Injektionen bakterieller Vaccinen in kürzeren Abständen führen zu einer langdauernden Aktivierung des Immunsystems, indem sie eine idiotypische Kaskade nach *Jernes* Netzwerktheorie auslösen.

Ihre Wirkung als „Magen-Darm-Mittel" beruht auf einer Anregung von Resorptions- und Ausscheidungsfunktionen der Mukosa und Aktivierung der physiologischen Schleimhautfloren (Flora-Modulation).

Die Mitglieder der 1954 gegründeten „Arbeitsgemeinschaft für Mikrobiologische Therapie" im „Zentralverband der Ärzte für Naturheilverfahren eV." hatten beobachtet, daß die Wirkung der mikrobiellen Präparate, insbesondere von Auto- und Heterovaccinen oft deutlich verschieden war, je nachdem zu welcher Tageszeit sie angewandt wurden. Besonders deutlich war dies bei intrakutanen Vaccine-Injektionen zu objektivieren:

Die gleiche Vaccine-Dosis mit gleicher Keimzahl führt je nach der Tageszeit der Injektion entweder zur Ausbildung einer verschieden großen Rötung an der Einstichstelle oder nur zu einer Quaddel ohne Verfärbung. Aufgrund zahlreicher solcher immer wiederholter Beobachtungen wurden empirisch einige Regeln gefunden, welches Mittel zu welcher Zeit am besten wirksam und verträglich war - die Ursachen aber waren erst nach Kenntnis chronobiologischer Forschungsergebnisse zu erklären.

Daß Rhythmen, die sich über den ganzen Tag (zirkadian) verteilen, vorhanden sind, ist ein Gesetz. Die zirkadiane Rhythmik des Menschen ist endogenen Ursprungs. Die Epiphyse zum Beispiel produziert Melatonin, das neurosekretorische Hormon, tagesrhythmisch. *E. Haen* folgert: *„Der menschliche Organismus besitzt nicht nur eine räumliche, sondern auch eine zeitliche Struktur, in der die einzelnen Lebensprozesse miteinander verknüpft sind"*. Fast alle bisher daraufhin untersuchten Medikamente zeigen unterschiedliche Wirkungen, wenn sie zu verschiedenen Tageszeiten appliziert werden. Folgende Ursachen für die verschiedene Wirksamkeit sind beispielsweise heute untersucht und statistisch gesichert:

- Die Körpertemperatur ist morgens niedriger als abends.
- Der Blutdruck zeigt einen morgendlichen Gipfel, fällt am frühen Nachmittag kurzzeitig ab, steigt dann kontinuierlich bis zum Abend wieder an, bis er in der Nacht drastisch abfällt. Eine ganz überragende Rolle kommt bei dieser zirkadianen Steuerung der Blutdruckvariabilität dem sympathikoadrenergen System zu, das die Reaktionslage entscheidend mit beeinflußt.
- Die Herzfrequenz zeigt in der Regel ein zum Blutdruck parallel verlaufendes Profil.
- Die Leber beeinflußt mit einem 24-stündigen Rhythmus mit einer sekretorischen Phase (02.00 bis 14.00 Uhr) und einer assimilatorischen Phase (14.00 bis 02.00 Uhr) den Stoffwechsel.
- Alle korpuskulären Bestandteile des Blutes (Leukozyten, Lymphozyten, Monozyten, Thrombozyten) weisen signifikante zirkadiane Schwankungen auf.
- Von besonderer Bedeutung für die Reaktion auf oral oder parenteral verabreichte Medikamente und deren Wirkung ist die Konzentration des Kortisols im Plasma. Kortisol ist das für den Menschen wichtigste Glukokortikoid, von dem pro Tag etwa 25 bis 30 mg in der Nebennierenrinde gebildet werden.
- Die Plasmakonzentrationen erreichen normalerweise zwischen 06.00 und 10.00 Uhr ihren Maximalwert, fallen am Nachmittag ab, sinken um Mitternacht bis auf Werte unterhalb der Nachweisgrenze mit den üblichen Methoden. Dieser Tagesrhythmus ist bereits beim Säugling im 3. bis 6. Lebensmonat entwickelt. Zwischen Mitternacht und 09.00 Uhr erfolgen ca. 70% der täglichen Kortisolsekretion.

Daraus erklärt sich die unterschiedliche Wirksamkeit und Verträglichkeit immunwirksamer Präparate: Wenn z. B. am frühen Nachmittag Blutdruck und Herzfrequenz abfallen, der Leberrhythmus umschaltet und der Kortisolspiegel abfällt, sind auf jeden Fall andere Wirkungen und Reaktionen zu erwarten als am Vormittag - was zwar noch nicht chronobiologisch untersucht ist, aber voll unseren Beobachtungen bei der praktischen Durchführung der Mikrobiologischen Therapie entspricht.

3.5.1. Konsequenzen für die Mikrobiologische Therapie

Mikrobielle Präparate zur oralen Anwendung sollen vormittags eingenommen werden. Präparate, die keine lebenden E. coli enthalten, werden am besten morgens nüchtern, flüssige Kolipräparate werden verdünnt während des Frühstücks oder der Mittagsmahlzeit eingenommen. Kolipräparate in dünndarmlöslichen Kapseln sollten nach den ursprünglichen Anweisungen von Prof. *Nissle* eine Stunde vor dem Frühstück, nach neueren Vorschriften „zu einer Mahlzeit, möglichst zum Frühstück" genommen werden.

Die verschiedenen Zubereitungen aus milchsäurebildenden Keimen (Symbiolact-Gruppe) und ähnliche werden zweckmäßig nach den Mahlzeiten genommen, um allzu starke Blähungen zu vermeiden. Wenn mikrobielle Kombinationspräparate auch abends vor dem Schlafen einzunehmen sind, wird dies ausdrücklich von den Herstellern empfohlen. Es wird angenommen, daß die allgemein übliche Verordnung „3mal täglich" den Patienten besser an eine Medikamenteneinnahme erinnert, wenn die Applikationen an die Mahlzeiten gekoppelt sind.

Die Zeiten der besten Verträglichkeit und Wirksamkeit von Injektionen mikrobieller Präparate wurde aufgrund jahrzehntelanger Beobachtungen ermittelt. Zunächst wurde empfohlen, solche Injektionen, insbesondere von Auto- und HeteroVaccinen, nur vormittags zu verabreichen. Das wurde auch allgemein befolgt, damit eventuelle Reaktionen noch am Tage beobachtet und notfalls behandelt werden konnten. Tatsächlich ereigneten sich aber bei den Injektionen der von den Mitgliedern der Arbeitsgemeinschaft vorwiegend angewandten Vaccinen aus nicht pathogenen Rauhformen der E. coli neben fakultativ pathogenen Kokken der Floren des Respirations- und Urogenitaltraktes keinerlei ernsthaft bedrohlichen Reaktionen oder anaphylaktische Komplikationen. Dabei hatte sich ein Dosierungsschema mit alternierender („rhythmischer") relativer Dosissteigerung lange Zeit bewährt.

Mit zunehmender Verbreitung der Mikrobiologischen Therapie wurden Vaccine-Injektionen auch in der Nachmittags- und Abendsprechstunde durchgeführt. Dabei häuften sich unangenehme, zum Teil stürmische Reaktionen besonders dann, wenn auf die nächste Stärke mit einer relativen Dosissteigerung von 100% übergegangen wurde, Reaktionen, die nicht allein durch die allgemein zu beobachtende zunehmende Sensibilisierung oder Allergisierung zu erklären waren. In der „Arbeitsgemeinschaft für Mikrobiologische Therapie" wurden erstmals seit 3 Jahren 4 Fälle von anaphylaktischem Schock bei bisher fast 500.000 hergestellten Autovaccinen bekannt. Alle 4 waren auf grob fehlerhafte Dosierung, auch nicht vormittags, zurückzuführen.

Um die Durchführung der Behandlung mit Vaccine-Injektionen auch zu anderen Tageszeiten ohne die Gefahr unerwünschter Komplikationen durchführen zu können, mußten neue Dosierungsrichtlinien erarbeitet werden. Zunächst wurde jetzt allgemein anstelle der alternierenden eine gleichmäßige relative Dosissteigerung von ca. 50% empfohlen. Bei hochempfindlichen Patienten, wie z. B. Allergikern, oder nachmittags sollte die relative Dosissteigerung nur 25% betragen. Für niedrig empfindliche Patienten, bei denen keinerlei Reaktionen auf die ersten Injektionen zu bemerken sind, ist eine relative Dosissteigerung von 100% möglich - aber nur vormittags!

Soweit die sicher noch unvollständige Schilderung der tageszeitlichen Einflüsse bei der Therapie mit mikrobiellen Präparaten und die Folgerungen für Zeitwahl und Dosierung bei der Injektionstherapie mit Vaccinen. Zweifellos können exakte chronobiologische Untersuchungen weitere tageszeitliche Einflüsse bei der Mikrobiologischen Therapie wissenschaftlich gesichert feststellen. Bis dahin bleibt nur die Beobachtung und Dokumentation von Einzelfällen und der Erfahrungsaustausch über die Ergebnisse.

Literatur

zu Abschnitt 3 - 3.3

Sonnenschein, B, Beckmann, G. Biotherapeutische Alternative bei Diarrhöe; Therapiewoche 45, Heft 13 (1995), S. 776-782

Mayr, P., Hotz, J., Brandau, J., Körner, J. Erfolgreiche Durchfallbehandlung mit Saccharomyces boulardii, Der Kassenarzt, 43 (1996) S. 52-60

Hotz, J., Böneke, H. Saccharomyces boulardii bei der Antibiotika-assoziierten Diarrhöe,

Der Kassenarzt, Heft 51/52 (1997), S. 26-30
Wagner, H., Dtsch. Apoth.-Zt. 131, 117 (1991)
Weber, R., PTA heute 2, 32 (1988)
Wybran, J., Libin, M., Schandene, L., Immunopharm. Immunotox. 11, 17 (1989)
Hokkertz, 5., Arzneim.-Forsch./Drug Res. 41(11), 1108 (1991)
Yamaguchi, 1., Kuroda, Y, Saito, M., Ebina, T, Hoshino E Ishida, N., Microbiol. Immunol. 28, 601 (1984)
Hyde, R. M., Chan, G., Rusch, V., Microecol Ther 16 997 (1986)
Kalinski, 5., Fortschr. Med. 104, 843 (1986)
Kalinski, 5., Therapiewoche 37, 3371 (1987)
Luckey, T. D., Nahrung 31, 359 (1987)
Baenkler, H. W, Faszination Immunologie, S. 185, Hippokrates Verlag, Stuttgart (1992)
Baenkler, H. W, Checkliste Immunologie, S. 222, Georg Thieme Verlag, Stuttgart-New York (1992)
Freudenberg, M. A., Neß, T., Kumazawa, Y, Galanos, C., Immun. Infekt. 21,40 (1993)
Rietschel, E. T., Brade, H., Sci. Am. 8,26 (1992)
Johnson, H. M., Russell, J. K., Pontzer, C. H., Sci. Am. 4, 42 (1992)
Jansen, G., Deddens, B., Wilkinson, M., van der Waaij, D., Infeetion 21, 193 (1993)
Chisholm, P. M., Immunol. Lett. 29, 95 (1991)
Schmid, F.: Mikroökologische Therapie; Verlag Schmidt-Römhild, Lübeck 1989
Knoke, M., Bernhardt, H.: Mikroökologie des Menschen; edition medizin VCH, Weinheim 1986
Watzl, B., Leitzmann, C.: Bioaktive Substanzen in Lebensmitteln; Hippokrates, Stuttgart 1995
Kunz, B.: Grundriß der Lebensmittelmikrobiologie; Behrs-Verlag, Hamburg 1994
Metschnikoff, E.: Beiträge zu einer optimistischen Weltauffassung. j. F. Lehmanns Verlag, München 1908
Fuller, R.: Probiotics in man and animals. J. Appl. Bacteriol. 66 (1989) 365-378
Pochart, R, P. Marteau, Y. Bouhnik, P. Goderel, P. Bourlioux, J.-C. Rambaud: Survival of Bifidobacteria ingested via fermented milk during their passage through the human small intestine and in vivo study using intestinal perfusion. Am.J. Nutr. 55 (1992)78-80
Goldin, B. R., Gorbach, M. Saxelin, L Barakat, Gualtieri, Salminen: Survival of lactobacillus species (strain GG) in human gastrointestinal tract. Dig. Dis. Sci. 37 (1992)121 -128
Conway, P. L., 5. L. Gorbach, B. R. Goldin: Survival of lactic acid bacteria in the human stomach and adhesion to intestinal cells. J. Dairy Sci. 70(1987)1
Brocker, B. E., R. Fuller: Adhesion of lactobacilli to the chicken crop epithelium. J. Ultrastruct. Res. 52(1975)21
Coconnier, M. H., T. R. Klaenhammer, 5. Kerneis, M. F. Bernet, A. L. Servin: Protein mediated adhesion of Lactobacillus acidophilus BF2 F04 on human enterocyte and mucus - secreting cell lines in culture. Appl. Environ. Microbiol. 58 (1992) 2034
Gilliland, 5. E., M. L. Speck, G. F. Nauyok, F. G. Giesbrecht:
Influence of consuming nonfermented milk containing Lactobacillus acidophilus on fecal flora of healthy males. J. Dairy Sci. 61(1978) 1
Roberfroid, M. B., F. Bornet, C. Bouley, J. H. Cummings: Nutrition and health. Summary and conclusions of an international life sciences institute (ILSI) (Europe) workshop, Barcelona, Spain. Nutr. Rew. 53(1995)127-130
White, B. 1.. T. J. Hill: Antagonistic relationship between oral organisms.J. Dent. Res. 48(1949)272
Polonskaya, M. S.: An antibiotic from Lactobacillus acidophilus. Microbiologiya 21(1952)303
Sabine, D. B.: An antibiotic-like effect of Lactobacillus acidophilus. Nature 199 (1963) 811
Kashet, E. R.: Bioenergetics of lactic acid bacteria: cytoplasmic pH and osmotolerance. FEMS Microbiol. Rev. 46 (1987) 233
Mital, B. K K Garg: Crit. Rev. Microbiol. 21,3(1995)175 - 214 Rafter, J. J.: The role of lactic acid bacteria in colon cancer prevention. Scand. J. Gastroenterol. 30(1995)497 - 502
Goldin, 8. R., 5. L. Gorbach: The effect of milk and lactobacillus feeding on human intestinal bacterial enzyme activity. Am. J. din. Nutr. 39(1984)756 - 761
Goldin, B. R., L. Swenson, J. Dwyer, 5. L. Sexton, 5. L. Gorbach: Effect of diet and lactobacillus acidophilus supplements on human fecal bacterial enzymes. J. natn. Cancer Inst. 64 (1980) 255
Ling, W. H., H. Korpela, H. Mykkänen, S. Salminen, O. Hänninen: Lactobacillus strain GG suppiementation decreases colonic hydrolytic and reductive enzyme activities in healthy female adults. J. Nutr. 124 (1994)18-23
Marteau, R, P. Philippe, B. Flourie, P. Pellier, L Santos, I. F. Desjeux, j. C. Ramboud: Effect of chronic ingestion of a fermented dairy product containing Lactobacillus acidophilus and Bifidobacterium bifidum on metabolic activities of the colonic flora in humans. Am. J. din. Nutr. 52 (1990) 685
Kasper, H.: Prophylaxe und Therapie mit Milchsäurebakterien. GFE Ernährungspraxis 1(1996)3-5
Zhang, X. B., Y. Ohta: In vitro binding of mutagenic pyrolyzates to lactic acid bacterial cells in human gastric juice. J. Dairy Sci. 74(1991)752-757
Sen, N. R, D. C. Smith, L. Schwinghamer: Formation of Nnitrosamines from secondary amines and nitrite in

human and animal gastricjuice. Food Cosmet. Toxicol. 7 (1969) 301
Goldin, 8. R., 5. L. Gorbach: Effect of Lactobacillus acidophilus dietary supplements on 1,2-dimethylhydrazine dihydrochlorideinduced intestinal cancer in rats. J. natn. Cancer Inst. 64 (1980) 263
Peters, R K., M. C. Pike, D. Garabrant, 1. M. Mack: Diet and colon cancer in Los Angeles County, California. Cancer causes control. 3(1992)457-473
Young, T. B., D. A. Wolf: Case-control study of proximal and distal colon cancer and diet in Wisconsin. Int. j. Cancer 42 (1988) 167-175
Le, M. G., L H. Moulton, C. Hill, A. Kramer: Consumption of dairy produce and alcohol in a case-control study of breast cancer. J. natn. Cancer Inst. 77 (1986) 633-636
Vant Veer, P., J. M. Dekker, J. W. J. Lamers, F. 1. Kok, E. G. Schouten, H. A. M. Brants: Consumption of fermented milk products and breast cancer: a case-control study in the Netherlands. Cancer Res. 49 (1989) 4020-4023
Ganguly, R., R. Waldman: Development oflocal immunity. Am.J. :lin. Nutr. 30(1977)1843-1850
Moreau, M. C., R. Ducluzeau, D. Guy-Grand, M. C. Muller:
Increase in the population of duodenal Immunglobulin A plasmocytes in axenic mice associated with different living or dead bacterial strains of intestinal origin. Infect. Immun. 21 (1978) 532-539
Körner J: In: Guzek (Hrsg.). 4. Eckemförder Therapietage, Mykologie, Umweltmedizin, Orthomolekulare Medizin. medi-Velagsgesellschaft für Wissenschaft und Medizin 1996, Hamburg
Buts et al.: Dig Dis Sci 1990; 35 (2): 251-256
Caetano et al.: Int J Immunopharmac 1986; 8 (3): 245-259
Petzold und Müller: Arzneim.-Forschung 1986; 36 (11): 1085-1088
Jahn et al.: Digestion 1996; 57: 95-104
Reimund et al.: Gastroenterol 1994; 106 (4) Suppl: A 759
Massot et al.: Ann Pharm Franc 1982; 40 (5): 445-449
Massot et al.: Insern 1984; 121: 235-240
Rodhgues et al.: J Appi Bactehol 1996; 81: 251-258
Berg et al.: J Infectious Diseases 1993-, 168 (5): 1314-1318
Dueluzeau et al.. Ann Microbiol Inst Pasteur (Paris) 1982; 133 B: 491-501
Seguela et al.: Bull Soc Fr Mycol Med 1982; 1 1 (2): 343-348
Castex et al.: J General Microbiol 1990; 136: 1085-1089
Corthier et al.: Can J Microbiol 1986; 32: 894-896
Corthier: Mikroökol Ther 1989; 18: 177-183
Corthier et al.: Toxicon 1992; 30: 1583-1589
Toothaker et al.: Antimicrobiol Agents Chemotherapy 1984; 26: 552-556
Kollaritsch et al.: Münch med Wschr 1988, 38: 671-674 Kollaritsch et al.: Fortschr Med 1993; 1 1 1: 152-156

zu Abschnitt 3.6

Rusch, V.: Mikrobiologische Therapie: ein wissenschaftlich begründetes Konzept zur Immunmodulation. Erfahrungsheilkunde 9 (1994) 471- 482.
Rusch, V: Zur Bedeutung von Autovaccinen in der Medizin von heute. Arzneim.-Forsch./Drug Res. 36(11), 8(1986) 1290.
Gesetz über den Verkehr mit Arzneimitteln (AMG) vom 9. August 1994. Edito Cantor Verlag, Aulendorf (1994).
Deklaration von Helsinki. In: Klinische Arzneimittelprüfungen in der EG. Edito Cantor Verlag, Aulendorf (1992) [93-97].
Hartung, 1, Sauer; A., Wendel, A.: Testing of Immunomodulatory properties in vitro. Journal of Immunological Methods 179 (1995) 117 - 126.
Becher, F: Flowzytometrie - Ein modernes Verfahren zur Zellanalyse. Deutsches Ärzteblatt 93, 12 (1996) 740.
Hadden, J. W: Immunstimulants. tmmunology Today Vol. 14, No. 6 (1993) 275 - 280.
Kiene, H., Kalish, M Wtssenschaftliche Dogmen bei der Nachzulassung von Arzneimitteln. Deutsche Apotheker Zeitung 136 (1996).
Deitch, E. A., Wen-fing, M., Berg, R., Speejan, R. D.: Endotoxin-induced bacterial translocation: A study of mechanisms. Arch. Surg. Vol. 123 (1988) 1447 - 1463.
Stanley, J., Crvz, Jr.: Immuntherapy and vaccines. VCH Verlagsgesellschaft mbH, Weinheim 1991 [35 - 37].
Siegrist, C. A.: DNA vaccines: what can we expeet? Infeet. Ag. Dis. 5 (1996) 55 - 59.
Zimmermann, K., Keiner; K.: Immunmodulation mit Enterococcusfaecalis-Bakterien.
Biologische Medizin 1(1996)31 - 33.
Heumann, D., Barras, C., Severin, A., Glauser M. P., Tamas:, A.: Grampositive cell walls stimulate synthesis of tumor necrosis factor alpha and interleukin-6 by human monocytes.
Infeetion and Immunity 62, 7 (1994) 2715 - 2721.

Schauer; U., Jung, T, Krug, N., Freo; A.: Measurement of intracellular cytokines. Trends Immunology Today 17,7(1996)305 - 306.
Hendersan, B., Paale, S., Wilson, M.: Bacterial Modulins: a novel dass of virulence factors which cause hast tissue pathology by induced cytokine synthesis. Microbiological Reviews 60, 2(1996) 316 - 341.
Schütz, B., Keiner, K., Zimmermann, K., Peters, U., Poschwarta-Rupp, S.. Kyberstatus- Möglichkeiten einer erweiterten bakteriologischen Stuhldiagnostik. Biologische Medizin 2 (1996) 79-83.
Daniel, V: Diagnostischer Wert der Zytokin-Bestimmung in Serum und Plasma. Dtsch. med. Wschr. 120 (1995) 1171 - 1174.
Rosenkranz, W, Grundmann, E.: Arzneimittel Forschung/Drug Res. 44(1)5(1994) 691 - 695.
Baenkler; H. W: Faszination Immunologie. Hippokrates Verlag, Stuttgart 1992 [186].
Zimmermann, K., Ottendarfer; D.: Infektabwehr durch orale Immunmodulation. Therapiewoche 1 (1996) 65 - 74.
Hockertz, S.: Arzneimittel-Forschung/Drug Res. 41 (11) (1991) 1108 - 1112.
Fowler; D. H., Kurasawa, K., Hosehekk, A., Cohen, 1? A., Gress, R. E.: Journal Immunology 152 (1994) 1004 - 1013.
McHugh, S., Deighton, J., Rilkin, 1., Ewan, P: Kinetics and funetional implications of Th1 and Th2 cytokine production following activation of peripheral blood mononueleat cells in primary culture. VCH Verlagsgesellschaft mbH, Weinheim1996 [1260 - 1265]
Handbook of mucosal immunology. Academic Press, London 1994 [11 - 32].
Myron, M. L.: Escherichia coli infeetions. Bacterial Vaccines. Academic Press, London 1984 [187 - 235]. Germanier; R.: Oral vaccinatiotl against enteric bacterial infeetions:
an overview. Infeetion 12 (1984) 138 - 141.
Masan, 72 G., Richardson, G.: Ob. servations on the in vivo and in vitrc competition between strains ol Escherichia coli isolated from the human gut. 1. Infeet. Dis. 151 (1985) 471 - 475.
Hentges, D. J.: Role of the intestinal microflora in host defence against infeetion. In: Hentges, D. J. (ed.):
Human intestinal microflora in health and disease. Academic Press. New York 1983 [311 - 331].
Beutin, L.: Die Bedeutung und Erkennung von Escherichia coli als Krankheitserreger beim Menschen. Bundesgesundheitsblatt 9 (1990) 380 - 386.
Schütz, B., Hack, B., Keiner; K., Zimmermann, K., Rusch, V: Multiprimer-PCR als Screeningverfahrer zum Nachweis der Toxingene LTi , STI, VTI und VTII bei E. coli-Pathotypen. Lab. med. 17 (1993) 496 - 501.
Uhlenbruck, G., Golz, R.: Eigenschaften von Grünem Tee: Eine Übersicht; in Journal für Orthomolekulare Medizin 3/98, Seite 237-250

zu Abschnitt 3.7

Hallek, M., B. Emmerich: Chronobiologische Onkologlie. Münch. med. Wschr. 132 (1990) 41
Weyer, R. A.: Die zirkadiane Rhythmik des Menschen unter Freilauf-Bedingungen. Münch. med. Wschr. 132(1990) 42, med. Wschr. 132 (1990) 35.
Haen, E., W. Möllmann, W. Forth, H. P. : Zirkadiane Kortisoltherapie - ein falsches Dogma oder nur ein falscher Begriff? Münch. med. Wschr. 133 (1991)
Middeke, M.: Das Blutdruck-Tagesprofil. Münch. med. Wschr. 132 (1990) 37.
Forsgren, E.: Uber die Rhythmik der Leberfunktion, des Stoffwechsels und des Schlafes. Isaac Marcus Boktryckerie Aktiebolag, Stockholm, 1935
Distel, H., R. Hudson: Ontogenese der zirkadianen Rhythmik. Münch. med. Wschr. 132 (1990) 46.
Haen, E.: Die biologische Zeitstruktur des Menschen. Münch. med. Wschr. 132 (1990) 35.

4

Mikrobiologie der Mundhöhle

4. Die Mikrobiologie der Mundhöhle

von R. Hauss

Die Mundhöhle ist Grenzraum zwischen Umwelt und Organismus, Eingangspforte für die Nahrung, vorgeschobener Posten des Immunsystems und vor allem ein vielschichtiger Lebensraum. Zähne, Mundschleimhaut, Bakterien und Speichel sind Bestandteile dieses Lebensraumes. Im Vergleich zur Haut bietet die Mundhöhle als Biotop für Mikroorganismen optimale Lebensbedingungen. Die Gründe dafür sind eine fast unbegrenzte Feuchtigkeit, eine günstige Temperatur und nicht zuletzt ein stets ausreichendes Nahrungsangebot.

Dieser Lebensraum wird mindestens von 5 Billionen! Mikroorganismen besiedelt. Manche sind häufiger und manche sind seltener anzutreffen. Individuelle Unterschiede und der Gesundheitszustand in der Mundhöhle spielen dabei eine Rolle. Die Gesamtheit der oralen Mikroorganismen beträgt mehr als dreihundert Arten. Von diesen werden ungefähr 30 regelmäßig beobachtet und zählen zum Hauptanteil der kultivierbaren Stämme.

In der Mundhöhle können auf Dauer nur solche Bakterien überleben, die in der Lage sind, sich an Oberflächen anzuheften. Dort bilden sie Kolonien in Form fest haftender Biofilme. Die Mundhöhle bietet den Bakterien mit dem Zahnschmelz und der keratinisierten und nicht-keratinisierten Schleimhaut ganz unterschiedliche Biotope an. Die Bevorzugung bestimmter Biotope führt zu substratabhängigen Verteilungsmustern der Mikroorganismen. Die jeweiligen lokalen Milieufaktoren (O_2-Konzentration, CO_2 -Konzentration, pH-Wert) und die intermikrobiellen Beziehungen spielen eine wichtige Rolle.

4.1. Die Zahnplaque

Sie entsteht auf einer gereinigten Zahnfläche phasenweise nach einem seit Jahren bekannten Muster:

1. Beschichtung des sauberen Zahnes mit Speichelglykoproteinen
2. Haftung von Mikroorganismen aus dem Speichel auf dieser Schicht
3. Etablierung einer Primärflora
4. Entwicklung einer selektiven Flora und Reifung der Plaque

Ein Hauptgrund für die Entstehung von Parodontitis ist die Bildung von Plaque. Diese verhärtet sich unter dem Einfluß des Speichels am Zahnfleischrand und führt dort zu einer mechanischen Reizung. Die Plaquebakterien produzieren Exotoxine, die in das angrenzende Zahnfleisch diffundieren und dort eine Rötung und Schwellung verursachen. Es entsteht eine Gingivitis, die nach professioneller Zahnreinigung noch reversibel ist.

Wird die Plaque jedoch nicht entfernt, schreitet die Infektion voran und es etabliert sich eine Parodontitis, erkennbar an Blutungen auf Sondierung, Zunahme der Taschentiefe und Abbau von Knochengewebe. In Deutschland liegt die Häufigkeit von behandlungsbedürftigen Parodontitiden bei über 75%. Im Alter von 40 Jahren gehen heute weit mehr Zähne aufgrund parodontaler Erkrankungen verloren als durch Karies.

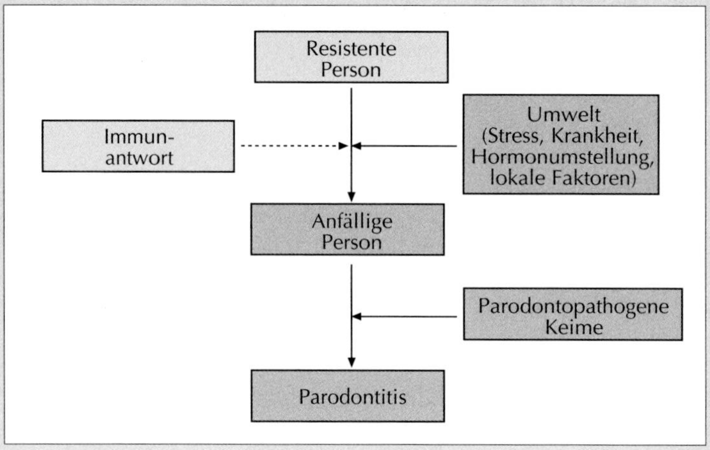

Abb. 44: Entstehungsmechanismen der Parodontitis

Die Kolonisation mit parodontopathogenen Keimen erfolgt bereits im Kindesalter durch Kontakt mit den Bezugspersonen. Diese Bakterien sind in geringen Mengen auch im gesunden Sulkus anzutreffen. Es müssen weitere Faktoren hinzukommen die über den Krankheitsbeginn und -verlauf entscheiden. Eine ganz wichtige Rolle spielt hier die körpereigene Abwehr des Patienten. Die im gesunden Sulkus geringfügig vorhandenen Parodontalkeime werden durch eine intakte humorale Abwehr in Schach gehalten. Wird das Immunsystem jedoch durch äußere Faktoren wie Stress, Hormonschwankungen, Medikamente oder Rauchen gestört, können die Bakterien ihren Selektionsvorteil nutzen und es etabliert sich eine manifeste Infektion des Parodonts.

Der gesunde Sulkus besteht vorwiegend aus grampositiven Kokken und Stäbchen. Hier sind z. B. die oralen Streptokokken zu nennen, wie S. mitis und S. sanguis. Mit zunehmender Taschentiefe nimmt der Sauerstoffgehalt der Umgebung stark ab und anaerobe Bakterien sind im Selektionsvorteil. Mit fortschreitender Parodontitis dominieren vorwiegend gramnegative anaerobe Stäbchen.

Tab. 31: Assoziation zwischen parodontalen Keimen und einer progressiven Parodontitis
(Slots, 1997)

Sehr stark	stark	moderat	Frühstadium
Actinobacillus actinomycetemcomitans Spirochäten einer akuten nekrotisierenden Gingivitis Porphyromonas gingivalis	Bacteroides forsythus Prevotella intermedia Eubacterium nodatum Treponema denticola Fusobacterium nucleatum	Streptococcus intermedius Prevotella negrens Peptostreptococcus micros Campylobacter rectus Cytomegalievirus Eikenella corrodens	Selenomonas species Gram-negative Enterokokken Pseudomonas Species Staphylokokken Epstein-Barr-Virus Typ 1

4.2. Toxizitäts- und Pathogenitätsmechanismen der an der Parodontitis beteiligten Bakterien

Diese Bakterien bewirken eine direkte Schädigung des Gewebes durch ihre Toxine, Enzyme oder metabolischen Produkte. Sie können aber auch indirekt zu Schäden führen, indem sie die Abwehrreaktionen des Gewebes gegen Fremdeinflüsse überfordern und überdurchschnittlich stimulieren.

Folgende Pathogenitätsmechanismen sind hier wichtig:

- Enzymproduktion
- Fibroblastenzytotoxizität Fibroblastenzytotoxizität
- Endotoxinproduktion
- Exotoxinproduktion
- Leukotoxinproduktion
- Chemotaxishemmung
- Stoffwechselprodukte
- indirekter Einfluß auf Wirtszellen
- indirekter Einfluß auf Bakterienzelle

4.2.1 An erster Stelle stehen Enzyme

Die Bakterien scheiden kollagenspaltende bzw. (proteolytische) Enzyme aus wie Kollagenase, Hyaluronidase und Chondroitinsulfatase und zerstören damit die epithelialen Strukturen durch Abbau von Interzellularsubstanz. Sie ermöglichen dadurch eine erleichterte Passage der Plaquebakterien in tiefere Bindegewebsschichten.

Außerdem kann durch Enzyme das Komplementsystem aktiviert werden oder Immunglobuline abgebaut werden, wie z. B. das IgA.

Fibroblastenzytotoxizität: Die Fibroblasten oder auch Bindegewebszellen sind ganz wesentlich am Aufbau und an der Vernetzung des Bindegewebes beteiligt. Die Hemmung der Fibroblastenaktivität schlägt sich negativ auf die Kollagensynthese nieder, d. h. es wird mehr Gewebe ab als aufgebaut.

Hochmolekulare, antigene Toxine schädigen das Gewebe:

a. Exotoxine sind Proteine, die aktiv von Mikroorganismen freigesetzt werden und in ihrer unmittelbaren Umgebung Zellen und Gewebe direkt schädigen.
b. Endotoxine sind Lipopolysaccharide, die nach Zerfall von gramnegativen Bakterien aus der Struktur der Zellmembran freigesetzt werden. Sie induzieren z. B. die Knochenresorption.

Leukotoxinproduktion: Einige Bakterien produzieren einen Stoff, der imstande ist, sowohl humane polymorphkernige Leukozyten als auch Monozyten abzutöten.

Die **Chemotaxis** bezeichnet das Anlocken von polymorphkernigen Granulozyten in Entzündungsgebiete mit Hilfe von „Lockstoffen". Wenn diese Chemotaxis unterbunden wird, können die Bakterien sich ohne primäre Gegenwehr des Organismus vermehren und in das Gewebe eindringen.

Stoffwechselprodukte: Endprodukte des bakteriellen Metabolismus wie Ammoniak, Indol, Schwefelwasserstoff, Fettsäuren und Polyamine sind für das Gewebe giftig. Sie leiten die Destruktion ein oder fördern die Progression der parodontalen Läsion.

Die Bakterien üben einen indirekten Einfluß auf Wirtszellen aus. Durch bakterielle Enzyme wie Peroxidase, Katalase, neutralisieren sie z. B. die sauerstoffabhängige antibakterielle Wirtsabwehr. Die dadurch entstehende Sauerstoffarmut fördert das Aufkommen anaerober Keime, die besonders bei der fortschreitenden Parodontitis zu finden sind. Die gegenseitige Beeinflussung der Bakterien untereinander spielt eine wichtige Rolle in der Mikroökologie des Mundes. Stoffwechselprodukte von Mikroorganismen wie Fettsäure, Wasserstoffperoxid u. a. haben auf bestimmte Bakterien einen negativen, auf andere einen positiven Effekt. Letztere vermehren sich dann und füllen die freiwerdenden ökologischen Nischen auf. So ist bekannt, daß pathogene Parodontitiserreger das Wachstum von oralen Streptokokken unterdrücken, während die Streptokokken ihrerseits viele für das Parodontium pathogene Keime verdrängen.

4.2.2. Fernwirkungen

In den letzten Jahren hat man herausgefunden, daß Parodontitis möglicherweise ein unabhängiger Herzinfarkt- und Aploplexie-Risikofaktor ist. Außerdem besteht bei Schwangeren die Gefahr einer Frühgeburt. Dieser Zusammenhang wurde seit 1989 bei über 12.000 Menschen in epidemiologischen Studien bestätigt.

Das Herzinfarkt-Risiko ist doppelt so hoch und das Schlaganfall-Risiko dreimal so hoch wie bei nicht Parodontitis-Erkrankten. In Atheromen von Koronararterien sind die bereits genannten gramnegativen pathogenen Parodontitiskeime gefunden worden.

Die Lipopolysaccharide regen die Makrophagen an, Zytokine und andere Botenstoffe zu bilden etwa IL1 -, Prostaglandin E und TNF-α. Parodontose ist also nicht nur ein Problem des Mundes, sondern offensichtlich des Gesamtorganismus.

4.3. Mikrobielle Diagnostik im subgingivalen Bereich

Bei den Erregern der Parodontitis handelt es sich vornehmlich um anaerobe gramnegative Stäbchen. Die Diagnostik von Anaerobiern ist aufwendig und geht folgendermaßen vonstatten:

In die Zahntaschen werden kleine, saugfähige Filterpapierstreifen (endodontische Papierspitzen) eingeführt und für kurze Zeit dort belassen. Dort saugen sie sich mit dem Sulcus-Fluid voll. Dann müssen sie in sauerstofffreiem Medium verschickt und anaerob kultiviert werden. Leider wachsen diese Bakterien recht langsam und so kann es 2 - 3 Wochen dauern, bis die Anzucht, Anreicherung und Identifizierung abgeschlossen sind. Dann ist es immer noch möglich, daß nach der Prozedur lediglich physiologische Anaerobier nachgewiesen werden, die keine pathologische Bedeutung haben.

Seit relativ kurzer Zeit steht ein neuer Test zur Verfügung, der mit Hilfe von sogenannten Gensonden ganz spezifisch Markerkeime von Parodontitis-Erkrankungen nachweist. (micro-dent-Test, Fa. Hain-Diagnostika, Nehren). Auf diesem Wege können die Anaerobier:

- **Porphyromonas gingivalis**
- **Prevotella intermedia und**
- **Actinobacillus actinomycetemcomitans**

nachgewiesen werden. Derzeit wird der Test noch um zwei weitere Keime erweitert. Demnächst werden zusätzlich noch Bacteroides forsythus und Treponema denticola nachgewiesen.

Es reicht aus, diese drei (bzw. fünf) Markerkeime zu untersuchen, denn in den meisten Fällen von Parodontitis sind diese Keime nachweisbar (siehe auch Tabelle 31, Seite 150).

Auch hierfür werden die Filterpapierspitzen in die Zahntaschen eingeführt. Man sollte jedoch darauf achten, daß die Probennahme aus akut blutenden Taschen, z. B. aufgrund einer vorangegangenen Sondierung, vermieden wird (sonst wird später nur humane DNA angereichert). Zum Versand werden diese Papierstifte einfach in ein steriles Röhrchen gesteckt. Sie brauchen nicht weiter in Medien verbracht zu werden.

Es besteht die Möglichkeit einen Quadranten zu untersuchen oder auch einzelne besonders tiefe Zahntaschen. Jede dieser Untersuchungen würde einen eigenen Untersuchungsauftrag darstellen und so könnte es sein, daß die Untersuchung irgendwann recht teuer wird. Es besteht aber auch die Möglichkeit, Quadranten zu mischen und einen sogenannten Gesamtstatus zu erstellen. Um das allgemeine parodontale Risiko zu ermitteln, können gleichzeitig bis zu 5 Zahntaschen (Sammelprobe) auf das Vorkommen der drei Erreger untersucht werden. Es werden dann sämtliche Papierstifte in ein Versandröhrchen gesteckt.

4.4. Gensonden-Analytik

Im Labor wird die DNA aus den Filterpapierstreifen isoliert und mit Hilfe von artspezifischen Primern mit Hilfe der Polymerase-Kettenreaktion vermehrt. Dieses Verfahren ist sehr elegant. Man reichert mit Hilfe von bestimmten Enzymen, den sogenannten Polymerasen ganz spezifische DNA-Abschnitte aus einem Gemisch von Nukleinsäuren an. Diese Produkte oder Amplifikate werden markiert und ganz spezifisch an immobilisierte DNA auf Filterpapierstreifen gebunden. Dies geschieht durch Basenpaarung von zwei gegengleichen Einzelsträngen DNA. Diesen Vorgang nennt man auch Hybridisierung.

Nach einer Färbung zeigen sich hier sogenannte Banden, natürlich nur sofern die Art im Ausgangsmaterial vorhanden war. Diese Methode hat mehrere Vorteile:
Der Versand ist unproblematisch, da die Lebensfähigkeit der Keime keine Rolle für die Untersuchung spielt. Die Untersuchung geht wesentlich rascher als die herkömmliche Anzucht, die Ergebnisse stehen schnell zur Verfügung. Amplifikation und Hybridisierung sind theoretisch innerhalb eines Tages durchzuführen. Es werden Keime mit wirklich pathogener Bedeutung nachgewiesen und keine apathogene Mundflora.

Der Test kann eingesetzt werden, um das parodontale Risiko zu ermitteln. Man kann mit dem

Nachweissystem den Behandlungserfolg kontrollieren. Liegen die Keimzahlen unter der Sensitivitätsgrenze des Testes, liegt eine parodontale Stabilität beim getesteten Patienten vor. Die Nachweisgrenze liegt bei ca. 10. 000 Keimen. Das ist auch die Schwelle zur Pathogenität. Niedrigere Keimzahlen werden durch den Körper noch toleriert.

Man kann den Test im Vorfeld kieferorthopädischer Behandlungen einstiger Parodontitispatienten durchführen ebenso wie vor umfangreichen prothetischen Sanierungen. Mittels dieses Testsystems können periimplantäre Entzündungen nachgewiesen und das Risiko von Gewebsabbau, z. B. vor implantologischen Eingriffen, abgeschätzt werden. Die Ergebnisse dieses Tests untermauern den Therapieerfolg und sind ein wertvolles Hilfsmittel zur Patientenmotivation, auf dem Weg zu einer verbesserten Mundhygiene.

4.5. Die Bedeutung des Immunsystems

Der vorherrschende spezifische Abwehrfaktor im Speichel ist das sekretorische Immunglobulin A, das orale Bakterien agglutiniert, ihre Enzymtätigkeit moduliert und ihre Haftung am Zahnschmelz und am bukkalen Schleimhautepithel hemmt. Der Normwert im Speichel liegt zwischen 102 und 471 µg/ml und kann mittels Immundiffusion oder einem spezifischen ELISA festgestellt werden. Bei Parodontitispatienten ist dieser Wert häufig zu niedrig.

Weitere Immunglobuline vom Typ IgG, IgM und IgA sowie Komplement und Leukozyten gelangen mit der gingivalen Sulkusflüssigkeit in den Speichel. Bei optimaler oraler Gesundheit ist der Beitrag der Sulkusflüssigkeit zu den Abwehrfaktoren äußerst gering. Erst mit zunehmendem Schweregrad der Zahnbetterkrankung nimmt die Rate der Sulkusflüssigkeit und damit auch die Konzentration der Abwehrfaktoren zu. So reichen häufig die Regulations- und Reaktionsmöglichkeiten nicht aus, das Entzündungsgeschehen zu kontrollieren. Die Bakterien verfügen über Schutzmechanismen und mit der Zeit kommt es auch zu einer Art Kampfgleichgewicht, d. h. Wirt und Erreger bleiben auf einem Entzündungsniveau stehen, in dem keine Eradikation mehr stattfindet.

4.6. Therapie

Die Therapie basiert darauf, die Zahnplaque zu kontrollieren, und damit auch die Bakterien, die an der Bildung des Zahnbelages beteiligt sind:

- Verbesserung der Mundhygiene (Putztechniken)
- Herstellung eines hygienefähigen Gebißzustandes
- Scaling (Zahn) und Kürettage (Taschengewebe)
- Wurzelglättung
- Parodontalchirurgische Eingriffe
- Antimikrobielle Therapie:
- a: systemisch
- b: lokal
- dent-Nosoden

4.6.1. Antimikrobielle Therapie

Zusätzlich zu den bekannten mechanischen und chirurgischen Behandlungsmethoden werden, insbesondere bei Rezidiven, Antibiotika eingesetzt:

Systemische Antibiotika-Therapie
Nachweis von Prevotella intermedia
und / oder Porphyromonas gingivalis

- ➢ Ornidazol, 1 x 1.000 mg/Tag für 10 Tage
- ➢ Metronidazol 2 x 500 mg/Tag für 10 Tage

Wird zusätzlich noch Actinobacillus actinomycetemcomitans nachgewiesen

- ➢ Metronidazol oder Ornidazol: 3 x 250 mg/Tag
- ➢ Amoxycillin 3 x 375 mg/Tag für 7 Tage

4.6.2. Lokale Therapie

Die Anwendung lokal applizierbarer antimikrobieller Substanzen wird durch Trägersysteme, die ein Medikamentenreservoir schaffen, verbessert. So verfestigt sich bei Metronidazol-Gel Elyzol® und Minozyclin-Gel Dentomycin® das Trägermittel in der Tasche und gibt das Antibiotikum über längere Zeit ab. Erst nach 24 bis 48 Stunden befindet sich kein Wirkstoff mehr in der Tasche. Durch kontrollierte Abgabesysteme (Tetrazyklinfaser Actisite® und Chlorhexidinchip Periochip®) kann eine Freisetzung über längere Dauer in hoher Konzentration erreicht werden. Eine vollständige Beseitigung von Prevotella intermedia ist nicht möglich. Doch durch lokale Stimulierung des Immunsystems kann die eigene Körperabwehr eine parodontale Gesundheit wiederherstellen. Die pathogene Mikroflora wird durch orale Streptokokken überwuchert und bildet eine sogenannte pathogenresistente Zusammensetzung. Dadurch bildet sich ein Puffer gegen eine zukünftige Parodontitis.

Bei bakteriozid und bakteriostatisch wirkenden chemischen Stoffen, besteht grundsätzlich die Gefahr von Nebenwirkungen auf die nicht mikrobiellen Zellen der Mundhöhle. Da die Plaque einen Komplex aus verschiedenen Bakteriengruppen darstellt, kann von einem chemischen Stoff nicht die Elimination aller Arten erwartet werden. Die Gabe von Antibiotika kann zudem das Wachstum pathogener Hefen in der Mundhöhle fördern. Die notwendige IgA-Stimulation im Bereich der Mundhöhle erfolgt mit Mutaflor-Suspension und NeyParadent-Liposome®.

4.6.3. Die dent-Nosode

Die dent-Nosode ist eine neuartiger Therapieansatz, mit deren Hilfe eine individuelle, immunmodulierende Reiz- und Regulationstherapie ermöglicht wird. Es handelt sich um eine Autonosode, bei der bekanntermaßen patienteneigene Materialien verwendet wird. Die nach der Regeln der Homöopathie hergestellte „Vaccine" hat daher einen individuellen Bezug zur Krankheitsgeschichte des Patienten. Der Gedanke, Krankheitserreger oder infolge einer Krankheit veränderte Strukturen als Heilmittel zu verwenden ist uralt. Die Wirkung einer Autonosode wird als die eines Katalysators angesehen, der einen reaktionsschwachen Organismus aktivieren und die Abwehrkräfte mobilisieren kann. Im Falle der dent-Nosode werden die

Parodontalkeime dem Körper in einer verdünnten Form präsentiert. Über die Erkennung keimspezifischer Oberflächenstrukturen wird eine spezifische Immunantwort hervorgerufen. Damit werden die Erreger auf immunologischer Ebene bekämpft.

In der Autonosode sind die Antigene der Parodontalkeime in für das Immunsystem in veränderter Form vorhanden, wodurch folglich auch die Antigenpräsentation verändert wird und "neue" Abwehrvorgänge in Gang gesetzt werden. Durch die Applikation der Autonosode in einer Verdünnungsreihe erfolgt der Antigenkontakt auf eine schonende Art. Nicht nur die Regenerationskräfte des Körpers werden angeregt, sondern auch die Produktion des schleimhautständigen IgA (sIgA). Dadurch wird - besonders im Hinblick auf die Parodontalkeime - eine verbesserte Schleimhautabwehrbarriere geschaffen. Bestehende Kampfgleichgewichte zwischen Erreger und Wirt werden wieder zu Wirtsseite verschoben, da die Immunantwort ganz neu in Gang kommt. Es findet eine spezifische Vaccinierung in Bezug auf die pathogenen Parodontalkeime statt.

Die dent-Nosoden stehen in folgenden Potenzen zur Verfügung:

1. mentop vac dent I (D6, D7, D8, D9, D10)
2. mentop vac dent II (D6, D8, D12, D20, D30)

jeweils incl. Applikationshilfen.

Mentop vac dent 1 bewirkt aufgrund der tiefen Potenzen vorrangig eine Reaktion auf der immunologischen Ebene. Sie bewirkt eine Provokation, die, wie in der klassischen Homöopathie auch, mit einer Erstverschlimmerung einhergehen kann. Nach dieser immunologischen Reaktion folgt eine verbesserte Abwehrleistung gegen die Parodontalkeime und ein Gleichgewicht der physiologischen Mundflora. Für mehr homöopathisch orientierte Zahnärzte wird die höher potenzierte Reihe mentop vac dent II angeboten. Diese beinhaltet neben den immunologisch wirkenden tiefen Potenzen (D6, D8) auch die Ausleitungspotenzen (D12, D20 und D30).

Die Anwendung erfolgt in die mechanisch oder chirurgisch vorbehandelte Zahntasche. Eine alleinige Nosodentherapie ohne mechanische/chirurgische Vorbehandlung ist zwecklos, da die entzündeten Oberflächen eine viel zu große Oberfläche aufweisen. Die Lösung wird mit speziellen Applikationshilfen geliefert. Dies sind stumpfe Dental-Kanülen, mit deren Hilfe 0,5 - 2 ml der dent-Nosode in die Zahntasche eingespült werden kann. Danach sollte der Patient das Infiltrat einige Minuten im Mund behalten und anschließend herunterschlucken. Die Potenzen werden in aufsteigender Reihe verwendet, (d. h. mit D6 beginnend), zuerst 2 x wöchentlich (Recall !) die höheren Potenzen im wöchentlichen oder sogar 14-tägigem Abstand (siehe Tabelle). Generell können die Dosierung und der Applikationsabstand individuell gestaltet werden.

Applikationsschema mentop vac dent I

Potenz	Applikationsintervall
D 6	2 x wöchentlich
D 7	2 x wöchentlich
D 8	2 x wöchentlich
D 9	1 x wöchentlich
D 10	1 x wöchentlich

Applikationsschema mentop vac dent II

Potenz	Applikationsintervall
D 6	2 x wöchentlich
D 8	2 x wöchentlich
D 12	1 x wöchentlich
D 20	14-tägig
D 30	14-tägig

In der Praxis hat es sich besonders bewährt, die endodontischen Papierspitzen, die auch für die Materialentnahme verwendet werden, zunächst mit Dexpanthenol-Lösung (Bepanthen) und dann mit der Nosodenlösung zu tränken. Dann sollte der Stift in die gereinigte und bereits mit Nosodenlösung behandelte Tasche 20 Minuten eingelegt werden.

Das Dexpanthenol hat einen positiven Effekt auf die Regenerationsfähigkeit des Zahnfleisches und der Papierstift mit der Lösung bewirkt eine wesentlich längere Verweildauer der immunogen wirksamen Stoffe in der Zahntasche.

Da diese humoralen und zellulären Prozesse nicht nur in der Mundhöhle wirksam sind, werden auch Geschehen, die durch diese Keime in anderen Bereichen des Körpers hervorgerufen worden sind, positiv beeinflußt werden. Die Diagnostik der Parodontalkeime, die Bestimmung von sIgA im Speichel, die Identifizierung von Hefen in den Zahntaschen und die Erstellung von dent-Nosoden können im Labor Drs. Hauss durchgeführt werden. Die Autonosoden werden durch die Firma Mentop, Schleswig, hergestellt.

4.6.4. Phytotherapeutische Möglichkeiten zur Behandlung und Prophylaxe parodontaler Veränderungen

von M. Martin

Zur Prophylaxe sowie zur therapeutischen Unterstützung von Zahnfleischveränderungen bietet sich neben bekannten Drogen wie Salbei insbesondere Beinwell (Symphytum officinale) zur lokalen Anwendung an. Beinwell ist, innerlich wie äußerlich angewendet, eines der besten Mittel zur Gewebsneubildung. Traditionell wird Symphytum äußerlich bei Prellungen, Verstauchungen, Quetschungen und Schürfungen eingesetzt. Bereits Hildegard von Bingen verwendete Aufbereitungen der Pflanze zur Heilung von Wunden, Hautgeschwüren und Knochenbrüchen. In Form von Umschlägen auf Wunden gebracht, erzielt man mit Beinwell außergewöhnliche Heilerfolge, selbst in Fällen, in den die üblichen Mittel versagen, so auch bei chronisch-entzündlichen Gewebsveränderungen. Allerdings haben Langzeituntersuchungen an Ratten ergeben, daß die auch in Beinwell enthaltenen Pyrrolizidinalkaloide hepatotoxische, kanzerogene und mutagene Wirkungen entfalten können. Somit kann zur Anwendung im oralen Bereich nur eine **pyrrolizidinalkaloidfreie** Zubereitung (Symphodent®) eingesetzt werden.

Mittels moderner Analyseverfahren konnten inzwischen die ineinander vernetzten Wirkstoffe bezüglich ihrer Wirksamkeit entschlüsselt werden:
Gerbstoffe haben einen lokal adstringierenden Effekt und führen zu einer Verdichtung des kolloidalen Gefüges mit positiver Auswirkung auf Epitheldeckendefekte und Ulzera. Schleimstoffe

wirken lokal entzündungshemmend. Cholin vermindert die erhöhte Kapillarpermeabilität und vergrößert gleichzeitig das Gefäßvolumen. Durch die verbesserte Blutzirkulation kommt es zu einem beschleunigten Abtransport von Entzündungsprodukten. Rosmarinsäure vermittelt über eine Hemmung der Lipidperoxidation eine antiinflammatorische Wirkung. Allantonin erzeugt ein osmotisches Gefälle und regt die Durchblutung an. Es bewirkt durch Steigerung der Zellproliferation die Granulation und Epithelisierung von Wunden und stimuliert die Kallusbildung. Allantonin bewirkt eine lokale Leukozytose, die zu einer selektiven Ausschaltung pathogener Erreger führt. Damit unterscheidet sich die Symphodent-Tinktur von synthetischen Mundwässern, die die physiologische Mundflora vollständig vernichten.

Die Heilwirkung von Beinwell entspricht den im oralen Bereich am häufigsten auftretenden Krankheitsbildern sowie iatrogenen Läsionen (mit Ausnahme der Karies), so daß auch nach operativen Eingriffen in der Mundhöhle die Substanz eingesetzt werden sollte.

Beinwell-Tinktur® hat sich als Mundpflegemittel zur Therapieunterstützung bei Entzündungen des Zahnfleisches, (Gingivitis, Parodontitis) mit ihren Folgeerscheinungen wie Auflockerungen des Zahnfleisches, Parodontose, Zahnfleischschwund, Taschenbildung und Abbau des Alveolarknochens bereits in vielen Zahnarztpraxen bewährt.

Die Möglichkeiten mittels mikrobieller Aufbereitungen Einfluß auf das Abwehrsystem zu nehmen, wurden bereits ausführlich beschrieben. In der Praxis hat sich gezeigt, daß die intensive Anwendung von Aufschwemmungen von Enterococcus faecalis (Symbioflor 1) auch im oralen bzw. paradontalen Bereich eine beeindruckende Wirkung entfaltet. Bei entzündlichen Veränderungen des Zahnfleisches, auch wenn bereits eine Ostitis vorliegt, kann stündlich 1 Teelöffel Symbioflor 1 für ca. 1 Minute kräftig zwischen den Zähnen hin- und hergespült werden. Ein ca. stündlicher Wechsel mit Symphodent hat sich diesbezüglich besonders bewährt. In den meisten Fällen beschreiben die Patienten schon nach nur wenigen Stunden eine erhebliche Abnahme der Entzündungssymptome.

Optimierte Prophylaxe unverzichtbar

Nach wie vor wird bei einem hohen Prozentsatz innerhalb der Bevölkerung keine korrekte Zahnpflege betrieben, so daß hier eine wesentliche Ursache für Paradontalerkrankungen zu suchen ist. Die regelmäßige Anwendung der Zahnbürste ist zwar selbstverständlich, doch allein damit ist eine korrekte Zahnpflege bzw. Zahnfleischpflege kaum möglich. Darüber hinaus wird das Zähneputzen meist falsch durchgeführt, so daß im Laufe der Zeit Defekte im Bereich der Zahnhälse bzw. des Zahnfleisches entstehen.

Einen höheren Stellenwert als die übliche Anwendung der Zahnbürste hat die Reinigung der Zahnzwischenräume. Erst die regelmäßige und konsequente Anwendung von Zahnseide in Verbindung mit speziellen „Interdentalzahnbürsten" (zu beziehen über Apotheke oder Zahnarzt) reduzieren die gefährliche Plaques im Bereich der Zahnzwischenräume. Interdentalzahnbürsten sind so geformt, daß der Anwender die winzige Bürste leicht zwischen die Molaren bringen kann und Ablagerungen sowie Speisereste zuverlässig entfernen kann. Üblicherweise kommt es während der ersten Anwendungen zu heftigem Zahnfleischbluten, was aber nach der Eingewöhnungszeit nicht mehr auftritt. Jeder, der diese Technik das erste Mal nach dem üblichen Zähneputzen anwendet, ist tief beeindruckt, wieviel übelreichendes Material auf diesem Wege entfernt wird (die Plaques haben einen intensiven, unangenehmen Geruch, der häufig für einen modrigen Mundgeruch verantwortlich ist). Auf die Interdentalbürste kann sinnvollerweise Symbioflor 1 oder auch Symphodent-Tinktur aufgebracht werden. Für Zahnzwischenräume, die für die Interdentalbürste zu schmal sind (z.B. im Bereich der Frontzähne), wird Zahnseide eingesetzt. Da anfangs die richtige Technik im Umgang mit Zahnseide und Interdentalbürste etwas umständlich erscheint, ist eine Einweisung in der Zahnarztpraxis zu empfehlen. In den immer stärker etablierten „Prophylaxezentren" innerhalb der Zahnarztpraxen vermittelt speziell ausgebildetes Fachpersonal den Patienten die korrekte Technik.

Literatur

Ketterl, W. (Hrsg.), Parodontologie, Urban & Schwarzberg. 1990, 2. Aufl.
Mattila, K. J., Dental infections as a risk factor for acute myocardial infarction, Eur.Heart.J., 1993, Dec. 14 Suppl. K, 5. 51-53
Mombelli, A., Parodontaldiagnostik, schweiz. Monatsschr. Zahnmed. Vol 104: 1/1994, S.49 -54
Mombelli, A. Verbessern neue diagnostische Tests die Differentialdiagnose und Therapie der Parodontitis? Schweiz. Monatsschr. Zahnmed., 1992, Vol 102, 2.
Purucker, P., Mikrobiologie der Parodontitis: Teil 1: Die infektiöse Natur der Parodontits, Parodontologie, 1991, 3: 207 - 222
Sebastian, M. T.; Paro Update, Mikrobiologische Diagnostik in der Parodontologie, Ästhetische Zahnmedizin, 48 - 53
Slots, J., Rams, T.E., Microbiology o periodontal disease, In Slots, J., Taubmann, M. A. (Hrsg.) Contemporary Oral Microbiology and Immunology, St. Louis, Mosby, 1992, 5. 425 - 443.
Valtonen, V.V. Infection as a risk factor for infarction an artheriosklerosis, Ann.Med. 1991, 23(5)539-43.Kräuter-Repertorium „PhytoMagister" (Software). Kaufhold-Software, Waltrop
Feldhaus, A.: Symphytum i.d. Zahnärztlichen Praxis; Zeitschrift biologische Zahnmedizin, 1993
Hänsel, B., Haas, A.: Therapie mit Phytopharmaka, Springer-Verlag, Berlin, Heidelberg 1994
Grötz, Schulz, Univ.-Klinik f. Mund-Kiefer-Gesichtschirurgie Mainz: Anwendungsbeobachtung eines Symphytum-Phytopharmakon als postoperatives und antientzündliches Mundtherapeutikum; Deutsches Zahnärzteblatt 1995
Kompendium Ganzheitliche Zahnheilkunde, Spitta-Verlag
Hommel, D.: Symphodent-Tinktur als Mundtherapeutikum, Zahnärztliche Praxis 1998 u. Biologische Zahnmedizin 3/98

5

Verdauungs- und Resorptionsstörungen

5.1. Diagnostik abdomineller Beschwerden

von B. Schütz und M. Martin

Die Aufrechterhaltung des Gleichgewichtszustandes der Darmflora ist von einer Reihe unterschiedlicher Faktoren abhängig. Es ist deshalb sinnvoll, neben mikrobiologischen auch chemische Untersuchungen durchzuführen, die Hinweise auf den Funktionszustand der Darmanhangsorgane oder Darmschleimhaut zulassen. Erst so kann ein kultureller Befund korrekt interpretiert werden. Beispielsweise wäre ein erhöhtes Wachstum von Fäulniskeimen als alleiniger Befund wenig aussagekräftig, da die Ursachen für einen solchen Befund äußerst vielfältig sein können. Es könnte eine Maldigestion oder Malabsorption ein erhöhtes Nährstoffangebot für die Kolonflora nach sich ziehen, da Fette oder Eiweiße nicht aufgenommen werden. Daraus resultiert ein vermehrtes Nahrungsangebot für fett- und eiweißverstoffwechselnde Fäulniskeime, was für diese Überlebensvorteile bedeutet. Ein anderes Beispiel: entzündliche Darmschleimhautveränderungen führen zu einem intraluminalen Anstieg von Entzündungsproteinen. Auch dieses körpereigene Eiweiß könnte die Fäulnisflora begünstigen. Zeigen sich andererseits die Verdauungsrückstände im Stuhl erhöht, ohne daß es ein Anhalt für eine Maldigestion oder Malabsorption gibt, wäre die Ernährungsanamnese zu überprüfen, da der Verdacht nahe liegt, daß der Patient z.B. zu viel tierische Fette oder Eiweiße verzehrt.

Die Analyse weiterführender fäkaler Parameter ermöglicht eine genaue Differentialdiagnose. Die folgenden Parameter ermöglichen Aussagen über Zustand und Funktion der Verdauungsorgane, den Ablauf der Verdauung, über die darmassoziierte Immunfunktion sowie über Zustand und Funktion der Darmschleimhaut. Ziel der Diagnostik muß es sein, über die Kenntnis ursächlicher Faktoren optimale Voraussetzungen zu schaffen, um oftmals seit Jahren oder Jahrzehnten bestehende Erkrankungen erfolgreich therapieren zu können. Indiziert ist eine Analyse der fäkalen Parameter immer dann, wenn unklare akute oder chronische Beschwerden im Magen-Darm-Bereich vorliegen, aber auch bei Neurodermitis und anderen Erkrankungen des atopischen Formenkreises, bei Abwehrschwäche oder chron. rezidivierenden Infekten.

Auch fäkale Parameter sind bezüglich ihrer Aussagekraft von einer korrekten Präanalytik abhängig. Deshalb stets genau die Versandvorschriften sowie patientenbezogene Einflußfaktoren beachten!

Die Zuverlässigkeit und Aussagekraft von Laborbefunden ist abhängig von den Umständen vor der eigentlichen Laborarbeit!

Auf richtige Probenentnahme, Versandkriterien, Wochentag und Jahreszeit (Außentemperaturen) ist zu achten!

5.1.1. Quantitativer Nachweis von Verdauungsrückständen im Stuhl

> Als Verdauungsrückstände bezeichnet man die über den Stuhl ausgeschiedenen und somit unverdauten Nahrungsrückstände in Form von Fetten, Eiweiß und Kohlenhydraten, die unter physiologischen Umständen unterhalb einer definierten Grenze liegen.

Als Screeningverfahren zum Nachweis von Verdauungsstörungen dient die quantitative Analyse unverdauter Nahrungsrückstände im Stuhl. Dazu werden Fette (Neutralfette u. langkettige Fettsäuren), Stickstoff (früher quergestreifte Muskulatur), Kohlenhydrate und Wasser erfaßt. Normalerweise lassen sich im Stuhl nur geringe Mengen unverdauter Nahrungsrückstände nachweisen. Beim Gesunden ist die tägliche Fett- und Stickstoffausscheidung relativ konstant. Lassen sich verdächtig hohe Rückstände der einzelnen Substrate nachweisen, liegt der Verdacht auf eine Verdauungsstörung im Sinne einer Maldigestion oder Malabsorption nahe (s.u.).

Tab. 32: Ursachen und Folgen pathologisch erhöhter Konzentrationen unverdauter Nahrungsrückstände im Darm

Parameter	Normalwertbereich	Ursachen / Erkrankungen	Folgen für die Darmflora
Fett	<3,5 g /100 g Stuhl	**Maldigestion:** **1. durch Lipasemangel** • z.B. chron. Pankreatitis **2. durch Gallensäuremangel** • Leberparenchymschäden • Gallengangsverschluß • Overgrowth-Syndrom • Ileumdysfunktion **Malabsorption:** **1. entzündliche Erkrankungen** • M. Crohn • infektiöse Enteritis • Nahrungsmittelallergien **2. diffus chron. Erkrankungen** • z.B. Zöliakie (einheim. Sprue) **Sonstige Ursachen:** • akute Durchfallerkrankungen • Medikamente	• Fäulnisdyspepsie durch Aufwuchern fettverwertender Bakterien (Clostridien, E. coli, E. coli-Biovare, Enterobakteriazeen). • Alkalisierung des Darmmilieus • Leberbelastung und Schädigung der Darmschleimhaut durch Produktion subtoxischer/toxischer Stoffwechselprodukte (Ammoniak, Schwefelwasserstoff usw.)
Stickstoff	< 1,0 g /100 g Stuhl	**Maldigestion:** durch Trypsin- /Chymotrypsinmangel bei chron. Pankreatitis **Malabsorption/Sonstige Ursachen:** siehe oben	• Fäulnisdyspepsie durch Aufwuchern eiweißverwertender Bakterien (Clostridien, E. coli, E. coli-Biovare, Enterobakteriazeen, s. oben).
Kohlenhydrate	<0,5 g /100 g Stuhl	**Maldigestion:** • durch Mangel an Amylase, Laktase, Saccharase oder Maltase **Malabsorption/Sonstige Ursachen:** siehe oben	• Gärungsdyspepsie durch Aufwuchern kohlenhydratverwertender Bakterien (Bifidobakterien, Laktobazillen, Enterokokken) • Vermehrung von Hefen • Ansäuerung des Darmmilieus
Wasser	75-85 g/100 g Stuhl	**Obstipation:** • Reduktion des Wassergehaltes auf unter 75 g/100g Stuhl **Durchfallerkrankungen:** • Anstieg des Wassergehaltes auf über 85 g/100 g Stuhl	• Vermehrung von eiweiß- oder fettverwertenden Bakterien (Clostridien, E. coli, E. coli-Biovare, Enterobakteriazeen) • Alkalisierung des Darmmilieus • Verminderung obligat anaerober Bakteriengattungen im Stuhlbefund

5.1.1.1. Standardisierte Kost zur Optimierung der Stuhldiagnostik

Um zu einer verbesserten Aussage bezüglich der Untersuchung auf Verdauungsrückstände zu kommen, sollten die Patienten angehalten werden, sich vor den Probenentnahme 3 Tage lang einer standardisierten Kost zu unterziehen. Somit werden individuell stark unterschiedliche Ernährungsgewohnheiten vermieden, die letztlich einen Einfluß auf die Untersuchung haben können.

Falls eines oder mehrere der aufgeführten Lebensmittel abgelehnt wird bzw. nicht vertragen werden sollte, können die betreffenden Lebensmittel natürlich weggelassen werden. Der Patient sollte dies auf dem Probenbegleitschein vermerken. Der Kostplan enthält auch spezielle Komponenten zur Erkennung ausgewählter Nahrungsmittelunverträglichkeiten. Daher sollte der Patient jede eventuell auftretende Befindlichkeitsstörung mit Angabe der Uhrzeit notieren. Als Getränke sind neben den im Plan erwähnten Mineralwasser, Tee und Kaffee sowie Getreidekaffee geeignet.

Tag 1

Frühstück
1 Vollkornbrot mit Butter und Honig, 1 Frucht der Saison, 1 Glas Orangensaft, 150 g Joghurt (3.5% Fett)

Mittag
Spaghetti mit Tomatensoße und Käse

Abend
2 Scheiben Vollkornbrot mit Butter, 2 Tomaten, 1 Zwiebel, 2 Scheiben Edamer, Gewürze

Zwischenmahlzeit
2 Gläser Birnensaft oder 3 Birnen

Zwischenmahlzeit
Rohkost nach Wahl

Zwischenmahlzeit oder Beilage zu einer Hauptmahlzeit:
Eisberg-Orangen-Salat mit Essig-Öl-Dressing

Tag 2

Frühstück
Haferflockenmüsli mit 500 ml Milch (3.5 %), dazu Apfel oder Banane

Mittag
1 Kalbs- oder Putenschnitzel, Bratling, Gemüse der Saison, Kartoffeln oder Reis

Abend
2 Scheiben Vollkornbrot mit Butter und Putenbrust, Salatgurke und Paprikaschote

Zwischenmahlzeit
Rohkost der Saison

Zwischenmahlzeit
1 Stück Obst der Saison

Zwischenmahlzeit
1 Glas Gemüsesaft

Tag 3

Frühstück
2 Brötchen mit Butter und Konfitüre oder Honig, 1 Glas Orangensaft

Mittag
Sojanudeln mit 250 g frischen Champignons

Abend
1 Avocado, etwas Zitronensaft, Gewürze, 2 Scheiben Bauernbrot

Zwischenmahlzeit
1 Banane

Zwischenmahlzeit
Blattsalat mit Essig-Öl-Dressing

Zwischenmahlzeit
Rohkost nach Wahl, fettarmes Knabbergebäck (z.B. Salzbrezeln)

5.2. Maldigestion / Malabsorption

5.2.1. Maldigestion

Unter Maldigestion versteht man einen ungenügenden Aufschluß (Verdauung) des Darminhalts infolge eines Mangels an Verdauungssäften, wie er z.B. nach Magenresektion, bei Pankreasinsuffizienz, Leberkrankheiten bzw. Gallemangel auftreten kann. Auch bei bakterieller Fehlbesiedelung mit Dekonjugation von Gallensäuren und bei Verdauungsenzymdefekten in der Mukosa kann es zu einer Maldigestion kommen.

Die häufigste Ursache einer Maldigestion ist in einer exokrinen Pankreasinsuffizienz oder einem Gallensäuremangel zu suchen. Im Rahmen einer exokrinen Pankreasinsuffizienz kommt es zu einem Mangel an fett- und eiweißspaltenden Enzymen (Lipase, Trypsin, Chymotrypsin), so daß die entsprechenden Nahrungsbestandteile nicht mehr ausreichend zerlegt werden können. Im Darmlumen verbleiben hochmolekulare Fette und Eiweiße, die nicht resorbiert werden und somit in größeren Mengen in den Stuhl gelangen.

Ebenso kommt es durch eine unzureichende intestinale Gallensäurekonzentration zu einer unzureichenden Verdauung. Ein Gallensäuremangel kann auftreten, wenn bei einer Überwucherung des Dünndarms mit Keimen der Dickdarmflora („Overgrowth-Syndrom") konjugierte Gallensäuren durch die bakterielle Fehlflora abgebaut werden oder wenn bei einer Ileumdysfunktion die Gallensäurerückresorption im terminalen Ileum gestört ist. Der in beiden Fällen resultierende Gallensäuremangel bewirkt eine nur noch ungenügende Emulgierung von Nahrungsfetten und damit einen deutlichen Anstieg der Fettkonzentration im Stuhl.

Nachweis einer Maldigestion

Lassen sich in einer Stuhlprobe vermehrt Fett- oder Eiweißrückstände nachweisen, wird zunächst überprüft, ob eine Maldigestion vorliegt. Am Institut für Mikrobiologie und Biochemie geschieht dies über

- die Bestimmung der pankreatischen Elastase 1 und
- die quantitative Analyse von 3-α- und 7-α-Hydroxy-Gallensäuren im Stuhl.

5.2.1.1. Pankreasinsuffizienz

Quantitative Bestimmung der pankreatischen Elastase 1 im Stuhl

Als Pankreassaft (ca. 1,5 - 2 l/Tag) wird der stark alkalische (pH 8,3 - 9,0) „Bauchspeichel" genannt, der unterschiedliche Pankreasenzyme enthält, die nur in einem alkalischen Milieu ihre optimale Wirkung entfalten können. Ein bedeutender Sekretionsreiz, der zur vermehrten Abgabe von Pankreassaft führt, wird durch den stark sauren Speisebrei aus dem Magen und die dadurch freigesetzten Sekretions-Hormone gewährleistet. Endo- und exokrine Funktionsstörungen des Pankreas treten häufig parallel auf. Bei fast jedem zweiten Diabetiker ist mit einer exkretorischen Pankreasinsuffizienz zu rechnen, während ca. 20 - 40 % aller Patienten mit einer chronischen Pankreatitis einen sekundären Diabetes mellitus entwickeln.

Pankreasenzyme	**Wirkung**
α-Amylase	Polysaccharidspaltung zu Maltose
Lipase	Triglyceridspaltung zu Fettsäuren u. Glycerin
Phospholipase A	Lysolecithin- bzw. -kephalin- u. Fettsäurebildung
Phospholipase B	Glycerophosphorylcholin- u. Fettsäurebildung aus Lysolecithin
Trypsin	Spaltung v.a. der denaturierten Proteine; als »Trypsinogen« sezerniert
Chymotrypsine	ähnl. wie Trypsin spaltend
Carboxypeptidasen	Abspaltung endständiger Aminosäure
Ribonuclease	Spaltung von 3'-Bindungen
Desoxyribonuclease	spezif. Phosphodiesterase; Endprodukte: Oligodesoxynucleotide
Elastase, Kollagenase	Aufspaltung elastischer bzw. kollagener Fasern
Kallikrein	Freisetzung von Kininen
Sterinesterhydrolase	Spaltung von Sterinfettsäureestern

Über den quantitativen Nachweis der pankreatischen Elastase 1 läßt sich eine exokrine Pankreasinsuffizienz sicher diagnostizieren oder ausschließen. Das Enzym, das in den Azinuszellen der exokrinen Bauchspeicheldrüse gebildet wird, gelangt zusammen mit anderen Pankreasenzymen (Amylase, Lipase, Trypsin) in den Zwölffingerdarm. Die Elastase 1 übersteht die Darmpassage unbeschadet und läßt sich im Stuhl gut mit Hilfe immunologischer Verfahren nachweisen. Die Konzentration der Elastase 1 im Stuhl spiegelt die Sekretionsleistung der exokrinen Bauchspeicheldrüse wider. Im Gegensatz zur Chymotrypsinbestimmung (alternativ einsetzbarer Parameter in der Pankreasdiagnostik) ist hierzu nur eine einzige Stuhlprobe nötig. Da der Nachweis der Elastase 1 nicht durch eine Substitutionstherapie beeinträchtigt wird, eignet er sich gut zur Verlaufskontrolle bei chronischer Pankreasinsuffizienz.

Bleibt die Pankreasinsuffizienz zu lange unerkannt bzw. unbehandelt, verlängert dies nicht nur unnötigerweise den Leidendruck der Patienten mit der Folge ebenso unnötiger Kostensteigerungen durch häufige Arztbesuche, sondern es entwickeln sich zunehmend Nährstoff-Defizite, die sich in aller Regel auch durch eine Substitution der entsprechenden Elemente kaum beeinflussen lassen. Dieses Phänomen ist denjenigen Therapeuten bekannt, die sich in ihrer Praxis mit der Mikronährstoff-Diagnostik befassen. Insbesondere Fettlösliche Vitamine, aber auch Zink werden an die Nahrungsfette gebunden und statt zur Resorption zur Ausscheidung gebracht. Gerade ein Zinkmangel kann sich äußerst negativ auf den Kohlenhydratstoffwechsel auswirken und/oder die Situation von Diabetikern verschlechtern. Da Diabetiker weit häufiger an einer sekretorischen Pankreasinsuffizienz leiden als bisher angenommen, ist die Bestimmung der Elastase-1 im Stuhl ein sinnvoller und ebenso wichtiger Untersuchungsparameter. Besonders zu berücksichtigen ist diese Untersuchung bei schlecht eingestellten Diabetikern, bei Gewichtsverlust oder plötzlicher Verschlechterung der BZ-Werte.

Normalwertbereich

• Normwert für Erwachsene und Kinder ab dem 1. Lebensmonat:	> 200 µg/g Stuhl
• Hinweis auf eine leichte bis mäßige exokrine Pankreasinsuffizienz:	100 - 200 µg/g Stuhl
• Hinweis auf eine schwere exokrine Pankreasinsuffizienz:	< 100 µg/g Stuhl

Die Bestimmung der Elastase-1 deckt sehr gut die schweren und mittelgradigen Pankreasinsuffizienzen auf. Bei leichteren Fällen ist es schwieriger. Da es Patienten gibt, die auch bei einer leichten exkretorischen Insuffizienz eine Malnutrition entwickeln, ist eine weitere Abklärung erforderlich. Mittels Bestimmung der Verdauungsparameter, an Hand der klinischen Symptome (breiige Stühle, Meteorismus) und mittels einer Mikronährstoff-Analyse kann entschieden werden, ob eine Enzymsubstitution erforderlich ist.

5.2.1.2. Therapie der Pankreasinsuffizienz

Zur Beeinflussung einer Maldigestion auf dem Boden einer Pankreasinsuffizienz ist die Enzymsubstitution die Therapie der Wahl. Darüber hinaus ist der Versuch einer Regulierung/Stimulierung der Bauchspeicheldrüse mittels Phytotherapeutika sinnvoll. Eine pankreatrope Wirkung entfaltet insbesondere die in Madagaskar und Afrika beheimatete Heilpflanze Haronga. Die Inhaltsstoffe üben eine Stimulierung der exokrinen Pankreasfunktion aus, enthalten aber keine pflanzlichen Verdauungsenzyme. Allerdings gilt hier zu beachten, daß die Wirkung eher mild ist und somit die alleinige Verordnung eines Haronga-Präparates nur bei einer leichten Pankreasinsuffizienz sinnvoll ist.

Aus der Frucht des Carica papaya (Melonenbaum) gewinnt man einen Saft, der Papain enthält. Papain ist schon lange als antidyspeptisches Mittel bekannt. Papain wirkt günstig und unterstützend auf die fermentative Verdauung ein und entspricht eher einer Fermentsubstitution als einer Stimulierung der Bauchspeicheldrüse. Darüber hinaus besitzt Papain auch einen anthelminthischen Effekt, der sich bei Befall mit Oxyuren und Askariden ausnutzen läßt. Auch Ananas-Arten enthalten proteolytische Enzyme, hauptsächlich Bromelain.

Bei mittleren und schweren exkretorischen Pankreasschwächen läßt sich in der Regel eine Enzymsubstitution nicht umgehen. Pro Mahlzeit sind 30.000 bis 100.000 Einheiten Lipase erforderlich. Allerdings gilt gerade bei schweren Insuffizienzen zu beachten, daß sich die Wirkung der substituierten Enzyme nur dann optimal entfalten kann, wenn im Bereich des Duodenums ein alkalisches Milieu vorherrscht. Somit macht es Sinn, den Patienten neben der Enzymsubstitution Basen z.B. in Form von Natriumhydrogencarbonat zu verordnen.

Da bei oraler Gabe von Natriumhydrogencarbonat in freier Form unter dem Einfluß von Magensäure eine Zersetzung mit der Entwicklung von Kohlendioxid stattfindet, sollte das entsprechende Produkt magensaftresistent verkapselt sein, so daß der Wirkstoff erst im Duodenum freigesetzt wird (Natriumhydrogencarbonat 1 g Fresenius).

5.2.1.3. Ernährungsempfehlungen bei exokriner Pankreasinsuffizienz

Die Ursachen einer exokrinen Pankreasinsuffizienz können vielfältig sein. Sie können in ständig wiederkehrenden Gallengangsentzündungen, Gallensteinen, in einem chronischen Alkoholmißbrauch oder in einer hochkalorischen, fett- und eiweißreichen Ernährung liegen. Neben rezidivierenden Oberbauchschmerzen treten Symptome wie Blähungen, Durchfall, Fettstühle und Gewichtsabnahme auf. Beachtenswert ist der Zusammenhang zwischen Gallensteinen und einer chronischen Pankreatitis. Gerade die häufig verharmlosten kleinen Steine können durch Verletzungen des Ductus pancreaticus zu einem Rückstau von Pankreassaft mit der Folge einer Selbstverdauung (chron. Pankreatitis) führen. Neueste Erkenntnisse deuten darauf hin, daß diese Zusammenhänge letztlich die Ursache für die Entstehung eines Diabetes mellitus darstellen können. Die zunehmende Zerstörung des Parenchyms mündet in eine inkretorische wie exkretorische Insuffizienz des Organs. Die Indikationsstellung zur Entfernung von Gallensteinen muß somit erheblich erweitert werden.

Sinnvoll ist eine „Pankreasdiät" immer dann, wenn bei einer Normalkost keine ausreichende Nährstoffaufnahme mehr möglich ist. Durch eine Pankreasdiät kann in diesen Fällen durchaus noch eine gute Nahrungsverwertung erreicht werden. Da v.a. die Fettverwertung gestört ist, muß zunächst der Fettgehalt in der Nahrung reduziert und leicht verdauliches Fett angeboten werden. Liegt eine schwere Fettverdauungsstörung mit hohen Fettausscheidungen im Stuhl vor, sollte ein Austausch der Streich- und Kochfette (sichtbare Fette) durch leicht verdauliche MCT-Fette vorgenommen werden. Diese Spezialfette können auch bei unzureichender Gallen- und Bauchspeicheldrüsenfunktion komplett resorbiert und aufgeschlossen werden (siehe Kapitel MCT – spezielle Fette in der Ernährungstherapie abdomineller Erkrankungen, S. 410 ff).

Um Nebenwirkungen (Bauchschmerzen, Durchfall, Erbrechen, Kopfschmerzen) zu vermeiden, sollten MCT-Fette einschleichend in den Speiseplan eingeführt werden, beginnend mit 10 - 20 Gramm pro Tag mit einer täglichen Steigerung um 10 - 20 Gramm auf etwa 50 - 70 Gramm MCT-Margarine und 20 - 30 Gramm MCT-Öl pro Tag, jeweils gleichmäßig über den Tag verteilt. Dabei müssen Lebensmittel mit einem hohen Anteil an versteckten Fetten gemieden werden (fette Fleisch-, Käse- und Wurstsorten, Sahne, fette Süßspeisen und Backwaren). MCT-Fette sind hitzeempfindlich und können daher nicht zum Kochen und Braten verwendet werden. Man kann sie jedoch den warmen Gerichten direkt vor ihrem Verzehr zusetzen. Die MCT-haltigen Speisen sollten weder lange warmgehalten noch ein zweites Mal aufgewärmt werden, da ansonsten ein bitterer Nachgeschmack entstehen kann.

Grundprinzipien der Diät

- → Leichte Vollkost (d.h. blähende und unverträgliche Lebensmittel weglassen)
- → Ballaststoffarm (weniger als 10 Gramm Ballaststoffe am Tag)
- → Fettmenge reduzieren

Bei einer Pankreasinsuffizienz ist auch häufig die Magenentleerung beschleunigt. Häufige, kleine Mahlzeiten, über den Tag verteilt, sind daher sinnvoll. Auch die tägliche Aufnahme von Vitamin B_{12} und der fettlöslichen Vitamine A, D, E und K kann gestört sein. Eine Zufuhr über Vitaminpräparate kann daher sinnvoll sein.

Grundsätzlich sollten mindestens 5 kleine Mahlzeiten pro Tag eingeplant werden, denn kleine Mengen sind leichter verdaulich als üppige, große Mahlzeiten. Gründliches Kauen unterstützt die Verdauungsleistung.

Beim Garen sollte sparsam mit Fett umgegangen werden. Ideal ist das Dünsten im eigenen Saft oder mit wenig Wasser. Kurzgebratene, fritierte oder panierte Fleisch- bzw. Fischgerichte sind

Tab. 33: Empfehlenswerte Fertigpräparate

Phytotherapie		
Produktname	**Wirkstoff(e)**	**Indikation**
Harongan	Tinct. Fol. et. Cort. Harongae 1 g	Leichte Pankreasinsuffizienz, Verdauungsbeschwerde
Papayasanit-N	Angelica arch., Artemisia absinth., Brassica oleracea e planta non floresc., Carica papaya, Chamomilla, Cnicus benedictus, Gentiana lut., Pepsin, Solanum tuberosum, Vinum condurango	Verdauungsbeschwerden, Magenkrämpfe, Subazidită
Enzympräparate / Kombinationen		
Meteozym	Pankreatin aus Schweinepankreas (stand.: mindest. 15.000 Eur.E.Tricacylglyerollipase, 11.000 Ph.Eur. E. Amylase, 900 Ph.Eur. Proteasen), Dimeticon1000, Siliciumdioxid 100 mg	Meteorismus u. Flatulenz, Enzymsubstitution b. chro Pankreatitis m. Insuffizienz d. exkretor. Pankreas
Paskopankreat novo	Magensaftlösliche Tabl. (gelb): Trockenextrakt aus Wermutkraut und Condurangoringe; Magensaftresistente Tabl. (rot): Pankreatin (stand auf 10.000 Ph.Eur.E. Lipase, 7500 Ph.Eur.-E. Amylase, 400 Ph.Eur.-E. Protease)	Durch Enzymmangel bedingte Erkrankungen des M gens, Darmes, der Bauchspeicheldrüse und bei funkti nellen Störungen der Gallenwege. Verdauungsstörunge d. Dünndarms mit Blähungserscheinungen. Zur Verda ungsförderung vor schweren Mahlzeiten und bei App titlosigkeit
Unexym MD	Pankreatin (Lipase 1.000 F.I.P.-E., Amylase 700 F.I.P.-E., Proteasen 50 F.I.P.-E), Papain 30 F.I.P.E., Betain-HCL 150 mg	Verdauungsstörungen infolge Sekretionsstörungen d Magens (insbes. Sub- u. Anacidität) u. des Pankreas dadurch verursachte Beschwerden; Roemheld Symp Kompl. Gärungs- und Fäulnisdyspepsie
Ventracid N	Pankreatin (Lipase 700 F.I.P.-E., Amylase 500, F.I.P.-E., Proteasen 35 F.I.P.-E.), Trockenextrakt aus Curcumawurzelstock, Natriumhydrogencarbonat 130 mg	Verdauungsstörungen. Zur unterstützenden Behandlu in der mikrobiologischen Therapie
Andere		
Natriumhydrogencarbonat 1 g	Natriumhydrogencarbonat 1000 mg	Metabolische Azidose; (+ latente Gewebsazidose) Hier: Alkalisierung des Dünndarmmilieus zur besser Aktivierung substituierter Enzyme bei Pankreasinsuf zienz (Keine offizielle Indikation des Herstellers). Dosierung: zu großen Mahlzeiten je 1 Tabl. in Verbi dung mit einem Enzympräparat. Gegenanzeigen beac ten: Metabolische Alkalose, erhöhte Natriumwerte i Blut, erniedrigte Kaliumwerte im Blut

F.I.P.-E.: Fédération Internationale Pharmaceutique - Einheiten

:ubereitung	Alkohol	Laktose	Hilfsstoffe	Kinder
Phytotherapie				
ropfen und 'abletten	Tropfen ja	Tabletten ja	Tropfen: Ethanol Tabletten: Laktose, Talkum, Magnesiumstearat	ja
lüssige Mixtur	ja	nein	Likörwein	ja - auf Alkohol achten !
Enzympräparate / Kombinationen				
:abletten nagensaft- esistent)	nein	ja	Calciumphosphat, Laktose, Macrogol 20000, Polysorbat 80, Copolyvidon, Croscarmellose-Natrium, Magnesium stearat, Methylhydroxypropylcellulose, Dithylphtalat, Polyvidon, Talkum, Eudragit L 30 D, Macrogol 6000, Farbstoffe E 104, E 132 (verlackt mit Aluminiumhydroxid), E 171, E 172	bedingt
ilmtabletten	nein	nein	Talkum, Magnesiumstearat, Poly(methacrylsäure, methylmethacrylat), Macrogol 6000, Dibutylphtalat, Titandioxid, Gelborange S, Cochenillerot A, Indigocarmin.	ja
Ianteldragées: Dra- éemantel enthält as im Magen wirk- ame Betainhydro- hlorid, Dragéekern nthält Enzyme	ja	nein	Calciumcarbonat, Calciumhydrogenphosphat, Carmellose Calcium, Carnaubawachs, Cellulose-pulver, Methacrylsäure Copolymer, Diethylphtalat, Glucose und Glucosepolymere, Bienenwachs, hochdisperses Siliciumdioxid, Kakaobutter, Laktose. Macrogol, Magnesiumstearat, Methylhydroxypropyl-cellulose, Montanglycolwachs, Natriumhydroxid, Polyvidon, Saccharose, Schellack, Sorbitol, Stearinsäu-re, Talkum, Titandioxid.	bedingt
)ragées	ja	nein	Laktose, Cellulose, Natriumcarboxymethylstärke, Magnesiumstearat, Methacrylsäure Copolymer, Talkum, Diethylphtalat, Titandioxid, Macrogol, Natriumhydroxid, Methylhydroxypropylcellulose, Schellack, Dimeticon, gebleichtes Wachs, Montan-glycolwachs, Kakaobutter, Farbstoff E 172	ja
Andere				
Iagensaftresistente ilmtablette	nein	nein	Natriumcarboxymethylstärke, Cellulose, Copolyvidon, Kartoffelstärke, Siliciumdioxid, Calciumarachinat, Hydroxymethylcellulose, E 171, Macrogol 6000, Macrogol 400, Magnesiumstearat, Talkum, Eudragit L 100/55	nein

schwer verdaulich und daher nicht zu empfehlen.

Bei Milchzucker und allen milchzuckerhaltigen Nahrungsmitteln ist gegebenenfalls Vorsicht geboten. Zu vermeiden sind ebenfalls Zuckeralkohole, wie Sorbit, Mannit oder Xylit, die als Zuckeraustauschstoffe in der Lebensmittelindustrie Verwendung finden. Rohrzucker kann zugeführt werden. Treten jedoch nach Genuß von rohrzuckerhaltigen Speisen Beschwerden auf, ist auch dieser zu meiden. In diesen Fällen muß der Disaccharidanteil der Nahrung durch Monosaccharide ersetzt werden (Dextrose, Fruchtzucker). Mehlschwitzen sowie lebende Hefe können Beschwerden verursachen.

Auf rohes Gemüse und Körnerkost sollte vorübergehend weitgehend verzichtet werden. Gemüse sollte daher leicht angedünstet werden. Ballaststoffarme Gemüsesorten (höchstens 2,0 g Ballaststoffe pro 100 g) wie Gurken, geschälte Tomaten, Chicoree, Zucchini, Kohlrabi und Chinakohl können in kleinen Mengen auch roh versucht werden. Auch gekochtes, unzerkleinertes Getreide kann Beschwerden verursachen, denn es kann die Darmschleimhaut mechanisch schädigen.

Meist gut verträglich sind folgende Lebensmittel:

- Alle Backwaren und Teigwaren, die nicht aus Vollkorn hergestellt sind
- Reis, Kartoffeln
- Honig in kleinen Mengen
- Eier, Quark, magerer Fisch, Geflügel, Kalbfleisch
- ungehärtetes Kokos- und Palmfett, Butter, Ceresfett
- Obst, soweit es Beschwerdefrei vertragen wird: Ballaststoffarmes Obst (höchstens 1,5 - 2,0 g Ballaststoffe pro 100 Gramm) wie Melonen, Grapefruits und Passionsfrüchte sind oft gut verträglich, ebenso wie geriebene oder gedünstete Äpfel. Empfehlenswert: Täglich eine Banane zum Ausgleich des Kaliumverlustes bei Durchfall
- Blattsalate
- Gemüse, soweit es vertragen wird (mit Ausnahme von Kohlgemüse und Hülsenfrüchten), am besten in wenig Wasser oder in der Mikrowelle gegart und schmackhaft, aber nicht zu stark gewürzt

5.2.2 Quantitativer Nachweis von 3-α-Hydroxy- und 7-α-Hydroxy-Gallensäuren im Stuhl

Gallensäuren werden im Leberparenchym aus Cholesterin der Nahrung gebildet (= primäre Gallensäuren) und über die Galleflüssigkeit in Höhe von ca. 20 - 30 g täglich ausgeschieden. Ca. 90% werden im Rahmen des enterohepatischen Kreislaufs der Leber wieder zugeführt. Gallensäuren sind wasserlöslich und oberflächenaktiv und wichtig für die Fettverdauung und -resorption (Lipaseaktivierung, Fettemulgierung, Bildung wasserlöslicher Cholinsäuren, Resorption der fettlöslichen Vitamine D und K sowie der Carotine).

Eine Gallensäuremalabsorption bzw. Gallensäurenverlust-Syndrom entsteht, wenn die Kapazität der Leber bezüglich der Gallensäuresynthese erschöpft. Ausgelöst z.B. durch Stoffwechsel- oder Transportblock im enterohepatischen Kreislauf der Gallensäuren, z.B. nach ausgedehnter Dünndarmentfernung oder bei Überwucherung des Dünndarms mit Anaerobiern oder Aufsteigen von Dickdarmkeimen in den Dünndarm (Overgrowth), mit der Folge eines vorzeitigen Abbaus der primären zu sekundären Gallensäuren. Symptome: Diarrhöe, Steatorrhö, Oxalatsteine in abführenden Harnwegen, Cholelithiasis, verminderte Vitamin-B_{12}-Resorption.

Mit der Nahrung aufgenommene Fette sind wegen ihrer Wasserunlöslichkeit durch Enzyme viel schwerer angreifbar als Kohlenhydrate oder Eiweiße. Um die Wirksamkeit der Enzyme (Lipasen) zu verbessern, wird im Dünndarm die Oberflächenspannung herabgesetzt, indem die zunächst großen Fetttröpfchen durch Gallensäuren in einen feineren Verteilungszustand, in eine Emulsion, überführt werden. Gallensäuren werden in der Leber aus Cholesterin gebildet und in einer Menge von 30 - 60 mmol / Tag in das Duodenum abgegeben. Der größte Teil der Gallensäuren wird unverändert aus dem terminalen Ileum rückresorbiert und gelangt über den Pfortaderkreislauf zurück zur Leber. Weniger als 10% erreichen den Dickdarm, werden hier überwiegend durch die Bakterienflora abgebaut (dekonjugiert) und schließlich als freie Gallensäuren (3-α-Hydroxy-Gallensäuren) mit dem Stuhl ausgeschieden. Nur 15% der Stuhlgallensäuren liegen in unveränderter, konjugierter Form vor (7-α-Hydroxy-Gallensäuren).

Aus einer unzureichenden Gallensäurerückresorption, ein Phänomen, welches z.B. im Rahmen einer Malabsorption auftreten kann, resultiert nun zunächst das „Gallensäureverlust-Syndrom". Dies hat zur Folge, daß Gallensäuren in unphysiologisch hoher Konzentration in den Dickdarm gelangen und ausgeschieden werden, was häufig aufgrund der abführenden Wirkung der Galle zu Durchfällen führt. Dementsprechend lassen sich erhöhte Gallensäurewerte im Stuhl messen. Da es aber durch ein unzureichendes Recycling der Gallensäuren im enterohepatischen Kreislauf zu einer Erschöpfung der Kapazität der Gallensäurensynthese in der Leber kommt, entwickelt sich allmählich ein Gallensäuremangel.

Ein erhöhter Gehalt an Gesamtgallensäuren im Stuhl kann als Risikofaktor für die Entwicklung von malignen Entartungen im Kolonbereich gewertet werden. Gallensäure-Metaboliten, die durch die steroidtransformierende Fähigkeit einiger spezifischer Bakteriengattungen (Clostridien spez.), entstehen, gelten als Karzinogene bzw. Kokarzinogene, da sie die Zellteilungsrate von Darmepithelzellen stimulieren.

Über die quantitative Bestimmung von 3-α-Hydroxy- und 7-α-Hydroxy-Gallensäuren im Stuhl läßt sich eine gestörte Fettverdauung durch Gallensäuremangel erfassen (Normwerte, Tab. 34). Auch Aussagen über zugrundeliegende Ursachen sind möglich. Beruht ein Gallensäuremangel auf einer Ileumdysfunktion, ist die Gallensäureausscheidung im Stuhl erhöht. Beruht er auf einer gestörten Gallensäurebildung durch die Leber, ist sie vermindert (Tab. 35). Während die individuelle Gallensäureausscheidung beim Gesunden relativ konstant ist, kann sie bei Patienten mit Ileumdysfunktion z.T. deutlichen Schwankungen unterliegen. Erbringt ein Test ein negatives Resultat oder liegen die Werte in einem kontrollbedürftigen Bereich, sollte das Ergebnis daher durch eine zweite Messung bestätigt werden.

Pathologisch erhöhte Werte bedürfen eines weiteren diagnostischen Vorgehens: Abklärung einer Malabsorption aufgrund entzündlicher Schleimhautveränderungen (PMN-Elastase, Lysozym) und Ausschluß eines Overgrowth-Syndroms (Laktulose-Atemgastest).

5.2.2.1. Therapie

Die Untersuchung der Gallensäuren im Stuhl lassen keine Rückschlüsse auf die hepatogene Produktion bzw. eventueller Gallensäuresekretionsstörungen zu, so daß erniedrigte Werte keine Indikation z.B. für Choleretika darstellen. Eine Überprüfung der hepatogenen Funktionen sowie der Gallenwege muß mittels der Serumdiagnostik bzw. bildgebenden Verfahren durchgeführt werden.

Tab. 34: Normalbereiche im Stuhl

Normalwertbereiche	3-α-Hydroxy-Gallensäuren	7-α-Hydroxy-Gallensäuren
verminderte Ausscheidung	< 0,2 µmol/g Stuhl	< 0,2 µmol/g Stuhl
Normbereich	0,2 - 1,7 µmol/g Stuhl	0,2 - 1,5 µmol/g Stuhl
leicht vermehrte Ausscheidung (kontrollbedürftiger Befund)	1,8 - 2,5 µmol/g Stuhl	1,6 - 2,2 µmol/g Stuhl
deutlich vermehrte Ausscheidung	> 2,5 µmol/g Stuhl	> 2,2 µmol/g Stuhl

Tab. 35: Erkrankungen und pathogentische Grundlagen einer erhöhten oder verminderten Gallensäureausscheidung im Stuhl

Erkrankung	Ursache des Gallensäuremangels	Gallensäureausscheidung
Durchfallerkrankungen	unspezifische Gallensäuremalabsorption durch verkürzte Darmpassagezeiten	erhöht
Ileumdysfunktion	Unterbrechung des enterohepatischen Kreislaufes durch Störung der Gallensäurerückresorption im terminalen Ileum	erhöht, später im Verlauf normal oder erniedrigt
Leberparenchymschäden	Beeinträchtigung der Gallensäuresynthese durch die Leber	vermindert
Cholestase	verminderte Sekretion von Galle in das Duodenum	vermindert
Overgrowth-Syndrom	Abbau von Gallensäuren durch die bakterielle Fehlflora im Dünndarm	normal oder vermindert

5.2.3. Malabsorption

Als Malabsorption wird eine Störung der enteralen Nahrungsresorption bezeichnet (Malassimilation ist eine begriffliche Zusammenfassung der Maldigestion und Malabsorption). Entsteht bei verkleinerter Darmoberfläche in Folge Operationen, durch Entzündungen (z.B. Sprue, Crohn Krankheit, Nahrungsmittelallergien) oder durch verschiedene seltenere Erkrankungen. Symptome: Diarrhöe, voluminöse Fettstühle, erhöhtes Stuhlgewicht und vermehrte Verdauungsrückstände, Gewichtsabnahme, Schwäche, Mangelerscheinungen (Ödeme, Anämie, Tetanie, Osteoporose, Glossitis, Cheilosis, periphere Neuropathie).

In der naturheilkundlich orientierten Praxis interessieren weniger Verkleinerungen der Darmfläche infolge Operationen, Lymphabflußstörungen, innere Darmfisteln oder Tumorerkrankungen als Ursache für eine Malabsorption, sondern viel eher biochemische Anomalien oder latent entzündliche Veränderungen der Intestinalschleimhaut. So muß bedacht werden, daß die durch gravierende Malabsorptionssyndrome entstehenden Mangelzustände, die sich in Form von Untergewicht bzw. Gewichtsverlusten, Haut- und Schleimhautveränderungen, massive Anämien, Muskelschwund usw. äußern, nicht im Vordergrund der differentialdiagnostischen Überlegungen stehen darf. Solch ausgeprägte Erscheinungen sind meist auf angeborene Defekte oder operative Eingriffe zurückzuführen und bei den Betroffenen i.d.R. diagnostisch gesichert. Weitaus häufiger führen die o.g. latenten Schleimhautveränderungen zu einer Malabsorption, so daß die Patienten dementsprechend auch mildere aber nicht weniger hartnäckige Symptome bieten.

Moderne Marker-Proteine, mit denen entzündliche Veränderungen der Darmschleimhaut ebenso erfaßt werden können wie eine erhöhte Darmpermeabilität, ermöglichen auf einfachem, nichtinvasiven Weg Diagnosen zu stellen, für die bisher aufwendige und unangenehme Untersuchungsverfahren angewendet werden mußten. Die Erkenntnisse, die inzwischen aus tausenden Untersuchungsergebnissen erwachsen sind, deuten darauf hin, daß latente Entzündungen der Darmschleimhaut erheblich häufiger zu finden sind, als bisher angenommen. Ebenso läßt sich feststellen, daß bei einer hohen Anzahl unserer Patienten mit chronischen, oftmals über Jahre bestehenden Beschwerden, eine Laktose- oder Glutenunverträglichkeit vorliegt. Auch hier sei nochmals darauf hingewiesen, daß aufgrund gradueller Unterschiede derartige Enteropathien keineswegs eindeutige und exzessive Symptome hervorbringen müssen.

5.2.3.1. Nachweis einer Malabsorption

Läßt sich eine Maldigestion als Ursache von Verdauungsstörungen ausschließen, sollte in einem weiteren Schritt das Vorliegen einer Malabsorption überprüft werden. Auch hier können zunächst Befunde aus Voruntersuchungen im Sinne von Mikronährstoff-Defiziten im Vollblut sowie daraus resultierende Symptome und Folgestörungen (z.B. hartnäckige Anämien) wichtige Hinweise geben. Während die Maldigestion im wesentlichen auf Erkrankungen oder Störungen von Leber, Gallenblase oder Bauchspeicheldrüse beruht, sind die Ursachen einer Malabsorption weitaus vielfältiger. In Anbetracht der großen Zahl von Erkrankungen, die mit einer Malabsorption einhergehen können, erscheint es nicht möglich alle diese Faktoren in einem diagnostischen Konzept zu erfassen. Aus diesem Grunde wurde im Institut für Mikrobiologie und Biochemie eine Diagnostik entwickelt, die sich auf den Nachweis besonders häufiger Ursachen beschränkt. Das Ergebnis einer umfassenden Literaturrecherche hierzu wird in Tab. 36 wiederge-

Tab. 36: Ursachen einer Malabsorption geordnet nach ihrer Häufigkeit in der Bevölkerung. *angegeben in Prozent der Gesamtbevölkerung; NA = Nahrungsmittelallergie

Erkrankung	**Häufigkeit***	**Altersgipfel**
akute Enteritiden	häufigste Ursache	keine
Kohlenhydrat-intoleranzen	15 - 20%	2.-15. Lebensjahr Erwachsenenalter
Nahrungsmittel-allergien	5 - 10% bis 27% bei Asthma bis 30% bei atop. Dermatitis bis 40% bei NA eines Elternteils über 60% bei NA beider Elternteile	Kinder Jugendliche junge Erwachsene
Overgrowth-Syndrom	5%	Erwachsenenalter Senium
Zöliakie (einheim. Sprue)	0,03 - 0,3%	Säuglingsalter Erwachsenenalter
Morbus Crohn	0,02 - 0,04%	15.-35. Lebensjahr

geben. Danach sind vor allem akute oder chronisch entzündliche Darmerkrankungen für das Auftreten einer Malabsorption verantwortlich. Da es sich jedoch bei akuten Enteritiden meist um infektiös bedingte, temporäre Malabsorptionserscheinungen handelt, ist hier nur selten ein therapeutisches Eingreifen erforderlich. Häufige Ursachen einer gestörten Absorption liegen weiter in einer Kohlenhydratintoleranz (z.B. Laktoseintoleranz) oder in Nahrungsmittelallergien. Auch diffus chronische Dünndarmerkrankungen, wie die Zöliakie (Syn. einheimische Sprue oder Gluten-Unverträglichkeit), spielen eine stark unterschätzte Rolle. Mit in die Tabelle aufgenommen wurde auch das Overgrowth-Syndrom*, da es im Laufe dieser Erkrankung neben einem Gallensäuremangel (Maldigestion) auch zu einer Schädigung der Darmschleimhaut (v.a. der Enterozyten) kommt, was letztlich zu einer Malabsorption von Nahrungsspaltprodukten führt.

Eine Untersuchung auf Entzündungsmarker im Stuhl eignet sich sehr gut zur initialen Abklärung einer Malabsorption, da die meisten Erkrankungen, die mit einer gestörten Nahrungsaufnahme einhergehen, eine erhöhte Entzündungsmarker-Konzentration im Stuhl aufweisen. Unter den in Tab. 36 aufgeführten Erkrankungen trifft dies lediglich für eine primäre Laktoseintoleranz nicht zu (näheres dazu siehe Seite 179). Im Rahmen der Diagnostik entzündlicher Darmerkrankungen werden Marker-Proteine quantitativ im Stuhl bestimmt. Hierzu gehören: Hämoglobin-Haptoglobin, α-1-Antitrypsin, PMN-Elastase und Lysozym. Über die Analyse dieser Markerproteine lassen sich histopathologische Veränderungen im Darm erkennen und mögliche Rückschlüsse auf zugrundeliegende Erkrankungen ziehen. Liegt ein positives Ergebnis vor, kann auf der Basis von Anamnese, Kyberstatus, quantitativen Nachweis von Nahrungsrückständen im Stuhl und dem Verteilungsmuster der Marker-Proteine gezielt nach ursächlichen Faktoren gesucht werden. Wie ein Nachweis der Marker im Stuhl beurteilt wird und welche Verfahren hierzu eingesetzt werden, wird im Kapitel 5.4.2.1 beschrieben.

* Overgrowth-Syndrom: bakterielle Überwucherung von Dünndarmabschnitten mit Keimen der Kolonflora (siehe Seite 70).

5.2.3.2. Leichte Vollkost als Basisdiät bei geringgradiger Malabsorption oder unspezifischen Nahrungsmittelunverträglichkeiten

Definition

Die leichte Vollkost unterscheidet sich von der Vollkost durch Nichtverwendung von Lebensmitteln oder Speisen, die erfahrungsgemäß häufig (bei mehr als 5% der Patienten) Unverträglichkeiten auslösen (Deutsche Arbeitsgemeinschaft für klinische Ernährung und Diätetik)

Prinzip

Die leichte Vollkost ist eine vollwertige, ausgewogene Kost, die dazu dient, Intoleranzen (Unverträglichkeiten) und damit verbundene entzündliche Schleimhautirritationen zu vermeiden oder zu lindern. Klinisch treten Druck- oder Völlegefühl, Schmerzen, Übelkeit, Blähungen oder eine Neigung zu Durchfällen auf. Begleitet werden diese Symptome von einem Anstieg der Entzündungsmarker und/oder einer Vermehrung von Verdauungsrückständen im Stuhl.

Grundsätzlich sollte der Patient das meiden, was ihm erfahrungsgemäß Beschwerden verursacht. Günstig wirkt sich eine Verteilung der Nahrung auf mindestens 5 kleinere Mahlzeiten pro Tag aus. Die Mahlzeiten sollten möglichst schonend und fettarm zubereitet werden .

Tab. 37 bietet eine Übersicht der Lebensmittel, die im Rahmen einer leichten Vollkost geeignet bzw. häufig schlecht verträglich sind. Individuelle Unverträglichkeiten werden hier nicht berücksichtigt.

Die Speisen sollten langsam genossen und gut durchgekaut werden. Zu heiße und zu kalte Speisen sollten möglichst gemieden werden.

Tab. 38 (S. 178) bietet eine Übersicht der Lebensmittel, die im Rahmen einer leichten Vollkost geeignet bzw. häufig schlecht verträglich sind. Individuelle Unverträglichkeiten werden hier nicht berücksichtigt.

Tab. 37: Zubereitungsarten bei leichter Vollkost

Geeignet	Meist schlecht verträglich
Kochen, Dünsten, Dämpfen, Garen in Folie oder Tontopf, in der beschichteten oder Edelstahlpfanne bzw. im Edelstahltopf, im Backofen, in der Mikrowelle, fettfreies Grillen	starkes Anbraten (insbesondere mit Speck), Rösten, Fritieren

Tab. 38: Verträgliche und häufig unverträgliche Lebensmittel in der leichten Vollkost

Verträglich		Meist unverträglich
Milch und Milchprodukte	fettarme Milch, fettarme Sauermilchprodukte, z.B. Joghurt mit 1.5 % Fett, milder Käse bis 30 oder 45 % Fett i.Tr. (Schnitt-, Weich-, Frischkäse)	Vollmilch und ihre gesäuerten Produkte, Sahne, Rahm, pikante und fette Käsesorten über 45 % Fett i.Tr. (reifer Camembert, Gorgonzola, Roquefort u.a.)
Fleisch Wurst	mageres Kalb- und Rindfleisch, Wild, Geflügel, milde, fettarme Sorten: Geflügelwurst, Corned Beef	fettes, geräuchertes oder stark angebratenes Fleisch, Gans, Ente, fette Geflügelhaut fette oder geräucherte Wurst- und Fleischwaren
Suppen, Soßen	fettarme Brühen, Suppen, Soßen	fette Brühen, Suppen, Soßen
Fisch	Süß- und Salzwasserfisch (frisch oder tiefgekühlt), eingelegte Fischwaren ohne Öl	Fettfisch, Räucherfisch, fettreiche Fischkonserven
Eier	weichgekochte Eier, fettarme, weiche Eierspeisen	hartgekochte Eier, Eierspeisen mit viel Fett oder Mayonnaise
Brot und Backwaren	feines Vollkornbrot, altbackenes Brot	grobes Vollkornbrot, frisches Brot, unvollständig ausgebackene Brotsorten, frischer Hefekuchen, fette Backwaren, Fettgebackenes, Blätterteig, Brandteig
Nährmittel	Reis, Nudeln, Grieß, Mehle, Stärkemehle, Getreideflocken	keine Einschränkung bekannt
Kartoffeln	fettfrei oder -arm zubereitet: Dampf-, Pellkartoffeln, Kartoffelschnee, -Brei, -Klöße	gebratene oder fritierte Kartoffeln undgerichte, Kartoffelsalat mit Mayonnaise und Speck
Gemüse	Karotten, Fenchel, junger Kohlrabi, grüner Salat, Zucchini und alle Sorten, die nicht rechts aufgeführt sind	schwerverdauliche, blähende Sorten: Grün-, Rot-, Weiß- und Rosenkohl, Sauerkraut, Wirsing, Lauch, Zwiebeln, Pilze, Paprika, Gurken, Oliven, Rettich, getrocknete Hülsenfrüchte, Gemüsesalate mit viel Mayonnaise bzw. fetten Marinaden
Obst	reife, leicht verträgliche Sorten (roh, gekocht)	unreifes Obst, rohes Steinobst, Nüsse, Mandeln, Pistazien, Avocados
Süßigkeiten	Konfitüre, Gelee - ohne Zuckerzusatz	Schokolade, Pralinen, Nougat, Marzipan, Sahnebonbons u.a.
Getränke	Tee, milder oder magenschonender Kaffee, stille Mineralwässer, Gemüsesaft, verdünnter Obstsaft	Alkohol, Mineralwasser und Limonaden mit Kohlensäure, eisgekühlte Getränke
Gewürze, Kräuter	milde Gewürze, Kräuter (frisch, getrocknet), milder Essig, Zitronensaft	Curry, Pfeffer, Zwiebel, Knoblauch in großen Mengen, Senf, Meerrettich, scharfe Gewürzmischungen, Essigessenz
Sonstiges	Speisefette in kleinen Mengen Zucker in kleinen Mengen	Speisefette in großen Mengen, Zukker in großen Mengen

5.3. Laktoseintoleranz

von B. Schütz

Die Laktoseintoleranz ist eine in Mitteleuropa sehr verbreitete Erkrankung. Ca. 15 - 20% der Menschen sind betroffen. In den meisten anderen Regionen der Erde ist ihr Vorkommen noch erheblich häufiger (Asiaten: 55 - 95%, Afrikaner: 50 - 99%, Juden: 61%, Araber: 81%).

Bei einer Laktoseintoleranz ist der Organismus nicht im Stande die mit der Nahrung aufgenommene Laktose (Milchzucker) zu verwerten. Der Grund hierfür liegt in einem relativen Mangel an Laktase, einem im Bürstensaum der Dünndarmzotten lokalisierten Enzym, das benötigt wird, um die anfallende Laktose in Galaktose und Glucose zu spalten. Ein Laktasemangel kann auf einem angeborenen oder erworbenen Enzymdefekt beruhen (primäre Laktoseintoleranz). Es entsteht ein isolierter Funktionsausfall der Mukosazellen ohne morphologische Veränderung (Strukturveränderungen) der Schleimhaut. Er kann jedoch auch sekundär als Folge chronischer Darmerkrankungen auftreten (bei Sprue, M. Whipple, Giardiasis, Gastroenteritis usw.). Die Zöliakie (einheimische Sprue) des Erwachsenen zeigt oftmals über viele Jahre einen verhältnismäßig schwachen Verlauf, bei dem irreführender Weise uncharakteristische Beschwerden und Sekundärsymptome imponieren. Die dadurch bedingte Verzögerung der Diagnose, die durchschnittlich erst 13 Jahre nach auftreten der ersten Symptome gestellt wird, führt letztlich durch die fortschreitende Zottenatrophie auch zu einem Verlust der Laktasebildung, so daß uns in diesem Zusammenhang am häufigsten sekundäre Laktoseintoleranzen begegnen.

Da nur die Spaltprodukte der Laktose, die Galaktose und Glucose, nicht aber die Laktose selbst, enteral resorbiert werden können, gelangt der Milchzucker in den Dickdarm, wo er vorwiegend von der anaeroben Darmflora verstoffwechselt wird (Hydrolyse und Fermentation). Dabei fallen größere Mengen von Milchsäure, Essigsäure, Kohlendioxid und Wasserstoff an, die zum einen für einen gesteigerten Wassereinstrom in den Dickdarm und eine Ansäuerung der Darmmilieus (Absinken des Stuhl-pH auf unter 6,0), zum anderen für eine vermehrte Flatulenz verantwortlich zu machen sind. Da ein nicht unerheblicher Anteil des Wasserstoffs über die Mukosa aufgenommen wird und via Blutstrom zur Lunge transportiert wird, kann folglich in der Atemluft des Patienten H_2 nachgewiesen werden. Dieses Phänomen macht man sich für die Diagnostik zu nutze, in dem die Wasserstoffkonzentration der Ausatemluft des Patienten gemessen wird (Abb. 47, S. 183)

Die Symptome einer Laktoseintoleranz sind unspezifisch. Sie sind abhängig von der Menge des zugeführten Zuckers und dem Ausmaß des Laktasemangels. Meist klagen die Patienten über

- Übelkeit,
- Völlegefühl,
- krampfartige Bauchschmerzen,
- Blähungen,
- gashaltige, „schwimmende" und saure Stühle und
- Durchfälle.

Bei Erwachsenen und Kindern kann die Symptomatik der Kohlenhydratintoleranz auch so diskret sein, daß nur ein leichter laxierender Effekt nach Genuß von Milch beobachtet wird. Wichtig für die Praxis: da in den ersten Lebensjahren in der Regel ein ausreichender Laktasebesatz

LABORATORIUM FÜR SPEKTRALANALYTISCHE UND BIOLOGISCHE UNTERSUCHUNGEN

DR. BAYER GMBH & CO.

Spektrodiagramm zu Analyse-Nr. 555300

Vor-Befund / Prior Analysis	Element	Normal-Bereich / Normal Range	Ergebnis / Result	− / + (Skala)
	Na	1900–2000	2016	1650 1750 1850 1950 2050 2150 2250
	K	1750–1850	1641	1500 1600 1700 1800 1900 2000 2100
	Ca	59,0–61,0	62.19	54 56 58 60 62 64 66
	Mg	34,0–36,0	31.69	29 31 33 35 37 39 41
	Cu	1,10–1,20	1.20	0,85 0,95 1,05 1,15 1,25 1,35 1,45
	Fe	440–480	415.2	340 380 420 460 500 540 580
	Zn	7,30–7,70	6.38	6,00 6,50 7,00 7,50 8,00 8,50 9,00
	P	350–390	320.4	250 290 330 370 410 450 490
	Pb	bis 0,30	0.051	0 0,10 0,20 0,30 0,40 0,50
	Li	0,010–0,050	0.016	0 0,010 0,020 0,030 0,050 0,070 0,090

Alle Werte beziehen sich auf mg/1000 ml.
All values refer to mg/1000 ml.

Vor-Befund / Prior Analysis	Quotient / Ratio	Normal-Bereich / Normal Range	Ergebnis / Result	− / + (Skala)
	K:Na	0,87–0,97	0.81	0,62 0,72 0,82 0,92 1,02 1,12 1,22
	Mg:Ca	0,55–0,61	0.51	0,28 0,38 0,48 0,58 0,68 0,78 0,88
	K:Ca	29,0–31,0	26.4	24 26 28 30 32 34 36
	Cu:Zn	0,135–0,165	0.188	0,03 0,07 0,11 0,15 0,19 0,23 0,27

Hb:	12.7	g/dl	Ery:	4.4	Mio./µl	Ht:	42	%

Abb. 45: Vollblut-Mineralstoff-Profil bei einem Patienten, der über Jahre unter dünnen Stühlen aufgrund einer unerkannten Laktoseunverträglichkeit litt.

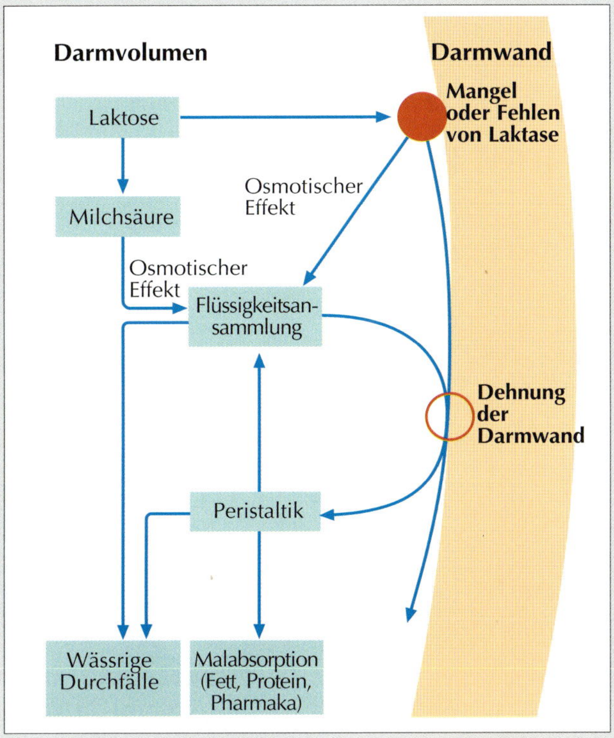

Abb. 46: Ursachen wäßriger Durchfälle bei Laktoseintoleranz - aus „Kohlenhydratintoleranz" von W. F. Caspary

im Dünndarm vorliegt, dieser aber mit zunehmendem Alter abnimmt, wird eine sich langsam aufbauende Laktoseintoleranz nur selten von dem Patienten selbst registriert. Nur wenige Patienten bemerken einen direkten Zusammenhang zwischen der Aufnahme laktosehaltiger Nahrungsmittel und dem Auftreten der genannten Symptome. Da eine über lange Zeit unerkannte Kohlenhydratintoleranz zu einer erheblichen Belastung von Dickdarm und Dickdarmflora führen kann (Gärungsdyspepsie - erhöhte Darmpermeabilität - Anfälligkeit für Nahrungsmittelallergien), sollte ihr Vorliegen über eine gezielte Diagnostik abgeklärt werden. Nicht selten werden die Symptome der Milchzuckerunverträglichkeit fälschlicherweise dem Syndrom des irritablen Darms oder als Komplikation eines Ulcus duodeni zugeschrieben.

Selbst wenn bei einem Laktasemangel nur die Laktoseresorption direkt vermindert ist, kann die daraus resultierende Diarrhöe mittel- bis langfristig zu einer Malabsorption führen (siehe Abb. 46).

5.3.1 Diagnostik

Einen unspezifischen Hinweis auf eine Milchzuckerunverträglichkeit geben saure Stühle mit einem pH-Wert unter 6. Der pH-Wert wird in Herborn bei mikrobiologischen Stuhlanalysen routinemäßig erfaßt.

War es früher notwendig, die Patienten zur Abklärung einer Laktoseintoleranz an eine Fachklinik zu überweisen, so kann jeder Praktiker heute mittels der leicht durchführbaren Atemgasanalyse zuverlässige Diagnosen stellen. Dazu wird auf Anforderung ein fertiges Testkit vom

Tab. 39: Vorkommen von Laktose (Milchzucker) in Nahrungsmitteln

Produkt	g Laktose/100 g
Milchpulver	38,0 - 51,5
Kondensmilch (4-10% Fett)	10,8 - 12,5
Stutenmilch	etwa 6,0
Eiskrem (Milch-, Frucht-, Joghurteis)	5,1 - 6,9
Fettarme Milch	4,8 - 5,0
Milchmischgetränke	4,4 - 5,4
Kochkäse (bis 45% Fett i. Tr.)	4,2 - 4,5
Kaffeesahne (10 - 15% Fett)	3,8 - 4,0
Dickmilch	3,7 - 5,3
Joghurt und Joghurtzubereitungen	3,5 - 6,0
Kefir	3,5 - 6,0
Molke, Molkengetränke	3,5 - 5,2
Buttermilch	3,5 - 4,0
Hartkäse	3,4
Speisequark verschiedener Fettstufen	3,0 - 4,0
Schicht- und Hüttenkäse	etwa 3,0
Sahne, Rahm (süß, sauer)	2,9 - 3,6
Crème fraîche	2,9 - 3,4
Schmelzkäse (10 - 70% Fett)	2,8 - 6,3
Desserts (Puddings, Milchreis, Grießbrei)	2,8 - 6,3
Speisequarkzubereitung (Frucht, Kräuter)	2,0
Sahneeis	1,9
Frischkäsezubereitung (10 - 70% Fett i. Tr.)	etwa 1,8 - 4,0
Butter	0,6 - 0,7
Weichkäse, verschiedene	weniger 1,0

Institut für Mikrobiologie und Biochemie zur Verfügung gestellt, das neben einem speziellen Ventilsystem 5 gekennzeichnete Vacutainer für die Atemluft sowie 50 g Laktose enthält.

Aufgrund der einfachen Durchführbarkeit, der geringen Kosten und der hohen Zuverlässigkeit des Atemgastests kann heute erfreulicherweise auf eine Dünndarmbiopsie zur Diagnosesicherung verzichtet werden.

Testprinzip

Die 50 g Laktose werden in Wasser gelöst und oral zugeführt. Besitzt der Bürstensaum der Dünndarmzotten einen ausreichenden Laktasebesatz, wird der Milchzucker vollständig in Galaktose und Glukose gespalten. Bei einem Laktasemangel gelangt ein Teil der Laktose in den Dickdarm und wird hier verstoffwechselt. Es entsteht Wasserstoff, der z.T. durch Diffusion über die Kolonschleimhaut ins Blut gelangt und über die Lunge abgeatmet wird (siehe Abbildung 67). Läßt sich ein spürbarer Anstieg der Wasserstoffkonzentration in der Atemluft nachweisen, liegt ein Hinweis auf eine Laktoseintoleranz vor.

Zusätzlich kann neben der H_2-Bestimmung der Blutzuckerspiegel kontrolliert werden. Ein Laktasemangel verhindert einen physiologischen BZ-Anstieg während des Tests, der unter normalen Bedingungen über 20 mg/dl liegen muß.

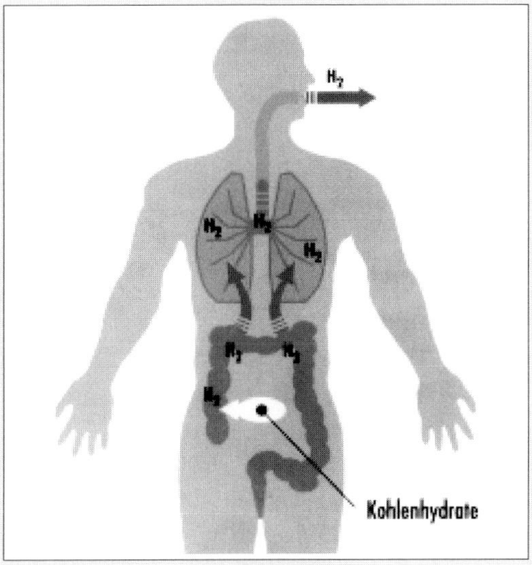

Abb. 47: Prinzip der Wasserstoff-Atemgasanalyse

Über eine Atemgasanalyse lassen sich nach dem gleichen Prinzip auch andere Kohlenhydratintoleranzen nachweisen (Maltoseintoleranz, Saccharoseintoleranz). Hierzu muß lediglich die Laktose gegen Maltose oder Saccharose ausgetauscht werden.

5.3.1.1. Probennahme

Der zu untersuchende Patient sollte über 12 Stunden nüchtern bleiben. Nahrung jeglicher Art oder zuckerhaltige Getränke während dieser Zeit sind nicht erlaubt. Rauchen bis zu 6 Stunden vor oder während des Tests muß unterlassen werden, da es zu falsch-positiven Ergebnissen führt. Die Atemproben werden mit einem eigens hierfür entwickelten Entnahmebesteck gewonnen und in gasdichten Sammelbehältern nach Herborn geschickt. Die erste Probe wird kurz vor Verabreichung der Laktoselösung entnommen (Referenzprobe), die anderen 60, 90, 120 und 180 Minuten danach. Die Messung der H_2-Konzentration in der Atemluft erfolgt mit Hilfe eines Gaschromatographen oder einer elektrochemischen Meßzelle.

5.3.1.2. Normalwertbereiche

Ein Normalbefund liegt vor, wenn es während der Meßdauer von 180 Minuten im Vergleich zum Referenzwert zu keinem Anstieg der H_2-Konzentration in der Atemluft kommt.

Ausmaß des Laktasemangels	**H_2-Konzentrationsanstieg**
• ausreichender Laktasebesatz (Normalbefund)	kleiner 20 ppm
• schwach ausgeprägt	20-40 ppm
• deutlicher ausgeprägt	40-60 ppm

„ppm" = parts per million

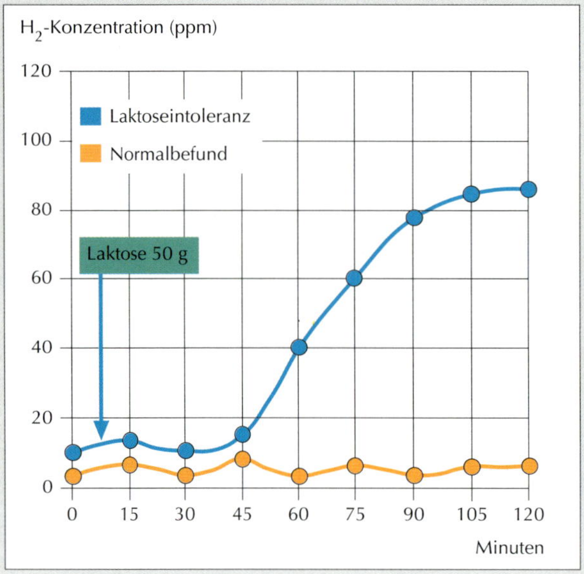

Abb. 48: H_2-Konzentrationen in der Atemluft bei einem Gesunden und einem Patienten mit Laktoseintoleranz

5.3.2. Therapie

Die Erkrankung läßt sich durch eine laktosefreie Diät, in leichten Fällen sogar durch die ausschließliche Abstinenz von Milchgetränken gut beherrschen. Eine Einnahme von Laktase-Enzym-Kapseln (z.B. Lactrase®) kann sinnvoll sein, vor allem wenn die Patienten häufig auf Reisen sind und versteckte Milchprodukte zu sich nehmen. Auf diesem Wege lassen sich die fehlenden Enzyme substituieren, was den Alltag, aber auch besonders die Diätprobleme auf Reisen, erheblich erleichtern kann. Insbesondere im Kindesalter ist bei vollständiger Milchabstinenz auf eine calciumreiche, vollwertige Ernährung zu achten, da ansonsten Calcium substituiert werden müßte. Regelmäßige Blut-Kontrollen geben diesbezüglich Sicherheit.

Förderlich ist die Gabe von Laktobazillenkulturen (SymbioLact A), da diese Bakterien selbst Laktase bilden und so zu einer besseren Verträglichkeit von Milchprodukten führen. Dieser Umstand erklärt das Phänomen, daß oftmals Sauermilchprodukte, die mit entsprechenden Kulturen hergestellt werden, weniger Beschwerden hervorrufen.

Literatur

zu Abschnitt 5.2.2

Stein, J., Purschian, B., Bieniek, U., Caspary, F., Lembcke, B.: Near-infrared reflectance analysis: A new dimension in the investigation of malabsorption syndromes. Eur. J. Gastro. Hepatol. 6: 889 (1994)

Doppl, W.E., Schnell-Kretschmer, H., Szigoleit, A., Klör, H.U.: Pankreatische Elastase 1 im Stuhl. medwelt 45: 97 (1994)

Gerok, W.: Gallensäurestoffwechsel und Lyse der Gallensteine. Med. Welt 29: 53 (1978)

Lembcke, B., Braden, B.; Stein, J.: Diagnostik der Steatorrhoe. Z. Gastroenterol. 32: 256 (1994)

Löser, C., Fölsch, U.R.: Diagnostik der chronischen Pankreatitis. Dtsch. Med. Wschr. 121: 243 (1996)

Löser, C., Möllgaard, A., Fölsch, U.R.: Elastase 1 in faeces - a novel high sensitive and specific pancreatic function test for easy an inexpensive routine application. Digestion 56: 301 (1995)

Martin, M.: Labordiagnostik für die Naturheilpraxis; Aescura im Verlag Urban & Schwarzenberg, München 1998

Menge, H., Gottesbühren, H, Riecken, E.O.: Zum diagnostischen Aussagewert von segmentaler Perfusionsmethode, Fettbilanz und direkten Darmfunktionstests. Dtsch. Med. Wschr. 98: 2397 (1974)
Pickert, A., Aßmann, S., Wolgast, E., Müller, M.: Schnelle automatisierte enzymatische Bestimmung der primären und gesamten Gallensäuen in Serum und Stuhl. Lab. med. 16: 137 (1992)
Sommer, H., Kasper, H., Chimombe, A.E.: Zur Frage der Wertigkeit von Evokationstests, Chymotrypsin- und Fettbestimmung im Stuhl bei der Pankreasdiagnostik. Verh. Dtsch. Ges. Inn. Med. 80: 548 (1974)
Sziegoleit, A., Linder, D.: Die menschliche Pankreaselastase 1. medwelt 42: 682 (1992)
Thomas, L.: Labor und Diagnose. Indikation und Bewertung von Laborbefunden für die medizinische Diagnostik: Fettausscheidung im Stuhl., S. 495. Deutsche Medizinische Verlagsgesellschaft Marburg (1992)
Thomas, L.: Labor und Diagnose. Indikation und Bewertung von Laborbefunden für die medizinische Diagnostik: Galle, S. 1779. Deutsche Medizinische Verlagsgesellschaft Marburg (1992)

zu Abschnitt 5.3

Armbrecht, U., Stockbrügger, R.W.: Anwendungsmöglichkeiten und Grenzen des H2-Atemtests in der gastroenterologischen Diagnostik. Z. Gastroenterol. 27: 391 (1989)
Berges, W., Enck, P.: Lactosemalabsorption in der Maske des irritablen Darms.
Dtsch. Med. Wschr. 115: 196 (1990)
Enck, P., Whitehead, W.E.: Lactase deficiency and lactose malabsorption. A review. Z. Gastroent. 24: 125 (1986)
Flatz, G., Howel, J.M., Doench, J., Flatz, D.: Distribution of physiological adult lactose phenotypes, lactose absorber and malabsorber in Germany. Human. Genet. 62: 152 (1982)
Freiburghaus, A.U., Schmitz, J., Schindler, M.: Protein patterns of brush-border fragments in congenital lactose malabsorption and in specific hypolactasia of the adult. N. Engl. J. Med. 294: 1030 (1976)
Gray, G.M.: Intestinal disaccharidase deficiencies and glucose-galactose malabsorption. In: Stanbury, J.B., Wyngaarden, J.B., Fredericksen, D.S. : The metabolic basis of inherited disease, 4. Auflage.
Lembcke,B.: Resorption und Resorptionsverzögerung im Dünndarm. medwelt 38: 1391 (1987)
Lembcke, B.: „No-touch"-Funktionsdiagnostik bei der Laktosemalabsorption. Z. Gastroenterol. 29: 433 (1991)
Van Wildgrube, H.J., Classen, M.: Wasserstoff-Atemtest in der Diagnostik von Dünndarmerkrankungen. Z. Gastroenterol. 21: 628 (1983)
Maffei, H., Metz, G., Bampoe, V., Shiner, M., Herman, S., Brook, C.G.D.: Lactose intolerance, detected by hydrogen breath test, in infants and children with chronic diarrhoea. Arch. Dis. Child. 52: 766 (1976)

6

Chronisch-entzündliche Darmerkrankungen

6. Chronisch-entzündliche Darmerkrankungen

von M. Martin

Anamnese und klinischer Befund

Unter chronisch-entzündlichen Darmerkrankungen (CED) verstehen wir üblicherweise nicht-infektiöse, chronifizierte Entzündungen bestimmter Darmanteile, die schubweise verlaufen können und deren Ursachen auch heute noch nicht eindeutig aufgeklärt sind. Offiziell werden CED im Sinne des Morbus Crohn (MC) und der Colitis ulcerosa (CU) unterschieden. Außerhalb dieser beiden Erkrankungen gibt es offiziell keine chronisch-entzündlichen Darmschleimhautveränderungen (siehe unter „Unspezifische Darmschleimhautentzündungen"). Die Symptomatik kann ausgesprochen ähnlich sein, beide Erkrankungen gehen häufig mit blutigen Diarrhöen einher und zeigen zahlreiche extraintestinale Symptome.

In den letzten Jahren wird ein steiler Anstieg der CED-Zunahme registriert. Raucher haben gegenüber Nichtrauchern ein 40%iges Erkrankungsrisiko für CU, bei MC liegt das Risiko sogar 1,8 - 2-fach höher. Auch die Einnahme von kontrazeptiven Hormonpräparaten scheint die Entstehung von CED zu begünstigen, so daß auch bezüglich der CED davon auszugehen ist, daß Frauen, die Rauchen und gleichzeitig entsprechende Antikontrazeptiva einnehmen, einem höheren Erkrankungsrisiko ausgesetzt sind.

In der BRD leben derzeit ca. 60 - 100.000 Patienten mit einer CED, davon sind ca. 10 - 15% jünger als 16 Jahre. Für beide Erkrankungen gibt es keine spezifische Therapie. Histologisch gibt es entscheidende Unterschiede: beim M. Crohn sind alle Darmschichten entzündlich verändert, bei der Colitis ulcerosa handelt es sich um eine Erkrankung der Kolonmukosa. Die Zeit zwischen den ersten Beschwerden und der endgültigen Diagnose kann auch heute noch Jahre in Anspruch nehmen, da häufig extraintestinale Störungen (z.B. Gelenkschmerzen, Augenentzündungen, Lebererkrankungen) imponieren und nicht eine Diarrhöe im Vordergrund stehen muß. Dazu kommen individuelle Variationen im zeitlichen Auftreten der Symptome sowie bezüglich Ausdehnung und Schweregrad der entzündlichen Veränderungen.

Tab. 40: Differentialdiagnose zwischen Colitis ulcerosa und Morbus Crohn

Anamnese und klinischer Befund		
	Colitis ulcerosa	**Morbus Crohn**
Schmerzen	selten, vor dem Stuhlgang	häufig, Dauerschmerz
Schmerzlokalisation	linker Unterbauch	rechter Unterbauch
Anale Läsionen	selten	häufig (etwa 70%) Fissuren, Fisteln, Abszesse
Rektale Blutung	häufig	selten
Stuhlfrequenz	bis zu 10 und mehr	erhöht
Ernährungszustand	meist normal	reduziert
Druckschmerz	gering im linken Unterbauch	Unterbauch

Niemand kann vorhersagen, wie lange Remissionsphasen bzw. akute Schübe andauern, wann Komplikationen auftreten, wie diese sich bemerkbar machen. Zur Vorsicht sei an dieser Stelle gemahnt, wenn es um therapeutische Konzepte geht, die angeblich sicher wirksam sind. Wie auch bei der Neurodermitis haben wir es mit schubweisen Erkrankungen zu tun, deren Remissionsphasen nicht selten als therapeutischer Erfolg irgendeiner Methode mißbraucht werden!

Im Sinne der WHO-Nomenklatur gelten CU sowie MC als Krebsrisikoerkrankungen (praecancerouses conditions). Bei Patienten mit CU liegt das Risiko einer malignen Entartung um das 6fache, bei MC nur um das 2fache höher als in der Normalbevölkerung. Mit der Krankheitsdauer steigt das Ca-Risiko, allerdings auch abhängig von der Ausdehnung der Entzündungsareale sowie dem Alter des Patienten zum Zeitpunkt der Erstmanifestation (ein jüngeres Alter korreliert mit einem höherem Risiko). Patienten mit Ersterkrankungsbeginn vor dem 18. Lebensjahr entwickeln im Verlauf oft mehr als nur ein Karzinom. Kolitis-Patienten mit einer primär-sklerosierenden Cholangitis entwickeln signifikant häufiger Karzinome als Patienten ohne sklerosierende Cholangitis. Das Ca-Risiko wird derzeit mit ca. 9,5 - 16,5% nach 30 Jahren Erkrankungsdauer angegeben. In früheren Zeiten galten hier noch 40 - 50%, so daß man davon ausgehen kann, daß verbesserte Diagnose- und Therapiemethoden hier deutliche Verbesserungen gebracht haben könnten.

Bezüglich psychosomatischer Komponenten gibt es keine einheitliche und vor allem keine gesicherte Auffassung. Beachtenswert ist der Umstand, daß chronische Erkrankungen, die einen hohen Leidensdruck erzeugen und die Lebensqualität einschränken, zwangsläufig zu einem veränderten psychischen Verhalten führen. Allerdings kann psychischer Stress das Auftreten akuter Schübe provozieren. **Von daher ist eine psychotherapeutische Betreuung der Betroffenen sicherlich wertvoll, um durch ein verbessertes Coping* (Bewältigungsstrategien) den Krankheitsverlauf positiv zu beeinflussen und/oder durch Aufarbeitung von Konflikten negative Einflüsse zu mildern.**

6.1. Fungieren Antigenstrukturen aus dem Darm lumen als Promotor?

Die intensiven Bemühungen, Ätiologie und Pathogenese chronisch entzündlicher Darmerkrankungen zu klären, sind bisher zwar wenig erfolgreich gewesen, doch deuten die bisherigen Ergebnisse darauf hin, daß

- eine genetische Prädisposition im Sinne einer immunologischen Imbalance (Häufung des HLA-B-27-Phänotyps)
- Noxen wie Rauchen
- Umweltkontaminanten (Quecksilber?)
- Ernährungsgewohnheiten (reichlich Zucker, Fastfood, tierische Fette, Ballaststoffmangel)
- und in hohem Maße unterschiedliche luminale Antigene

für die Pathogenese der CED eine wichtige Rolle zu spielen scheinen. Die zentralen Fragen beschäftigen sich im wesentlichen mit dem Klärungsversuch, ob die entzündlichen Schleimhautveränderungen eine pathophysiologische Immunreaktion des Mukosablocks auf eine ständige

*Coping: seelische Verarbeitung und Bewältigung von Belastungen, die durch schwere und chronische Krankheiten hervorgerufen werden.

Antigenkonfrontation darstellen, oder ab eine unangemessen aggressive Immunantwort auf natürlicherweise im Darmlumen vorkommende Antigene - hauptsächlich bakteriellen Ursprungs - Zeichen einer immunologischen Fehlsteuerung sind. Verschiedene Erregerspezies wie Mycobacterium paratuberculosis, Listeria monocytogenes, persistierende Masernviren oder eine unspezifisch gestörte Darmflora werden als mögliche Auslöser diskutiert. Bisher konnte allerdings keine der „Einzelerreger-Theorien" überzeugen. Allerdings verdichten sich die Erkenntnisse dahingehend, daß eine Vernetzung unterschiedlicher Ebenen - der luminalen, ubiquitären Darmflora, eines minderwertigen Mukos und gestörte Immunregulation des Mukosablocks - der Entstehung einer CED zugrunde liegt. Beachtenswert erscheint darüber hinaus das Phänomen, daß sich die chronifizierten Darmerkrankungen insbesondere in Bereichen der höchsten bakteriellen Besiedelung abspielen. In den Bereichen des Kolons finden sich 10^{11} - 10^{12} Anaerobier pro Gramm Darminhalt, im distalen Ileum 10^{8} - 10^{9}. Dazu kommen massenhaft bakterielle Zellwandfragmente, denen bekanntermaßen aufgrund ihrer antigenen Strukturen ein erheblicher Einfluß auf das Immunsystem zukommt sowie bakterielle Stoffwechselprodukte und weitere chemotaktische Peptide.

Aus den Erfahrungen mit der mikrobiologischen Therapie wissen wir, daß sich das darmassoziierte Immunsystem mit solchen Substraten, die aus physiologischen Keimspezies entstammen, vorzüglich stimulieren und modulieren läßt. Nun konnte allerdings nachgewiesen werden, daß Patienten mit CED offensichtlich eine überzogene T-Zell-Reaktion auch auf diese - der normalen Keimflora entstammenden Antigene und Substrate - reagieren. Die zur therapeutischen Zwecken eingesetzten bakteriellen Stoffwechselprodukte, abgetöteten oder lebensfähigen Keimspezies bedürfen in diesem Zusammenhang allerdings einer differenzierteren Betrachtung, haben sich doch insbesondere Peptide aus dem Kolibakterienstoffwechsel, abgetötete Mikroorganismen oder lebensfähige Milchsäurebildner bei der Therapie der CED bestens bewährt. Von Interesse ist auch die Abhängigkeit einer intakten Schleimschicht von der Anwesenheit physiologischer Keimgruppen. Wie bereits erwähnt, scheint eine unzureichend ausgebildete bzw. von ihrer Zusammensetzung her minderwertige Schleimschicht an der Pathogenese chronisch-entzündlicher Darmschleimhautentzündungen beteiligt zu sein.

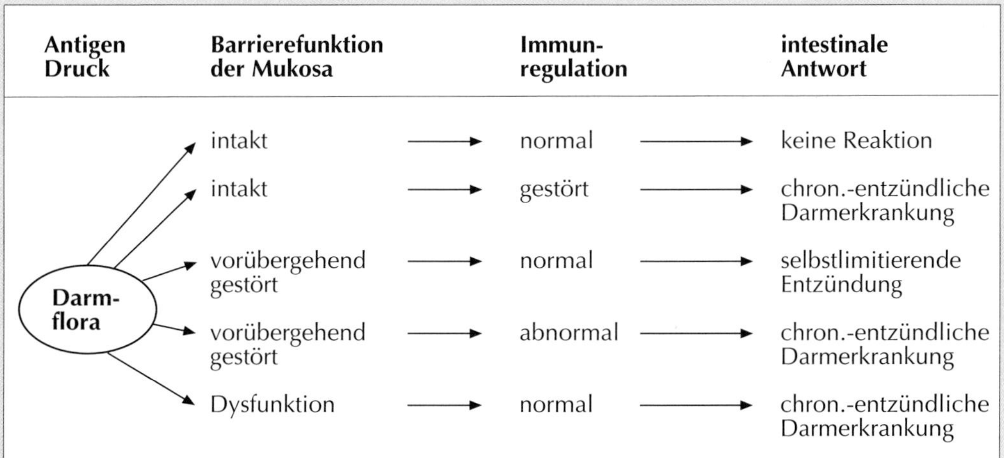

Quelle: ASPEKTE 10/98

Abb. 49: Mögliche Wege zur chronisch-entzündlichen Darmerkrankung

Neben den Diskussionen über ursächliche Zusammenhänge dürfen Triggerfaktoren, die einen empfindlichen Einfluß auf den Verlauf oder auf Entzündungsschübe nehmen, nicht übersehen werden. Hier spielen neben den erregerspezifischen Antigen Nahrungsmittel- und Schimmel-/Hefepilzallergien eine bedeutende Rolle.

Von einigen Autoren wird vermutet, daß insbesondere Schimmelpilzallergien als wichtige Triggerfaktoren fungieren und führen die jahrzeitlichen Schwankungen mit Gipfeln in Frühjahr und Herbst auf entsprechend saisonalen Sporenkonzentrationen in der Luft zurück.

Ein besonderes Augenmerk bezüglich Nahrungsmittel- und Pilzallergien ist auf Typ IV-Reaktionen (verzögerte Allergien) zu legen. Eine differenzierte Allergiediagnostik scheint somit unverzichtbar.

Beachtenswert erscheinen Hinweise von *Hermon-Taylor*, die Zusammenhänge zwischen einer Infektionen mit Mycobacterium paratuberculosis und der Entstehung des Morbus Crohn sehen. Das Bakterium löst bei Rindern eine Paratuberkulose aus, die bezüglich der Symptomatik dem Crohn sehr ähnlich ist. Nachweislich scheiden die infizierten Rinder auch bei stummen Infektionen den Erreger mit der Milch aus. Eine Untersuchung in England konnte in 22 von 312 Proben pasteurisierter Milch DNA von M. paratuberculosis nachweisen. Unklar war, ob es dabei um lebensfähige Mikroorganismen handelte. Obwohl der kulturelle Nachweis dieses Erregers nur mit großem Aufwand gelingt, konnten in anschließenden Untersuchungen gezeigt werden, daß mindestens 2,8% aller Milchproben lebende Zellen von M. paratuberculosis enthält. Somit ist belegt, daß der Erreger auch die Pasteurisierung übersteht. Bei einem 12-jährigem Jungen mit Morbus Crohn, wurden 5 Jahre zuvor vergrößerte Halslymphknoten entfernt, in denen das Mycobacterium nachweisbar war. Verdächtig in diesem Zusammenhang ist die Beobachtung, daß in Gebieten, in denen vermehrt Rinder an Paratuberkulose erkrankt sind, die Bevölkerung vermehrt unter Morbus Crohn leidet. (Canadian Journal of Gastroenterology 1996/10 S. 173-177)

Tab. 41: Gegenwärtige Konzepte zur Ätiologie der chronisch-entzündlichen Darmerkrankungen.

Quelle: ASPEKTE 10/98 modifiziert nach Knoke, M., Bernhardt, H.: Mikroökologie desMenschen; VCH

Persistierende Infektion durch ein einzelnes Pathogen	
M. Crohn:	Mycobacterium paratuberculosis, Listeria monocytogenes. Paramyxovirus (Masern), Bacteroides, Eubacterium, Peptostreptococcus, Clostridien
Colitis ulcerosa:	Sulfat-produzierende Bakterien, pathogener E. coli, Bacteroides, Eubacterium, Peptostreptococcus, Clostridien
Gestörte Barrierefunktion der Mukosa	
Schleimdefekt, defekte tight junctions oder gestörte Epithelrestitution	
Gestörte Regulation der mukosalen Immunantwort auf ubiquitäre Antigene	
Gestörte Herabregulation oder generelle Induktion (Antigen-Präsentation, Th 1 -Lymphokinprofil, dysregulierte Zytokin- und lösliche Mediatorenproduktion)	

6.1.1. Differentialdiagnostik schwierig

Auch wenn Tabellen und statistische Angaben den Eindruck erwecken, daß die CED eindeutig differenzierbar sind, so trifft dies in der Praxis leider allzuoft nicht zu. Zahlreiche entzündliche Veränderungen des Intestinums können sich hinsichtlich ihres Verlaufs und ihrer Symptomatik, häufig sogar auch bezüglich diagnostischer Parameter kaum trennbar ähnlich darstellen. Eine sehr differenzierte Diagnostik ist bei Patienten mit chron. rezidivierenden Beschwerden im o.g. Sinne unverzichtbar, zumal selbst der fachärztliche Bereich hier oftmals vor Problemen steht. Letztlich ist diese Tatsache ein wichtiger Hinweis dafür, daß der Darm auf unterschiedliche Störeinwirkungen oder Schädigungen nur wenig differenziert reagieren kann. Eine endgültige Diagnose wird somit nur möglich sein, wenn die in Tabelle 42 aufgeführten differentialdiagnostischen Überlegungen ausgeschlossen sind. Man geht heute davon aus, daß in ca. 10% der Fälle eine eindeutige Zuordnung nicht gelingt. Bei 292 MC-Patienten der Marburger Klinik war zwischen 1965 und 1988 in nur 53% der Fälle eine korrekte Diagnosestellung möglich. Bei fast 16% dieser Patienten wurde zunächst eine CU diagnostiziert. Anders sieht es bei der CU aus. Hier sagen Statistiken aus, daß bei einer Studie in 80% der Fälle die korrekte Diagnose gestellt wurde und nur zu 1% die Fehldiagnose MC gestellt wurde (siehe auch die u.g. Fallbeispiele unter CU und MC).

6.1.2. Folge von Darmschleimhautentzündungen: ein Verlust der intestinalen Barriere

6.1.2.1. Physiologie

Die äußerst filigran und empfindlich aufgebauten Schleimhäute des Gastrointestinaltraktes werden permanent einem gigantischen Antigenstress ausgesetzt; dazu kommt die Konfrontation mit hochaggressiven Verdauungssäften, die die beständige Gefahr einer Autodigestion mit sich bringen. Dennoch ermöglicht die Struktur der epithelialen Barriere unter physiologischen Be-

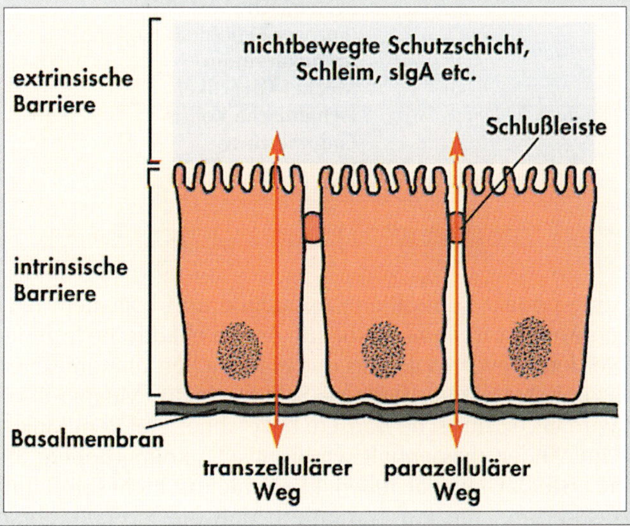

Abb. 50: Intestinale Barriere (Aspekte 8/97)

Tab. 42: Differentialdiagnose der entzündlichen Darmerkrankungen

Idiopathisch			
Morbus Crohn			
Colitis ulcerosa			
Infektiös			
	Bakterien	Campylobacter jejuni	Treponema pallidum
		Yersinia enterocolitica	Staphylococcus aureus
		Salmonellenstämme	Escherichia coli
		Shigellenstämme	Brucella melitensis
		Mycobacterium tuberculosis	Chlamydia trachomatis
		Neisseria gonorrhoea	Aeromonas hydrophila
			Vibrio parahämolyticus
			Plesiomonas shigelloides
	Viren	Coxsackie	Zytomegalie
		Ebstein Barr	Herpes simplex
	Protozoen	Entamoeba histolytica	Strongyloides stercoralis
		Schistosoma mansoni	Cryptosporidium
		Balantidium coli	Giardia lamblia
		Isospora Belli	
		Leishmania donovani	
	Pilze	Histoplasmose	Aktinomykose
		Candidose	
Antibiotika-assoziierte Kolitis/Pseudomembranöse Kolitis			
Medikamenten-induzierte Enterokolitis			
Nichtsteroidale antiinflammatorische			**Morbus Behcet**
Medikamente			**Eosinophile Enterokolitis**
• Cyclosporin			**Divertikulitis**
• Klysmen			**Solitäres Ulkus des Rektum**
• Laxanzien			**Appendizitis**
• Sulfasalazin			**Intestinales Lymphom**
• Penicillamin			**Systemische Vaskulitis**
• Gold			(Purpura Schönlein-Henoch)
• Methyldopa			**Kolonkarzinom**
			Meckel-Divertikel
Strahlenenteritis			**Ischämische Kolitis**
Diversionskolitis			**Endometriose**
Mikroskopische Kolitis			**Morbus Whipple**
Karzinoid			

dingungen einen optimalen Schutz, eine perfekt kontrollierte Aufnahme und vor allem eine Differenzierung der unterschiedlichsten Antigenstrukturen. Nur so können chaotische Immunreaktionen wirkungsvoll verhindert werden. Bevor Moleküle der eigentlichen anatomischen Struktur der Mukosa begegnen, muß zunächst eine schleimige Schutzschicht (Mukos) überwunden werden. Die Schleimschicht wird als extrinsische Barriere bezeichnet. Auf dem Mukos befinden sich unter physiologischen Umständen massenhaft symbiontische Keimgruppen, die insbesondere für pathogene Keime eine erste Barriere darstellen. Die Schleimschicht selbst fungiert im Sinne einer ersten Diffusionsbarriere, die u.a. garantiert, daß die Stoffaufnahme

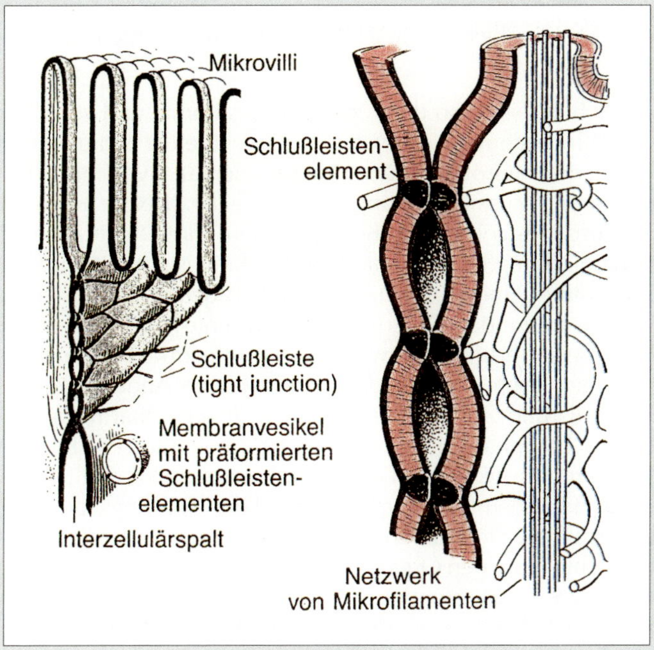

Abb. 51: Epitheliale Schlußleisten (aus Hierholzer, K. und Schmidt, F.: Pathophysiologie des Menschen; VCH, Weinheim 1993)

durch den viel langsameren Prozeß der Diffusion in Richtung Zelloberfläche der Enterozyten geschieht. Andererseits kann die extrinsische Barriere aber auch dazu beitragen, daß Substanzen von der Zelloberfläche wegdriften. Der hohe Gehalt an sIgA im Mukos optimiert den Schutz gegenüber Antigenen und Keimen. Eine Veränderung der Schleimschicht führt also zwangsläufig zu einer Veränderung der Antigen- bzw. Keimkonfrontation im Bereich der Zelloberfläche.

Die eigentliche Aufnahme von Molekülen und Antigenstrukturen erfolgt nach Überwindung der Schleimschicht über zwei Kompartimente: durch die Enterozyten hindurch (zelluläre Permeabilität) und durch die Schlußleisten hindurch (tight junctions = parazelluläre Permeabilität - siehe Abbildung 51).

Tight junctions entsprechen der Zonula occludens, dem Bereich, der die Verkittung der einzelnen Enterozyten miteinander bewerkstelligt. Der Zellverband der Enterozyten wird erst durch die geringe Durchlässigkeit seiner Schlußleisten zur funktionierenden Barriere. Die Abdichtung durch die Schlußleisten ist allerdings keineswegs so vollständig wie ihr Name suggeriert, sondern übernimmt spezielle Transportaufgaben. Je nach Verhältnis zwischen parazellulärer zu transzellulärer Permeabilität (s.o.), werden „Dichtigkeit" oder „Leckheit" des abgrenzenden Epithels unterschieden. So lassen sich

- dichte Epithelien = tight; z.B. Harnblase und Epidermis,
- mitteldichte Epithelien = intermediate tight; z.B. Kolon, Rektum, distale Tubuli, distale Ausführungsgänge von Pankreas, Speicheldrüsen u. Schweißdrüsen und
- lecke Epithelien = leaky epithelia; z.B. Dünndarm, Gallenblase und proximale Ausführungsgänge von Pankreas, Speicheldrüsen u. Schweißdrüsen

voneinander unterscheiden. Mitteldichte und lecke Epithelien besitzen demnach Schlußleisten, die sich durch eine relativ hohe Transportfunktion auszeichnen. Für Ionen sind die tight junctions der lecken Epithelien sogar durchlässiger als die Zellmembranen der Enterozyten.

Unter normalen Umständen sind die Schlußleisten so dicht, daß nur bestimmte und vor allem sehr kleine Moleküle (z.B. Elektrolyte) hindurchtreten können. Ob Moleküle die Schlußleisten durchwandern können, hängt somit von deren Größe, darüber hinaus aber auch von ihrer elektrischen Ladung ab. Bemerkenswert in diesem Zusammenhang ist die Tatsache, daß die mukosale Barriere zu keinem Zeitpunkt eine statisch festgelegte Größe ist, sondern ihre Durchlässigkeit mit Hilfe des Schlußleistennetzes dynamisch regulieren kann. Darüber hinaus scheint auch der Darminhalt bzw. bestimmte Nahrungsmittel Einfluß auf die Dichtigkeit der Schlußleisten zu nehmen. Experimentell konnte gezeigt werden, daß Glukose und bestimmte Aminosäuren die Permeabilität im Bereich des Dünndarms erhöht. Inzwischen konnte mittels spezieller Untersuchungsmethoden in vivo nachgewiesen werden, daß bereits kleine Änderungen der Nahrungsgewohnheiten, Fasten, Alkohol- und Zuckerkonsum sowie diverse Pharmaka (z.B. Aspirin) die Durchlässigkeit der Darmschleimhaut über mehrere Tage beeinflussen. Folglich kann man davon ausgehen, daß die Durchlässigkeit der Darmschleimhaut durch den jeweiligen digestiven bzw. interdigestiven Zustand beeinflußt wird. Während der Nahrungsaufnahme optimiert eine erhöhte Durchlässigkeitsrate die Stoffaufnahme, während sich im interdigestiven Zustand die tight junctions wieder verdichten, um den Organismus vor Flüssigkeits- und Substratverlusten zu schützen. Eine Abnahme der Schlußleistenpermeabilität findet sich z.B. bei bakterieller Überwucherung des Dünndarms und damit verbundenem vermehrten Auftreten bakteriell dekonjugierter Gallensäuren.

6.1.2.2. Pathophysiologie

Kommt es aufgrund einer dauerhaften Irritation oder Schädigung zu entzündlichen Veränderungen der Schleimhaut, besteht das Risiko, daß eine pathologisch erhöhte Darmschleimhautpermeabilität entsteht.

Bekannt ist dieses Phänomen im Rahmen aller entzündlichen Darmschleimhautveränderungen (unabhängig von der Ursache), bei der Zöliakie und bei Nahrungsmittelallergien. Darüber hinaus können Strahlenbelastungen, schwere Verbrennungen, Sepsis, Schockzustände oder Unterernährung die Durchlässigkeit der Darmschleimhaut pathologisch erhöhen. Die Zöliakie, die zu einer ausgeprägten Zottenatrophie führt, zeichnet sich durch extrem hohe Permeabilitätswerte aus, die sich mittels einer entsprechenden Diät empfindlich verbessern läßt. Somit eignet

Tab. 43: Veränderung der Darmschleimhautpermeabilität

Anstieg der Permeabilität durch	Abnahme der Permeabilität durch
• Glucose • Alkohol • Gewürze aus Nachtschatten (Chili, Paprika Cayennepfeffer) • Sensibilisierungen (Nahrungsmittelallergien) • Mikroorganismen • Acetylsalicylsäure (Aspirin) • Xenobiotika (z.B. Amalgam-Quecksilber)	• grüner und schwarzer Pfeffer, Muskatnuß, Lorbeer • Gerbstoffe, Bioflavonoide (z.B. Rotweinextrakt, OPC, grüner Tee) • Glutamin (im Handel als Diätetikum) • mikrobielle Peptide (z.B. Colibiogen) • Vitamin A, Dexpanthenol, Zink (Restitution der Schleimhaut

sich in diesem Fall die Messung der Darmpermeabilität auch zur Diätkontrolle. Auch bei Morbus Crohn-Patienten läßt sich ein Anstieg der Darmwanddurchlässigkeit registrieren, und zwar noch bevor ein Entzündungsschub einsetzt. Auch hier läßt sich der diagnostisch/prognostische Wert einer entsprechenden Untersuchung erkennen.

Noch keine Einigkeit besteht in der Diskussion, ob eine pathogene Veränderung der Permeabilität als primärer Faktor zu sehen ist, der nun Folgestörungen nach sich zieht, oder ob in Folge diverser Veränderungen, Einwirkungen, Entzündungen usw. die Permeabilitätsstörung als sekundäre Reaktion auftritt.

Entzündliche Reaktionen im Bereich der Darmschleimhaut, ob sie nun durch Bakterien, Viren, Pilze, Medikamente oder im Rahmen autoimmunologischer Erkrankungen entstehen, führen je nach Grad der Entzündung zu einer mehr oder weniger ausgeprägten Freisetzung diverser proentzündlicher Zytokine aus immunkompetenten Zellen.

Während einige diese Zytokine direkt in die Regulation der Schlußleisten eingreifen, führen andere Gewebs- und Entzündungshormone im Rahmen der Entzündungskaskade zu einem erheblichen Chaos am körpereigenen Gewebe, ebenfalls mit der Folge einer erhöhten Permea-

Schleimhautschädigung verursacht durch
z.B. Toxine, Chemo- oder Strahlentherapie, Antibiotika, Autoimmunerkrankungen

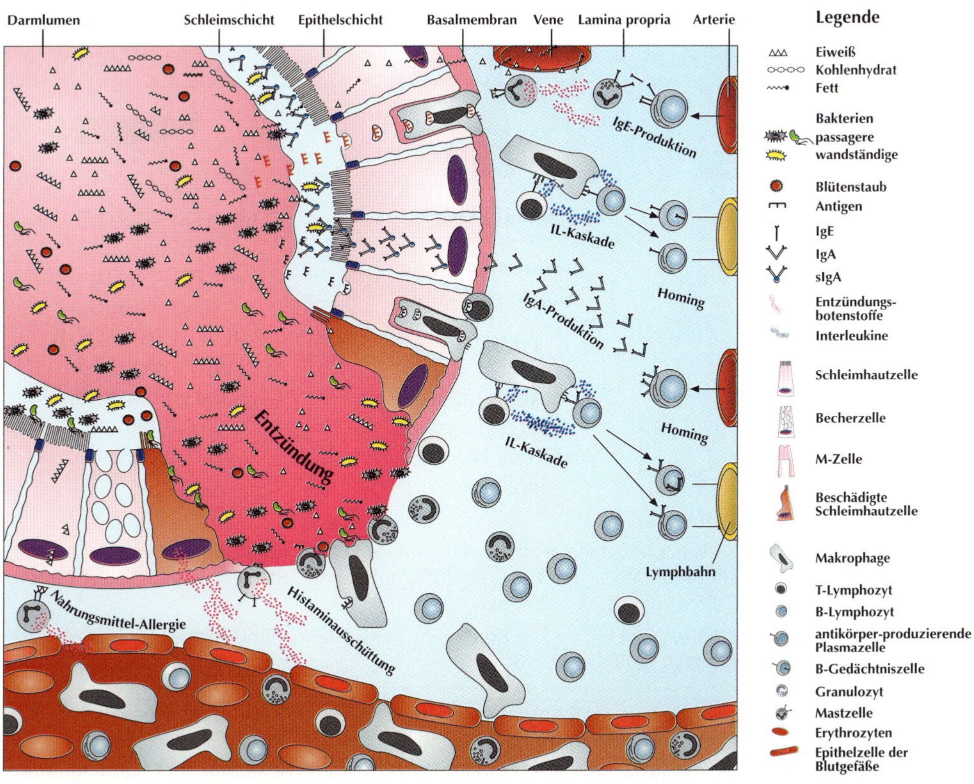

Abb. 52: Physiologische und pathologische Abläufe im Schleimhautbereich (Laves-Lehrtafel).

bilität. Die Immunhomöostase geht verloren, zu den in der Lamina propria stationierten Entzündungszellen wandern Abwehrzellen aus den Gefäßen in die Entzündungsregion und forcieren hier überschießende Immunantworten. Die Folge: Entzündungsreaktionen zerstören lokal körpereigene Zellmembranen, es kommt zwangsläufig zu einer steigenden Durchlässigkeit der intestinalen Barriere mit einer Zunahme der Antigenkonfrontation im MALT (Siehe Abbildung 52). Durch die nun entstehende persistierende Entzündung entsteht ein Teufelskreis. Bei Patienten mit Morbus Crohn konnte man z.B. lebende Bakterien aus portalem Blut isolieren, was zeigt, daß der Mukosablock nur noch eingeschränkt vor Fremdsubstanzen schützt.

Bedeutende Zusammenhänge zeigen sich für Patienten mit CED bezüglich einer genetisch fixierten Störung der mukosalen Immunantwort auf ubiquitäre Bestandteile der Darmflora. Es konnten generell aggressivere Immunantworten auf physiologische, bakterielle Antigenreize dokumentiert werden. Es stellt sich in diesem Zusammenhang die Frage, inwieweit ein instabiles intestinales Ökosystem aufgrund eines unphysiologischen mikrobiellen Umfeldes im Darmlumen, zu entgleisenden Immunantworten führt. Bei Patienten mit Colitis ulcerosa konnte eine mangelhaft ausgebildete und funktionell minderwertige Schleimschicht nachgewiesen werden, die darüber hinaus von einigen Keimspezies mittels schleimlösender Enzyme weiter geschädigt

PRO-INFLAMMATORISCH	MODIFIZIERENDE FAKTOREN	PROTEKTIV

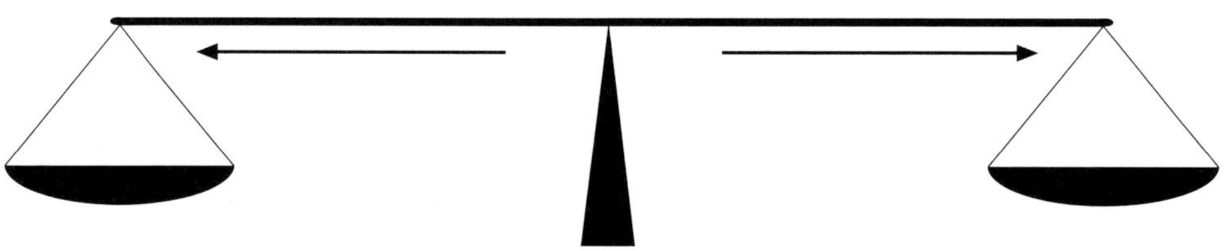

Luminale Bakterien FMLP, LPS, PG-S Bakterien- und Nahrungsmittel-Antigene Gallensäuren Verdauungsenzyme	**GENETISCH** Immunregulation Barrierefunktion **UMWELT** Antibiotika Diät, Rauchen Stress, NSAID Infektionen	Undurchlässige Mukosa Schleim, sIgA PGE_2, PGI_2 IL-ra, Gortisol IL-4, IL-10. TGF-β VIP, Somatostatin Ts-Lymphozyten Glutamin SCFA

FMLP: N-Formyl-Methionyl-Leucyl-Phenylalanin; **IL:** Interleukin; **TGF-β**: Transforming Growth Factor-β; **NSAID:** nicht-steroidale Antirheumatika; **Ts:** T-Suppressorlymphozyten; **SCFA:** kurzkettige Fettsäuren; **LPS:** Lipopolysaccharid; **PG-PS:** Peptidoglykan-Polysaccharid.

Quelle: Schultz, M., Balfour Sartor, R., Hill, C.: Die Bedeutung der Bakterien für die Pathogenes chronisch-entzündlicher Darmerkrankungen; ASPEKTE 10/98

Abb. 53: Gleichgewicht zwischen pro-inflammatorischen Faktoren und mukosalen protektiven Mechanismen. Die genetisch determinierte Immunantwort auf bakterielle Produkte oder die epitheliale Barrierefunktion können die Empfänglichkeit des Organismus für chronische Entzündungen beeinflussen, während Umweltfaktoren den initialen Ausbruch und die spontane Reaktivierung der Entzündung beeinflussen.

werden kann. Somit würde zusätzlich ein erhöhter bakterieller Oberflächenkontakt im Bereich der Enterozyten eine bakterielle Translokation erleichtern. In diesem Zusammenhang ist auch beachtenswert, daß bei Morbus Crohn wie auch bei der Colitis ulcerosa die primären Schleimhautentzündungen in Bereichen auftreten, die naturgemäß die höchsten bakteriellen Konzentrationen aufweisen.

Anderseits könnte eventuell durch die Stabilisierung des mikrobiellen Ökosystems zu einer Modulation immunologischer Reaktionen führen. Die Erfahrungen mit probiotischen Therapien lassen solche Zusammenhänge vermuten. Protektive Eigenschaften einiger Bakterien bzw. deren Stoffwechselprodukte (kurzkettige Fettsäuren, Peptide) lassen sich erfahrungsgemäß für eine antientzündliche Schleimhauttherapie ausnutzen.

Von zentraler Bedeutung bezüglich intestinaler Permeabilitätsstörungen sind offensichtlich Umweltkontaminanten. Seit geraumer Zeit stehen Umweltschadstoffe in Verdacht, die Körperschleimhäute zu schädigen, so daß aufgrund einer dadurch bedingten erhöhten Antigenflut das Mukosa-assoziierte Immunsystem mit einer zunehmenden Allergiebereitschaft reagiert, was im Falle der intestinalen Mukosa zu Nahrungsmittelallergien führen kann. Bezüglich der luftgetragenen Schadstoffe konnte bereits nachgewiesen werden, daß es nach Konfrontation mit entsprechenden Toxinen im Bereich des respiratorischen Epithels zu einer gesteigerten Permeabilität kommt. Dadurch gelangen Antigene sowie Toxine leichter in die unter der Schleimhaut gelegenen Kompartimente, wo sich Mastzellen und andere proinflammatorische Zellen befinden. Die nun stimulierte Entzündungskaskade führt rasch zu einer Veränderung im Bereich der tight-junctions, die nun zu leaky-junctions werden. Die Bundesforschungsanstalt für Ernährung in Karlsruhe konnte experimentell nachweisen, daß oral aufgenommenes Quecksilber ($HgCl_2$) die Permeabilität der Dünndarmschleimhaut für Makromoleküle signifikant erhöht. Bezüglich der Amalgam-Quecksilber-Diskussion befürchten Amalgam-Kritiker, daß die permanente orale Hg-Aufnahme, vor allem wenn es zu einer bakteriellen Umwandlung in Methylquecksilber durch Darmbakterien kommt, die Allergiebereitschaft erheblich steigern könnte. Die Untersuchungen aus Karlsruhe scheinen diesen Verdacht zu erhärten (Siehe auch 6.1.2.3., S. 199).

Aber auch natürliche Substanzen wie scharfe Gewürze aus Nachtschattengewächsen können die tight junctions fragmentieren und dadurch die Resorption von Allergenen begünstigen. Paprika, Chili und Cayennepfeffer führen zu einer vermehrten Permeabilität von Makromolekülen der Größe 10 bis 40 kDa, eine Größenordnung, unter der auch wichtige Nahrungsantigene fallen (14 - 17 kDa). Untersuchungen an der Wiener Universitätsklinik AKH konnten allerdings auch belegen, daß schwarzer und grüner Pfeffer, Muskatnuß und Lorbeer einen entgegengesetzten Effekt haben. Der transepitheliale Widerstand (TER) wurde durch diese Gewürze deutlich erhöht.

6.1.2.3. Folgen einer erhöhten Schleimhautpermeabilität

Eine erhöhte Darmschleimhautpermeabilität birgt immer die Gefahr einer Überforderung der immunologischen Systeme z.B., mit der Folge einer zunehmenden Infektanfälligkeit. Anderseits läßt sich durch diesen Mechanismus nicht selten auch die Entstehung und Ausbreitung von multiplen Nahrungsmittelallergien erklären. Genau hier entsteht ein Teufelskreis: die allergischen Reaktionen führen aufgrund der entfesselten Entzündungskaskaden zu weiteren Veränderungen der intestinalen Schleimhäute. In der Regel wird es sehr schwer sein festzustellen, welches Ereignis als erstes den Teufelskreis in Bewegung gesetzt hat: hat die Entzündung der Schleimhaut aufgrund einer pathologisch erhöhten Antigenkonfrontation zur Entstehung von

Nahrungsmittelallergien beigetragen, oder haben Nahrungsmittelallergien zu einer Entzündung der Darmschleimhäute geführt? Oftmals gehen diesem Mechanismus auch Infektionen, Antibiotikatherapien oder andere iatrogene Einflüsse voraus. Differentialdiagnostisch ist auch daran zu denken, daß eine gestörte intestinale Ökologie die Ursache für Schleimhautschädigungen sein könnten. Es lassen sich nicht selten pathogene Hefen in hohen Keimzahlen im Stuhl des Patienten nachweisen, die aufgrund ihrer Pathogenitätsfaktoren (Enzymbildung, Keimschlauchbildung) in der Lage sind, die Mukosa erheblich zu schädigen. Ein weiterer bedeutender mikrobiologischer Faktor in diesem Zusammenhang ist das Overgrowth-Syndrom, bei dem es zu einer bakteriellen Überwucherung weiter Dünndarmabschnitte mit Keimen der Dickdarmflora kommt.

Eine gestörte Barrierefunktion der Mukosa zieht zwangsläufig eine erhöhte Permeabilität nach sich. In Folge entsteht eine gesteigerte Aufnahme von antigenen Strukturen, die letztlich in eine immunologische Überstimulation mit der Folge von z.B. Nahrungsmittelallergien auf der einen Seite und/oder zu einer immunologischen Erschöpfung mit der Folge einer Infektanfälligkeit auf der anderen Seite führen kann. In Abhängigkeit von anderen - auch genetischen Faktoren - kann sich die Situation individuell verschärfen. Neben den immunologischen Konsequenzen, die aus einer erhöhten Darmschleimhautpermeabilität erwachsen, ist es der zunehmende Verlust essentieller Mikronährstoffe in das Darmlumen aufgrund der geschädigten Zellstrukturen, sowie die eingeschränkte Resorptionskapazität von Nährstoffen (Malabsorption) die zu spezifischen Mikronährstoff-Defiziten führen können (z.B. Zinkmangel). Ein Circulus vitiosus entsteht.

Tab. 44: Schädigung der Mucosa

Schädigung der Mukosa / Zottenatrophie

⇓

Pathologisch erhöhte Darmschleimhautpermeabilität

⇓	⇓
Verlust der Barrierefunktion	Beeinträchtigung der Nährstoffresorption
⇓	⇓
erhöhte Antigenpinocytose	unzureichende Nahrungsaufnahme
⇓	⇓
unphysiologische Antigenkonfrontation	Erhöhung der Fette im Stuhl bindet fettlösliche Vitamine und Spurenelemente
⇓	⇓
Entstehung von Nahrungsmittelallergien	Nährstoff-Defizite
⇓	⇓
weitere, allergiebedingte Schädigung der Mucosa	Zink- und Vit. A-Mangel beeinträchtigt die Zellregeneration der Mukosa und die Bildung von sIgA
⇓	
Überforderung der immunologischen Funktionen durch erhöhte Antigenpinocytose	
⇓	
⇓	⇓

Immunologische Schwächen/Infektanfälligkeit/Allergien

6.2. Morbus Crohn

Als Morbus Crohn (Ileitis terminalis Crohn) wird eine spezifische, diskontinuierliche Entzündung aller Schichten der Darmwand, primär der des terminalen Dünndarms (80%), bezeichnet. Die Erkrankung führt häufig auch zu Magenschleimhautentzündungen (Gastroenteritiden) oder einer Dickdarmbeteiligung im Sinne einer Enterokolitis (50%), so daß sämtliche Abschnitte des Magen-Darmtraktes betroffen sein können. Auftreten in der Kindheit möglich. **Symptomatik:** Schubweiser Verlauf, Abdominalschmerzen, übelriechende, oftmals wäßrige Durchfälle, Gewichtsverlust, evtl. auch Erbrechen und Fieber. **Extraintestinale Manifestation** in Form von Arthritis, diverser Augenentzündungen, Erythema nodosum, Lebererkrankungen möglich. **Leitsymptome:** meist starke Bauchschmerzen und Diarrhöe, Beschwerden bestehen schon länger, Gelenkbeschwerden, Blässe, Untergewichtig, deutlich belegte Zunge, Augen- und Hautentzündungen, Aphten im Mundbereich, eventuell Fisteln im Bereich des Afters. **Differentialdiagnostik Reizkolon:** Pat. mit Reizkolon haben nachts keinen Stuhlgang. **Ursachen:** Unklar. Vererbung der Disposition wahrscheinlich. Sicherlich auch multifaktoriell: Rauchen, Stress, Toxine, Zivilisationskost, instabile intestinale Ökologie. Der Schweregrad der Erkrankung wird mit Hilfe von Aktivitätsindizes beschrieben, am gebräuchlichsten ist der Aktivitätsindex nach Best (CDAI). **Verlaufsformen:** chronische Aktivität bei ca. 20%, intermittierende Aktivität bei ca. 35%, 5-10 Jahre nach Diagnosestellung sind ca. 45% klinisch inaktiv. **Komplikationen:** Charakteristisch aufgrund der transmuralen Entzündung sind Fisteln und Abszesse. Darüber hinaus toxisches Megakolon, Perforation, Ileus, Blutung, , Strikturen, Stenosen sowie erhöhtes Karzinomrisiko. **Prognose:** Eine medikamentöse oder chirurgische Heilung gelingt nicht.

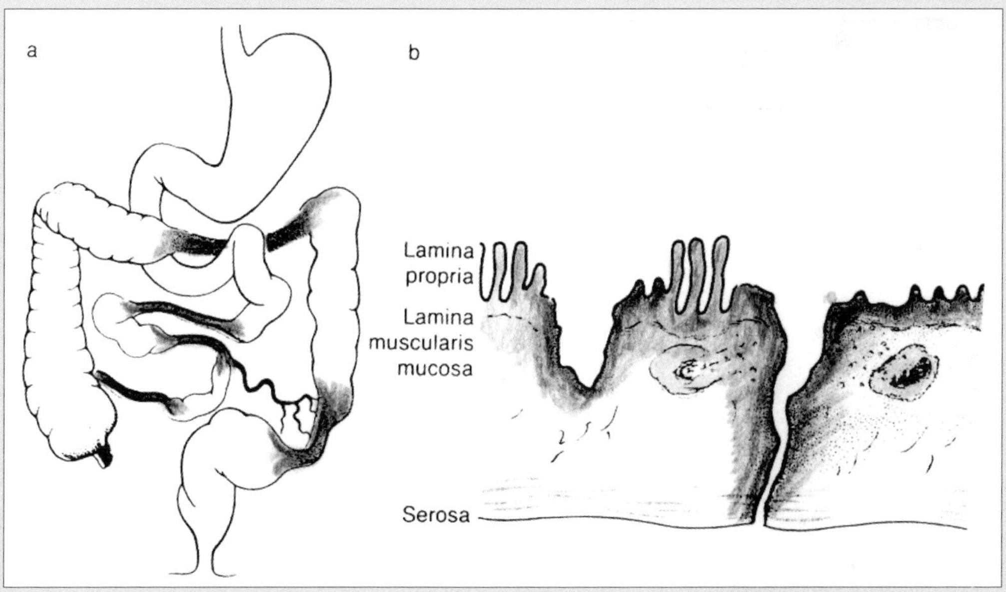

Abb. 54: Morbus Crohn. A: Lokalisation segmental im gesamten Gastrointestinaltrakt. B: Befall sämtlicher Darmwandschichten mit Ausbildungen von Fisteln und Strikturen (Hierholzer, K. und Schmidt, F.: Pathophysiologie des Menschen; VCH, Weinheim 1993: Abb. 6 - 10 ab

6.2.1. Symptomatik

Typische Symptome des M. Crohn (MC) sind während eines akuten Schubes Diarrhöe (auch Blutbeimengungen), abdominelle Schmerzen (75% der Patienten) und Fieber. Da in den meisten Fällen - vor allem in der primären Phase - das terminale Ileum + Kolon befallen ist, empfinden die Patienten einen Entzündungsschmerz im rechten Unterbauch. Das führt in vielen Fällen dazu, daß die Fehldiagnose Appendizitis gestellt wird. Treten die o.g. Leitsymptome nicht in den Vordergrund, kann das Geschehen leicht mit einem irritablen Kolon verwechselt werden. Das klinische Bild wechselt allerdings je nach Intensität und Lokalisation der entzündlichen Veränderungen u.U. sehr stark. Blutige Stühle zeigen sich vor allem bei Befall des Kolons, was bei ca. 40% der Patienten der Fall ist. Da der Literatur zu entnehmen ist, daß bei ca. 20 - 50% der Fälle auch rektale Bereiche betroffen sind, läßt sich eine Aussparung des Rektums nicht als differentialdiagnostisches Kriterium gegenüber der Colitis ulcerosa anführen. Durchschnittlich leiden die Patienten unter 5 ungeformten, teilweise wäßrigen Stühlen, die häufig Schleimbeimengungen enthalten.

Tab. 45: Malabsorption bei entzündlichen Darmerkrankungen (Aus Seidman 1989).

	Morbus Crohn	**Colitis ulcerosa**
	[%]	[%]
Gewichtsverlust	65 - 75	18 - 62
Hypoalbuminämie	25 - 80	25 - 50
Intestinaler Eiweißverlust	75	+
Negative Stickstoffbilanz	69	+
Anämie	60 - 80	66
Eisenmangel	39	81
Vitamin-B_{12}-Mangel	48	5
Folsäuremangel	54	36
Kalziummangel	13	+
Magnesiummangel	14 - 33	+
Kaliummangel	6 - 20	+
Vitamin-A-Mangel	11	nicht beschrieben
Vitamin-B_1-Mangel	+	nicht beschrieben
Vitamin-C-Mangel	+	nicht beschrieben
Vitamin-D-Mangel	75	+
Vitamin-K-Mangel	+	nicht beschrieben
Zinkmangel	+	+
Kupfermangel	+	nicht beschrieben
Metabolische Knochenerkrankung	+	+

Somit gehört ein Nährstoffstatus zu den wichtigen diagnostischen Kriterien bei CED.

LABORATORIUM FÜR SPEKTRALANALYTISCHE UND BIOLOGISCHE UNTERSUCHUNGEN

DR. BAYER GMBH & CO.

Spektrodiagramm zu Analyse-Nr. 222222

Vor-Befund / Prior Analysis	Element	Normal-Bereich / Normal Range	Ergebnis / Result	— / +
	Na	1900 – 2000	2020	1650 1750 1850 1950 2050 2150 2250
	K	1750 – 1850	1581	1500 1600 1700 1800 1900 2000 2100
	Ca	59,0 – 61,0	62.70	54 56 58 60 62 64 66
	Mg	34,0 – 36,0	30.11	29 31 33 35 37 39 41
	Cu	1,10 – 1,20	2.16	0,85 0,95 1,05 1,15 1,25 1,35 1,45
	Fe	440 – 480	374.7	340 380 420 460 500 540 580
	Zn	7,30 – 7,70	5.80	6,00 6,50 7,00 7,50 8,00 8,50 9,00
	P	350 – 390	340.0	250 290 330 370 410 450 490
	Pb	bis 0,30	0.021	0 0,10 0,20 0,30 0,40 0,50
	Li	0,010 – 0,050	0.015	0 0,010 0,020 0,030 0,050 0,070 0,090

Alle Werte beziehen sich auf mg/1000 ml.
All values refer to mg/1000 ml.

Vor-Befund / Prior Analysis	Quotient / Ratio	Normal-Bereich / Normal Range	Ergebnis / Result	— / +
	K:Na	0,87 – 0,97	0.78	0,62 0,72 0,82 0,92 1,02 1,12 1,22
	Mg:Ca	0,55 – 0,61	0.48	0,28 0,38 0,48 0,58 0,68 0,78 0,88
	K:Ca	29,0 – 31,0	25.2	24 26 28 30 32 34 36
	Cu:Zn	0,135 – 0,165	0.372	0,03 0,07 0,11 0,15 0,19 0,23 0,27

Hb:	11.1	**g/dl**	**Ery:**	5.0	**Mio./µl**	**Ht:**	36	**%**

Abb. 55: Mineralstoff-Screening bei einem Patienten mit MC. Der grau unterlegte Mittelbalken entspricht dem Normwertbereich. Bei leicht anämischen Blutbild lassen sich unzureichende Konzentrationen von K, Mg, Fe, Zn und P erkennen. Der erhöhte Kupferspiegel ist Ausdruck eines entzündlichen Geschehens und korreliert darüberhinaus mit dem erniedrigten Zinkspiegel.

Gegenüber der Reizdarm-Symptomatik kann es auch nachts zu Beschwerden (Diarrhöen) kommen, die ansonsten auch häufig nach den Mahlzeiten auftreten. Nach längerer Manifestation können Komplikationen in Form von Abszeß- und/oder Fistelbildungen sowie Strikturen abdominelle Schmerzen hervorrufen. Darüber hinaus zeigt sich im Laufe der Erkrankung aufgrund einer zunehmenden Malabsorption ein deutlicher Gewichtsverlust, die naturgemäß stärker ausgeprägt ist, als bei der Colitis ulcerosa. Kinder zeigen hierdurch erwartungsgemäß häufig Wachstumsstörungen. Doch nicht nur eine Malabsorption führt zu Gewichtsverlust, auch

- eine verminderte Nahrungsaufnahme (Vermeidung von Schmerzen, Appetitlosigkeit),
- ein erhöhter Verlust aufgrund der Entzündung sowie der exsudativen Enteropathie und
- durch den erhöhten Bedarf aufgrund von Regenerationsvorgängen sowie
- den möglichen Interaktionen zwischen Nährstoffen und Medikamenten

kommt es zu Malnutritionserscheinungen der Patienten. Die entzündlich veränderte Schleimhaut kann je nach Grad und Ausdehnung des Prozessen zu einem immensen Verlust an Plasmaeiweiß, Mineralstoffen und Spurenelementen sowie Vitaminen führen. Da aufgrund der Malabsorption auch die Gallensäuren nicht vollständig rückresorbiert werden können, werden nicht nur Diarrhöen verstärkt, sondern auch aufgrund der gestörten Fettverdauung lipidlösliche Mikronährstoffe vermehrt zur Ausscheidung gebracht. Hiervon sind insbesondere fettlösliche Vitamine aber auch Zink und Kalzium betroffen. Beachtenswert in diesem Zusammenhang ist die Tatsache, daß so kritische Elemente wie Zink und Vitamin A für die Restitution der Mukosa essentiell sind. Auch die Hypalbuminämie gehört zu den wesentlichen Faktoren, die zu Mikronährstoff-Defiziten führen, da ein ausgeglichener Eiweißhaushalt für einen optimalen Transport bzw. Resorption vieler Elemente essentiell sind. Die übliche schulmedizinische (oftmals nicht zu umgehende) Therapie mit Salazosulfapyridin führt zu einer Hemmung der Folsäureaufnahme, während Glucocorticoide die Aufnahme von Kalzium und Eisen beeinträchtigen.

Fallbeispiel: Der lange Weg zur Diagnose am Beispiel des Morbus Crohn

Männlicher Patient, geboren 1970

2.82	Gonarthritis li mit Erguß, Diarrhöe, Erbrechen, Fieber, hypochrome Anämie. Spontanrückbildung der Gonarthritis in 1 Woche.
10.84	Rezidiv der Gelenkentzündung im li Knie
11.84	Appendektomie: eitrige rez. Appendizitis
3.85	Hausstauballergie
5.85	Gonarthritis bds.; Streckhemmung des li Ellenbogens
6.85	Rezidivgonarthritis re
8.85	Rezidiv li und re Kniegelenk.
12.85	Diffuser Bauchschmerz ohne Diarrhöe, aber mit Schleimauflagerungen; rez. Fieberschübe, Sigmoidoskopie bis 60 cm: o.B.
1.86	Stationäre Aufnahme zur psychosomatischen Therapie. Konglomerattumor re Unterbauch; Leukozytose, Anämie. Koloskopie: Diagnose des M. Crohn im terminalen Ileum und im Kolon ascendens.

Quelle: Adler, G.: Morbus Crohn - Colitis ulcerosa; Springer-Verlag Berlin, 1997

6.3. Colitis ulcerosa

Als Colitis ulcerosa wird eine chronifizierte, schubweise verlaufende, vom Rektum aufwärts (proximal) gehende Entzündung der Kolonschleimhaut bezeichnet. Manifestation häufig im distalen Kolon, bei ca. 20% auch Befall des Kolon transversum bzw. des gesamten Kolons (Pancolitis). In der überwiegenden Zahl der Fälle endet die Entzündung an der Ileozäkalklappe. Auftreten in der Kindheit möglich. **Symptomatik:** rektale Blutung, Diarrhö, Schmerzen. Gewichtsverlust seltener. **Leitsymptome:** Blutiger Stuhl, bei Befall höherer Kolonanteile Tenesmen. Sehr dünne oder wäßrige Stühle treten bei ausgeprägten Prozessen auf, geformter Stuhl mit Blutauflagerungen bei milderen Entzündungen, die auf das Rektum beschränkt sind. **Verlaufsformen:** Es werden rezidivierende, chronische und fulminante Formen unterschieden, letztere häufig mit Komplikationen verbunden. **Ursachen:** weitgehend ungeklärt. Vererbung der Disposition wahrscheinlich. Sicherlich auch multifaktoriell: Rauchen, Stress, Toxine, Zivilisationskost, instabile intestinale Ökologie. **Komplikationen:** Ulcerationen, Stenosen und Strikturen, Perforation oder toxisches Megakolon.

Extraintestinale Manifestationen im Bereich der Haut (Erythema nodosum), der Gelenke (Arthritis, Sakroileitis, ankylosierende Spondylitis), in Form von diversen Augenentzündungen, im Bereich der Leber und Gallenwegen sowie der Gefäße möglich.
Prognose: Heilung nur durch totale Kolektomie.

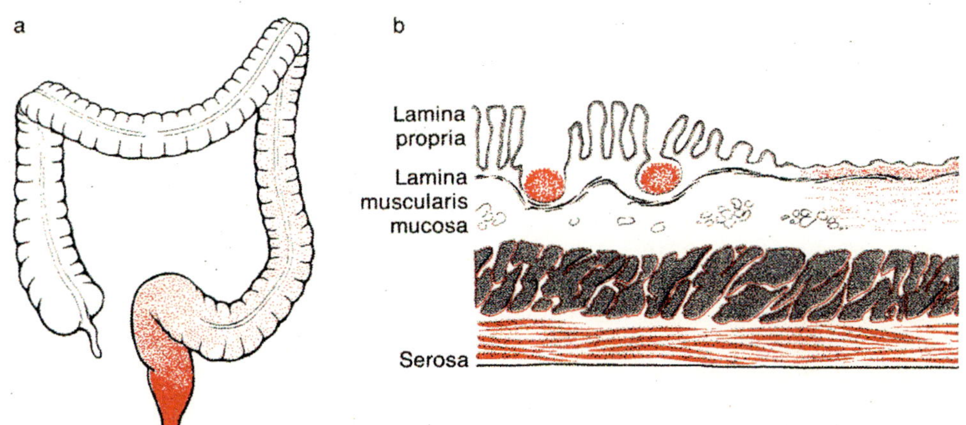

Abb. 56: Colitis ulcerosa. A: Lokalisation von distal nach proximal im Kolon; entzündliche Veränderungen der Mukosa und weniger ausgeprägt der benachbarten Submukosa. B: Abszesse in den Lieberkühn-Krypten; Zellschäden reichen von degenerativen Veränderungen der Kryptenzellen bis zur kompletten Nekrose. Zusammen mit den Kryptenabszessen führen oberflächliche Erosionen zu den typischen flachen Ulzerationen, die bis zur Lamina propria reichen (aus Hierholzer, K. und Schmidt, F. :Pathophysiologie des Menschen; VCH, Weinheim 1993.

6.3.1. Symptomatik

Typisches Symptom der Colitis ulcerosa (CU) ist während eines akuten Schubes eine rektale Blutung, die entweder zusammen mit dem Stuhl oder mit Schleim und Eiter vermischt auffällt. Da überwiegend die proximalen Kolonanteile befallen sind, zeigt sich das Blut nicht in Form von Auflagerungen - was fälschlicherweise dann häufig mit Hämorrhoidalblutungen verwechselt wird - sondern ist mit dem Stuhl vermischt. Die Erkrankung beginnt bei ca. 30% der jugendlichen Patienten unvermittelt mit Bauchschmerzen und blutigen Durchfällen. Ein weiteres Leitsymptom sind die häufigen Stuhlentleerungen, die im Mittel zwischen 4 bis 10 Stuhlentleerungen/die liegen. Es handelt sich um eher kleinvolumige, weiche Stühle. Typisch sind darüber hinaus Angaben wie ständiger Stuhldrang, nächtliche Entleerungen, Bauchschmerzen und Krämpfe aber auch eine Neigung zur Obstipation. Letzteres tritt bei Patienten mit tiefem Rektumbefall auf, sicherlich von seiten des Patienten antrainiert, da die Entleerung besonders schmerzhaft sein kann. Jahreszeitliche Schwankungen mit Gipfeln in Frühjahr und Herbst sind bei der CU bekannt.

Im Unterschied zum MC geben die Patienten weniger intensive Bauchschmerzen an, die hier dann vornehmlich im linken Unterbauch empfunden werden. Kommt es zu einer Ausdehnung des Befalls, werden die Schmerzen entsprechend zunehmen und in ihrer Lokalisation wechseln, so daß auch über Beschwerden im Epigastrischen Dreieck geklagt wird oder das gesamte Abdomen diffus schmerzhaft ist. Charakteristisch ist also der primäre Befall des Rektums und das langsame fortsetzen in die Bereiche Sigma und Kolon. Komplikationen zeichnen sich durch Fieber, Pulsbeschleunigung, aufgetriebenes Abdomen sowie Abwehrspannung in Verbindung mit einem Loslaßschmerz ab. Ein toxisches Megakolon* oder gar eine Perforation können hierfür die Ursache sein.

Fallbeispiel: Der lange Weg zur Diagnose der Colitis ulcerosa

männlicher Patient, geboren 1952

12.86	Erhöhte Leberwerte, γ-GT und alkalische Phosphatase, Hepatitisserologie negativ; histologisch Verdacht auf chronisch aggressive Hepatitis, immunologisch Hinweise auf Autoimmunopathogenese der Lebererkrankung
87-88	Kortisontherapie
11.88	Absetzen der Kortisontherapie bei γ-GT von 322 und alkalischer Phosphatase von 718
1.89	Wegen Blutbeimengung im Stuhl Sigmoidoskopie: Diagnose einer unspezifischen linksseitigen Kolitis
8.89	Leberhistologie: chronisch aggressive Hepatitis ohne zirrhotischen Umbau
89-90	α-Interferon-Therapie
11.90	Koloskopie wegen 3 dünnflüssiger Stuhlentleerungen pro Tag. Endoskopisch totale Kolitis, histologisch Diagnose einer Colitis ulcerosa. ERCP: Stenosen und umschriebene Erweiterungen der intrahepatischen Gallengänge. Diagnose einer sklerosierenden Cholangitis

Quelle: Adler, G.: Morbus Crohn - Colitis ulcerosa; Springer-Verlag Berlin, 1997

* Toxisches Megakolon: Komplikation bei akutem Schub einer Colitis ulcerosa (seltener einer Crohn-Krankheit) mit massiver Dickdarmdilatation, Schock, Erbrechen, Subileus, klinischen Zeichen der Sepsis und drohender Perforation. Ursache: örtliche Schädigung der Kolonschleimhaut; in deren Folge Eindringen von Bakterien u. Stoffwechselabbauprodukten ins Blut. Bei erfolgloser konservativer Therapie Indikation zur Proktokolektomie. (Quelle: Roche-Medizin-Lexikon)

Eine Gewichtsabnahme findet sich nur bei Patienten mit schwerem Befall. Bezüglich des klinischen Verlauf der CU konnte belegt werden, daß zwischen 13 - 52% der Fälle auf eine Placebotherapie mit einer deutlichen Besserung der Symptome reagieren, wobei der endoskopische Befund ähnlich positiv beeinflußt wurde. Ist ein akuter Schub unter Kontrolle, kann in 70% der Fälle mittels Salizylaten eine sehr langdauerende Remission erreicht werden, die bis zu 2 Jahren anhalten kann. Die Remissionsdauer ist offensichtlich abhängig von einer konsequenten Therapie des vorausgehenden Schubs. War die Krankheit ein Jahr in Remission, sinkt die Wahrscheinlichkeit für einen erneuten Schub deutlich, oftmals auf nur ca. 20%. Rezidive konnten in mindest. 10% der Fälle auf pathogene Mikroorganismen wie Clostridium difficile, Mykoplasmen, Zytomegalievirus oder Enteroviren zurückgeführt werden. Hier wird deutlich, daß eine Stabilisierung des intestinalen Milieus durch probiotische Maßnahmen einen festen Platz in der CU-Therapie haben sollte. Auch Medikamente wie Antibiotika oder nichtsteroidale Antirheumatika können Schübe auslösen.

Aufgrund eines erhöhten Risikos bezüglich der Entwicklung kolorektaler Karzinome ist eine konsequente Therapie unabdingbar, zumal verbesserte diagnostische und therapeutische Strategien das Risiko einer malignen Entartung drastisch gesenkt haben.

6.4. Unspezifische Darmschleimhautentzündungen

Unspezifische, latente Darmschleimhautentzündungen in der nachfolgend dargestellten Form werden in der Literatur wenig beschrieben und sind offiziell nicht klassifiziert. Blande Schleimhautentzündungen des Intestinums müssen nicht mit abdominellen Symptomen in den Vordergrund treten, sondern können durch Sekundärerscheinungen wie Nahrungsmittelallergien oder immunologische Schwächen auf sich aufmerksam machen. Patienten mit pathologisch erhöhten fäkalen Entzündungsmarkern müssen nicht zwangsläufig makroskopisch auffallende Entzündungszeichen bieten. Die Ursachenabklärung ist schwierig. Die Veränderungen können im Anschluß von Magen-Darm-Infektionen, nach antibiotischer Therapie, ein Überangebot an Toxinen und Antigen oder auch durch Dysstress auftreten.

Undifferenzierte CED werden in der Literatur nicht beschrieben. Die Erfahrungen mit den unten dargestellten fäkalen Entzündungsparametern zeigen jedoch, daß auf unterschiedlicher Grundlage immunologische Veränderungen oder Schädigungen im Bereich der Darmschleimhäute möglich sind, die sich letztlich ebenfalls als latente, chronifizierte Entzündungen darstellen können. Auch hier fallen diese Veränderungen nicht immer durch eine abdominelle Symptomatik auf, zumal diese im Vergleich zur CU oder MC eher blanden Entzündungen auch nicht zu den gravierenden Veränderungen der anatomischen Strukturen einzelner Darmabschnitte führen. Hier scheinen ganz andere Phänomene die Hauptrolle zu spielen. Oberflächlich betrachtet scheint nun zunächst einer latent-entzündlichen Darmschleimhautveränderung eher wenig Bedeutung zu zukommen, es sei denn die Patienten leiden an heftigen Symptomen. Hat der Patient keine oder nur eher geringe Beschwerden, sollte man eigentlich davon ausgehen können, daß der Veränderungen der Schleimhaut keine klinische Relevanz zukommt. Doch weit gefehlt. Halten wir uns die Aufgaben und die Funktion der Darmmukosa* vor Augen, wird sehr schnell deutlich, daß die verschiedensten Irritationen dieses hochvernetzten Systems äußerst

*wie unter 5.1.2: „Folge von Darmschleimhautentzündungen: ein Verlust der intestinalen Barriere" dargestellt.

komplexe Komplikationen nach sich ziehen können, die dann auf völlig anderen Ebenen als erwartet Symptome hervorrufen können. Anderseits finden wir bei vielen der heute vermehrt in Erscheinung tretenden atopischen Erkrankungen wie Neurodermitis, Asthma bronchiale und/ oder Nahrungsmittelsensibilisierungen auffallend häufig pathologisch erhöhte Entzündungsmarker.

Ein schwer zu erfassender Faktor in diesem Zusammenhang ist chronischer Stress. Der Verlust einer adäquaten Stressanpassung (Anpassungs-Erschöpfungssyndrom) führt zu mannigfachen Veränderungen, die sich durch Regulationsstörungen des Hypothalamus insbesondere im Bereich des Immunsystems abspielen. Neben einer verminderten slgA-Produktion entwickeln die Patienten bei fortschreitendem Stress eine latente Kortisolminderproduktion. Neben einer Fülle verschiedener Regulationsstörungen die sich aus einer dekompensierten Adaption ergeben, können insbesondere fortschreitende Veränderungen im intestinalen Bereich auftreten:

- Störung der intestinalen Ökologie mit daraus folgenden Gärungs- oder Fäulnisdyspepsien
- Beeinträchtigung des mukosaassoziierten Immunsystems, verminderte slgA-Produktion
- Intestinale Minderdurchblutung aufgrund sympathikotoner Regulationsstörungen (Vasokonstriktion)
- Erhöhung der intestinalen Permeabilität
- daraus bedingt erhöhte Antigenflut mit der Folge eines zunehmenden Immunstresses (Nahrungsmittelallergien, chronisch-entzündliche Schleimhautveränderungen, Infektanfälligkeit, Fremdkeimbesiedelung des Intestinums) sowie
- Malabsorption mit dadurch bedingter weiterer Schwächung der intestinalen Barriere funktionen

Viele unserer Patienten stehen seit Jahren unter einem permanenten Dauerstress, der sich auf den unterschiedlichsten Ebenen parallel abspielt:

- Psychosozialer Stress
- Ernährungsfehler, Fastfood-Konsum (mit den daraus resultierenden Problemen Gewebsazidose, Mikronährstoffdefizite, vermehrte Aufnahme unerwünschter Zusätze usw.)
- ubiquitäre Noxen wie Umweltfaktoren, Xenobiotika, Belastungen durch Dentalwerkstoffe, E-Smog

Eine fast nicht überschaubare Problematik, die sich auch diagnostisch nur mit größerem Aufwand erfassen läßt. Somit ist der Kassenmedizin aufgrund der hier üblichen Minimaldiagnostik schnell eine Grenze gesetzt. Werden solche Zusammenhänge und Hintergründe übersehen, ist das Risiko für Therapieversager groß.

6.5. Diagnostik

6.5.1 Gastroenterologische Diagnostik

In der Gastroenterologie stehen zur Diagnostik chronisch entzündlicher Darmschleimhauterkrankungen im wesentlichen 5 Methoden zur Verfügung:

- Endoskopie mit Biopsie
- Sonographie

- Röntgen
- Laborchemie
- Mikrobiologische Diagnostik

Keine dieser Methoden ist allerdings spezifisch und sensitiv genug, um die Diagnose eindeutig zu sichern. Bezüglich der bildgebenden Diagnostik ist die konventionelle Rö-Diagnostik etwas ins Abseits geraten. Endoskopie sowie Sonographie haben den höchsten Stellenwert in der Diagnostik chronisch-entzündlicher Darmerkrankungen erlangt. Im Rahmen der Primärdiagnostik wird lediglich das Enteroklysma nach Sellink noch zur Untersuchung des gesamten Dünndarms eingesetzt. Hierbei handelt es sich um eine spezielle Kontrastmitteldarstellung, bei der nach verdünnter Bariumsuspension Methylcellulose und eventuell Luft nachgeschoben wird (Doppelkontrast-Darstellung), um eine feinere Darstellung der Schleimhaut zu erreichen. Mit dieser Technik entsteht ein gut zu beurteilendes, plastisches Bild. Ansonsten kommt die Rö-Diagnostik nur bei sehr schweren Verläufen oder bei Komplikationen zum Zuge.

Unter den kassenüblichen Routine-Laborparametern werden im wesentlichen diejenigen genutzt, die eine Entzündung erkennen lassen, Komplikationen erfassen und Eisen- Vitamin- und/ oder Eiweißdefizit sichtbar machen:

- BSG
- CRP
- Hämoglobin
- Hämatokrit
- Leukozyten
- Thrombozyten
- Serumalbumin
- Eisen, Ferritin
- Vitamin B_{12}, Folsäure
- Blutgerinnung

6.5.2. Ergänzende Diagnostik

Die hier im nachfolgenden dargestellten fäkalen Parameter, die Beurteilung der zellulären Immunregulation sowie ausführliche Mikronährstoffprofile stehen dem Kassenarzt überwiegend nicht zur Verfügung, so daß diese sinnvollen Methoden weitgehend ungenutzt bleiben. Zur Labordiagnostischen Ergänzung sind die folgenden Parameter empfehlenswert:

- Umfassende mikrobiologische Diagnostik inkl. Mykologie (Kyberstatus, Kapitel 2.2, S. 56)
- Fäkale Entzündungsparameter (s.u.)
- Umfassende Allergiediagnostik (siehe dort)
- Lymphozytendifferenzierung (s.u.)
- Vollblut-Mineralstoffscreenings und
- Vitaminanalysen
- Säure-Basen-Test nach Sander (siehe dort)

Da bereits vor einem akutem Schub immer eine erhöhte Darmschleimhautpermeabilität vorliegt, eignen sich fäkale Marker wie α-1-Antitrypsin sehr gut als Screeningparameter.

6.5.2.1. Nachweis entzündlicher Darmerkrankungen über Entzündungsmarker im Stuhl

von B. Schütz

Zum Nachweis und zur Verlaufskontrolle entzündlicher Darmerkrankungen werden in der Regel neben Blutuntersuchungen (BSG, Leukozytenzahl) vor allem endoskopische, histologische oder radiologische Verfahren eingesetzt. Nachteil der zuletzt genannten Verfahren ist, daß der Patient durch den invasiven Charakter der Untersuchungen stark belastet wird. Aus diesem Grunde wurde in den letzten Jahren nach Alternativen gesucht. Sie sollten für den Betroffenen eine geringe Belastung darstellen und über einen regelmäßigen Einsatz eine Verlaufskontrolle („Monitoring") entzündlicher Darmerkrankungen ermöglichen.

Bei entzündlichen Darmerkrankungen kommt es zu einer Zerstörung des Darmepithels, wodurch die Integrität und Funktion des Darmes beeinträchtigt werden. Über eine Analyse bestimmter Markerproteine im Stuhl lassen sich histopathologische Veränderungen im Darm erkennen. Dazu kann die Bestimmung von vier Markerproteinen herangezogen werden: Albumin, Hämoglobin-Haptoglobin, α-1-Antitrypsin, PMN-Elastase und Lysozym. Albumin und Hämoglobin-Haptoglobin sind Parameter, die zum Nachweis intestinaler Blutungen dienen. Über die α-1-Antitrypsin-Ausscheidung im Stuhl lassen sich Rückschlüsse auf Permeabilitätsstörungen der Darmschleimhaut ziehen. Diesem Phänomen kommt eine besondere Bedeutung

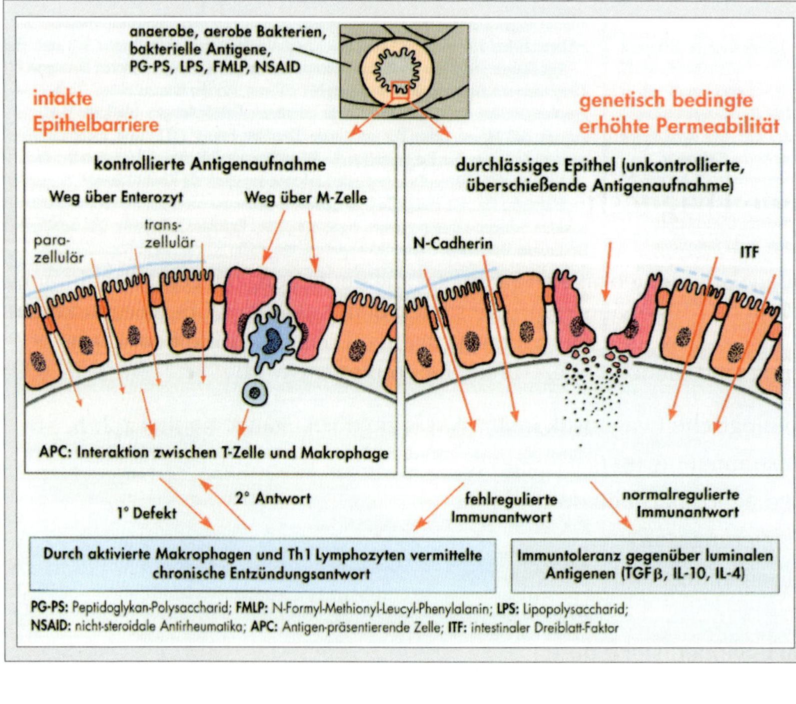

Abb. 57
Die Mukosapermeabilität und die Immunantwort der Mukosa entscheiden darüber, ob die intestinale Homöostase erhalten bleibt oder eine chronische Entzündung entsteht.

zu, da die erhöhte Durchlässigkeit der Darmbarriere in vielen Fällen die Ursache für eine erhöhte Infektanfälligkeit und/oder allergischer Reaktionen, insbesondere auf Nahrungsmittel, darstellt. Lysozym und PMN-Elastase schließlich stellen Sekretionsprodukte neutrophiler Granulozyten dar. Ein vermehrter Nachweis beider Enzyme im Stuhl deutet auf entzündliche Prozesse im Darm hin. Jeder der oben aufgeführten Parameter reflektiert spezifisch bestimmte pathologische Veränderungen im Darm. Durch eine parallele Analyse aller vier Proteine im Stuhl ist es möglich, Aussagen über das Vorhandensein, die Schwere und das Ausmaß entzündlicher Darmerkrankungen zu treffen.

Fäkale Parameter können nur dann verläßliche Aussagen liefern, wenn der entsprechende Marker stabil gegen intestinale Abbauaktivitäten (z.B. durch Enzyme, bakterielle Aktivitäten etc.) ist. Substanzen wie z.B. Histamin oder fäkales IgE sind diesbezüglich äußerst empfindlich und eignen sich nicht für die Routinediagnostik, insbesondere nicht im Rahmen eines Versandlabors.

Alle fäkalen Parameter können bei Patienten mot Diarrhöe oder Obstipation verändert werden. Während die Diarrhöe aufgrund eines Verdünnungseffektes zu falsch-niedrigen Ergebnissen führen kann, geschieht dies bei der Obstipation aufgrund von enzymatischen Abbauvorgängen (verlängerte Einwirkung intestinaler Enzyme). Bei der Bestimmung von Hämoglobin-Haptoglobin sowie Albumin im Stuhl kann es durch Menstruationsblut oder Hämorroidalknoten zu falsch-positiven Ergebnissen kommen. Prinzipiell sind erhöhte Albumin/Hämoglobin-Haptoglobinwerte mittels weiterführender Diagnostik (Endoskopie etc.) abzuklären.

PMN-Elastase

Die PMN-Elastase ist eine nur in polymorphkernigen Granulozyten vorkommende Serinprotease, deren Funktion im Abbau denaturierter oder körperfremder Proteine besteht. Freigesetzt wird das Enzym nach entsprechender Reizung aus azurophilen Granula oder beim Zerfall der Zellen (siehe Abbildung 58). Die Konzentration der PMN-Elastase im Stuhl eignet sich ausgezeichnet als labordiagnostischer Marker zum Nachweis granulozytenvermittelter Enteritiden. Insbesondere bei chronisch entzündlichen Darmerkrankungen gehen die Entzündungsvorgänge mit einer erhöhten Phagozytoseaktivität und dem Zerfall von Granulozyten einher und führen somit zu einer gesteigerten Freisetzung von PMN-Elastase in das Darmlumen.

Aussage bei erhöhten Werten: Granulozytenvermittelte Schleimhautentzündung
Referenzwert: < 62 ng/ml Stuhl

Albumin

Albumin wird in den Parenchymzellen der Leber gebildet und von dort in den Intravasalraum abgegeben. Funktionell gehört Albumin zur Gruppe der Transportproteine (Bindung und Transport von Ionen, Hormonen und Medikamenten). Die Ursachen für den Anstieg der fäkalen Albuminkonzentration bei chronisch-entzündlichen Darmerkrankungen liegen zum einen in einer gesteigerten Schleimhaut- und Gefäßpermeabilität, die den Übertritt von Serumalbumin ermöglicht. Zum anderen aber kann fäkal nachgewiesenes Albumin ein Indikator für intestinale

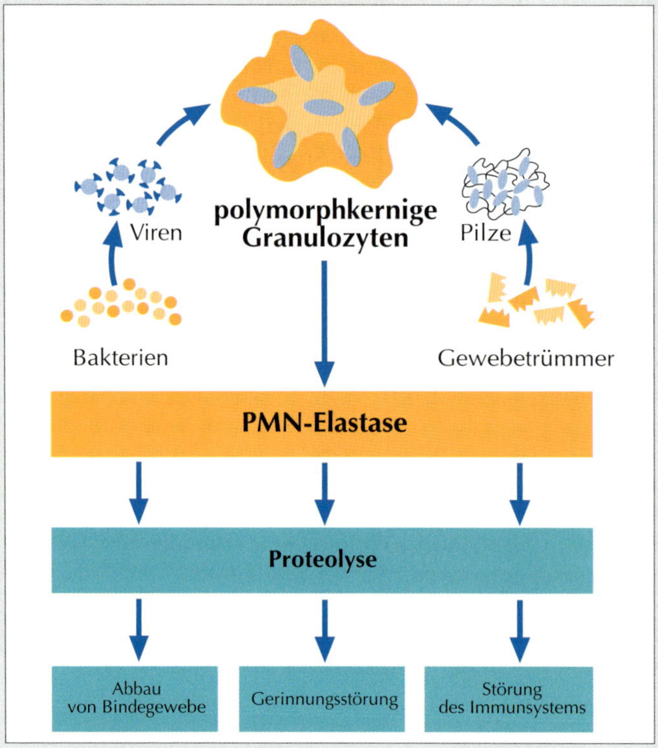

Abb. 58:
Schematische Darstellung der Aktivierung und Freisetzung von PMN-Elastase bei entzündlichen oder infektiösen Darmerkrankungen (aus „PMN-Elastase - Ein Entzündungsparameter in der Labordiagnostik", G.M. Oremek, D. Schneider)

Blutungen sein. Allerdings ist zur Blutungsdiagnostik die Bestimmung des Hämoglobin-Haptoglobin-Testes aufgrund einer erheblich besseren Sensitivität besser geeignet. Bei dem quantitativen Albuminnachweis im Stuhl handelt es sich um ein immunologisches Verfahren.

Aussage bei erhöhten Werten: Gesteigerte Schleimhautpermeabilität, intestinale Blutungen
Referenzwert: < 9,2 mg/l Stuhl

Hämoglobin-Haptoglobin

Im allgemeinen wird im Stuhl ein makroskopisch nicht sichtbarer Blutverlust (< 50 ml/Tag) als „okkultes Blut" bezeichnet. Der Nachweis erfolgt meist über Schnelltests (z.B. Haemoccult), die jedoch nur über eine geringe Sensitivität und Spezifität verfügen.

Frei werdendes Hämoglobin wird normalerweise von Haptoglobin (Hp), einem Serumprotein, gebunden. Es handelt sich um eine Schutzmaßnahme, damit bei intravasaler Hämolyse keine Verstopfungen der Nierentubuli eintreten. Der Hämoglobin-Haptoglobin-Komplex wird weniger rasch im Darm abgebaut, ist also länger und zuverlässiger nachweisbar. Bei einer breit angelegten Studie an über 2.000 Patienten konnte gezeigt werden, daß mittels des Hämoglobin-Haptoglobin-Komplexes im Stuhl kolorektale Karzinome mit einer Sensitivität von 96% und Polypen über 1 cm mit einer Sensitivität von 70% erkannt werden können. Bezüglich des Kolonkarzinom ist zu beachten, daß eine stuhlchemische Untersuchung den prinzipiellen Nachteil aufweist, daß durch Abbauvorgänge die nachzuweisenden Substanzen bezüglich ihrer Konzentration reduziert werden können. So ist bei rechtsseitigen Kolontumoren aufgrund der längeren Transportzeit innerhalb des Darmtraktes zu beachten, daß die Treffsicherheit bzw. Aussagefähigkeit gegenüber linksseitigen Tumoren geringer ausfällt. Das bisher in der Blutungsdiagnostik eingesetzte Albumin führte in der o.g. Studie nur bei 67% der kolorektalen Karzinome und nur 31% der Polypen zu einer korrekten Diagnose. Da der Hämoglobin-Haptoglobin-Komplex gegenüber Abbauvorgängen stabiler ist, hat sich auch bezüglich der rechtsseitigen Tumoren die Treffsicherheit erheblich verbessert.

Aussage bei erhöhten Werten: Hinweis auf intestinale Blutungen; hochsensitiver Hinweis auf Polypen und kolorektale Tumore.
Referenzwert: < 0,2 µg/ml

α-1-Antitrypsin (α-1-Proteinase Inhibitor)

α-1-Antitrypsin wird in der Leber sowie in Darmzellen synthetisiert. Es fungiert als Akutphaseprotein mit der Aufgabe, Serin-Proteasen (z.B. Elastase, Trypsin, Chymotrypsin) sowie Entzündungsenzyme aktivierter Immunzellen zu inhibieren, indem es mit ihnen reversible Komplexe bildet. Aufgrund seiner antiproteolytischen Aktivität unterliegt es einem nur geringen intestinalen Abbau. Im Stuhl gibt es neben dem freien auch eine an Trypsin oder Elastase gebundene α-1-Antitrypsin-Form. Bewährt hat sich die immunologische Bestimmung, bei der zwei spezifische Antikörper im α-1-AT-ELISA kombiniert werden. Somit wird die Möglichkeit falschnegativer Befunde weitgehend ausgeschlossen und gewährleistet, daß eine zuverlässigere Diagnostik als mit den gebräuchlichen DID-Systemen durchgeführt wird (Sandwich ELISA-Technologie mit ausgewähltem Antikörperpaar).

Für den Anstieg der fäkalen Proteinase Inhibitor-Konzentration ist vor allem eine gesteigerte Permeabilität des Darmepithels verantwortlich, die auf einer abnormen Anordnung der intesti-

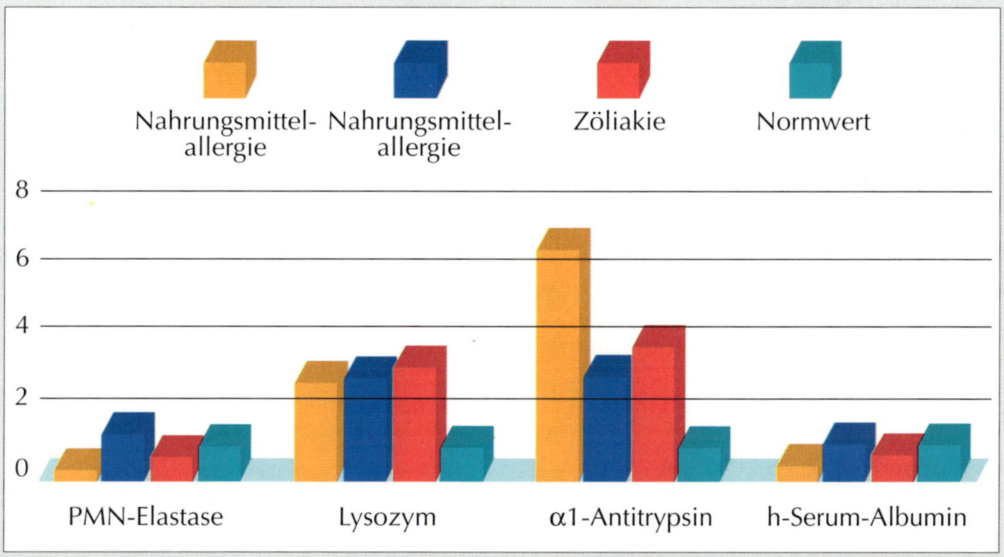

Abb. 59: Quantitativer Nachweis von Marker-Proteinen im Stuhl bei Patienten mit Nahrungsmittelallergie oder Zöliakie (einheimische Sprue)

nalen „tight junctions" beruht und zu einem enteralen Verlust von Plasma-α-1-Antitrypsin führt. Es ist heute allgemein akzeptiert, daß die fäkale Ausscheidung von α-1-AT eine verläßliche Beurteilung eines enteralen Eiweißverlustes ermöglicht. Etabliert hat sich der Test insbesondere zur Diagnostik des M. Crohn. Durch den frühzeitigen Ansteig des fäkalen α-1-AT kann beispielsweise ein Entzündungsrezidiv vorhergesagt werden, Wochen bevor sich klinische oder andere laborchemische Parameter manifestieren. Darüber hinaus zeigt sich aber auch, daß der Marker hervorragend geeignet ist, intestinale Permeabilitätsstörungen anzuzeigen, die nicht einer Colitis oder einem Morbus Crohn zu zuordnen sind. Immunologische Reaktionen im Bereich der Mukosa - ausgelöst z.B. durch Sensibilisierungen gegenüber Nahrungsmittel - führen ebenfalls zu einem Anstieg der fäkalen Konzentrationen.

Prinzipiell können unterschiedliche Formen intestinaler Erkrankungen zu Permeabilitätsstörungen des Darmepithels führen und damit ein enterales Eiweißverlustsyndrom auslösen. Hierzu gehören zum Beispiel:

- M. Crohn
- Colitis ulcerosa
- Darmentzündungen durch Parasiten, Bakterien, Viren oder Pilze
- bakterielle Überwucherung des Dünndarms (Overgrowth-Syndrom)
- Nahrungsmittelallergien und andere Allergosen
- Zöliakie bzw. Glutensensibilisierung (potentielle und latente Sprue)
- Lymphabflußstörungen (intestinale Lymphome, mesenteriale Ischämie usw.)

Erhöhte α-1-Antitrypsin-Werte können sich auch unter dem Einfluß einer langfristigen Verabreichung nicht-steroidaler Antiphlogistika zeigen. Häufig ist eine Störung der Darmpermeabilität assoziiert mit einer rheumatoiden Arthritis oder entzündlichen Hautreaktionen. So kann die alleinige Bestimmung von α-1-Antitrypsin auch zu falschen Schlußfolgerungen führen, da, neben den oben genannten Erkrankungen, auch andere Faktoren zu einer erhöhten Darmpermeabilität führen können. Physiologische Alterungsprozesse spielen dabei ebenso eine Rolle wie chronischer Alkoholkonsum.

Zur Validierung* des Untersuchungsverfahrens wurden im Institut für Mikrobiologie und Biochemie in Herborn 100 Stuhlproben von Darmgesunden und ca. 2.000 Stuhlproben von Patienten mit bekannten intestinalen Erkrankungen untersucht. Dabei wurde besonderer Wert darauf gelegt, daß mit dem hier eingesetzten Verfahren auch leichtere Schleimhautirritationen nachgewiesen werden können. Die Empfindlichkeit des Testsystems wurde speziell in Hinblick auf diese Anforderungen ausgerichtet. Das verwendete immunologische Nachweisverfahren zeigt eine wesentlich höhere Sensitivität als die üblicherweise eingesetzten nephelometrischen Verfahren, so daß die Ergebnisse dieser unterschiedlichen Ansätze nicht vergleichbar sind.

Aussage bei erhöhten Werten: Erhöhte Darmschleimhautpermeabilität, entzündliche Darmschleimhautveränderungen
Referenzwert: < 27,5 ml/dl Stuhl

*Validität: die Tauglichkeit eines Testverfahrens, bestimmte Merkmale treffsicher aufzuzeigen = Gültigkeit. Validierung: Maßnahmen, die zur Tauglichkeit eines wissenschaftlichen Verfahrens beitragen.

Lysozym

Lysozym gehört zur Gruppe der basischen Glykosidasen. Über die Zerstörung von Mukopolysaccharidkomplexen in Zellwänden gramnegativer Bakterien besitzt es eine antimikrobielle Wirkung. Als Bestandteil der unspezifischen Körperabwehr ist es wesentlich an der Aufrechterhaltung der mukosalen Barrierekapazität und -integrität beteiligt. Lysozym wird durch Granulozyten, Monozyten und Makrophagen gebildet und im Rahmen von Entzündungsreaktionen in das Darmlumen abgegeben. Erhöhte Lysozymkonzentrationen im Stuhl finden sich bei M. Crohn, Colitis ulcerosa und bei bakteriell, viral, allergisch oder autoimmun verursachten Darmentzündungen.

Aussage bei erhöhten Werten: Darmschleimhautentzündungen unter Beteiligung von Granulozyten, Monozyten und Makrophagen
Referenzwert: < 600 ng/ ml Stuhl

6.5.3. Immunzelluläre Veränderungen als diagnostische Wegweiser bei entzündlichen Darmschleimhautveränderungen

von U. Müller, W. Bayer, K. Schmidt

Die meisten gravierenden Erkrankungen des Intestinaltraktes gehen mit immunzellulären Veränderungen einher oder sind sogar in einer Schwäche bzw. einem Defekt des Immunsystems begründet. Da es in der Diagnose solcher Erkrankungen häufig zunächst um die Abgrenzung zu psychisch-vegetativ bedingten Störungen geht, andererseits die althergebrachten Entzündungsparameter eine hohe Irrtumswahrscheinlichkeit aufweisen, hat sich seit geraumer Zeit im stufendiagnostischen Verfahren die Lymphozytenphänotypisierung etablieren können, die weitaus empfindlicher und direkter eine alterierte (veränderte) Abwehr nachweisen kann. Einerseits lassen sich Immunschwächen aufdecken, andererseits können sich unerwartet stark ausgeprägte Reaktivitätszeichen manifestieren die für chronisch-entzündliche Darmerkrankungen und Autoimmunopathien argumentieren.

Nahezu jeder zweite Bundesbürger leidet zeitweilig oder chronisch unter Übelkeit, Stuhlunregelmäßigkeiten, Blähungen oder Leibschmerzen, die ihn zum Arzt führen. Nicht selten sind jedoch die Symptome so unscharf umrissen, daß in der allgemeinärztlichen Praxis selbst nach ausführlicher Aufnahme der Anamnese und einer eingehenden körperlichen Untersuchung eine Diagnose nicht gestellt werden kann, sondern der Patient zur weiteren Abklärung an einen Internisten verwiesen wird, meistens mit mehreren Verdachtsdiagnosen versehen. Andere legen solche Symptome als funktionell-vegetativ bedingt aus, ohne den Ausschluß organischer Störungen zu führen.

Da die meisten maßgeblichen Primärkrankheiten in der Gastroenterologie mit Entzündungszeichen einhergehen, machte sich bereits die klassische Stufendiagnostik Laborparameter wie Blutsenkungsgeschwindigkeit, Leukozytenzahl, Blutbild und C-reaktives Protein (CRP) zunutze. Leider stellte sich heraus, daß diese Parameter unsicher sind, sowohl hinsichtlich ihrer Sensitivität als auch hinsichtlich ihrer Spezifität. So kann z.B. bei einer Enteritis regionalis Crohn (M. Crohn) eine Leukozytose eine Erreger-bedingte Ursache haben, jedoch einen Schub vortäuschen, umgekehrt kann in der initial oft einschleichenden Phase eine durchaus unauffällige Leukozytenzahl, selbst sogar eine Leukopenie, vorliegen. Aus der Pathogenese des M. Crohn geht jedoch hervor, daß hierbei weniger die Granulozyten als Hauptfraktion der Leukozyten, sondern vielmehr die anteilsmäßig weitaus niedrigeren Lymphozyten eine Hauptrolle spielen. So ist die transmurale Entzündung der Darmwand vorwiegend durch Lymphozyteninfiltrate gekennzeichnet, mehr systemisch findet man vergrößerte Peyersche Plaques und Mesenteriallymphknoten. Außerdem sprechen vielfältige Veränderungen der zellulären und humoralen Immunität für eine gestörte Immunregulation als allein oder mitverantwortliche Größe.

Mit Hilfe der heute verfügbaren Methoden der Phänotypisierung der Lymphozyten mit Hilfe der Durchflußzytometrie läßt sich - neben den modernen fäkalen Parametern - ein sehr genaues Bild über die immunologische Ausgangslage erstellen, insbesondere werden ablaufende Sensibilisierungsvorgänge, T-Zell-Imbalancen, aber auch zelluläre Immunmangelzustände erkennbar. Weniger tauglich sind solche Untersuchungen, wenn es um die Abklärung von intestinalen Lymphomen geht, da diese meist regionär sind und sich damit nicht notwendigerweise in entsprechenden Zellveränderungen im peripheren Blut niederschlagen.

6.5.3.1. Gastrointestinale Krankheiten bei Immuninsuffizienz

Allgemein wenig bekannt, wenngleich an sich gut nachvollziehbar ist, daß auch eine mangelhafte Wirtsresistenz Grundlage oder zumindest ein wichtiger Kofaktor für entzündliche Krankheiten des Magens und des Darmes sein können. Gerade die primäre Immunschwäche führt hier zur Erregerpersistenz, so daß die vermehrt freigesetzten zytopathischen (zellschädigenden) Toxine die Mukosa stärker schädigen können, als wenn die Mikroben frühzeitig vom Immunsystem in Schach gehalten oder eradiziert (vernichtet) worden wären. Diese Zusammenhänge haben sich insbesondere für die tropische Sprue, aber auch für AIDS und andere Infektionskrankheiten, wie die pseudomembranöse Colitis (PMC) und die intestinale Candidose, bestätigt. Bei den letzteren beiden Erkrankungen findet man oft eine immunschädigende Vorerkrankung oder Behandlung, z.B. ein Krebsleiden, eine Operation oder eine zytostatische Therapie, allerdings nicht selten auch nur eine Antibiotikamedikation. Die Kompromittierung des Abwehrsystems wurde bei unseren Untersuchungen an 245 Patienten mit wahrscheinlicher oder nachgewiesener Candidiasis zu über 35% Prozent in einer Granulozytopenie manifest, in 25% Prozent der Fälle wurde eine verminderte Zahl von Memory-Helfer-Zellen festgestellt, bei weiteren 13% waren beide Veränderungen gleichzeitig vorhanden (siehe Kapitel 11.6 Mykosen und Immunstörungen, S. 357).

6.5.3.2. Sprue und andere auf einem Immundefekt beruhende Krankheiten

Ein ebenfalls häufig zu einer Gastrointestinalerkrankung führender Immundefekt ist die Hypogammaglobulinämie, basierend auf einem B-Zelldefekt und/oder auf einer hypoergischen T-Zell-Regulationsstörung, d.h. auf einem relativen oder absoluten Mangel von T-Helfer-Zellen bei gleichzeitigem Überwiegen von T-Suppressor-Zellen. Besonders Patienten mit einem IgA-Mangel entwickeln häufig spruetypische Schleimhautläsionen, sind multipel nahrungsmittelallergisch oder haben eine Milchallergie. Eosinophilie, gleichzeitig bestehendes Asthma bronchiale oder eine Urtikaria sind weitere Anzeichen dafür, daß eine Defekt oder eine Hyporesponsivität der B-Lymphozyten ein genereller Risikofaktor für allergo-destruktive Veränderungen der Schleimhäute ist, wenngleich die einheimische Sprue überwiegend auf einer Unverträglichkeit gegenüber dem Getreideprotein Gluten beruht. Besteht der Verdacht auf solche Unverträglichkeiten, sollte man naturgemäß zunächst die Serum-Immunglobulinkonzentrationen oder Gliadin-sIgA-Ak bzw. Transglutaminase-sIgA-Ak im Stuhl untersuchen. Allerdings manifestiert sich die Antikörperbildungsstörung, insbesondere wenn sie nur graduell ist, nicht immer in verminderten Immunglobulinspiegeln, so daß die basale Hyporesponsivität des humoralen Schenkels des Immunsystems oft besser an einem B-Zell-Defizit sichtbar wird. Als problematisch in der Bewertung von Immunprofilen stellte sich auf der anderen Seite heraus, daß es bei glutensensitiver Sprue durch den Wegfall des allergenexkludierenden humoralen Schutzes oft eine überhöhte T-Zell-Aktivierung und Vermehrung von zytotoxischen T-Zellen entsteht, was zwar hier das pathogenetische Prinzip abbildet, andererseits nicht von vornherein ausgeschlossen werden kann, daß die Verminderung der peripheren B-Lymphozyten beispielsweise im Zuge einer Virusinfektion nur ein verstärktes Auswandern der Zellen in die Lymphknoten widerspiegelt. Auch beim Morbus Whipple* steht die primär immundefiziente Ausgangslage bei sekundär reaktiv-entzündlicher Pathogenese im Vordergrund. Charakteristisch in zellulären Immunprofilen ist ein gradueller T-Zell-Mangel, weniger häufig ein B-Zell-Defizit, jedoch auch ein prägnanter relativer Zuwachs von kurz- und langzeitaktivierten T-Lymphozyten.

6.5.3.3. Primär entzündliche Darmerkrankungen mit autoimmuner Komponente

Wichtigste Vertreter der chronisch-entzündlichen Darmerkrankungen sind die Colitis ulcerosa und die Enteritis regionalis Crohn (Morbus Crohn), die aufgrund der symptomatischen Durchfälle und der abdominellen Schmerzen zu einer erheblichen körperlich-klinischen Gesamtbeeinträchtigung, aber auch häufig zu psychischen Alterationen führen. Obwohl sich schon das typische Befallsmuster des Darmes beim Morbus Crohn (Ileum bzw. terminales Ileum mit proximalem Abschnitt des Kolons) von dem der Colitis ulcerosa (distales Kolon und Rektum) unterscheidet, haben beide Krankheiten auch viele Gemeinsamkeiten hinsichtlich ihrer Symptomatik, ihres remittierend-rezidivierenden oder chronischen Entzündungsverlaufes und auch im Hinblick auf krankheitsassoziierte extraintestinale Begleitkrankheiten. Die Unterscheidung der Krankheiten erfolgt jedoch selbst bei ausschließlichem Dickdarmbefall meist eindeutig nach anatomisch-histologischen Kriterien, wobei zudem noch unitär-typische Komplikationen, wie etwa die häufig anzutreffende Fistel- und Abszessbildung beim Morbus Crohn, die Differentialdiagnose unterstützen können. Neben dem Stuhlbefund (siehe Diagnostik entzündlicher Darmschleimhautveränderungen/Malabsorption) gehören das Kontrastmittel-Röntgen, die endoskopische Inspektion und die histologische Aufarbeitung von Biopsiematerial zum sichernden diagnostischen Instrumentarium.

Pathogenetisch im Vordergrund steht der entzündliche Prozeß, der bei der Colitis ulcerosa zur ausgedehnten oberflächlichen Hyperämie, Blutungsneigung und Ulzeration mit nachfolgender Schrumpfung der Darmwand führt und im Falle des Morbus Crohn von tiefgreifenden Läsionen mit länglichen Fissuren und von einer Darmwandverdickung bei gleichzeitig erhöhtem Risiko für Stenosen gekennzeichnet ist. Die von Leukozyten in den Abszessen der Lieberkühnschen

* Whipple Krankheit: George H. Whipple, 1878-1976, Pathologe. Lipodystrophia intestinalis oder lipophage Intestinalgranulomatose; fieberhafte, wahrscheinlich durch Mikroorganismen (Tropheryma whippelii) hervorgerufene Krankheit, geprägt durch der Sprue ähnliche Symptome (Steatorrhö, Malabsorption, Durchfälle, Meteorismus), oft begleitet von Arthritis, Polyserositis (als chylöse Ergüsse), Endo- und Perikarditis, Polyadenopathie. Bevorzugtes Auftreten: mittleres Lebensalter (mit Androtropie). Aus Roche Lexikon Medizin 4.0.

Krypten (Colitis ulcerosa) bzw. in den Epitheloidzellgranulomen (Morbus Crohn) ausgehende Entzündung weist auf eine dominierende Rolle eines gestörten Abwehrsystems in der Entwicklung der beiden Krankheitsbilder hin. In Zellkulturuntersuchungen zeigen Lymphozyten von Colitis ulcerosa-Patienten zytotoxische Wirkung auf Kolonepithelzellen. Autoantikörper gegen Endothelzellen sowie gegen cytoplasmatische Bestandteile von Neutrophilen (c-ANCA) werden bei beiden Krankheiten angetroffen, dominieren jedoch bei der Colitis ulcerosa. Gerade der letztere Befund erinnert an ein Autoimmungeschehen, da c-ANCA mit zur Differentialdiagnose einer Wegenerschen Granulomatose (fortschreitende nekrotisierende Knötchenbildung) gehören. Hinzu kommt, daß sowohl beim Morbus Crohn als auch bei der Colitis ulcerosa eine relativ hohe Inzidenz von extraintestinalen entzündlichen Begleiterkrankungen, wie Erythema nodosum, Uveitis und Spondylarthropathien, deren Ätiologie ebenfalls eine autoaggressive Komponente zugrundegelegt wird, zu beobachten ist. Die familiäre Häufung und die unterschiedlichen Fallzahlen in verschiedenen Bevölkerungsgruppen unterstützen eine genetische Disposition und damit auch eine wesentliche Beeinflussung des Erkrankungsrisikos durch immunologisch relevante Antigenstrukturen oder bestimmte Immunitätslagen. Bisher eher spärlich vorhandene Untersuchungen weisen darüber hinaus auf ein verändertes Zytokinsekretionsmuster der Abwehrzellen von betroffenen Patienten hin, wobei in Einzelfällen auch systemische Alterationen der Leukozyten- und Lymphozytenverteilung nachgewiesen wurden. Wir haben daher geprüft, ob und inwieweit sich bei Patienten mit Colitis ulcerosa und Morbus Crohn Alterationen im zellulären Immunsystem nachweisen lassen und ob es sich hierbei bevorzugt um ähnliche Veränderungen handelt.

Bereits bei den Leukozytenzahlen ergaben sich recht unterschiedliche Konstellationen für Colitis ulcerosa (CU) und Morbus Crohn (MC)-Patienten, wobei eine Leukozytose vorwiegend bei CU-Patienten angetroffen wurde. Meist war das Ausmaß der Leukozytose recht diskret, in keinem Fall wurde eine Zellzahl von 16.000/µl überschritten. Die angehobene Leukozytenzahl basierte in allen Fällen auf einer Granulozytose. Ein anderes häufiges Befundmerkmal war ein erhöhter Monozytenanteil (max.19 %), der sowohl in Kombination mit einer Leukozytose als auch als alleinige Veränderung des weißen Blutbildes zu beobachten war. Auch hier war die Prävalenz bei CU höher als bei MC. Obwohl eine Leukozytose und/oder Monozytose häufig als zusätzliches labordiagnostisches Kriterium eines aktiven Prozesses dient, ist darauf hinzuweisen, daß keinesfalls in allen Fällen, in denen klinische Anhaltspunkte für hohe Prozessaktivitäten vorlagen, erhöhte Leukozytenwerte zu beobachten sind. Unabhängig von den Verhältnissen im weißen Blutbild zeigten sich bei der Analyse der Lymphozytensubpopulationen bevorzugte Alterationen für beide Krankheitsbilder. Bei der Colitis ulcerosa imponierten insbesondere erhöhte Anteile an Gesamt-T-Lymphozyten bei teilweise recht deutlich reduzierten B-Lymphozyten-Fraktionen. Absolutzahldefizite der B-Lymphozyten waren jedoch selten, so daß es sich hier mehr um ein Epiphänomen der angestiegenen T-Lymphozyten handeln dürfte. Letztere waren auch häufig durch einen erhöhten Aktivierungsgrad gekennzeichnet. Die Prävalenz des Befundes hoher aktivierter T-Zellen war bei der CU (Abb. 60) deutlich höher als bei der MC (Abb. 61). Die NK-Zellen fielen in der Regel niedrig aus, allerdings nicht in allen Fällen. Substantielle NK-Zell-Defizite (<5%), häufig kombiniert mit subnormal niedrigen Absolutzahlen, imponierten insbesondere bei der CU. Dies gilt umgekehrt, wenngleich auch in weniger starker Ausprägung, allerdings auch für die Häufigkeit von NK-Zell-Überschüssen, die ebenfalls frequenter bei CU-Patienten im Vergleich zum MC-Patienten anzutreffen waren.

Ein erhöhtes Helfer/Suppressor-Verhältnis, das generell als Hinweis für eine hyperergisch gestörte Immunitätslage verstanden wird, war bei den untersuchten CU-Patienten (n = 67) kein allzu häufiges Befundmerkmal.

LABORATORIUM FÜR SPEKTRALANALYTISCHE UND BIOLOGISCHE UNTERSUCHUNGEN
Dr. Bayer GmbH

Bopserwaldstr. 26 - D-70184 Stuttgart - Tel: 0711/164180 Fax: 1641818

Anal.Nr. : 501049 Datum : 24.06.98
Einsender :
Patient :
Geb.-Datum : -26 Jahre alt-
Diagnose : Colitis ulcerosa.

ZELLULÄRES IMMUNPROFIL

ERGEBNIS

	(% der Leukozyten)	NORMALBEREICHE		(Zellen/µl)
Thrombozyten			200000-300000	479000(+)
Leukozyten			4000 - 10000	13000(+)
Lymphozyten	11(-)	20 - 35	1000 - 3600	1430
Monozyten	7	4 - 9	80 - 690	910(+)
Granulozyten	82(+)	58 - 72	2300 - 6900	10660(+)

	(% der Lymphozyten)			(Zellen/µl)
T-Lymphozyten	82(+)	60 - 75	700 - 2200	1170
B-Lymphozyten	4(-)	7 - 15	80 - 450	60(-)
Aktivierte T-Zellen	20(+)	5 - 10	50 - 270	290(+)
T-Helfer-Zellen	39(-)	40 - 50	400 - 1500	560
T-Suppressor-Zellen	46(+)	27 - 37	290 - 1100	660
Nat.-Killer (NK)-Zell.	6(-)	9 - 21	100 - 640	90(-)
Zytotoxische T-Zellen	6	2 - 8	20 - 180	90

T-Helfer-/T-Suppressor-Verhältnis: 0.8 (1.1 - 1.7) (-)

Abb. 60: Analyse der Lymphozyten-Subpopulationen bei Colitis ulcerosa

Erhöhte zytotoxische T-Zellen bildeten bei 8% der CU-Patienten einen zusätzlichen Anhaltspunkt für eine reaktivierte zellabhängige Immunantwort, wobei allerdings nicht auszuschließen ist, daß es im Zusammenhang mit der Auseinandersetzung des Abwehrsystems mit dem entzündeten Darmgewebe zu einer sekundären proliferativen Aktivierung der zytotoxischen T-Lymphozyten kommt.

LABORATORIUM FÜR SPEKTRALANALYTISCHE UND BIOLOGISCHE UNTERSUCHUNGEN Dr. Bayer GmbH

Bopserwaldstr. 26 - D-70184 Stuttgart - Tel: 0711/164180 Fax: 1641818

Anal.Nr. : 318061 Datum : 24.07.95
Einsender :
Patient : -weiblich-
Geb.-Datum : -39 Jahre alt-
Diagnose : Enterocolitis regionalis seit 2 Jahren.

ZELLULÄRES IMMUNPROFIL

ERGEBNIS

	(% der Leukozyten)	NORMALBEREICHE		(Zellen/µl)
Thrombozyten			200000-300000	261000
Leukozyten			4000 - 10000	7100
Lymphozyten	42(+)	20 - 35	1000 - 3600	2980
Monozyten	16(+)	4 - 9	80 - 690	1140(+)
Granulozyten	42(-)	58 - 72	2300 - 6900	2980

	(% der Lymphozyten)			(Zellen/µl)
T-Lymphozyten	72	60 - 75	700 - 2200	2150
B-Lymphozyten	20(+)	7 - 15	80 - 450	600(+)
Aktivierte T-Zellen	7	5 - 10	50 - 270	210
T-Helfer-Zellen	61(+)	40 - 50	400 - 1500	1820(+)
T-Suppressor-Zellen	14(-)	27 - 37	290 - 1100	420
Nat.-Killer (NK)-Zell.	7(-)	9 - 21	100 - 640	210
Zytotoxische T-Zellen	3	2 - 8	20 - 180	90

T-Helfer-/T-Suppressor-Verhältnis: 4.4 (1.1 - 1.7) (+)

Abb. 61: Analyse der Lymphozyten-Subpopulationen bei Morbus Crohn

Beim Morbus Crohn ist die vorwiegend anzutreffende immunzelluläre Konstellation durch die hohe Prävalenz von B-Lymphozyten-Überschüssen und erheblich gesteigerten Helfer-Suppressor-Verhältnissen gekennzeichnet. B-Lymphozytopenien wurden in keinem Fall der insgesamt 87 untersuchten Patienten beobachtet. Im Gegensatz zur Colitis ulcerosa war der Anteil der aktivierten T-Zellen meist im Normbereich und überstieg nur bei 12% der Patienten den Normalbereich.

Die NK-Zellen fielen in ihren Relativanteilen meist niedrig oder niedrig-normal aus, wobei massive Defizite, wie sie bei der CU zu beobachten sind, jedoch die Ausnahme waren. Die Abbildungen 55 und 56 zeigen Einzelbeispiele von Patienten mit CU bzw. MC. Bei beiden Patienten lag eine chronische Dickdarmentzündung vor, das klinische Bild war durch mäßig frequente Durchfälle charakterisiert. Die Leukozytose im Falle des CU-Patienten dürfte die generell meist höhere Prozeßaktivität der Entzündung bei dieser Krankheitsform im Vergleich zum M. Crohn widerspiegeln. Recht verschiedene Konstellationen zeigten sich allerdings im Verteilungsmuster der Lymphozytensubpopulationen. Zum einen zeigen sich prägnante Unterschiede im Aktivierungsgrad der T-Lymphozyten (wohl entsprechend der klinischen Akuität der Erkrankung), zum anderen war das Verteilungsmuster des CU-Patienten mehr durch die T-Lymphozytose und ein starkes Defizit an NK-Zellen gekennzeichnet, während im zellulären Immunprofil des MC-Patienten die B-Lymphozytose und insbesondere das erhöhte Helfer/Suppressor-Zellverhältnis imponierte.

6.5.3.4. Schlußfolgerungen

Die Analyse der zellulären Immunprofile läßt bei maßgeblichen Magen-Darm-Erkrankungen, seien sie infektreaktiv, allergisch oder primär entzündlich-autoimmuner Natur, meist erhebliche Veränderungen gegenüber dem Normalbefund erkennen. Bemerkenswert ist insbesondere der nicht seltene Nachweis eines primär schwachen oder sekundär geschädigten Immunsystems. Weniger überraschend sind die nachweisbaren immunologischen Reaktivitätszeichen bei Colitis ulcerosa und M. Crohn, zumal beide Krankheiten von maßgeblichen systemischen Sekundärstörungen begleitet werden, die zum einen vom Entzündungsprozeß selbst (Fieber, Schmerzen) und zum anderen von den Resorptionsstörungen und Wasserverlusten im Zuge der Durchfälle ausgehen. Ähnliches gilt auch für solche Verläufe, bei denen sich Stenosen entwickeln, da sich auch hierunter das Absorptionsvermögen des Darmes verändert. Ein Befall des jejunalen Dünndarmabschnittes beim Morbus Crohn kann beispielsweise zu Vitamin-B_{12}-Defiziten führen, die dann die Hämatopoese beeinträchtigen und auch mit großer Wahrscheinlichkeit Veränderungen in der Zahl und Zusammensetzung der Leukozyten hervorrufen.

Das Resultat der vorliegenden Untersuchung geht mit dem bisher bestehenden Konzept konform, daß bei der Colitis ulcerosa mehr gestörte (antigenspezifische) zellabhängige Immunreaktionen eine dominierende Rolle spielen, während beim Morbus Crohn vorwiegend humorale Faktoren am Entzündungsgeschehen beteiligt sind, wobei allerdings gleichzeitig erheblich fördernde Einflüsse von der pathologisch-hyperergischen Störung der Immunregulation ausgehen dürften.

Die hier vorgenommene Auswertung macht auf der anderen Seite deutlich, daß besonders die Colitis ulcerosa durch sehr ausgeprägte Veränderungen im zellulären Immunsystem imponiert, wobei sich selbst bei Patienten, die sich in klinischer Remission befinden, noch deutliche Hinweise auf ein gestörtes Abwehrsystem ergeben. Bei Morbus-Crohn-Patienten findet sich dagegen in mehr als 20% der Fälle ein weitgehend unauffälliges Analysenbild. Wenn sich jedoch Veränderungen darstellen, so haben diese nur bedingt Ähnlichkeiten mit dem bei Colitis ulcerosa angetroffenen Immunprofil.

Bei chronischer Verlaufsform zeigen sich vorwiegend B-Lymphozytosen, was eine Aktivierung der humoralen Immunreaktion signalisiert. Gleichzeitig besteht ein meist deutliches Ungleichgewicht zwischen T-Helfer- und Suppressorzellen mit Überwiegen der Helferzellen, was die funktionellen Effektorleistungen fördert und der Entstehung einer überschießenden Antikörperproduktion Vorschub leisten kann. Der Frage, inwieweit es sich hierbei um Autoantikörper handelt, kann auf der Basis von Immunzellanalysen nicht näher getreten werden. Bei Colitis-ulcerosa-Patienten ist im Gegensatz zu Patienten mit Morbus Crohn bereits eine ausgeprägte Granulozytose ein Wegweiser für den entzündlichen Prozeß, auch imponieren erhöhte T-Lymphozyten, wobei die gleichzeitig angestiegenen aktivierten T-Lymphozyten entweder auf ein basal gestörtes Zytokinsekretionsmuster von T-Lymphozyten und Makrophagen zurückzuführen ist oder die permanente Auseinandersetzung der Immunzellen mit einem für diese als „fremd" (fehl?-)erkannten Antigen zum Ausdruck bringt. Noch nicht klar ist, ob die bei der Colitis ulcerosa oft angetroffene Verminderung im Helfer-Suppressor-Quotienten eine von vornherein bestehende Immunalteration widerspiegelt oder vielmehr das verstärkte und selektive Auswandern der proinflammatorischen Helferzellen vom peripheren Blut in die Darmmukosa abbildet. Letzteres, möglicherweise in Verbindung mit einer proliferativen Hemmung im Zuge einer antigenen Überstimulation, ist die wahrscheinlichere Grundlage.

Mit überraschend hoher Häufigkeit wurden in beiden Patientengruppen Defizite bei den natürlichen Killerzellen angetroffen. Insbesondere bei einem Teil der Colitis-ulcerosa Patienten war die Reduktion der NK-Zellen unter den Normalbereich sehr stark ausgeprägt. Solche NK-Zell-Selektivdefizite werden sehr häufig bei chronisch-reaktiven Erkrankungen, mit besonderer Häufung bei Krankheitsbildern mit autoimmuner Komponente, angetroffen. Interessant ist im Zusammenhang mit den hier diskutierten Krankheiten, daß korrelative Zusammenhänge zwischen nutritiven Faktoren und NK-Zellzahlen und/oder NK-Zellfunktion bekannt sind, wobei Einschränkungen der NK-Zellen bei vermindertem Serumalbumin und bei reduzierten Plasma-Selen-Werten beobachtet wurden. Vermindertes Serumalbumin ist bei chronisch-entzündlichen Darmerkrankungen ein diagnostisch verwertbarer Zusatzparameter und wird zur Bestimmung des Aktivitätsindexes eingesetzt: die Selenwerte sind ebenfalls häufig vermindert, sei es auf der Grundlage einer gestörten Resorption einer einseitigen oder sogar parenteralen Ernährung, oder als Folge einer ausgedehnten Darmresektion.

Da NK-Zellen eine zentrale Rolle als immunologische antitumorale Überwachungsinstanz haben, erscheint uns dieses Befundmerkmal wichtig zu sein, zumal Patienten mit einem über 20 Jahre anhaltenden chronisch-entzündlichen Darmprozeß ein gesteigertes Krebserkrankungsrisiko haben.

6.6. Therapie chronischer Darmschleimhaut entzündungen

von M. Martin

Die naturheilkundlichen Therapieansätze bei entzündlichen Veränderungen der Darmschleimhäute zielen allesamt darauf ab, Entlastung, Regeneration, Modulation und Stabilisierung herbeizuführen. Hält man sich die pathophysiologischen Veränderungen, die die CED charakterisieren, vor Augen, so muß aus naturheilkundlicher Sicht ein sinnvolles Therapiekonzept folgende Kriterien beachten:

- Stabilisierung der intestinalen Ökologie
- Optimierung der Schleimbarriere
- Restitution und Stabilisierung der Schleimhaut

- Antioxidativer Schutz
- Modulation des Immunsystems
- Stabilisierung des Säure-Basen-Haushaltes
- Reduzierung bzw. Eliminierung antigener Reize (Nahrungsmittel, unerwünschte Zusatzstoffe, unverträgliche Dentalwerkstoffe u.a. Xenobiotika)
- Psychische Stabilisierung / Stressabbau / Stressadaptogene Maßnahmen
- Behandlung anderweitiger Grunderkrankungen/Funktionsstörungen (z.B. klimakterische Beschwerden, Diabetes mellitus, Lebererkrankungen etc.)

Ein derart polypragmatischer Ansatz ist insofern zu rechtfertigen, als daß derzeit keine kassenübliche Behandlungsmethode zur Heilung führt und die Diagnose chronisch-entzündliche Darmschleimhautveränderungen für den Patienten eine Fülle von Problemen, Komplikationen, Beeinträchtigungen und letztlich auch Risiken (maligne Entartung) mit sich bringt. Behandler und Patient müssen sich von vorneherein darüber im klaren sein, daß nur Langzeitmaßnahmen die Chance einer langfristigen oder vielleicht sogar dauerhaften Stabilisierung ermöglichen. Interessant sind die Beobachtungen mit Butyrat-Klysmen (Buttersäure) bei Colitis ulcerosa in distalen Kolonbereichen. Butyrat wird physiologischerweise im bakteriellen Stoffwechsel gebildet, und dient den Kolonzellen als eine wichtige Energiequelle.

Weiss empfiehlt bei der Colitis ulcerosa Darmspülungen oder Bleibeklystiere mit Succus Liquiritiae (Süßholzwurzel), um den entzündungshemmenden, cortisonähnlichen Effekt auszunutzen. Wegen des wundheilungsfördernden Effektes werden auch Bleibeklystiere mit Johanniskrautöl empfohlen. Ferner können Spülungen mit der entzündungshemmenden Kamille und - in der Remissionsphase - mit adstringierender Tormentillenwurz durchgeführt werden.

Die **schulmedizinische Therapie des MC** besteht überwiegend in der Glucocorticoid-Therapie zur Unterdrückung der Entzündungsaktivität. Der Einsatz von Salazosulfapyridin hat sich im Gegensatz zur CU nicht bewährt. Bezüglich der 5-ASA-Präparate konnte zwar eine Wirkung festgestellt werden, doch war diese den Glucocorticoiden deutlich unterlegen, so daß derzeit die Empfehlung gilt, als Langzeitmaßnahme oder bei gering aktivem MC eine Remissionserhaltung mit 5-ASA anzustreben, während bei hochakuten Schüben Corticoide und Antibiotika empfohlen werden. Da es aufgrund einer Malabsorption auch zu einem Gallensäureverlust-Syndrom mit der Folge einer cholagenen Diarrhöe kommen kann, werden die Patienten mit Cholestyramin behandelt.

Die **schulmedizinische Therapie der CU** mit Salazosulfapyridin oder 5-ASA (5-Aminosalizylsäure) ist als Dauertherapie festgelegt, da nach Absetzen der Therapie bei 75% der Patienten innerhalb eines Jahres ein Rezidiv auftritt. Eine niedrigdosierte Glucocorticoid-Therapie als Langzeitmaßnahme wird auch seitens der Schulmedizin abgelehnt, da sich dadurch ein Rezidiv nicht verhindern läßt. Darüber hinaus gilt die Antibiose mit Cyclosporin als Methode der Wahl bei schweren Verläufen. Immerhin konnten Studien zeigen, daß mit dieser Therapie Patienten vor einer Kolektomie bewahrt werden konnten.

6.6.1. Stabilisierung der intestinalen Ökologie

Eine weitgehend stabile intestinale Ökologie hat unbestritten einen enormen Einfluß auf die Gesundheit und sogar auf die Lebenserwartung allgemein. Insbesondere die Zusammenhänge zwischen mukosaler Barriere, ihrem Funktionszustand und der Qualität des Mukos, sowie die geordnete Funktion des riesigen und komplexen Immunorgans im Bereich der Lamina propria hängen eng verknüpft mit der intraluminalen, physiologischen Keimflora zusammen. Somit ist ein mikrobiologischer Therapieansatz sicherlich einer der wichtigsten Strategien, die die Naturheilkunde anzubieten hat.

6.6.1.1. Probiotische (diätetische) Milieustabilisierung

Keime aus der Gruppe der Milchsäurebildner wie L. acidophilus, L. casei, L. bifidum, L. lactis haben primär eine milieustabilsierende Funktion und irritieren das Immunsystem in der Regel nicht. Somit eignet sich eine mit hochdosierten Milchsäurebildnern angereicherte Diät auch bei CED sehr gut als „Basismaßnahme". Es hat sich bewährt, den Patienten zunächst L. acidophilus in langsam steigenden Konzentrationen bis auf ca. 1 Milliarde lebensfähiger Keime innerhalb eines Zeitraums von ca. 4 Wochen zu zuführen. Wird L. acidophilus gut vertragen (es kann zu einem vermehrten Meteorismus kommen), wird zusätzlich L. bifidum ebenfalls über 4 Wochen verabreicht. Danach werden die beiden Keimstämme mit L. casei und L. lactis ergänzt. Ein solches hochdosiertes Keimgemisch kann sinnvollerweise als Dauermaßnahme eingeplant werden.

6.6.1.2 Mikrobiologische Immunmodulation

von P. Kolb-Kisselbach

Aufgrund des Krankheitsverlaufes, der Symptomatik und der Komplikationsmöglichkeiten benötigen Patienten mit diesen Erkrankungen meist eine langzeitige Therapie oder Dauerbehandlung - auch im Rahmen der Mikrobiologischen Therapie! Jahrzehntelange Erfahrungen haben gezeigt, daß mit ihrer Anwendung eine ganz wesentliche Verbesserung des klinischen Bildes und der Lebensqualität möglich ist. Dabei fiel auf, daß insgesamt die therapeutischen Möglichkeiten bei einer Colitis ulcerosa besser waren als bei Patienten mit M. Crohn. Bei beiden Erkrankungen ist wichtig, die bisherige Medikation vorerst weiterlaufen zu lassen und diese erst dann zu reduzieren bzw. abzusetzen, wenn die Vorphase der Mikrobiologischen Therapie beendet und mindestens eine Autovaccine-Serie injiziert ist. Der in der Behandlung chronisch-entzündlicher Darmerkrankungen erfahrene Therapeut wird zuerst eine eventuelle Kortikosteroid-Medikation reduzieren bzw. Absetzversuche machen und erst in zweiter Linie eine Reduzierung oder ein Absetzen von Salazosulfapyridin o.ä. angehen. Ein klinisch stabiler Zustand ohne Kortison und mit geringer Dauerdosis der zweitgenannten Substanzgruppe ist aber bereits als Erfolg zu werten. Wegen des breiten Nebenwirkungsspektrums der üblichen Medikation und der eingeschränkten Lebensqualität, Lebenserwartung, des erhöhten Malignomrisikos und auch der z.T. bedrohlichen Komplikationen im akuten Schub der Erkrankungen, wurde und wird weiterhin nach einer Erweiterung der therapeutischen Möglichkeiten gesucht, und in diesem Rahmen erfährt gerade in den letzten Jahren die Behandlung mit mikrobiellen Präparaten gesteigertes Interesse.

Wird eine Mikrobiologische Therapie bei einem Patienten mit einer Colitis ulcerosa oder einem Morbus Crohn begonnen, muß zuerst Pro-Symbioflor vorsichtig, evtl. mit nur einem Tropfen in etwas Wasser verdünnt beginnend, eingewöhnt werden. Wird Pro-Symbioflor volldosiert etwa zwei Wochen lang vertragen, gibt man Symbioflor 1 dazu. Parallel hat sich die hochdosierte Gabe von Perenterol bewährt.

Während der laufenden Phase 1 kommt dann möglichst die erste Autovaccine zur Anwendung. Entzündliche Darmerkrankungen, insbesondere wenn es sich um chronisch entzündliche Zustände handelt, gehören zu den klinischen Bildern, bei denen eine ausgeprägte Störung der Funktionen des so wichtigen Mukosa-assoziierten Lymphgewebes vorliegt - einmal durch die entzündlichen Veränderungen selbst und zum anderen wegen der aus der Entzündung resultierenden Beeinträchtigung und Veränderung der Schleimhautflora (der „extrakorporalen Abwehrzone") deren Zustand wiederum Funktionsqualität und Aktivität des Mukosa-assoziierten Lymphgewebes bestimmt. Ist die Transportfunktion der Mukosa durch chronische Entzündungen blockiert, ist die notwendige stetige Aufnahme von mikromolekularen Substanzen, makromolekularen Stoffen, Antigenen und Zellsubstanzen, Bakterien, Viren, sowie die auf dem gleichen Weg laufende Abgabe solcher Substanzen gestört. Eine solche Blockade führt zur fortschreitenden Dysfunktion des Mukosa-assoziierten Lymphgewebes und der tiefergelegenen Bereiche des Abwehrsystems.

Die parenterale (sub-/intracutane) Applikation von Antigenen durch Autovaccinen umgeht diese Blockade und stimuliert damit von „innen heraus"

1. die Regeneration der Transportfunktionen der Mukosa
2. die Regeneration der Abwehrleistungen des Mukosa-assoziierten Lymphsystems.

Aus diesen Ausführungen ergibt sich, daß gerade bei entzündlichen Veränderungen der Darmschleimhäute Autovaccinen zur Injektion ein ganz wesentlicher Bestandteil einer Therapie mit mikrobiellen Präparaten sind.

Nur wenn Injektionen auf keinen Fall möglich sind, kann man ersatzweise auf die perkutane AVI-Anwendung zurückgreifen. Orale Autovaccinen entsprechend den o.g. Phänomenen nicht so effektiv. Die Autovaccine-Dosierung erfolgt zu Beginn der Therapie immer um etwa 3 bis 5 Zehnerpotenzen stärker verdünnt als dies bei einer ersten Vaccine beispielsweise bei einer unspezifischen Enterokolitis der Fall wäre. Je nach Lage des Falles kann zu den Autovaccinen jeweils noch ein Coli-Kulturfiltrat, das zur intramuskulären Injektion zur Verfügung steht (Colibiogen) im. gegeben werden. Die Anfangsstärken der Autovaccinen (AVI) liegen also bei den CED anfangs bei 9 und 8, gelegentlich muß auch einmal eine noch höhere Verdünnung gewählt werden. Abgesehen von der bei den CED höheren Anfangsverdünnungen gelten hinsichtlich der Anwendung von Autovaccinen zur Injektion die üblichen Behandlungsrichtlinien.

Nach einer Behandlungsdauer von etwa 3 bis 6 Monaten mit der Mikrobiologischen Therapie und mindestens zwei Autovaccine-Serien läßt sich auch bei Patienten mit CED eine Tendenz hinsichtlich des Therapieerfolges erkennen.

Es gibt selbstverständlich auch hier Patienten, die auf die Therapie nicht ansprechen. Tritt jedoch eine Stabilisierung ein, wird man mit der vorsichtigen Reduktion der bisherigen Medikation beginnen können.

Im allgemeinen werden die Patienten dann auch akzeptieren, daß es sich bei dieser Maßnahme im Falle ihres Krankheitsbildes ebenso um eine Dauertherapie handelt, wie sie dies von den bisherigen Maßnahmen kannten.

Bei den CED sollten die oralen mikrobiellen Präparate auf jeden Fall bei gutem Ansprechen der Therapie jahrelang konsequent weitergenommen werden, und eine erneute Autovaccine-Behandlung sollte längstens nach etwa einem Jahr erfolgen, auch bei gutem Befinden, als sogenannte „Auffrischbehandlung". Bei den unspezifischen entzündlichen Reaktionen der Darmschleimhaut, die ja insgesamt erheblich moderater Verlaufen, kann direkt mit dem Standartschema in die Therapie eingestiegen werden, wobei von Anfang an lebensfähige Milchsäurebildner verabreicht werden können. Die o.g. Injektionstherapie hat sich ebenfalls bestens bewährt.

Vor der Mikrobiologischen Therapie sollte eine Entgiftungstherapie erwogen werden (s.u.).

Einzelheiten zur Mikrobiologische Therapie siehe 3.3.2, Seite 113: Standard-Phasenschema und Phasenschema für schwere Systemerkrankungen.

6.6.2. Reduzierung bzw. Eliminierung weiterer antigener Reize und Entgiftung

von M. Martin

Patienten mit chronischen Erkrankungen kommen nicht umhin, ihre Lebensumstände zu ordnen. Eine Bewußtseinsentwicklung hinsichtlich gesunder bzw. gesunderhaltender Lebensumstände ist für viele Patienten ein schmerzlicher Prozeß, doch für den Anspruch „Heil zu werden", unvermeidbar. Neben den unter „Ernährung" beschriebenen Prinzipien sind Maßnahmen zur Vermeidung einer „unnötigen" Giftaufnahme notwendig. Kein Lebewesen kann sich heute gegenüber der sog. Grundbelastung wehren, doch kann durch eine bewußte Auswahl sowie durch Vermeidung bekanntermaßen belastenden Nahrungsmittel die tägliche Schadstoffaufnahme reduziert werden. Das betrifft in erster Linie auch Suchtmittel wie Nikotin- oder Alkohol. Doch auch eine gründliche Zahnsanierung, bei der kritische Dentalwerkstoffe ebenso entfernt werden wie eventuelle Entzündungsherde, kann entscheidend zu einem therapeutischen Erfolg beitragen. Um die individuelle (immunologische) Relevanz bezüglich der Dentalwerkstoffe besser beurteilen zu könne n, kann mittels des L ymphoyzten-Transformations-Tests (LTT) eine verzögerte Allergie auf Dentalmaterial abgeklärt werden. Auch ein kutaner Allergietest bezüglich Metalle, insbesondere Amalgam-Bestandteile, bringt nicht selten deutlich positive Ergebnisse zu Tage. Liegt eine unerkannte Allergie auf Dentalwerkstoffe, die der Patient im Mund trägt, vor, kann kaum mit einem therapeutischen Erfolg gerechnet werden. Im Gegenteil: hier könnte der Grundstein für allergische und/oder immuntoxische Entgleisungen liegen, die letztlich als Triggerfaktor eine CED induzieren können.

Über die Auswirkung reizender und/oder immuntoxischer Substrate aus dem Bakterienstoffwechsel wurde schon gesprochen.

Eine der ältesten und gleichsam immer noch aktuellen Entgiftungsmittel ist die **medizinische Kohle**, die aufgrund ihrer ungewöhnlich hohen Adsorptionskraft bei gleichzeitiger Atoxizität in der Darmentgiftungstherapie einen wichtigen Platz einnimmt. Kohle adsorbiert nicht nur chemische Gifte und Schwermetalle, sondern auch Bakterien und deren Toxine sowie Histamin. Näheres hierzu siehe unter Kapitel 3.3.2, S. 106.

Phytotherapeutisch eignet sich die Heilpflanze **Potentilla tormentilla** aufgrund ihrer entzündungswidrigen, antidiarrhöischen und entgiftenden Wirkung hervorragend zur Initialtherapie (näheres siehe Kapitel 3.3.2, S. 107.

6.6.3. Optimierung der Schleimbarriere

Wie Untersuchungen gezeigt haben, weisen Patienten mit CED eine qualitativ minderwertige Schleimschicht auf. Es gilt zu berücksichtigen, daß einige unerwünschte Keimspezies aufgrund ihrer Enzymtätigkeit in der Lage sind, Schleim abzubauen bzw. zu verdünnen. Somit hängt auch eine intakte Schleimschicht wieder von einer stabilen, physiologischen Darmflora ab.

Im erscheinungsfreien Intervall der CU oder des MC sowie bei den unspezifischen Schleimhautentzündungen haben sich **Plantago-ovata-Schalen** (Flohsamenschalen) bewährt. Durch die feuchtigkeitshaltende Wirkung wird die Ingesta einerseits weich gehalten, anderseits Diarrhöen vorgebeugt, was sich beides insbesondere auf die Kolonschleimhaut schützend auswirkt. Darüber hinaus kommt den Flohsamenschalen eine Bindungsfähigkeit gegenüber reizenden Stoffen zu.

Smektit, ein Silikatmineral, gehört zu den häufigsten in der Erdkruste vorkommenden Elementen. Der besondere dreischichtige Kristallaufbau von Smekit (Colina®) hat zur Folge, daß eine enorme Adsorptionskapazität entsteht, die bei ca. 700 qm pro Gramm Substanz liegt. Somit werden Toxine, pathogene Keime und andere aggressive Substrate aus dem Darmlumen aufgesaugt. Besonders interessant für den Einsatz bei intestinalen Schleimhautentzündungen ist allerdings die Tatsache, daß Smektit die Widerstandsfähigkeit des Mukos erhöht, in dem die sog. viskoelastischen Eigenschaften des Schleims verbessert werden. Nach oraler Verabreichung von Smektit entwickelt sich ein hauchdünner Schutzfilm auf den Darmzotten. Eine Therapie mit Colina über ca. 8 Tage eignet sich als Initialmaßnahme sowie zur Behandlung von Diarrhöen.

6.6.4. Restitution und Stabilisierung der Schleimhaut

Der Integrität der intestinalen Schleimhaut kommt bei entzündlichen Irritationen der Mukosa eine Schlüsselrolle zu. Einerseits führen Entzündungsreaktionen zu einer gestörten Integrität der Schleimhaut, anderseits führt eine reduzierte Barrierefunktion zu einem unphysiologisch hohen Antigenstress, was wiederum Entzündungsvorgänge induziert.

Auch hier kommt der physiologischen Bakterienflora eine elementare Schutzfunktion zu, da die Anwesenheit der Keime sowie deren Stoffwechselprodukte z.B. in Form hochspezifischer Peptide, ein essentieller Faktor für die Mukosa darstellt.

Neben den mikrobiellen Einflüssen sind es vornehmlich spezifische Mikronährstoffe, die für Zellregeneration, Wundheilung und eine allgemeine Funktionstüchtigkeit der Mukosa unabdingbar sind. Von besonderem Interesse sind hier Zink, Vitamin A, Vitamin C, Pantothensäure, Folsäure, kurzkettige Fettsäuren, Aminosäuren wie insbesondere Glutamin und Ethanolamin-Phosphat (EAP). *Nieper* schrieb EAP eine wichtige membranstabilisierende Wirkung zu, die die Zellmembranen gegenüber Antikörper, Toxine und Viren abschirmen kann. Daneben kommt EAP eine Carrierfunktion zu, da es die im Zellinneren benötigten Mikronährstoffe durch die Zellmembranen transportiert (z.B. Calcium-EAP®).

Durch hochdosierte **Vitamin C-Infusionen** kann die membranstabilisierende Wirkung von Ascorbinsäure ausgenutzt werden, so daß beispielsweise Schleimhautschwellungen reduziert werden können. Patienten mit Autoimmunerkrankungen sowie Atopien reagieren auf hochdosierte parenterale Vitamin-C-Gaben mit einer Erhöhung der körpereigenen Cortisolspiegel bei gleichzeitiger Abnahme der eosinophilen Granulozyten, denen im Allergie- und Entzündungsgeschehen eine inflammatorische Wirkung zukommen. Eine orale Vitamin-C-Aufnahme führt demgegenüber zu einem Abfall des körpereigenen Cortisolspiegels. Darüber hinaus führen Ascorbinsäure-Infusionen zu einer Senkung erhöhter Histaminspiegel. In akuten Phasen sollten bis zur Besserung täglich 15 - 22,5 g Vitamin C in 150 - 250 ml NaCl-Lösung infundiert werden (Vitamin C-Injektopas® 7,5g/50ml). Nach Abklingen der akuten Symptome empfiehlt sich über ca. 4 Wochen 7,5 - 15 Gramm 3 x wöchentlich.

Die Aufrechterhaltung der natürlichen Barrierefunktion des Dünndarms ist von einer adäquaten Versorgung mit **Glutamin** abhängig. Glutamin, das Amid der Glutaminsäure, dient den Enterozyten als wichtigstes energieliefernde Substrat und bildet somit einen essentiellen Nährstoff für den Aufbau der Dünndarmschleimhaut.

Einzelheiten zur Orthomolekularen Therapie siehe Kap. 13, Seite 391 ff unter „Die Bedeutung von Mikronährstoffen zur Stabilisierung des intestinalen Milieus".

Orale Cromoglicinsäure (DNCG; z.B. Pentatop®) ist in der Lage, die Membranen der schleimhautständigen Mastzellen zu stabilisieren und wird daher als prophylaktisches Therapeutikum bei IgE-vermittelten Nahrungsmittelallergien erfolgreich eingesetzt. In einer Reihe klinischer Untersuchungen konnte gezeigt werden, daß DNCG auch bei Patienten mit entzündlichen Darmschleimhautveränderungen eine Wirksamkeit zukommt. Die Patienten gaben in unterschiedlichen Studien eine deutliche Besserung ihres Allgemeinbefindens und eine bemerkenswerte Remission innerhalb von 14 Tagen mit einer Dauer bis zu 3 Jahren. Abdominelle Krämpfe sowie Stuhlfrequenz und die Anzahl eosinophiler Granulozyten konnten reduziert werden. Ob dieser Erfolg so zu werten ist, daß eine nicht identifizierte Nahrungsmittelallergie eine entscheidende Rolle in der Pathogenese gespielt hat, oder ein bisher unbekannter Effekt vorliegt, ist noch nicht geklärt.

Die **Enzymtherapie** hat inzwischen einen festen Platz in der Behandlung entzündlicher Erkrankungen. Auch im Falle CED lassen sich antiödematöse, entzündungshemmende und schmerzstillende Effekte durch die Enzymtherapie ausnutzen. Die Spaltung von Immunkomplexen, die bei der Entstehung entzündlicher Erkrankungen von pathogenetischer Bedeutung sind, konnte inzwischen wissenschaftlich belegt werden. Darüber hinaus verändern hochdosiert substituierte Enzymgemische Bindungseigenschaften von Immunglobulinen an Antigene. Diskutiert wird auch die Möglichkeit, daß Enzyme einen hemmenden Einfluß auf Adhäsionsmoleküle nehmen, so daß Entzündungsprozesse positiv beeinflußt werden.

In akuten Phasen können über den Tag verteilt alle 2 - 3 Stunden 2 - 3 Dragées Wobenzym® (nüchtern) eingenommen werden. Zusätzlich können 1 - 2 Wobe-Mucos-Klistiertabletten verabreicht werden. In der Remissionsphase sollten dauerhaft 3 x 5 Dragées eingenommen werden.

Bioflavonoide sind neben ihrer entzündungshemmenden Aktivität in der Lage, die bei Entzündungen erhöhte Gefäßpermeabilität zu beeinflussen. Im Jahre 1936 wurde erkannt, daß eine dem Vitamin C ähnliche Substanz eine Wirkung auf die Durchlässigkeit der Gefäßwände hat. Aus diesem Grund nannte man diesen Stoff Permeabilitätsvitamin (Vitamin P). Da Tierversuche ergaben, daß ein Mangel an dieser Substanz nicht hervorzurufen war, wurden die Flavonoide nicht mehr als Vitamin bezeichnet. Bioflavonoide kommen insbesondere in Früchten, Kernen, Blättern und in Rinden vor. Koniferen besitzen in ihrer Rinde einen hohen Anteil eines besonders wirksamen Flavonoids, dem Procianidin. Masquelier gelang der Nachweis, daß Procianidin (OPC = oligomere Procianidine) um ein vielfaches wirksamer ist als z.B. Rutin (Bioflavonoid aus Zitrusfrüchten) und erheblich besser therapeutisch nutzbar ist. Heute geht man davon aus, daß die Wirksamkeit von Crataegus, Mistel, Ginkgo biloba oder grünem Tee auf OPC zurückzuführen ist. Auch Rotwein enthält in hoher Konzentration Procianidine. Die Kombination von Flavonoiden und Enzymen hemmt zuverlässig die Entstehung entzündlicher Ödeme, freier Radikale und der Zytokinproduktion.

6.6.5. Antioxidativer Schutz

Entzündliche Prozesse führen zwangsläufig zu einem erhöhten Anfall freier Radikale, so daß entzündliche Reaktionen verstärkt werden und die Schleimhaut weiter geschädigt wird. Oligomere Procianidine (OPC-Kapseln, Orthica Ottobrunn) gelten als einer der größten Radikalenfänger. In Japan wurde durch Untersuchungen belegt, daß Procianidine 50mal aktiver als Vitamin E und 20mal aktiver als Vitamin C freie Radikale abfangen. Neben OPC kommen weiteren antioxidativen und schleimhautschützenden Mikronährstoffen eine große Bedeutung zu (Siehe hierzu Kapitel „Freie Radikale im Darm als Krankheitsursache", Kapitel 13.5.1, S. 401)

6.6.6. Weitere Verfahren zur Modulation des Immunsystems

Unter Immunmodulation versteht man die Steigerung, Wiederherstellung oder Unterdrückung der immunologischen Reaktivität. Neben orthomolekularen Therapieansätzen, wie sie in den Kapiteln 13.1., 391 ff: „Mikronährstoffe" und 13.5.1., 423 ff: „Freie Radikale im Darm als Krankheitsursache..." beschrieben sind, kommen naturheilkundlichen Verfahren zum Einsatz, die geeignet sind, ein hochreguliertes Immunsystem zu bremsen. An diesem Punkt wird es schwierig, da gesicherte Erkenntnisse über die Einwirkungen modulierender Maßnahmen auf das Immunsystem schlecht dokumentiert sind. Eine wichtige Grundlage für ein immuntherapeutisches Vorgehen ist immer die Erhebung eines differenzierten Immunstatus (Lymphozytentypisierung), um eine „blinde" Behandlung zu vermeiden. Nur so können geeignete Maßnahmen individuell auf jeden Patienten abgestimmt werden und unerwünschte Therapieeffekte vermieden werden (siehe Kapitel 6.5.3, S. 215 ff: „Immunzelluläre Veränderungen als diagnostische Wegweiser bei entzündlichen Darmschleimhautveränderungen"). Natürlich werden an erster Stelle Maßnahmen stehen, die zur Entlastung führen, in dem z.B. aktivierende Reize (Fremdkeime, Allergene, Toxine, Dysstress) identifiziert und möglichst eliminiert werden.

6.6.7. Phytotherapie

Einige antientzündlich wirksame Drogen haben sich insbesondere bei Veränderungen der Darmschleimhaut bewährt. Hier wäre an erster Stelle die Kamille sowie die Myrrhe zu nennen. In letzter Zeit hört man auch erfolgversprechendes von Boswellia serrata (Weihrauch, s.u.).

Eine seit vielen Jahren bewährte Mischung aus **Myrrhe**, **Kamille** und **Kaffeekohle** (Myrrhinil-Intest®) bietet sich hervorragend zur Langzeittherapie an. Die drei Substanzen ergänzen sich optimal in ihrer Wirkung und sind insbesondere zur Restitution der Schleimhäute geeignet.

Neben den bekannten antiphlogistischen Wirkungen der Kamille besitzt insbesondere die dem Weihrauch verwandte Myrrhe interessante Eigenschaften. Das pharmakologische Wirkprinzip wird in erster Linie auf den Gehalt an ätherischen Ölen zurückgeführt. Ein wesentlicher Bestandteil sind Sesquiterpene. Daneben werden Monoterpene wie Limonen, Pinen und einige Phenylpropanderivate wie Zimt- und Cuminaldehyd, Kresol und Myrrholsäure beschrieben. In der Phytotherapie wird hauptsächlich die adstringierende, antiexsudative und die antipyretische Wirkung genutzt. Die Kaffeekohle wurde bereits vor Jahrhunderten in der arabischen Volksmedizin genutzt. *Payr* berichtete im Rahmen seiner chirurgischen Tätigkeit bereits 1939 über hervorragende Erfolge zur Beschleunigung der Wundheilung und Wundreinigung. Eine antiphlogistische, adstringierende und durchfallhemmende Wirkung wurde inzwischen gut dokumentiert und belegt. Die adstringierenden Eigenschaften der Kaffeekohle sind dem Gehalt an Chlorogen- und Kaffeesäuren zuzuschreiben. Sie weisen darüber hinaus aber auch ein hohes Adsorptionsvermögen für Toxine auf, das deutlich über dem normal geröstetem Kaffee liegt. Die Kohle enthält noch 75% des Koffeingehaltes des Kaffees. Dies gilt es bei einer Verordnung zu beachten. Um therapeutische Effekte zu erreichen, darf die Dosis nicht unter 3 x 4 bis 4 x 4 Dragées täglich liegen. Eine Erhaltungsdosis von 3 x 2 Dragées kann über längere Zeit gegeben werden.

Seit geraumer Zeit gibt es sehr erfolgversprechende Ansätze mit dem Harz des **indischen Weihrauchbaumes,** Boswellia serrata, das in einer Pilotstudie in Indien bei Patienten mit Colitis ulcerosa in 80% der Fälle zu einer Remission führte. Das Ergebnis war absolut vergleichbar mit der Wirkung von Sulfasalazin. Die Patienten zeigten in der Studie bei beiden Präparaten eine gleichstarke Verminderung der Durchfälle, eine Verminderung von Schleim- und Blutbeimengungen im Stuhl sowie ein Nachlassen abdomineller Schmerzen. Die histologische Kontrolle der kolorektalen Schleimhaut zeigte für beide Therapeutika einen deutlichen Rückgang der Entzündungszeichen. Im Blutbild konnte ein Rückgang der eosinophilen Granulozyten sowie eine Anhebung des Hb-Wertes durch eine verbesserte Eisenbilanz objektiviert werden. Inzwischen beschäftigt sich die Deutsche Pharmazeutische Gesellschaft mit den Inhaltsstoffen aus dem Harz des Weihrauchs.

Die bisherigen Erkenntnisse deuten darauf hin, daß entzündungswidrige Boswelliasäuren (pentazyklische Triterpene) in Abhängigkeit ihrer Konzentration die Bildung von Leukotrienen hemmt. Eine Wirkung auf die Synthese von Prostaglandinen wurde nicht beobachtet. Die Bildung von Komplement-Faktoren, die eine proinflammatorische Wirkung besitzen, wird durch die Boswelliasäuren ebenfalls inhibiert. Darüber hinaus konnte nachgewiesen werden, daß es sich bei Boswelliasäuren um nichtreduzierend wirksame spezifische Hemmstoffe der 5-Lipoxygenase handelt. So steht mit Boswellia serrata ein zuverlässiges Antiphlogistikum aus der Natur zur Verfügung, welches ähnliche Indikationen besitzt wie die Glucocorticoide. Derzeit lassen sich Boswellia-haltige Produkte nur in Form des Präparates H 15 aus der Schweiz importieren. Über die Firma medmed diagnostics in München kann das bezüglich seiner Zusammensetzung der Ayurvedischen Medizin entlehnte Adapatogen plus bezogen werden, das neben Boswellia zusätzlich Vitamin B_{12} und Folsäure sowie Withana somnifera (roborierend), Polygonum multiflorum (tonisierend, antioxidativ) Curcuma longa (entzündungshemmend, antidyspeptisch) und Zingiber officinale (entzündungshemmend, schleimhautprotektiv, verdauungsfördernd) enthält. Als Gegenanzeigen werden Ulcerationen im Bereich des Magens und Duodenums, akuten Hepatitis, Blutungen und entzündlichen Hauterkrankungen angegeben. Die juristische Situation ist leider schwierig. Es handelt sich nach deutschem Arzneimittelrecht in beiden Fällen um Arzneimittel, so daß diese nach AMG 73.3 nur über Apotheken eingeführt werden dürfen, wenn diesen ein entsprechendes Rezept vorliegt. Weitere Auskunft über Arbeitsgemeinschaft Diagnostik und alternative Heilverfahren, Sandstraße 41, 80335 München.

Die Wirkstoffe der **Kamille** haben bekanntermaßen eine stark entzündungswidrige und wundheilungsfördernde Wirkung. Diese Eigenschaften zeigt auch das Guajazulen, das von seiner antiphlogistischen Wirkung her mit dem Chamazulen der Kamille gleichzusetzen ist. Die spezielle Wirkung der Azulene beruht vor allem in einer umfassenden Aktivierung der RES, wobei vor allem die Phagozytenaktivierung und kapilläre Hyperämie eine Rolle spielen. Darüber hinaus findet zusätzlich eine Hemmung der entzündlichen Veränderungen auftretenden Zellwandschädigung statt. In histologischen Untersuchungen konnte gezeigt werden, daß unter einer Azulentherapie die Zahl der eosinophilen Granulozyten zurückgeht und eine unspezifisch regulative Wirkung auf Hypophyse und Nebennierenrinde vorhanden ist. Daraus wird geschlossen, daß die Azulene auch die körpereigene ACTH- und Kortisonproduktion stimulieren. Entscheidend bei einer Therapie mit Azulen (hier Gujazulen) ist dabei, daß der Erfolg dem Dosis-Wirkungs-Prinzip unterliegt. In dem Fertigpräparat AZ-8 Beris Dragées findet sich das durch Wasserdampfdestillation gewonnene Azulen in hoher Konzentration. Als Indikation werden allergische und entzündliche Erkrankungen genannt.

Die Kombination aus Kamillenextrakt (Guajazulen) und dem Epithelisierungsvitamin Pantothenat hat sich ebenfalls sehr bewährt (Azupanthenol® Liquidum). Pantothensäure, ein Vitamin aus der B-Gruppe, gilt als unentbehrlicher Bestandteil für eine normale Funktion des Zell- und Gewebsstoffwechsels. Pantothensäure besitzt einen ausgeprägten Heileffekt bei Schleimhautschäden des Magen-Darmbereichs. Besonders sinnvoll ist die morgendliche, nüchterne Anwendung. 30 - 40 Tropfen werden mit einem halben Glas lauwarmem Wasser eingenommen. Die Anwendung kann mehrmals täglich wiederholt werden, wobei die Einnahme stets nüchtern erfolgen sollte. Zur Initialtherapie bei deutlich erhöhten α-1-Antitrypsinwerten hat sich folgende Mischung bewährt:

Rezeptur-Empfehlung:

Colibiogen oral (od. infantibus)	1	Teelöffel
Azupanthenol Liquidum	30	Tropfen
Bolus alba comp. N	1	Mokkalöffel

zusammen in 1/2 Glas lauwarmen Wasser oder grünen Tee. Mindestens 30 Minuten vor den Mahlzeiten trinken. Zusätzlich kann bei starken Beschwerden oder bei Nahrungsmittelallergien in diese Mischung noch 100 - 200 mg Cromoglicinsäure (z.B. Pentatop) gegeben werden

6.6.8. Organotherapie

von G. Gerster

Zur Therapie-Unterstützung abdomineller Erkrankungen eignet sich sehr gut ein organotherapeutisches Therapieregime mit Regeneresen (Dyckerhoff). Regeneresen enthalten Ribonucleinsäuren aus tierischen Zellen und aus Hefen. Die parenterale Applikation von RNS führt nachgewiesenermaßen zu einer Anregung der Eiweißsynthese (Protein-Biosynthese) wodurch das zelleigene Regenerationssystem stimuliert wird. Es gilt als wissenschaftlich erwiesen, daß die RNS als Übermittler und Träger der entsprechenden „Befehle" die entscheidende Rolle spielen. Es konnte belegt werden, daß in jedem Gewebe strukturell verschiedene Ribonukleinsäuren, deren Zusammensetzung von den Desoxyribonukleinsäuren abhängt, die Biosynthese der organspezifischen Proteine steuern. Die RNS des Hypothalamus baut als Hypothalamusspezifisches Eiweiß auf, die des Pankreas Pankreaseiweiß usw..

Die Therapie mit Ribonucleinsäuren (RNA; Handelsname: Regeneresen®) ist grundsätzlich eine individuelle Behandlung. Daher sind die nachfolgenden Vorschläge nur als Richtlinie und nicht als feststehendes Behandlungsschema aufzufassen.

Bei entzündlichen Veränderungen der Darmschleimhaut empfehlen sich die folgende Kombination:

je	5 Ampullen	Dickdarm, Nebenniere, Pankreas
	4 Ampullen	Dünndarm
je	3 Ampullen	Hypophyse, Hypothalamus, Leber

Intestinale Entzündungen können immer durch systemische Faktoren begünstigt werden. Insofern können RNA aus Organen wie Thymus, Epiphyse, Schilddrüse oder den Gonaden zusätzlich von Bedeutung sein. Bei rezidivierenden Blutungen sollten zusätzlich RNA aus dem Bindegewebe berücksichtigt werden.

Das Pankreas hat bei entzündlichen Darmerkrankungen einen besonderen Stellenwert. Für eine optimale Verdauung sind seine Enzyme bedeutsam, darüber hinaus aber auch die sezernierten Stoffe zur Neutralisation des Magensaftes, besonders Bikarbonate. Eine nicht ausreichende Neutralisation des Magensaftes kann zu multiplen Störungen des Darmtraktes führen, angefangen von Motilitätsstörungen und Dysbiose bis hin zu Entzündungen der Schleimhaut. Diesem Aspekt sollte daher eine besondere anamnestische und diagnostische Bedeutung beigemessen werden. Die therapeutische Umsetzung bedeutet eine fallweise deutlich höhere Dosierung von Pankreas als oben vorgeschlagen zur Verbesserung der Neutralisationskapazität.

Die bisher genannten Gesichtspunkte sind auch für den Morbus Crohn von Bedeutung. Allerdings haben bei dieser Erkrankung psychovegetative und/oder endokrine Faktoren oft einen erheblichen Stellenwert. Daher ist eine Behandlung mit Zwischenhirn anstelle von Hypothalamus oft besser geeignet.

Morbus Crohn:

je	5 Ampullen	Dünndarm, Nebenniere, Zwischenhirn
	4 Ampullen	Dickdarm
je	3 Ampullen	Hypophyse, Leber, Pankreas

6.6.9. Stabilisierung des Säure-Basen-Haushaltes

Eine latente Gewebsübersäuerung führt zu mannigfachen Blockaden der körpereigenen Regulationssysteme und kann insbesondere bei chronifizierten Entzündungen eine Schlüsselrolle einnehmen. Erfahrungen mit dem Säure-Basen-Test nach Sander zeigen, daß insbesondere auch Patienten mit Immunstörungen und CED an einer massiven Gewebsazidose leiden können.

6.6.10. Ernährung

von M. Martin

Beobachtungen bezüglich der westlichen Ernährungsgewohnheiten haben ergeben, daß durch den maximalen Konsum raffinierter Kohlenhydrate, Fastfood, Bevorzugung synthetischer Fette wie Margarine (Transfettsäuren) oder gesättigter tierischer Fette sowie Ballaststoffmangel die Inzidenz von CED ansteigen läßt. Es entstehen hier nicht nur empfindliche Einflüsse auf das intestinale Milieu mit nachfolgender Veränderung der Ökologie (z.B. Aufwuchern der Fäulnisflora), sondern es scheinen auch direkte Einflüsse auf die Mukosa und das Immunsystem eine Rolle zu spielen. Darüber hinaus kann es bezüglich einiger Problemnährstoffe, die z.B. für die Restitution der mukosalen Barriere und diverse Immunfunktionen bedeutsam sind, zu Unterversorgungen kommen. Besonders betroffen sind diesbezüglich die Vitamine A, B_1, B_2, B_6, B_{12}, C, D und Folsäure, Calcium, Eisen, Magnesium, Selen und Zink.

Im akuten Schub ist zur Entlastung des Intestinums eine totale Nahrungskarenz bei parenteraler Ernährung indiziert. Hiermit werden mechanische Einflüsse oder eventuelle Nahrungsantigene vermieden. Operative Verfahren, bei denen zur Entlastung eine Art „Umleitung" (Bypass) angelegt wird, bestätigen die positiven Effekt des Nahrungsentzuges für das entzündete Gebiet. Somit gilt auch bei leichteren Schüben, daß eine weitgehend ballaststoffarme, „darmfreundliche Ernährung" anzustreben ist, die sich je nach Intensität der Entzündung an einer allergenarmen Diät (siehe Kapitel 8.6.10., S. 293) orientieren sollte.

Ballaststoffhaltige, vollwertorientierte Nahrungsmittel können nur im entzündungsfreien Intervall empfohlen werden. Auf zuckerhaltige Nahrungs- und Genußmittel soll gänzlich verzichtet werden, ebenso unerwünschte Nahrungszusätze wie Aromen, Farbstoffe und Konservierungsmittel. Nahrungsmittelallergien müssen ausgeschlossen bzw. identifiziert werden. Diesbezüglich spielen offensichtlich die verzögerten Allergien (Typ IV-Allergien) eine besondere Rolle, so daß bei MC oder CU der Lymphozyten-Tranformations-Test (LTT, siehe Kapitel Allergien) durchgeführt werden sollte.

Mehrfach ungesättigte Fettsäuren (Omega-3-Fettsäuren bzw. Omega-6-Fettsäuren) sind Ausgangssubstanzen für die körpereigene Herstellung diverser Gewebshormone (Eicosanoide) wie Prostaglandine, Prostacycline, Thromboxane oder Leukotriene. Omega-3-Fettsäuren müssen mit den Omega-6-Fettsäuren in einem bestimmten Verhältnis zueinander stehen, um das empfindliche Gleichgewicht, das zur Entstehung der Eicosanoide notwendig ist, nicht zu verändern. In der heutigen Nahrung finden wir allerdings ein deutliches Überangebot von Omega-6-Fettsäuren, so daß dieses Gleichgewicht üblicherweise nicht aufrechterhalten werden kann.

Tab. 46: Unterschiedliche Wirkungen von Omega-3-Fettsäuren und Omega-6-Fettsäuren im Stoffwechsel (Dietl, H., Ohlenschläger, G.: Handbuch der Orthomolekularen Therapie; Haug-Verlag, Heidelberg 1994).

Wirkungsort	Omega-3-Fettsäuren	Omega-6-Fettsäuren
Thrombozyten	**nicht** aggregatorisch	pro-aggregatorisch
Blutgefäße	**nicht** vasokonstriktorisch	vasokonstriktorisch
Leukozyten	**anti**-inflammatorisch	inflammatorisch
Makrophagen	**nicht** chemotaktisch	chemotaktisch

Aus Omega-3-Fettsäuren werden entzündungshemmende Substanzen gebildet, so daß eine Nahrungsergänzung mit Fischöl durchaus sinnvoll ist. Studien konnten klinische und histologische Verbesserungen dokumentieren. Dabei sollte die Dosis in akuteren Phasen oder initial bei 1,5 - 2,0 Gramm Fischöl pro Tag liegen, zur Erhaltung reichen dann ca. 0,5 Gramm aus.

Bezüglich weiterer Nahrungsfette ist zu berücksichtigen, daß Sojaöl, Weizenkeimöl und Olivenöl aufgrund des besseren Verhältnisses zwischen Omega-3- und Omega-6-Fettsäuren anderen Ölen, wie z.B. Sonnenblumenöl, vorzuziehen ist.

6.6.11. Weitere Naturheilverfahren

von M. Martin

6.6.11.1. Injektionstherapie

Bewährt haben sich Mischinjektionen mit den Präparaten Colibiogen, Mucosa comp. und Traumeel 2-3mal wöchentlich intramuskulär. In Kombination mit dieser Empfehlung eignet sich die Auto-Sanguis-Stufentherapie nach *Reckeweg*, bei der mittels homöopathisch aufbereiteten Eigenblut eine günstige Wirkung auf Immunstörungen wie Allergien und Autoaggressionskrankheiten Einfluß genommen werden kann (nähere Informationen über die Firma Heel, Baden-Baden). Zur Anregung blockierter Enzymsysteme kann zusätzlich Coenzyme compositum im Wechsel mit Ubichinon compositum, welches sich zur Anregung blockierter Giftabwehrmechanismen bewährt hat, gegeben werden. Lymphomyosot-Ampullen (oral auch als Tabletten bzw. Tropfen) unterstützen die Ausleitung über die lymphatischer Organe.

Die parenterale Enzymtherapie mit Carzodelan forte- oder Tryptoferm-Ampullen hat sich bei vielen Praktikern seit Jahrzehnten zur Therapie von schweren und chronischen Entzündungszuständen bewährt. Die Präparate enthalten 2 mg Pankreatin aus Schweinepankreas (stand. Protease 0,7 F.I.P.-E., Amylase 15 F.I.P.-E.).

6.6.11.2. Neuraltherapie/Segmenttherapie/Störfeld

In der Neuraltherapie haben sich segmentale Procain-Quaddelungen im Bereich der Head´schen Zonen des Darmes (Dünndarm Th 10 = der Nabel und die Gegend links und rechts davon, Dickdarm Th 11 = Ein Streifen von 3 Querfinger unterhalb des Nabels bis 3 QF oberhalb der Symphyse) bewährt. Durch Abtasten sind alle druckempfindlichen Punkte im entsprechenden Segment zu markieren und zu behandeln (auch an paravertebrale Druckpunkte im entsprechenden Segment denken).

6.6.11.3. Ohrakupunktur

Siehe Kapitel 14.1, S. 419: „Ergänzende Therapieverfahren" unter „Ohrakupunktur".

6.6.11.4. Adaptogene Maßnahmen

Es stellt sich natürlich die Frage, ob bei Patienten, die unter negativem Dauerstress stehen, Maßnahmen zur verbesserten Adaption an Stress überhaupt sinnvoll sind. Diese Frage läßt sich nicht pauschal beantworten, sondern erfordert individuelle Entscheidungen. Neben der gründlichen Anamneseerhebung, bei der wir letztlich auch versuchen müssen, den Schweregrad, den Umfang und die verschiedenen Ebenen einer Stresseinwirkung zu beurteilen, spielt eine eventuell vorhandene Grunderkrankung ebenso eine Rolle wie vielleicht bereits meßbare Veränderungen im Immunsystem oder im Bereich des Intestinums. Sollte sich zeigen, daß z.B. Angstgefühle so viel Raum einnehmen, daß sie die Lebensqualität negativ beeinflussen und darüber hinaus für Veränderungen von Immunparametern verantwortlich sein könnten, ist sicher Handlungsbedarf gegeben. Neben der menschlichen Betreuung - auch in Form von Psychotherapie/Verhaltenstherapie/autogenem Training - kann durchaus eine medikamentöse Unterstützung mit Phytopharmaka und anderen Maßnahmen indiziert sein.

Labordiagnostisch zeigen sich vegetative Überlastungen bzw. Stresssyndrome häufig im Differentialblutbild und der BSG an:

Aneosinophilie + verlangsamte BSG (1: 2)	=	Hinweis auf Stress
dto. + Leukozytose	=	neurovegetative Störung
dto. + Phosphaturie	=	Neurasthenie

Eine Leukozytose deutet allgemein eine Sympathikotonie (Stress und/oder latente Azidose) an, während die Leukopenie auf eine Vagotonie hinweist (Erschöpfung).

Darüber hinaus finden wir bei chronisch Stresskranken sehr häufig ein Hypoglykämie-Syndrom als Ausdruck einer dekompensierten hormonellen Regulation.

Für die Indikation einer stress-adaptierenden Immunmodulation bieten sich verschiedene Phytotherapeutika, Mikronährstoffe sowie Regulationstherapien (z.B. Ohrakupunktur, siehe dort) an. Wichtig: Überprüfung und Korrektur des Säure-Basen-Haushaltes.

Psychische Stabilisierung / Stressentlastung

Nimmt die Erkrankung Einfluß auf die Psyche, oder bringt die Psyche die Erkrankung hervor? Diese Frage wird nach wie vor Zündstoff für Diskussionen sein, wobei nicht übersehen werden darf, daß einiges darauf hindeutet, daß die körperliche Symptomatik bei MC oder CU einen erheblichen Einfluß auf die vegetative Stabilität und die Psyche hat. Dennoch wird man nicht umhin kommen zu Hinterfragen, inwieweit ein Patient mit seiner unterbewußten Einstellung zu sich selbst und zu seiner Umwelt die Prädisposition zu einer Erkrankung soweit beeinflußt, daß sie sich letztlich manifestiert.

Phytotherapie

Bereits in den 60er Jahren wurde von russischen Wissenschaftlern nach pharmakologischen Substanzen geforscht, die in der Lage sind, den Organismus bzw. das Immunsystem an vermehrten Stress zu adaptieren, um somit einen Schutz vor den negativen Auswirkungen dieses Stresses zu gewährleisten. So wurde in der Taiga der sog. Teufelsstrauch, Eleutherococcus senticosus, gefunden, der sich bald als hochwirksames Adaptogen erwies. Die Hauptwirksubstanzen, Eleutheroside, konnten aus einem Extrakt der Wurzel identifiziert werden (z.B. Eleutherococcus Curiana ®). Daneben wurden als wirksame Bestandteile Pektin, Anthocyane und Chlorogensäure sowie eine Reihe ätherischer Öle identifiziert. Umfangreiche Untersuchungen bestätigten einen stark ausgeprägten immunmodulierenden Effekt, der zu einer deutlich besseren Anpassung des Immunsystems an ständig wechselnde Stressbelastungen führt. Inzwischen haben Wissenschaftler durch Studien belegen können, das Eleutherococcus nicht nur zu einem Anstieg der Lymphozyten führt, sondern das die Suppressorzellen sowie die Killerzellen in Abhängigkeit von der jeweiligen Ausgangslage stimuliert und in ihrer Zahl erhöht werden. Gerade in Bezug auf die allergische Reaktion ist ein Anstieg der Suppressorzellen erstrebenswert, da diese das überschießende Immunsystem herunterregulieren. Bezüglich der stressabhängigen Veränderungen der Hormonspiegel ist beachtenswert, daß nach Einnahme von Eleutherococcus der Wirkstoff Eleutherosid B in der Nebenniere nachweisbar ist, so daß eine phytotherapeutische Regulierung der Steroidhormonsynthese anzunehmen ist. Neben diesen hormonmodulierenden Effekten besitzt die Wurzel offensichtlich auch antitoxische Eigenschaften. Russische Studien konnten belegen, daß die Toxizität verschiedener Zytostatika abgeschwächt wurden, ohne jedoch deren therapeutische Wirkung zu beeinflussen. *Leiner* und *Zebisch* befaßten sich in ihrer Studie mit der Lebertoxizität von Alkohol und konnten an freiwilligen Probanden einen positiven Effekt auf erhöhte γ-GT-Werte sowie auf das Befinden der Testpersonen feststellen. Darüber hinaus wurde beobachtet, daß Eleutherococcus die narkotische Wirkung von Hexobarbital, Chloralhydrat, Natriumbarbital und Äther reduziert.

Kava-Kava und Johanniskraut-Extrakte (z.B. Hewepsychon duo®) ergänzen sich sehr gut und dienen einer Verringerung von depressiven Angst- und Spannungszuständen. Die in den Wurzeln enthaltenen Kavapyrone wirken sanft aber zuverlässig muskelentspannend, beruhigend und angstlösend. Die Stimmungslage wird angehoben und die Auswirkungen von Reizüberflutungen gemindert. Es besteht keine Suchtgefahr.

Der Extrakt aus Johanniskraut zeichnet sich nicht nur durch seine antidepressive Wirkung aus. Untersuchungen haben ergeben, daß sich durch Hypericum aber auch indirekte Effekte auf das Immunsystem auslösen lassen. Da die Wirkstoffe von Hypericum nicht in der Lage sind die Blut-Hirnschranke zu passieren, muß davon ausgegangen werden, daß durch Hypericum vermehrt liquorgängige Mediatoren freigesetzt werden, die von Zellen des Immunsystems (Lymphozyten, Monocyten) gebildet werden.

Bewährt hat sich die folgende Rezeptur: Aus der Ayurvedischen Medizin stehen uns - leider nur eingeschränkt, da überwiegend in Form von Importarzneimitteln - ebenfalls interessante Drogen zur Verfügung. Als beruhigendes Adaptogen bei nervlicher Überaktivität, kompensierter Stressreaktion mit hohem Cortisolspiegel, Schlafstörungen und anderen vegetativen Imbalancen empfiehlt sich das Präparat Dioskolak-H-Kapseln, bei bereits dekompensierten Stressreaktionen (niedrige Cortisolspiegel) als tonisierendes Adaptogen das Präparat Dioskolak-N-Kaspeln (Auskunft über Arbeitsgemeinschaft Diagnostik und alternative Heilverfahren, Sandstraße 41, 80335 München, Tel. 089-5426450).

Orthomolekulare Therapie

Die in diesem Kapitel dargestellten Zusammenhänge führen zu einem erhöhten Bedarf an spezifischen Mikronährstoffen. Die orthomolekulare Therapie ist hier von großem Wert. Der Vitamin B-Komplex incl. Pantothensäure, Antioxidantien wie Vitamin C und E sowie β-Carotin, Magnesium, Calcium und Kalium, Zink, und Selen sind bezüglich einer vegetativen Stabilisierung die wichtigsten Nährstoffe. Sinnvollerweise sollte durch atomspektrometrische Vollblutanalysen ein umfassender Nährtstoff-Status erhoben werden. So lassen sich eventuelle Unterversorgungen erkennen, die einer gezielten Substitutionstherapie bedürfen. Bezüglich der Stressadaption gibt es sinnvolle Kombinationen, auch hier - vor allem bezüglich entsprechender Vitaminkombinationen - leider wieder überwiegend in Form von Importen. Empfehlenswert zur Initialtherapie mit Vitaminen ist das Produkt Balanced B + C. Im Anschluß daran reicht ein geringer konzentriertes Produkt: Stress-B (beides Produkte der Firma Orthica, Ottobrunn). Bezüglich der Therapie mit Mineralien und Spurenelementen ist zu berücksichtigen, ob beispielsweise Magnesium-, Calcium- oder Zinkdefizite usw. vorliegen, da hier höhere Dosiermengen zur Therapie notwendig sind. Im Gegensatz zu den wasserlöslichen Vitaminen gestaltet sich aufgrund aktiver Transportprozesse die Therapie mit Magnesium oder Zink langwieriger. Dies ist besonders dann von Bedeutung, wenn eine Malabsorption oder Maldigestion vorliegt. Eine therapeutische Magnesiumdosis liegt bei 300 mg elementaren Magnesium/die, bei Zink mindest. 25 - 30 mg (elementar!) pro Tag.

6.6.12. Wenn die Seele leidet, wird der Körper krank

von S. Krell

„Mens sana in corpore sano - Ein gesunder Geist in einem gesunden Körper" - dieses Sprichwort der alten Römer beschreibt die enge Verzahnung des körperlichen mit dem seelischen Zustand eines Menschen. Einerseits kann ein gesunder Geist nur in einer gesunden „Behausung" existieren, aber andererseits ist der Geist selbst mitverantwortlich dafür, daß diese Behausung gesund ist und bleibt.

Die Wissenschaftler des 17. Jahrhunderts - allen voran Descartes - waren da allerdings ganz anderer Ansicht. Sie glaubten, daß Seele und Körper eines Menschen streng voneinander zu trennen seien und keinen Einfluß aufeinander nähmen. Diese Ansicht hielt sich - mehr oder minder stark - bis zu Beginn des 20. Jahrhunderts, als allmählich wieder ein Umdenken stattfand.

Heute ist man der Ansicht, daß man Körper und Seele nicht trennen kann, weil der Körper stets auf seelische Vorgänge reagiert und umgekehrt. Dies läßt sich an einfachen Beispielen aus dem alltäglichen Leben belegen: Wer zum Beispiel starke Kopfschmerzen hat, leidet auch psychisch darunter - der körperliche Schmerz verursacht schlechte Stimmung, Gereiztheit, etc.

Andererseits kennt wohl jeder aus eigener Erfahrung, daß zum Beispiel Stress „auf den Magen schlägt" oder wir bei großer Trauer oder Freude weinen, also eine körperliche Reaktion zeigen, die alleine durch seelische Ursachen bedingt ist.

6.6.12.1. Psychische Ursachen bei Colitis ulcerosa und Morbus Crohn

Während es für die Auslösung von Morbus Crohn keine gesicherten Zusammenhänge zwischen Lebensereignissen und Krankheitsbeginn gibt, hat sich bei der Untersuchung von Colitispatienten gezeigt, daß diese vor ihrer Erkrankung oft einen schweren Verlust erlitten hatten. Häufig der Tod eines Elternteils, oder anderen Personen, die dem Patienten sehr nahegestanden hatten. Interessant ist auch die relativ typische Familiensituation der Erkrankten. Meist beschreiben sie ihre Mutter als den dominanten, ja sogar herrschsüchtigen Elternteil, während der Vater häufig schwach und passiv dargestellt wird.

Im Zuge von Persönlichkeitsuntersuchungen hat man eine erhöhte emotionale Labilität bei Personen mit entzündlichen Darmkrankheiten beobachtet. Colitispatienten sollen extrem feinfühlig und verletzlich sein, zwanghafte Züge aufweisen und zu Depressionen neigen. Ihre Fähigkeiten zum Kontakt mit anderen sind reduziert, woraus oft Isolation und Absonderung resultieren. Konflikte werden strikt durch Anpassung, Versöhnlichkeit und überbetonte Freundlichkeit oder umgekehrt durch das Ausweichen vor Kontakten und durch Rückzug vermieden. Ähnliche Strukturen zeigen sich bei Morbus Crohn. Allerdings sind diese Patienten zusätzlich unfähig mit Aggressionen umzugehen und neigen dazu, selbstzerstörerische und ängstigende Phantasien zu entwikkeln. Die enge symbiotische Familiensituation der Colitis ulcerosa scheint zu fehlen und das Verhalten der Patienten mit Morbus Crohn ist weniger von Bezugspersonen abhängig, als eher pseudoautonom. Aus diesem Grund ist die Bereitschaft zur Psychotherapie bei Colitis-Patienten stärker ausgeprägt.

Als psychische Behandlung wird bei Colitis ulcerosa und Morbus Crohn hauptsächlich die analytische Psychotherapie eingesetzt. Dabei richtet sich die Wahl der Therapieform nach der Einteilung der Patienten in eine vornehmlich unabhängige, aktive, oder eine eher abhängige, depressive Gruppe.

Als sehr hilfreiche Art der Psychotherapie hat sich, vor allem bei Patienten mit gehemmter oder mangelnder Ausdrucksfähigkeit, eine assoziative Maltherapie bewährt. Die Erkrankten können spontane Einfälle, Phantasien und Gedanken, sowie ihre angstbesetzten Gefühle bildlich darstellen und formulieren anschließend ihre Assoziationen zu dem entstandenen Bild.

6.7. Allgemeine Ernährungsrichtlinien im Sinne einer leicht verdaulichen Schonkost bei Malabsorption

von S. Poschwatta-Rupp

Im Dünndarm finden maßgeblich Aufspaltung und Aufnahme der Nährstoffe statt. Pankreassaft und Gallenflüssigkeit leisten dazu bedeutende Hilfestellung. Bei entzündlichen Veränderungen der Dünndarmschleimhaut können die Nährstoffe nicht mehr effektiv ausgenutzt werden - die Folge ist eine Verdauungsstörung mit der Gefahr eines Nährstoffmangels. Die Malassimilation äußert sich hauptsächlich in Form von Fettstühlen (Steatorrhö) und Gewichtsverlust, obwohl meist reichlich und mit gutem Appetit gegessen wird.

Das Prinzip einer Diät bei Malassimilation ist daher ein Ausgleich der Verdauungs- und Aufnahmestörungen durch eine leicht verdauliche Kost, die in der Regel ballaststoff- und fettarm ist. Der Ballaststoffgehalt sollte 10 Gramm pro Tag nicht überschreiten; die erforderliche Fettmenge wird der individuellen Ausnutzung angepaßt. Je nach Vorliegen weiterer Erkrankungen (Anamnese) muß diese Grunddiät angepaßt werden (z.B. durch die Elimination von bestimmten Lebensmitteln bei Nahrungsmittelallergien oder -unverträglichkeiten). Da eine ballaststoffarme Kost nur unzureichende Mengen an Vitaminen und Mineralstoffen enthält, muß deren Zufuhr gegebenenfalls durch entsprechende Präparate ausgeglichen werden, falls die ballaststoffarme Kost als Dauerkostform notwendig werden sollte. Die Calcium- und Magnesiumzufuhr kann durch entsprechende Mineralwässer angepaßt werden.

Grundsätzlich sollten mindestens 5 kleine Mahlzeiten pro Tag eingeplant werden, denn kleine Mengen sind leichter verdaulich als üppige, große Mahlzeiten. Gründliches Kauen unterstützt die Verdauungsleistung.

Beim Garen sollte sparsam mit Fett umgegangen werden. Ideal ist das Dünsten im eigenen Saft oder mit wenig Wasser. Kurzgebratene, fritierte oder panierte Fleisch- bzw. Fischgerichte sind schwer verdaulich und daher nicht zu empfehlen.

Bei Milchzucker und allen milchzuckerhaltigen Nahrungsmitteln ist gegebenenfalls Vorsicht geboten. Zu vermeiden sind ebenfalls Zuckeralkohole, wie Sorbit, Mannit oder Xylit, die als Zuckeraustauschstoffe in der Lebensmittelindustrie Verwendung finden. Rohrzucker kann zugeführt werden. Treten jedoch nach Genuß von rohrzuckerhaltigen Speisen Beschwerden auf, ist auch dieser zu meiden. In diesen Fällen muß der Disaccharidanteil der Nahrung durch Monosaccharide ersetzt werden (Traubenzucker, Fruchtzucker). Mehlschwitzen sowie lebende Hefe können Beschwerden verursachen.

Auf rohes Gemüse und Körnerkost sollte vorübergehend weitgehend verzichtet werden. Gemüse sollte daher leicht angedünstet werden. Ballaststoffarme Gemüsesorten (höchstens 2,0 g Ballaststoffe pro 100 g) wie Gurken, geschälte Tomaten, Chicoree, Zucchini, Kohlrabi und Chinakohl können in kleinen Mengen auch roh versucht werden. Auch gekochtes, unzerkleinertes Getreide kann Beschwerden verursachen, denn es kann die Darmschleimhaut mechanisch schädigen.

Meist gut verträglich sind folgende Lebensmittel:

- Alle Backwaren und Teigwaren, die nicht aus Vollkorn hergestellt sind
- Reis, Kartoffeln
- Honig in kleinen Mengen
- Eier, Quark, magerer Fisch, Geflügel, Kalbfleisch
- ungehärtetes Kokos- und Palmfett, Butter, Ceresfett
- Obst, soweit es Beschwerdefrei vertragen wird: Ballaststoffarmes Obst (höchstens 1.5 g Ballaststoffe pro 100 Gramm) wie Melonen, Grapefruits und Passionsfrüchte sind oft gut verträglich, ebenso wie geriebene oder gedünstete Äpfel. Empfehlenswert: Täglich eine Banane zum Ausgleich des Kaliumverlustes bei Durchfall
- Blattsalate
- Gemüse, soweit es vertragen wird (mit Ausnahme von Kohlgemüse und Hülsenfrüchten), am besten in wenig Wasser gegart und schmackhaft, aber nicht zu stark gewürzt

Liegt eine schwere Fettverdauungsstörung mit einer massiv erhöhten Fettausscheidung im Stuhl vor (Steatorrhö), sollte die fettarme Diät durch einen Austausch der Streich- und Kochfette (sichtbare Fette) durch leicht verdauliche MCT-Fette ergänzt werden (siehe Kapitel „MCT – Spezielle Fette in der Ernährungstherapie abdomineller Erkrankungen", S. 410).

Um Nebenwirkungen (Bauchschmerzen, Durchfall, Erbrechen, Kopfschmerzen) zu vermeiden, sollten MCT-Fette einschleichend in den Speiseplan eingeführt werden, beginnend mit 10 - 20 Gramm pro Tag mit einer täglichen Steigerung um 10 - 20 Gramm auf etwa 50 - 70 Gramm MCT-Margarine und 20 - 30 Gramm MCT-Öl pro Tag, jeweils gleichmäßig über den Tag verteilt. Dabei müssen Lebensmittel mit einem hohen Anteil an versteckten Fetten gemieden werden (fette Fleisch-, Käse- und Wurstsorten, Sahne, fette Süßspeisen und Backwaren). MCT-Fette sind hitzeempfindlich und können daher nicht zum Kochen und Braten verwendet werden. Man kann sie jedoch den warmen Gerichten direkt vor ihrem Verzehr zusetzen. Die MCT-haltigen Speisen sollten weder lange warmgehalten noch ein zweites Mal aufgewärmt werden, da ansonsten ein bitterer Nachgeschmack entstehen kann.

Tab 47: Empfehlenswerte Fertigpräparate

Mikrobiologische Präparate		
Produktname	**Wirkstoff(e)**	**Indikation**
Pro-Symbioflor	Steriles Autolysat von E. coli und E. faecalis humaner Herkunft aus 10^7 Bakterien	Colon irritabile, gastrointestinale Störungen, Aktivieru körpereigener Abwehrkräfte
Symbioflor I	Zellen und Autolysat aus 10^7 Bakterien (Enterococcus faecalis humaner Herkunft)	Aktivierung körpereigener Abwehrkräfte, chronisch rezidivierende Infektionen der oberen Atemwege, gastrointestinale Störungen, Entzündungen im Mund-Nasen-Rachenraum und Mittelohr, Erkältungskrankheiten
Symbioflor II	Zellen und Autolysat aus 10^7 Bakterien (Escherichia coli)	Regulierung der körpereigenen Abwehrkräfte, Colon irritabile
Bactisubtil	10^6 keimfähige Sporen des Bacillus subtilis	Diarrhöen versch. Ursachen, Gärungs- und Fäulnisdyspepsien, Enteritis, Enterokolitis
Colibiogen-Oral- Lösung / Erwachsene) und Colibiogen „infantibus" N-Lösung (Kinder)	Colibiogen oral: Zell- und eiweißfreier Extrakt aus E. coli, standardisiert auf 200 mg Peptide/100 ml; Colibiogen infantibus: dto. 120 mg Peptide/100 ml	Enteritis, Colitis, Dyspepsie, M. Crohn, nach Antibiotik Chemo und/oder Strahlentherapie; Adjuvans bei endog ner Belastung der Darmwand; bei intestinal bedingten Hautaffektionen, Allergien
Alimentäre Probiotika / Prebiotika		
Symbiolact A, Symbiolact B, Symbiolact comp.	Lebensfähige Keimstämme von L. acidophilus (A); L. acidophilus + B. bifidum (B); L. acidophilus, B. bifidum, S. lactis, L. casei (comp.) in einer Konzentration von 5 x 10^8 Keimen	Stabilisierung des intestinalen Milieus
Kanne-Brottrunk	Milchsauervergorenes Getreidegetränk aus Roggen, Weizen u. Hafer sowie sog. Brotgetreidesäurebakterien	Stabilisierung des intestinalen Milieus

ubereitung	Alkohol	Laktose	Hilfsstoffe	Kinder
			Mikrobiologische Präparate	
opfen	Nein	ja	Laktose, Natriumcarbonat, Natriumchlorid, Calciumchlorid, Magnesiumchlorid u. Wasser	Ja
opfen	Nein	ja	Laktose, Natriumcarbonat, Natriumchlorid, Calciumchlorid, Magnesiumchlorid u. Wasser	Ja
opfen	Nein	ja	Laktose, Natriumcarbonat, Natriumchlorid, Calciumchlorid, Magnesiumchlorid u. Wasser	Ja
apseln	Nein	Nein	Calciumcarbonat, Weißer Ton, Gelatine, Titandioxid (E 171)	Ja
opfen	Ja	Ja (allerdings nur 4,8%)	Laktose, Orangenaroma	Ja
			Alimentäre Probiotika / Prebiotika	
ılver (probiotische ahrungsergänzung)	Nein	Nein	Maisstärke, Maltodextrin	Ja
erzehrfertiges Geänk	Nein	nein	Keine	Ja, allerdings gewöhnungsbedürftiger Geschmack

Tab. 47: Empfehlenswerte Fertigpräparate

Orthomolekulare Produkte / Nahrungsergänzungen / Diätetika		
Produktname	**Wirkstoff(e)**	**Indikation**
PolyZink (Zink-Vitamingemisch, Symbiopharm, Herborn)	Pro Einzelportion (18 g): Magnesiumoxid 225 mg, Polyphenole aus Rotweinextrakt, Jod 100 mcg, Zinkgluconat (20 mg elementar), Vitamin B_6 (3 mg), Niacin (30 mg), Pantothensäure (18 mg), Folsäure (400 mcg), Vitamin C (120 mg), Vitamin E (20 mg), Biotin (0,225 mg)	Zur besonderen Ernährung bei Mangelerscheinungen, z.B. durch Malabsorption, erhöhten Bedarf, Schwang schaft und Stillzeit
Balanced B50 + C (Importprodukt; Info über Orthica, Ottobrunn)	Vitamin C 50 mg, B1 50mg, B_2 50 mg, Niacinamid 50 mg, Pantothenat 50 mg, B_6 50mg, B12 50 mcg, Folsäure 400mcg, Biotin 0,05 mg, Cholin 50 mg, Inositol 50 mg, Para-Aminobenzoesäure 50 mg	Zur Unterstützung bei erhöhten Bedarf an B-Vitamine
Stress-B-Komplex Importprodukt; Info über Orthica, Ottobrunn	Vitamin C 75 mg, B1 5mg, B_2 5 mg, Niacin 50 mg, Calcium-Pantothenat 50 mg, B_6 5mg, B_{12} 12,5 mcg, Folsäure 200 mcg, Biotin 0,012 mg, Cholin 50 mg, Inositol 50 mg, PABA 15 mg	Zur Optimierung der Ernährung in Situationen erhöht Stressbelastungen
OPC (Importprodukt; Info über Orthica, Ottobrunn)	Koniferenrindenextrakt 50 mg (85% OPC)	Antioxidativer Schutz
Phytotherapeutika / Adaptogene		
Eleutherococcus curiana	Fluidextrakt aus Eleutherococcus sensticosus Wurzel	Tonikum zur Stärkung und Kräftigung
Hewepsychon duo	Fluidextrakt aus Kava-Kava Extraktum hyperici	Vegetative Dystonie, Erschöpfung, Depressionen
Phytotherapeutika / schleimhautspezifische Indikationen		
Azupanthenol-Liquidum	Guajazulen 2 mg, Natrium-D-pantothenat 20 mg	Alle Formen akuter und chronischer Schleimhautentzür dungen des Magens (Gastritis), Magen- und Zwölffinger darmgeschwüre, Magenbeschwerden verschiedener Ursache, wie z.B. Arzneimittelunverträglichkeit, Sodbrenn u. Schwangerschaftserbrechen, bei Schleimhautentzünc gen des Mundhöhlenbereichs u. Zahnfleischentzündun
Myrrhinil-Intest-Dragées	Myrrhe 100 mg, Kaffeekohle 50 mg, Auszug aus Kamillenblüten 100 mg	Entzündliche Erkrankungen des Dünn- und Dickdarm unspezifische Magen-Darminfektionen, Durchfälle, Krämpfe und Koliken. Vorbereitung der mikrobiologischen Therapie
Weitere		
Pentatop 100 Kapseln / Pentatop 100 / 200 Granulat	Cromoglicinsäure, Dinatriumsalz Kapseln: 100 mg Granulat: 100 oder 200 mg	Nahrungsmittelallergien

ubereitung	Alkohol	Laktose	Hilfsstoffe	Kinder
Orthomolekulare Produkte / Nahrungsergänzungen / Diätetika				
ulver zur Zuberei- ung eines Getränks	Nein	nein	Fruchtzukker, Inulin (löslicher Ballaststoff), Zitronensäure, natürliches Grapefruitaroma	ja
abletten	Nein	nein	Dicalciumphosphat, Cellulose, Siliciumdioxid, Stearine, Magnesiumstearat, Kelp, Alfalfa, Brunnenkresse, Petersilie	nein
abletten	nein	nein	Dicalciumphosphat, Cellulose, Siliciumdioxid, Stearine, Magnesiumstearat,	Ja
apseln	nein	nein	Cellulose, Siliciumdioxid, Magnesiumstearat	nein
Phytotherapeutika / Adaptogene				
ropfen	ja	nein	Ethanol	nein
ropfen	ja	nein	Ethanol	nicht sinnvoll
Phytotherapeutika / schleimhautspezifische Indikationen				
ropfen	ja (96% Ethanol)	nein	Polyoxyethylen-40-Rizinusöl, gereinigtes Wasser	ja
ragées	nein	nein	Calciumcarbonat, Carnaubawachs, Cellulose, hochdisperses Siliciumdioxid, Kakaobutter, Macrogol, Polyvidon, Saccharose, Schellack, Sorbitol, Stearinsäure, Talkum, gebleichtes Wachs, Farbstoff E172	ja
Weitere				
apseln oder Granu- at	nein	nein	Kapseln: Hochdisperses Siliciumdioxid; Granulat: Saccharose 880 / 1760 mg	ja

Literatur

Arndt, B., Schmidt-Gayk, H., Schürmann, G., Betzler, M., Herfarth, C.: Fäkale Parameter zur Beurteilung der Krankheitsaktivität bei M. Crohn. Klin. Lab. 39: 867 (1993)
Beeken, W.L., Busch, H.L., Sylvester, D.L.: Intestinal protein loss in Crohn´s disease. Gastroenterol. 62: 207 (1972)
Bischoff, H.G., Schmidt-Gayk, H., Kirsch, J., Theuer, D., Lue, C., Mao, L.M., Wieland, E., Thon, H.M., Vogel, T., Schorb, P., Quentenmeier, A.: Okkultes Blut im Stuhl: Empfindlicher und spezifischer Nachweis durch immunologische Bestimmung von Human-Albumin und -Hämoglobin. Ärztl. Lab. 36: 101 (1990)
Bühner, S., Lochs, H.: Die intestinale Barriere: eine Funktion der intestinalen Immunabwehr; in: Aspekte im Gespräch - Extrakta aus Wissenschaft und Klinik; Biotest Pharma GmbH, Dreieich 1997
Costong, G.M.P.J., Hemrika, M.H., Engels, L.G.J.B., Bos, L.P., Bas, B.M., Janson, P.C.W.: Faecal lysozyme: determination intervals and some data in gastro-intestinal disease. Clinica Chimica Acta 167: 125 (1987)
Dick, W.: Lysozym - Grundlagen und diagnostische Bedeutung. Fortschr. Med. 26: 1230 (1982)
Dietl, H., Ohlenschläger, G.: Handbuch der Orthomolekularen Therapie; Haug-Verlag, Heidelberg 1994
Elson, C.H.O., Kagnoff, M.,F., Fiocchi, C.: Intestinal immunity and inflammation. Recent progress. Gastroenterol. 91: 746 (1986)
Flasshoff, H.J., Noack, M.: Bestimmungen von Lysozym und PMN-Elastase im Fäzes als Screening in der Diagnostik entzündlicher Darmerkrankungen. Schwerpunktmed 10 (1): 5 (1987)
Gebbers, J.O., Laissue, J.A.: Barrier function of the colonic mucosa: Morphological aspects. Microecol. Ther. 12: 31 (1982)
Geboes, K., Van der Oord, J.J., Rutgeerts, P., Desmet, V.J., Vantrappen, G.: Immunohistochemical identification of Lysozyme in pseudopyloric gland metaplasia in Crohn´s Disease. Hepato. Gastro-enterol 30: 158 (1983)
Gers-Barlag, H., Kuhlmann, W.D., Schirmer, U., Kramer, M.D.: Quantifizierung der Elastase aus neutrophilen Granulozyten (PMN-Elastase) in humanem Seminalplasma: Vergleich dreier enzymimmunologischer Testverfahren. Klin. Lab. 38: 365 (1991)
Heinichen, C., Buessecker, F., Arndt, B., Schmidt-Gayk, H., Kramer, M.D.: PMN-Elastase in Faezes: Etablierung eines Lumineszenz-Immunoassays und Prüfung der diagnostischen Relevanz bei Morbus Crohn. Clin. Lab. 41: 539 (1995)
Heinichen, C.: PMN-Elastase in Faezes: Etablierung von Nachweismethoden und diagnostische Relevanz bei Morbus Crohn. Med. Dissertation der Universität Gießen (1994)
Hierholzer, K. und Schmidt, F.:Pathophysiologie des Menschen; VCH, Weinheim 1993
Hollander, D.: Crohn´s disease - a permeability disorder of the tight junction? Gut 29: 1621 (1988)
Hollander, D.: Permeability in crohn´s disease: Altered barrier functions in healthy relatives? Gastroenterol. 104: 1848 (1993)
Jaumann, M.: Neuro- und Immunotoxizität von Xenobiotika; Zeitschr. f. Umweltmedizin 6/98, Seite 315-316
John, M., Schmidt-Gayk, H., Arndt, B., Theuer, D.: Nachweis von Albumin im Stuhl zur Erkennung okkulter Blutungen: Vergleich zweier immunologischer Tests. Radiale Immundiffussion vs. BM-Test Colon Albumin. Klin. Lab. 40: 77 (1994)
Karbach, U., Ewe, K., Bodenstein, H.: a1-Antitrypsin, a reliable endogenous marker for intestinal protein loss and its application in patients with Crohn´s disease. Gut 24: 718 (1983)
Karbach, U., Ewe, K.: Enteric protein loss in various gastrointestinal diseases determined by intestinal α-1-antitrypsin clearance. Z. Gastroenterol. 27: 362 (1989)
Karbach, U., Singe, C., Ewe, K.: Simplified determination of intestinal proteine excretion based on α-1- antitrypsin clearance. Z. Gastroenterol. 26: 169 (1988)
Martin, M.: Labordiganostik für die Naturheilpraxis; Aescura im Verlag Urban & Schwarzenberg; München 1998
Martin, M.: Umweltmedizin für Heilpraktiker, Aescura im Verlag Urban & Schwarzenberg, München 1996
Merwe, J.P., Lindemans, J., Mol, G.J.J.: Plasma lysozyme levels and decay of neutrophilic granulocytes in patients with Crohn´s disease. Hepato. Gastroenterol 27: 130 (1980)
Miura, S., Yoshioka, M., Tanaka, S., Serizawa, H., Tashiro, H., Asakura, H., Tsuchiya, M.: Feacal clearance of a1-antitrypsin reflects disease activity and correlates with turnover proteins in chronic inflammatory bowel disease. J. Gastroenterol. Hepatol. 6: 49 (1991)
Müller, S.D.: .: CED aus diätetischer Sicht; Dresdner-Diätetik-Fortbildung in VitaminSpur 2/98, Seite 90-91
Näke, A.: CED aus medizinischer Sicht; Dresdner-Diätetik-Fortbildung in VitaminSpur 2/98, Seite 89-90
Polmer, U.: Morbus Crohn: die Milch war´ s; EU.L.E.n-Spiegel 7/98
Reglin, F., Wehmeyer, P.: Spezielle Phytotherapie; Ralf Reglin Verlag, Köln 1995
Saitoh, O., Matsumoto, H., Sugimori, K., Sugi, K., Nakagawa, K., Miyoshi, H., Ohshiba, S.: Intestinal protein loss and bleeding assessed by fecal hemoglobin, transferrin, albumin and α-1-antitrypsin levels in patients with colorectal diseases. Digestion 56: 67 (1995)

Strohmeyer, G.: Erkrankungen des Dünndarms. In: Siegenthaler, W., Kaufmann, W., Hornbostel, H., Waller, H.D.: Lehrbuch der inneren Medizin, Thieme Verlag Stuttgart, New York, S. 1355 (1984)
Thomas, L.: Labor und Diagnose. Indikation und Bewertung von Laborbefunden für die medizinische Diagnostik: Intestinale α-1-Antitrypsin-Clearance, S. 523. Deutsche Medizinische Verlagsgesellschaft Marburg (1992)
Thomas, L.: Laboratoriumsdiagnostik entzündlicher Erkrankungen. Dtsch. Ärzteblatt 90: 565 (1993)
Thon, H.M.: Nachweis von okkultem Blut im Stuhl: Vergleich eines immunologischen Nachweises für Human-Hämoglobin und Human-Albumin mit dem Guajak Test im Rahmen eines Screening-programmes. Med. Dissertation, Universität Heidelberg.
Trasch, H.F., Bloch, R.: Albumin als Nachweisparameter für okkultes Blut im Stuhl. Klin. Labor 39: 479 (1993)
Türk, R., Glaser, M.: Herdgeschehen, Diagnostik und Therapie; vfm, Heidelberg 1982
Watz. B. et al.: Einfluss von Quecksilber auf die Integrität der Darmbarriere sowie auf das darmassoziierte Immunsystem von BN-Ratten; Bundesforschungsanstalt für Ernährung, Karlsruhe, Institut für Immunologie, Heidelberg

7

Funktionelle Magen-Darm-Erkrankungen

7. Funktionelle Magen-Darmerkrankungen

von M. Martin

Reizmagen und Reizdarm gehören zu den häufigsten Beschwerdebildern, die uns in den Praxen begegnen. Definiert werden diese Erkrankungen in erster Linie dadurch, daß a) kein organisches Korrelat und keine schlüssige Erklärung zu finden ist und b) keine Standarttherapie verfügbar ist. Einigkeit besteht darin, daß bei funktionellen Magen-Darmstörungen in erster Linie Motilitätsstörungen vorliegen, die letztlich durch eine ungeordnete Peristaltik zu Spasmen und Schmerzen führen.

Umfragen in der Allgemeinbevölkerung haben ergeben, daß 30% der Befragten unter den Symptomen eines Reizmagens und ca. 25% unter denen eines Reizdarmes leiden. Es ist davon auszugehen, daß ca. 4 Millionen Bundesbürger wegen chronischer, nicht-organischer Magen-Darmbeschwerden medizinische Hilfe in Anspruch nehmen. Bemerkenswert sind diese Zahlen auch deshalb, weil ein hoher Anteil der Betroffenen nicht nur unter abdominellen Beschwerden leiden, sondern gleichzeitig unter vegetativen Symptomen im Sinne einer reduzierten Leistungsfähigkeit, Erschöpfung, Schlafstörungen, Herz-Kreislaufbeschwerden, Angstzuständen und anderen unspezifischen Befindlichkeitsstörungen, die auf Dauer zu einer überdurchschnittlich hohen Krankschreibung führen. Letztlich kommt es aufgrund unzureichender kassenüblicher Behandlungsmaßnahmen zu Kosten in Milliardenhöhe.

Die funktionellen Magen-Darmbeschwerden werden in obere, den Oberbauch betreffende, und untere, den Dünn- und Dickdarm betreffende Störungen unterteilt. Obwohl bei ca. 30% der Betroffenen funktionelle dyspeptische Beschwerden mit denen eines Reizdarmsyndroms kombiniert vorliegen können, hat sich diese einfache Unterteilung bewährt. Bei 60 - 70% der Patienten mit funktionellen Magen-Darmbeschwerden lassen sich Motilitätsstörungen nachweisen.

Auf eine korrekte gastroenterologische Ausschlußdiagnostik bezüglich organischer Manifestationen kann nicht verzichtet werden, da die beschriebenen Symptome durchaus Ausdruck ernsthafter Erkrankungen sein können. Dabei ist auch an Polyneuropathien zu denken (z.B. als Komplikation anderer Grunderkrankungen wie Diabetes mellitus) oder - bei unseren älteren Patienten – an arterielle Durchblutungsstörungen der Bauchorgane. Mittels aktueller, von der Kassenmedizin nicht in Anspruch genommener labordiagnostischer Verfahren, lassen sich allerdings in vielen Fällen „richtige Diagnosen" finden. Dennoch muß stets bedacht werden, daß der Bauchraum zu den besonders sensiblen Körperzonen gehört, in der sich Psychosomatosen häufig manifestieren. Verdächtige Hinweise auf eine neurotische Ursache für die angegebenen Beschwerden sind extrem detailliert und ausführlichst beschriebene Kleinigkeiten, die der Patient gerne bei jedem Termin gebetmühlenartig beschreibt. Das Beschwerdebild wird dann nicht selten mit ungewöhnlicher Dramatik dargestellt, teilweise in grotesker, oftmals umständlicher Form unwichtige Kleinigkeiten beschrieben. Immer wieder erlebt man Patienten, die schon beim ersten Termin eine Stuhlprobe unaufgefordert in möglichst durchsichtigen Behältnissen auf den Schreibtisch des Behandlers stellen - verbunden mit dem Wunsch, man möge diese nun begutachten. Vorsicht ist auch geboten, wenn die Patienten sich massivst über - die meist hohe Anzahl - ihre Vorbehandler beklagen und gleichzeitig den nun aufgesuchten Therapeuten als ihren Retter preisen. In diesen Fällen muß daran gedacht werden, daß die Erkrankung, obwohl auch aufs äußerste als unangenehm oder gar beunruhigend empfunden, gewisse psychologische Bedürfnisse des Patienten befriedigen kann. So kann die Fixierung auf körperliche Beschwerden trefflich dazu dienen, z.B. die Aufdeckung eines seelischen Leidens oder Konfliktes zu vermeiden. Anderseits kann die Erkrankung dazu helfen, gewisse Privilegien und Vorteile zu erlangen, weil der Betroffene sich mittels der gesellschaftlichen Legitimation „Krankheit" aus seinen Verantwortlichkeiten oder anderen, für ihn unangenehmen Verpflichtungen befreit. Verdächtig ist in diesem Zusammenhang auch, wenn der Behandler mit einer auffallend niedrigen Compliance seines Patienten konfrontiert wird, die in keinem Verhältnis zu den vorgetragenen Beschwerden steht. Letztlich ist hier jeder Therapeut darauf angewiesen, eine verantwortungsvolle Ausschlußdiagnostik zu betreiben und die Problematik äußerst sensibel zu handhaben, um einerseits zu verhindern, daß die Betroffenen nicht in ihrer Psychosomatose bestätigt bzw. fixiert werden, andererseits aber auch gegen eine ungerechtfertigte Psychologisierung ihrer Beschwerden geschützt werden.

7.1. Das Reizmagensyndrom (funktionelle Dyspepsie)

Aufstoßen, abdominelles Spannungsgefühl und Bauchgeräusche sind charakteristische Beschwerden bei der funktionellen Dyspepsie. Epigastrische oder substernale Schmerzen, die dauerhaft oder rezidivierend auftreten, werden beschrieben. Auch ein vorzeitiges Sättigungsgefühl, postprandiales Völlegefühl, saures Aufstoßen, eventuell Sodbrennen, Übelkeit und/oder Meteorismus sowie Veränderungen des Stuhlgangs lassen die Patienten leiden. Darüber hinaus berichten die Patienten gehäuft über Verstimmungen wie Angst oder Depressionen.

Die Beschwerden sind wie bereits beschrieben häufig durch Motilitätsstörungen hervorgerufen, wobei eine Koordinationsstörung zwischen den Kontraktionswellen des Magens und der rechtzeitigen Öffnung des Pylorus im Vordergrund steht. Öffnet sich der Pylorus nicht rechtzeitig, wird der Mageninhalt gegen den geschlossenen Magenausgang gedrückt und erzeugt aufgrund des unphysiologischen Dehnungsreizes Völlegefühle und Schmerzen. Dieses Phänomen wird meist von einer erhöhten Sensibilität des Magen-Darmtraktes begleitet, was bedeutet, daß bereits kleine Mengen Mageninhalt Sättigungs- bzw. Völlegefühle hervorrufen, die Beschwerden also sehr früh einsetzen. Bei einem nicht unerheblichen Teil der Betroffenen liegt eine kombinierte Störung von Magen- und Darmperistaltik vor.

7.1.1. Therapie

Lassen sich organische Ursachen für die dyspeptischen Beschwerden ausschließen, bietet sich eine phytotherapeutische Therapie an. Insbesondere wenn Symptome wie Druck- und Völlegefühle, Spasmen, Aufstoßen und Übelkeit im Vordergrund stehen, hat sich das Kombinationspräparat **Iberogast®** bewährt. Der wesentliche Bestandteil liegt in Form eines Frischpflanzenauszuges von **Iberis amara** (bittere Schleifenblume) vor. Die Inhaltsstoffe dieser antiken Heilpflanze, hauptsächlich Senfölglykoside und Flavonoide, haben einen stark regulierenden Einfluß auf die Magen-Darmperistaltik. Neben Iberis amara enthalten die Tropfen alkoholische Auszüge aus **Angelikawurzel, Kamillenblüten, Kümmel, Mariendistelfrüchten, Melissenblättern, Pfefferminzblättern, Schöllkraut und Süßholzwurzel**, so daß diese Kombination eine zuverlässige krampflösende, karminative, entzündungshemmende und beruhigende Wirkung aufweist. In einer kontrollierten multizentrischen Studie konnte mit dem phytotherapeutischen Ansatz das gleiche Ergebnis wie mit Metoclopramid (z.B. Gastrosil, Paspertin usw.) erzielt werden. Diese in der Kassenpraxis häufig eingesetzte Substanz weist eine nicht unerhebliche Reihe von Nebenwirkungen auf und ist andererseits aufgrund vielfacher Gegenanzeigen bei einigen Erkrankungen nur eingeschränkt oder gar nicht einsetzbar. Weitere Maßnahmen siehe unter Therapie des Reizdarmsyndroms

7.2 Das Reizdarmsyndrom

von F. Reglin und M. Martin

Das Reizdarmsyndrom gehört in die Gruppe „funktioneller Störungen", die zu teils heftigen Symptomen in Form von Diarrhöe, Obstipation, Spasmen, Meteorismus führen, ohne daß es hierzu ein organisches oder labordiagnostisches Korrelat gibt. Inwieweit diese Diagnose „mißbraucht" wird, muß in der Naturheilpraxis bei jedem Patienten aufs neue geprüft werden.

Ein großer Teil der Bevölkerung leidet unter chronischen Verdauungsbeschwerden, die unter dem Sammelbegriff Reizdarm, Colon irritabile, spastisches Kolon, Colitis mucosa oder Reizkolon-Syndrom zusammengefaßt werden. Man unterscheidet im wesentlichen zwei Haupttypen des Syndroms: In der 1. Gruppe vom Typ des spastischen Kolons tritt eine unterschiedliche Stuhlhäufigkeit auf. Die Symptome werden meist durch Nahrungsaufnahme ausgelöst. Die zweite Gruppe zeigt in erster Linie schmerzlose Diarrhöen, die oftmals unvermittelt und dringend auftreten. In typischerweise treten diese Beschwerden nach dem Aufstehen bzw. in den Morgenstunden auf, aber auch während oder direkt nach einer Mahlzeit. In der Nacht sind die Patienten meist Beschwerdefrei.

Das Reizdarmsyndrom zählt zu den am häufigsten gestellten gastroenterologischen Diagnosen. In den westlichen Ländern sind etwa 10% der Bevölkerung in mehr oder weniger starkem Ausmaß davon betroffen. Der Häufigkeitsgipfel liegt im 3. und 4. Lebensjahrzehnt, wobei in unseren Breiten Frauen 2 - 3 mal öfter erkranken als Männer.

Charakteristisch für den Reizdarm sind neben den o.g. Auffälligkeiten das Symptomen-Trias Bauchschmerz, Stuhlunregelmäßigkeiten und Blähungen. Gelegentlich zeigen sich zusätzlich Übelkeit und Erbrechen. Diese Beschwerden treten chronisch oder chronisch-rezidivierend auf. Die Schmerzen, die als bohrend, stechend oder krampfartig beschrieben werden, können sich im gesamten Abdominalbereich bemerkbar machen und sind in vielen Fällen so heftig, daß sie die Lebensqualität erheblich beeinträchtigen. Viele Patienten beklagen Schmerzen im Bereich des Unterbauchs entsprechend dem Verlauf des Sigmas, was sich bei der Palpation als Druckschmerzhaftigkeit oder zumindest höhere Empfindlichkeit zeigt. Häufig geben die Patienten an, daß nach dem Stuhlgang das Gefühl einer unvollständigen Darmentleerung zurückbleibt. Der Enddarm sowie der Analbereich können lokalisiert schmerzhaft sein. Bei der Proctalgia fugax handelt es sich um plötzlich auftretende, sehr schmerzhafte Spasmen im Analbereich (nicht im Bereich des Sphinkters). Diese Patienten leiden dadurch meist unter starker Krebsangst. Bezüglich der Stuhlunregelmäßigkeiten wird über Obstipation, Diarrhöe oder einen Wechsel zwischen beiden geklagt. In Stressituationen treten die Symptome verstärkt auf, so daß man nicht selten von einer ausgeprägten psychischen Komponente ausgeht. Auch Ernährungseinflüsse, darunter eine zu geringe Ballaststoff-Zufuhr und Lebensmittelunverträglichkeiten, müssen in Betracht gezogen werden. Störungen der Darmflora und eine intestinale Candidose können die Symptomatik verstärken. Beweisende labor- oder apparatetechnische Verfahren existierten bislang nicht. Die Diagnose Reizdarm wird in der Schulmedizin immer dann gestellt, wenn erkennbare organische Ursachen für die Beschwerden, darunter insbesondere Erkrankungen wie M. Crohn oder Colitis ulcerosa sowie maligne Darmerkrankungen, ausgeschlossen sind.

Die für den Reizdarm existierenden Synonyme (s.o.) erwecken den Anschein, es handele sich hier um ein auf das Kolon beschränktes Geschehen. Tatsächlich hat man es aber mit einer umfassenden, sowohl vom Dickdarm als auch vom Dünndarm ausgehenden Funktionsstörung zu tun. Wesentliches pathophysiologisches Merkmal des Reizdarms ist die gestörte Darmmotilität.

Welche Faktoren ursächlich oder auslösend zur Entstehung des Krankheitsbildes beitragen, ist noch nicht abschließend geklärt. Neben psychischen Belastungen wurden bislang vorwiegend Ernährungseinflüsse, so insbesondere eine zu geringe Aufnahme ballaststoffreicher Kost und Nahrungsmittelunverträglichkeiten (v.a. gegenüber Kaffee, Alkohol, rohem Obst oder fetten Speisen), in Erwägung gezogen.

Besonders interessante Aspekte zur Aufklärung der dem Reizdarm zugrundeliegenden Pathomechanismen liefert eine neuere Veröffentlichung von *Collins*, in der eine mukosale Entzündung als Ausgangspunkt der Erkrankung diskutiert wird. *Collins* gelangt aufgrund seiner Untersuchungen zu dem Ergebnis, daß bei einem Teil der Patienten entzündliche Prozesse im Bereich der Darmschleimhaut bzw. die bei diesen Entzündungen ausgeschütteten Mediatoren (v.a. Zytokine) eine neuromuskuläre Dysfunktion im Darm hervorrufen. Diese Dysfunktion wird längerfristig aufrecht erhalten, da die glatten Muskelzellen und Fibroblasten der Darmwand von den Zytokinen aktiviert werden und im Rahmen dieser Aktivierung ihren Phänotyp dergestalt verändern, daß sie ebenfalls zur Abgabe von Entzündungsmediatoren befähigt werden.

Für eine entzündliche Genese des Reizdarms sprechen nach *Collins* mehrere Fakten. So gilt mittlerweile als erwiesen, daß bakterielle Gastroenteritiden zum Reizdarm führen können. Desweiteren gibt es zunehmend Belege dafür, daß bei manchen Betroffenen die Anzahl von Entzündungszellen in der Darmschleimhaut erhöht ist. Auch bei Patienten mit Reizdarm, deren Symptome durch Lebensmittelintoleranzen bedingt waren, konnten in einer Studie insofern Beziehungen zu entzündlichen Abläufen hergestellt werden, als die Aufnahme des unverträglichen Lebensmittels mit einem Anstieg der fäkalen Prostaglandin-Konzentrationen verbunden war.

7.2.1. Diagnostik

Die Diagnose „Reizdarm" ist genau genommen keine Diagnose, sondern entspricht einer gewissen Hilflosigkeit, die immer dann entsteht, wenn Beschwerden einzuordnen sind, für die kein organisches Korrelat gefunden werden. Die Erfahrungen, die zwischenzeitlich mit den modernen fäkalen Parametern wie α-1-Antitrypsin, PMN-Elastase oder Lysozym gemacht werden konnten, zeigen allerdings oftmals Zusammenhänge und Ursachen auf, die in vielen Fällen die Ansätze *Collins* bestätigen. Chronisch-latente Darmschleimhautentzündungen, wie sie z.B. durch Nahrungsmittelallergien oder -sensibilisierungen und/oder Störungen der intestinalen Ökologie hervorgerufen werden, lassen sich bei einem sehr hohen Prozentsatz der Patienten mit unklaren abdominellen Beschwerden nachweisen (siehe Kapitel 5.1, S. 163 ff: „Diagnostik abdomineller Beschweren" bzw. 5.2.3., S. 175: „Malabsorption"). Somit ist eine differenzierte

I. Fragen an den Patienten	Punktzahl
____________ ____________ Name des Patienten Geb.-Datum	
1. Suchen Sie den Arzt wegen Bauchschmerzen auf? NEIN ❑ JA ❑ Leiden Sie unter Blähbeschwerden? NEIN ❑ JA ❑ Haben Sie Schwierigkeiten beim Stuhlgang? NEIN ❑ JA ❑ **Nur wenn alle 3 Fragen mit JA beantwortet wurden, 34 Punkte eintragen**	☐
2. Bestehen Ihre Beschwerden schon länger als 2 Jahre? NEIN ❑ JA ❑ **Falls JA, 16 Punkte eintragen**	☐
3. Wie würden Sie Ihre Bauchschmerzen beschreiben? (Mehrfachnennung möglich) - brennend Schmerzbewertung 3 ❑ - stechend scharf Schmerzbewertung 3 ❑ - sehr stark Schmerzbewertung 3 ❑ - vernichtend Schmerzbewertung 3 ❑ - Druckgefühl Schmerzbewertung 1 ❑ - dumpf Schmerzbewertung 1 ❑ - bohrend Schmerzbewertung 1 ❑ - nicht so schlimm Schmerzbewertung 1 ❑ Summe: ______ **Beträgt die Summe der Schmerzbewertungen wenigstens 3, dann 23 Punkte eintragen.**	☐
4. Leiden Sie unter einem Wechsel von Verstopfung und Durchfall? NEIN ❑ JA ❑ **Falls JA, 14 Punkte eintragen**	☐
Summe der Pluspunkte:	☐

II. Bewertung durch den Behandler	
1. Anamnestische oder körperliche Befunde, die pathognomonisch für eine Diagnose außerhalb des Reizdarmsyndroms sind. NEIN ❑ JA ❑ **Falls JA, minus 47 Punkte eintragen**	–☐
2. BSG: ________ mm/2 h **Falls BSG > 20 mm/2 h, minus 13 Punkte eintragen**	–☐
3. Leukozyten: ________ mm^3 **Falls Leukozyten > 10.000 mm^3, minus 50 Punkte eintragen.**	–☐
4. Hämoglobin: ________ g/dl **Falls Hb (Mann) < 14 g/dl oder (Frau) < 12 g/dl minus 98 Punkte eintragen.**	–☐
5. Blut im Stuhl? (auch anamnestisch) NEIN ❑ JA ❑ **Falls JA, minus 98 Punkte eintragen**	–☐
Summe der Minuswerte	–☐
Summe der Pluspunkte (Abschnitt I)	☐
Gesamtpunktzahl:	☐

Abb. 62: Punktesystem, bestehend aus einem Patientenfragebogen (links) und einem Untersuchungsbogen (rechts), zur Diagnose des Reizdarmsyndroms. Bei einer Gesamtpunktezahl von mindestens 44 Punkten ist mit 99%-iger, bei mindestens 26 Punkten mit 97%-iger Wahrscheinlichkeit eine organische Erkrankung ausgeschlossen (nach Kruis, 1984)

Stuhlfloraanalyse sowie die Untersuchung der o.g. fäkalen Parameter inkl. der Verdauungsrückstände unverzichtbar.

Für die Diagnose des Reizdarmsyndroms ist das klinische Bild und der Ausschluß organischer Erkrankungen, die mit einem ähnlichen Beschwerdebild einhergehen können (Kolon-Ca, M. Crohn, Colitis ulcerosa) ausschlaggebend. *Kruis* entwickelte hierfür ein einfaches diagnostisches Programm, mit dessen Hilfe man mit hoher Treffsicherheit zwischen organischen und funktionellen Darmerkrankungen unterscheiden kann. Das Programm besteht zum einen aus einem Patientenfragebogen, in dem der Behandler subjektiven Krankheitserscheinungen bestimmte Pluspunkt-Werte zuordnet, und zum anderen aus einem Untersuchungsbogen, in dem die Ergebnisse einiger einfacher Laboruntersuchungen vermerkt und bei pathologischen befunden mit einer Minuszahl belegt werden. Fäkale Parameter wie α-1-Antitrypsin, PMN-Elastase oder Lysozym sind hier zwar noch nicht integriert, würden jedoch die Treffsicherheit sicherlich nochmals deutlich erhöhen. Aus der errechneten Gesamtpunktzahl läßt sich dann ablesen, wie hoch die Wahrscheinlichkeit für eine funktionelle Darmerkrankung ist.

In der Regel haben die Patienten, bevor sie sich der Naturheilkunde zuwenden, umfangreiche gastroenterologische Untersuchungen hinter sich gebracht. Das ist auch gut so, denn eine gründliche fachärztliche Diagnostik trägt entscheidend dazu bei, daß schwerwiegende Erkrankungen übersehen werden. Zu den üblichen diagnostischen Verfahren gehört die Sonographie des Abdomens, ein Bariumkontrasteinlauf des oberer Gastrointestinaltraktes inkl. des Dünndarms sowie endoskopische Verfahren. Nicht unproblematisch ist die Situation bei Patienten, bei denen bereits vor längerer Zeit die Diagnose Reizdarm gestellt wurde und nun erneut einen Behandler aufsuchen, weil sich vielleicht die Beschwerden verschärft haben oder verlagert haben. In diesen Situationen darf man sich niemals verleiten lassen, die Beschwerden monoton immer wieder auf den Reizdarm zu schieben. Die Gefahr ernsthafte, neu aufgetretene Erkrankungen zu übersehen, führt schnell zu einer folgenreichen Fehldiagnose.

Differentialdiagnostisch ist an eine Laktose- oder Fructoseintoleranz, eine Divertikulose, Erkrankungen des Gallensystems mit der Folge einer gestörten Fettverdauung, parasitäre Erkrankungen, eine Campylobacter-Enteritis, allergische Reaktionen oder eine Zöliakie zu denken. Weisen Patienten über 40 Jahre keine entsprechende „Reizkolon-Karriere" vor, müssen raumfordernde Prozesse zwingend ausgeschlossen werden. Bei älteren Patienten sollte an arteriosklerotische Veränderungen der Mesenterialgefäße gedacht werden.

7.2.2. Therapie

7.2.2.1. Phytotherapie

Integriert man die pathophysiologischen Vorgänge, die für eine große Untergruppe von Reizdarmkranken relevant sein dürften, in ein therapeutisches Konzept, so gilt es, ein Pharmakon auszuwählen, das zum einen auf eine Besserung dyspeptischer Beschwerden ausgerichtet ist, zum anderen aber zusätzlich eine antiphlogistische und damit reizlindernde Aktivität im Darm entfaltet. Ein Phytotherapeutikum, das diese beiden Wirkkomponenten in sich vereint, ist die Indische Gelbwurz (Curcuma longa, z.B. Sergast-Kapseln). C. longa ist eine aus Südostasien stammende, seit alters her kultivierte staudenartige, krautige Pflanze, die v.a. durch ihre bis zu 1 m langen lanzettlichen Blätter und die gelben kelchartigen Blüten auffällt. Arzneilich genutzt werden die Rhizome (Curcuma Wurzelstock), die nach dem Welken der oberirdischen Teile geerntet, mit heißem Wasser abgebrüht und getrocknet werden.

Hauptinhaltsstoffe der ingwerartig riechenden und bitter-scharf schmeckenden Droge sind Curcuminoide, zu denen v.a. das Curcumin zählt, sowie ätherisches Öl, das u.a. Zingiberen und Turmeron enthält. Hierzulande ist C. longa in erster Linie als wesentlicher Bestandteil des Curry-Pulvers bekannt, dem es auch seine typische Farbe verleiht. Von C. longa ist unter pharmazeutischen Gesichtspunkten C. xanthorrhiza (Javanische Gelbwurz) abzugrenzen. Letztere dient ausschließlich als Heildroge, enthält jedoch deutlich weniger der an der Wirksamkeit beteiligten Curcuminoide. Die Wirkung beider Drogen auf das Gallesystem erscheint vergleichbar, die antiinflammatorische Wirkung wurde bisher jedoch vorrangig C. longa zugeschrieben. C. longa erfährt in der traditionellen indischen Medizin seit jeher eine hohe Wertschätzung und wird dort bei Leber-Galle-Störungen, Anorexie, Erkältungserscheinungen, diabetischen Wunden und rheumatischen Leiden eingesetzt. In den westlichen Ländern hat das medizinische Interesse an Curcuma erst in den letzten Jahren wieder zugenommen, nachdem die Pflanze Ende des 19. Jahrhunderts in Europa fast in Vergessenheit geraten und bis Mitte der 60-er Jahre dieses Jahrhunderts sogar gänzlich aus dem Deutschen Arzneibuch verschwunden war. Als Indikation wurden von der Kommission E des ehemaligen BGA dyspeptische Beschwerden positiv bewertet, wobei neben der choleretischen und cholecystokinetischen ausdrücklich die deutliche antiphlogistische Wirkung als validiert angesehen wurden.

Besonders hervorzuheben von diesen Wirkungen ist dabei im Zusammenhang mit der Genese des Reizdarms die günstige Beeinflussung von Entzündungsvorgängen. Wie verschiedene experimentelle Studien gezeigt haben, besitzen Extrakte von C. longa sowie Curcumin einen antiphlogistischen Effekt, der sich gleichermaßen auf die exsudative und proliferative Phase der Entzündung bezieht. Innerhalb der exsudativen Entzündungsreaktion werden die Prostaglandin- ebenso wie die Kinin-vermittelten Phasen erfaßt.

Der antiphlogistische Wirkmechanismus ist bisher noch unbekannt. Diskutiert werden eine Stimulation der Steroidfreisetzung, ein Counter-Irritation-Effekt und die für C. longa festgestellte antioxidative Wirkung. V.a. die Tatsache, daß der Inhaltsstoff Curcumin die bei Entzündungen in der Leber stattfindende Lipidperoxidation hemmt, legt den Schluß nahe, daß den antioxidativen Wirkungen hier eine zentrale Rolle beizumessen ist. Antioxidativ wirksame Substanzen werden gerade bei entzündlichen Prozessen vom Organismus in verstärktem Maße benötigt, da durch die entzündungsbedingte Phagozytose vermehrt freie Radikale gebildet werden. Diese führen bei chronischen Erkrankungen zu einer Erschöpfung der körpereigenen Antioxidantienreserven und verursachen in der Folge oxidative Schädigungen von Zell- und Gewebebestandteilen (siehe auch Kapitel 13.5, S. 401 ff: „Freie Radikale im Darm als Krankheitsursache").

Von besonderer pathogenetischer Bedeutung ist die Zerstörung biologischer Membranen im Rahmen der Lipidperoxidation, da hierdurch ungesättigte Fettsäuren aus den Membranen freigesetzt und zu entzündlich wirksamen Prostaglandinen umgewandelt werden. C. longa bietet durch seine antioxidative Kapazität die Voraussetzung, solche entzündlichen Prozesse abzumildern und damit enteralen Reizzuständen, wie sie beim dyspeptischen Syndrom auftreten, entgegenzuwirken. Einen zusätzlichen Beleg für die antiphlogistische Aktivität der Pflanze liefert dabei neben der erwähnten Hemmung der Lipidperoxidation die für Curcumin In-vitro festgestellte Hemmung der Prostaglandin-Biosynthese. In klinischen Doppelblind-Studien konnten eine positive Wirkung beim peptischen Ulcus und bei der Dyspepsie festgestellt werden. Die Effektivität der Verum-Medikation von C. longa u.a. in Bezug auf die Symptomatik Flatulenz könnte einen Hinweis auf die therapeutische Eignung beim Reizdarmsyndrom darstellen.

Steigerung des Galleflusses

Eine weitere bedeutsame Wirkung von C. longa, die den Stellenwert dieser Pflanze bei funktionellen Dyspepsien begründet, ist die Steigerung der Cholerese, die in experimentellen Studien und beim Menschen nachgewiesen wurde. Eine Zunahme des Galleflusses kann über eine Förderung der Fettverdauung funktionelle Darmbeschwerden nachhaltig beseitigen. Ferner konnten ein antispasmodischer Effekt am glatten Darmmuskel, karminative Eigenschaften, eine Erhöhung der gastralen Schleimproduktion, antibakterielle und antimykotische Einflüsse sowie antihepatotoxische und lipidsenkende Wirkungen beobachtet werden. C. longa liefert damit nicht nur einen Beitrag zur Normalisierung gestörter Darmfunktionen, sondern auch zur Entlastung des Leber-Galle-Systems und zum Schutz der empfindlichen Magenschleimhaut. Ihr biologischer Wirkansatz führt in erster Linie zur Linderung von Reizdarmbeschwerden, berücksichtigt aber darüber hinaus den gesamten Verdauungstrakt als komplexe funktionelle Einheit, so daß die Besserung des dyspeptischen Syndroms in einer ganzheitsmedizinischen Weise erfolgt.

Nebenwirkungen: Bei Überdosierung kann es zu Reizwirkungen an der Magenschleimhaut kommen.

7.2.3. Vegetative Stabilisierung

Lassen sich latent-entzündliche Ursachen, Nahrungsmittelallergien oder pathologische Besiedelungsverhältnisse des Intestinums ausschließen, haben wir es in der Regel mit einer funktionellen Störung zu tun. Üblicherweise wird in der Medizin der Begriff des „funktionellen Syndroms" gebraucht, wenn

- das Beschwerdebild das Resultat von Funktionsstörungen sein soll
- diese Funktionsstörungen nicht auf organischen Veränderungen beruhen
- sie durch seelische, vor allem emotionale Vorgänge ausgelöst werden
- sie die Funktion eines Bewältigungsversuches ungelöster Konflikte haben

Der Verdacht auf eine funktionelle Störung wird bedauernswerter Weise häufig genug einfach nur lapidar in den Raum gestellt und der Patient damit alleine gelassen. Jeder ernst zunehmende Praktiker sollte allerdings versuchen, gemeinsam mit seinem Patienten die vegetative Regulationsfähigkeit zu beurteilen und entsprechende Hilfemöglichkeiten anbieten können.

Häufig haben wir es mit Patienten zu tun, die ihre Klagen ausgesprochen penibel und wortreich darstellen und sich bei jeder Konsultation in Wiederholungen verlieren. Nicht selten wird eine deutliche Krebsangst zum Ausdruck kommen. Die Patienten erscheinen insgesamt gesund, Gewichtsverlust wird verneint: eine erhebliche Diskrepanz zwischen dem gesunden Aussehen der Patienten und dem doch erheblichen Leidensdruck. Ein weiteres auffallendes Merkmal in diese Richtung ist neben einem ungewöhnlich fein gezeichneten Irisstroma (neurogen-sensible Konstitution) ein reges Pupillenspiel oder aber eine weitgestellte Pupille. Bei der Palpation des Abdomens fällt häufig ein „pulsierendes Abdomen" auf: drückt man die Fingerspitzen unterhalb des epigastrischen Dreiecks in die Tiefe, so springt dem Untersucher die pulsierendes Bauchaorta - ähnlich einer pulsierenden Resistenz - entgegen. Diesen Patienten ist immer eine erhöhte vegetative Anspannung und Regulationsschwäche eigen. Patienten mit einer solchen Konstitution bedürfen einer entsprechenden Aufklärung über ihre „angeborene Schwäche". Diesbezüglich sollte aber nicht der Fehler gemacht werden, die Betroffenen lediglich auf solche Zusammenhänge zu verweisen. Es ist unerträglich, wenn Patienten mit der Diagnose „es ist rein nervlich" entlassen werden und damit genauso hilflos dastehen wie zuvor. Therapeutische Gespräche, Entspannungstechniken, Akupunktur und viele weitere Maßnahmen sind hier durchaus erfolgreich. Eine medikamentöse Stabilisierung mit Pflanzenauszügen von Kava-Kava und Johanniskraut kann indiziert sein. Siehe hierzu auch Kapitel 6.6, S. 222 ff: „Therapie chronischer Darmschleimhautentzündungen" unter 6.6.11.4, S. 234: „Adaptogene Maßnahmen" und 6.6.11.4, S. 235: „Psychische Stabilisierung / Stressentlastung."

Neurotische Gesellschaft - neurotischer Patient

Wenn wir uns unvoreingenommen mit der menschlichen Psyche, der gesellschaftlichen Ideale, den gesellschaftlichen Erziehungsmodellen und letztlich unserer Geschichte auseinandersetzen, dann müssen wir uns wohl oder übel eingestehen, daß sich kaum ein Mensch in der zivilisierten Welt einer mehr oder weniger ausgeprägten Neurose entziehen kann. Wie soll sich unter den Lebensbedingungen, die uns die letzten Jahrzehnte begleiten, eine gesunde und stabile Psyche entwickeln können? Wer spielt nicht sein Spiel in dieser Gesellschaft und kompensiert auf eigene Art und Weise seine Traumatisierungen, Ängste, unerfüllten Bedürfnisse, die Gefühle des „Nicht-geliebt-werdens" bzw. seine Angst davor?

Letztlich wird es in unserer Gesellschaft kaum möglich sein, auf psychotherapeutische „Bewußtwerdungs-Strategien" zu verzichten - unabhängig davon, ob man krank ist oder (noch) nicht. So gesehen kann man nur dazu ermuntern, daß sich jeder Patient, ja jeder Mensch, auf den Weg „nach innen" macht, um herauszufinden, welchen Anteil die Psyche an seiner Krankheit hat. Das kann niemand vorhersagen, schon gar nicht klinische Studien, die mangels Wärme und Liebe kaum geeignet sind, menschliche Gefühle zu erfassen und richtig zu interpretieren. Ziel muß sein, „unerledigte Themen" (Konflikte) aus der Vergangenheit (z.B. Kindheit) zu erkennen und in ihrer Bedeutung abzuschätzen. Unnötiger Ballast, alte Konzepte, die aus der Kindheit stammen und das Erwachsenenbewußtsein empfindlich beeinflussen und darüber hinaus sogar unsere Wahrnehmung beeinträchtigen können, müssen mittels geeigneter Strategien (psychotherapeutische Verfahren) „über Bord geschmissen" werden. Die zentrale Frage, die es dann gilt zu beantworten, ist: Lebt der Patient so, wie es ihm gemäß ist? Entspricht sein Leben dem, was ihn ausmacht, wozu er „hier" ist? Der Patient muß sich also mit der elementaren Frage auseinandersetzen, ob er sich seine Lebensumstände so kreiert hat, wie es für ihn wirklich richtig ist. Die in der Regel hier auftauchenden Projektionen und Überzeugungen, die die Unfähigkeit zur Eigenverantwortung zu Tage bringen, lauten üblicherweise:

- die Umstände sind schuld,
- die Anderen sind schuld
- ich würde ja, wenn ich nur könnte,
- wie soll ich das denn machen
- das geht nicht

In der Praxis ist es immer wieder beeindruckend zu beobachten, daß diejenigen Patienten, die den Mut aufbringen ihren Weg nach innen zu gehen und die daraus gewonnen Erkenntnisse umsetzen, ihr Heil finden - oftmals auch bei schwersten Erkrankungen. Der Königsweg ist immer ein ganzheitlicher Weg: die Verbindung zwischen sinnvollen somatisch orientierten Therapiestrategien mit sinnvollen psychotherapeutischen und geistigen Prinzipien ist ein erfolgversprechender Ansatz. Und nicht dieses dogmatische Therapeuten-Zerrbild, bei dem persönliche Vorlieben als Allheilmittel propagiert werden.

> Ein kranker Mensch ist ein ängstlicher Mensch, und, wenn er Hilfe sucht, bittet er im innersten Wesen um Liebe (J. Sig Paulson).

7.2.4. Ernährung

Zunächst sollte hinsichtlich der Ernährungsanamnese überprüft werden, ob der Patient mehr oder weniger regelmäßig reizende oder unverträgliche Nahrungs- und Genußmittel zu sich nimmt. Nicht selten finden wir unter unseren Patienten solche „Spezialisten", die neben Kaffee, Coca-Cola und anderen Süßigkeiten auch regelmäßig Fast-Food-Gerichte und andere, maximal ballaststoffarme Nahrungsmittel verzehren, während Obst, Gemüse und Vollkornprodukte kaum auf den Tisch kommen.

Zum Einstieg in eine Therapie kann es notwendig werden, den Patienten eine leichtverdauliche Schonkost zu empfehlen (siehe Ernährungsempfehlungen, Kapitel 5.2.3.2., S. 177), vor allem wenn sich in sich in der Stuhldiagnostik Zeichen einer entzündlichen Schleimhautreaktion zeigen. Optimieren läßt sich eine Diät, wenn Triggerfaktoren wie z.B. Nahrungsallergene identifiziert wurden. Neigen die Patienten zu Diarrhöen, können durchaus Versuche mit Ballaststoffe, z.B. Flohsamenschalen (z.B. Pascoemucil) oder Apfelpektin, gemacht werden. Auch lösliche Ballaststoffe wie z.B. Inulin, können sinnvoll sein (z.B. InuVit). Ein sinnvoller Therapieansatz für das Colon irritabile besteht ohnehin in der verstärkten Aufnahme von Ballaststoffen. Leider wird hier häufig nur wenig differenziert. So werden in den entsprechenden Empfehlungen fast regelmäßig Weizenkleie und Mucilaginosa, zu denen v.a. die Samenschalen von Plantago afra (Flohsamen) gehören, in einem Atemzug genannt. Doch Ballaststoff ist nicht gleich Ballaststoff. Während Weizenkleie vorwiegend bei Obstipation hilft, bei Diarrhöe jedoch die Beschwerden verschlimmert, ist der Flohsamen bei Obstipation und Diarrhöe gleichermaßen gut geeignet. Flohsamen führt aufgrund seiner hohen Wasserbindungskapazität zu einer erheblichen Volumenzunahme und Erweichung des Stuhls, wodurch Verstopfungszustände verhütet werden. Zudem verhindern die Quellstoffe eine Entmischung flüssiger und fester Bestandteile im Darm, so daß Diarrhöen ebenfalls gelindert werden. Ein nicht zu unterschätzender Vorteil in der Anwendung von Flohsamen liegt darüber hinaus in seinem Gelbildungsvermögen. Flohsamenballaststoffe gehen im Darm bei Kontakt mit Wasser in den Gelzustand über. Dieses Gel legt sich als schützende Schicht über die Darmschleimhaut und schirmt diese vor Reiz auslösenden Substanzen ab. Untersuchungen haben die Wirksamkeit von Flohsamen beim Colon irritabile bestätigt und eine signifikante Besserung von Stuhlfrequenz, Schmerzintensität und Blähungen gezeigt.

7.3. Weitere Verfahren

Bei sehr starken Beschwerden oder unzufriedenstellenden Therapieergebnissen haben sich folgende Injektionen bewährt:

Colibiogen, Mucosa comp. und 1 ml Eigenblut als Mischspritze i.m.
Zusätzlich bei

- Leberbelastungen: 1 Amp. Hepar comp.
- Depressiven Verstimmungen: 1 Amp. Hyperforat und/od. 1 Amp. Ignatia-Homaccord
- Bei Entzündungen: 1 Amp. Traumeel

In der Neuraltherapie haben sich segmentale Procain-Quaddelungen im Bereich der Head´schen Zonen des Darmes (Dünndarm Th 10= der Nabel und die Gegend links und rechts davon, Dickdarm Th 11 = Ein Streifen von 3 Querfinger unterhalb des Nabels bis 3 QF oberhalb der

Symphyse) bewährt. Durch abtasten sind alle druckempfindlichen Punkte im entsprechenden Segment zu markieren und zu behandeln (auch an paravertebrale Druckpunkte denken). Eine Regulierung über die kutiviszeralen Reflexwege kann nur dann dauerhaften Erfolge bringen, wenn Störfelder ausgeschlossen wurden. Nach den Regeln der Neuraltherapeuten kann jede chronische Erkrankung Störfeldbedingt sein. Diesbezüglich muß in erster Linie an Narbenstörfelder im entsprechenden Segment gedacht werden.

Darüber hinaus haben sich Akupunkturverfahren (Ohrakupunktur, Akupunkt-Massage n. Penzel, Injektakupunktur) bewährt.

Funktionsstörungen der Wirbelsäule führen nicht nur zu Fehlsteuerungen des neuromuskulären Systems, sondern auch zu vegetativen Funktionsstörungen der Organsysteme. Die segmentäre Versorgung innerer Organe kann empfindlich durch Fehlstellungen und/oder Blockaden der Wirbelgelenke gestört sein. Entsprechende Untersuchungen der paravertebralen Muskulatur sowie der Wirbelsäule sollten in der Naturheilpraxis selbstverständlich sein. Gerade die funktionellen Störungen lassen sich in vielen Fällen durch gezielte Maßnahmen im Bereich der WS sehr gut beeinflussen und können zu einer Linderung beitragen.

Tab. 48: Empfehlenswerte Fertigpräparate Reizdarm

Phytopharmaka		
Produktname	**Wirkstoff(e)**	**Indikation**
Sergast®-Kapseln	Curcumawurzelstock, Trockenextrakt	Zulassung: Dyspeptische Beschwerden, Dyskinesien d. Gallenwege. Neuere Beobachtungen: Darmschleimhautentzündungen
Uzara	Trockenextrakt aus Uzarawurzeln	Unspezifische, akute Durchfallerkrankungen
Bewährte Tropfenmischung bei Durchfall: Tinct. Tormentillae, Tinct. Carminativ. aa 25,0	Tormentilla +, Tinctura Carminativae EB6: Zitwerwurzel, Kalamus, Galgant, Kamille, Kümmel, Anis, Lorbeeren, Gewürznelken, Muskatblüte, Pomeranzenschalen, Weingeist, Pfefferminzwasser, Zitwer: Artemisia	Diarrhöe, Blähungen, Völlegefühl
Bewährte Tropfenmischung bei Durchfall und Spasmen: Tinct. Tormentillae, Tinct. Carminativ. Tinct. Chamomillae aa 25,0	w.o. zusätzlich entkrampfende Kamille	Diarrhöe, Spasmen, Entzündungen, Blähungen, Völlegefühl
Carminativum - Hevert	Tinctura Carminativae EB6: Zitwerwurzel, Kalamus, Galgant, Kamille, Kümmel, Anis, Lorbeeren, Gewürznelken, Muskatblüte, Pomeranzenschalen, Weingeist, Pfefferminzwasser + Lycopodium D4, Quassia D2 u. Nux vomica D4	Völlegefühl, Blähungen, Spasmen

Phytopharmaka				
:ubereitung	Alkohol	Lactose	Hilfsstoffe	Kinder
:apseln	Nein	Ja	Calciumhydrogenphosphat, Lactose, Siliciumdioxid, Magnesiumstearat, Talkum, Gelatine, Eisenoxidderivat (E172), Eisen(III)oxid (E172), Titanoxid (E 171), Natriumdodecylsulfat.	Nein
:apseln oder Tropfen	Tropfen, Ja	Dragées Ja	**Dragées:** Calciumcarbonat, Dextrin, Formaldehydcasein, Glucosesirup, Johannisbrotkernmehl, Lactose, Magnesiumoxid, Magnesiumstearat, Rizinusöl, Saccharose, Schellack, hochdisperses Siliciumdioxid, Weizenstärke, Talkum, Wachs, Farbstoff E 171 **Tropfen:** Natriumbenzoat, Kaliumsorbat, Editinsäure, Dinatriumsalz, Ethanol, gereinigtes Wasser	Ja
ropfen	Ja	Nein	Alkohol	Ja - auf Alkohol achten
ropfen	Ja	Nein	Alkohol	Ja - auf Alkohol achten
ropfen	Ja	Nein	Alkohol	Ja - auf Alkohol achten

Tab. 48: Empfehlenswerte Fertigpräparate Reizdarm

Phytopharmaka		
Produktname	**Wirkstoff(e)**	**Indikation**
	Vegetativ stabilisierende Präparate	
Hewe-psychon duo	Extraktum Kava-Kava und - Hyperici	Vegetative Dystonie, nervöse Erschöpfung, Depressionen. Johanniskrautöl kann auch bei Magen-Darm-schleimhautentzündungen oral oder als Klistier (ca. 5 ml) eingesetzt werden (z.B. Jukunda Rotöl)
	Mikrobiologische Präparate	
Pro-Symbioflor	Steriles Autolysat von E. coli und E. faecalis humaner Herkunft aus 10^7 Bakterien	Colon irritabile, gastrointestinale Störungen, Aktivierung körpereigener Abwehrkräfte
Symbioflor 2	Zellen uns Autolysat aus 10^7 Bakterien (Escheria coli)	Regulierung der körpereigenen Abwehrkräfte, Colon irritabile
Colibogen oral-Lösung (Erwachsene und Colibogen „infantibus" N-Lösung (Kinder)	Colibogen oral: Zell- und eiweißfreier Extrakt aus E. coli, standardisiert auf 200 mg Peptide/100 ml; Coligen infantibus: dto. 120 mg Peptide/100 ml	Enteritis, Colitis, Dyspepsie, M. Crohn, nach Antibiotika-, Chemo- und/oder Strahlentherapie; Adjuvans bei endogener Belastung der Darmwand; bei intestinal bedingten Hautaffektionen, Allergien
	Alimentäre Probiotika / Prebiotika	
Symbiolact comp.	Lebensfähige Keimstämme von L. acidophilus, S. lactis, B. bifidum, L. casei in einer Konzentration von 5×10^8 Keimen	Stabilisierung des intestinalen Milieus
Kanne-Brottrunk	Milchsäurevergorenes Getreidegetränk aus Roggen, Weizen und Hafer sowie sog. Brotgetreidesäurebakterien	Stabilisierung des intestinalen Milieus
InuVit	Ballaststoffhaltige Nahrungsergänzung; enthält Inulin als löslichen Ballaststoff, angereichert mit antioxidativen Vitaminen (C, E, β-Carotin, Folsäure, Vitamin B_{12})	Ballaststoffzufuhr
Pascomucil	Indische Flohsamenschalen	Habituelle Obstipation, unterstützende Therapie bei Durchfällen, Reizdarm

Phytopharmaka				
ubereitung	**Alkohol**	**Lactose**	**Hilfsstoffe**	**Kinder**
Vegetativ stabilisierende Präparate				
ropfen	Ja	Nein	Ethanol	Nein
Mikrobiologische Präparate				
ropfen	Nein	Ja	Lactose, Natriumcarbonat, Natriumchlorid, Calciumchlorid, Magnesiumchlorid und Wasser	Ja
ropfen	Nein	Ja	Lactose, Natriumcarbonat, Natriumchlorid, Calciumchlorid, Magnesiumchlorid und Wasser	Ja
ropfen	Ja	Ja (allerdings nur 4,8%)	Lactose, Orangenaroma	Ja
Alimentäre Probiotika / Prebiotika				
ulver (probiotische ahrungsergänzung)	Nein	Nein	Maisstärke, Maltodextrin	Ja
erzehrfertiges etränk	Nein	Nein	Keine	Ja, allerdings gewöhnungsbedürftiger Getränkegeschmack
ulver zum Herstel- n eines Getränks	Nein	Nein	Zitronensäure, Fruchtzucker, natürl. Orangenaroma	Ja
ulver	Nein	Ja	Lactose	bedingt

7.4. Die Antihomotoxische Behandlung der funktionellen Dyspepsie

von K. H. Ricken

Ein Drittel der Bevölkerung leidet unter dyspeptischen Beschwerden. Ein Viertel dieser Personen begibt sich in ärztliche Behandlung. Bei einem Drittel dieser Patienten wiederum finden sich organische Ursachen, zwei Drittel werden als funktionelle Störungen oder Dyspepsie klassifiziert. Es sind verschiedene Synonyma gebräuchlich: Reizmagen, nichtulzeröse Dyspepsie, non ulcer dyspepsia (NUD), unspezifische Gastroduodenitis.

Um eine funktionelle Dyspepsie definieren zu können, sind verschiedene Kriterien zu beachten (Tab. 49). Eine Reihe von Symptomen werden häufig von den Patienten beklagt: epigastrische Schmerzen; vorzeitiges Sättigungsgefühl; postprandiales Völlegefühl; Übelkeit, selten Erbrechen; vermehrtes (saures) Aufstoßen; Sodbrennen; Appetitlosigkeit; Blähungen im Oberbauch.

Die Diagnose der funktionellen Dyspepsie wird mittels einer Ausschlußdiagnostik gestellt. Im Rahmen einer Stufendiagnostik wird die Diagnose einer funktionellen Dyspepsie gesichert (Tab.50).

Auf eine Reizmagensymptomatik wirken ganz verschiedenartige Faktoren ein (Abb. 64). Diese Faktoren zeigen, daß eine ganzheitliche Behandlung des Reizmagens erforderlich ist, wie sie im Rahmen eines Antihomotoxischen Gesamtkonzepts durchgeführt wird.

Die konventionelle Medizin richtet ihr Augenmerk auf das führende Symptom und teilt die Dyspepsie in fünf Gruppen ein:

- Dyspepsie vom Typ der Motilitätsstörung
- Dyspepsie vom Ulkustyp
- Dyspepsie vom Typ des gastroösophagealen Refluxes
- Aerophagie (Luftschlucken)
- Typ der idiopathischen oder essentiellen Dyspepsie (= unterschiedliche oder variable Beschwerden)

Je nach Leitsymptom werden verschiedene konventionelle Medikamente eingesetzt: Prokinetika beim Dysmotilitätstyp, H2-Rezeptorenblocker, Protonenpumpenhemmer oder Antazida beim Reflux- und Ulkustyp sowie deflatorische Substanzen beim Aerophagie-Typ.

Tab. 49: Kriterien zur Definition der funktionellen Dyspepsie

- persistierende/rezidivierende Oberbauchbeschwerden/-schmerzen > 4 Wochen (> 25% der Zeit)
- keine klinisch, laborchemisch oder endoskopisch nachweisbare Ursachen
- keine wesentlichen Voroperationen
- keine Ulkusanamnese

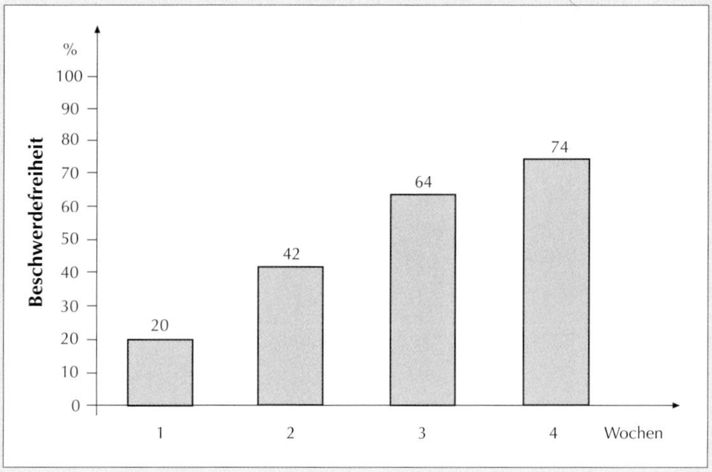

Abb. 63: Prozentuale Beschwerdefreiheit bei funktioneller Dyspepsie über den gesamten Behandlungszeitraum von vier Wochen (n=50)

Da diese medikamentösen Therapien jedoch häufig mit einer Reihe unerwünschter Wirkungen (z.B. Schwindel, Kopfschmerzen, gastrointestinale Störungen. Gelenk- und Muskelschmerzen) einhergehen, die sich negativ auf die Patientencompliance auswirken, sollte mit der vorliegenden Untersuchung der Erfolg einer bekanntermaßen nebenwirkungsarmen Antihomotoxischen Therapie bestimmt werden. Darüber hinaus sollte ermittelt werden, ob der hohe Kostenaufwand einer konventionellen medikamentösen Therapie - durch die zumindest bei den leichteren Fällen preisgünstigere Antihomotoxische Behandlung - verringert werden kann.

7.4.1. Eigene Untersuchungen

Insgesamt 50 Patienten beiderlei Geschlechts im Alter zwischen 28 und 64 Jahren wurden im Rahmen einer standardisierten Anwendungsbeobachtung untersucht und über 4 Wochen antihomotoxisch behandelt. Die Behandlung erfolgte nach folgendem Schema:

Gastricumeel	3 mal	1 Tablette/Tag
Nux vomica-Homaccord	3 mal	10 Tropfen/Tag
Lymphomyosot	3 mal	15 Tropfen/Tag

Tab. 50: Stufendiagnostik bei dyspeptischen Beschwerden

Stufe 1:	Anamnese
Stufe 2:	körperliche Untersuchung
Stufe 3:	Laboruntersuchungen (Basis): BSG, SGPT, γ-GT, Lipase, kleines Blutbild
Stufe 4:	Technische Untersuchungen:

- Oberbauchsonographie
- Ösophagogastroduodenoskopie inkl. Helicobacter pylori-Diagnostik
- gegebenenfalls EKG, CT, ERCP, Angiographie etc.

Tab. 51: Häufigkeit der dyspeptischen Symptome in Prozent

	Konsultationen				
	1 Beginn	2 nach 1 Woche	3 nach 2 Wochen	4 nach 3 Wochen	5 nach 4 Wochen
epigastrische Schmerzen	82	70	42	14	10
Völlegefühl	78	62	52	24	18
Appetitlosigkeit	52	40	38	20	14
vorzeitiges Sättigungsgefühl	62	50	42	22	16
Übelkeit	58	46	38	18	8
Blähungen im Oberbauch	84	60	50	30	26
vermehrtes (saures) Aufstoßen	38	30	24	16	6

Die Diagnose der funktionellen Dyspepsie wurde aufgrund der Symptomatik gestellt und durch Ausschlußdiagnostik gesichert:

- Oberbauchsonographie: kein pathologischer Befund;
- normales Basislabor des Oberbauchs (BSG, SGPT, γ-GT, Lipase);
- endoskopisch: mittels Gastroskopie wurde eine helicobacterassoziierte Gastritis ausgeschlossen.

Während der 4wöchigen Antihomotoxischen Therapie wurde keine Zusatztherapie verabreicht. Vor Beginn der Behandlung, bei den wöchentlichen Konsultationen und bei Therapieende wurden die Patienten hinsichtlich der Symptome epigastrische Schmerzen, Völlegefühl Appetitlosigkeit, vorzeitigen Sättigungsgefühl, Übelkeit, Blähungen im Oberbauch und vermehrtes (saures) Aufstoßen bei den Patienten befragt (Tab. 51). Nach Beendigung der Behandung wurde die Verbesserung der Lebensqualität aufgrund der eingetretenen Beschwerdefreiheit beziehungsweise deutlichen Besserung dokumentiert.

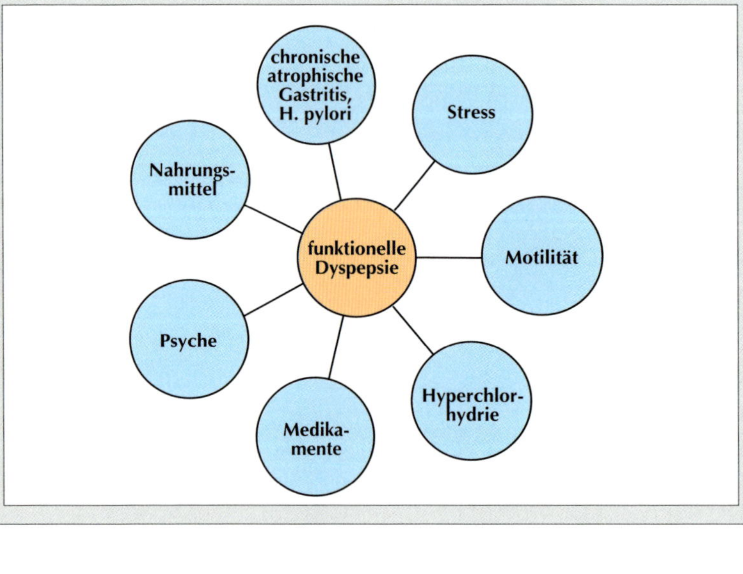

Abb. 64: Einwirkende Faktoren auf eine funktionelle Dyspepsie

7.4.2. Ergebnisse

Von den 50 in die Anwendungsbeobachtung aufgenommenen Patienten waren 37 nach Abschluß der Behandlung nach 4 Wochen beschwerdefrei, das heißt fast drei Viertel aller Patienten (74%) (Abb. 63).

Von den 13 Patienten, die nach Abschluß der Behandlung nicht völlig beschwerdefrei waren, gaben 5 Patienten nur eine geringgradige Besserung an, 8 Patienten (16%) zeigten keine Besserung ihres Beschwerdekomplexes, wobei sich bei 4 dieser Patienten eine larvierte Depression entwickelte.

Zusammenfassend wird somit festgestellt, daß bei insgesamt 42 von 50 Patienten (84%) eine Besserung der dyspeptischen Beschwerden erreicht werden konnte. Betrachtet man die einzelnen Symptome, so läßt sich auch hier das gute Ansprechen der Antihomotoxischen Kombinationstherapie ablesen (Tab. 51).

7.4.3. Diskussion

Im Gegensatz zur Klinik eignet sich in der ambulanten Krankenversorgung die standardisierte Anwendungsbeobachtung für ein systematisiertes Therapie-Monitoring. Auf diese Weise können einerseits die Wirksamkeit und Unbedenklichkeit, andererseits die Verbesserung der Lebensqualität erfaßt und damit die Sinnhaftigkeit einer kombinierten homöopathisch-antihomotoxischen Arzneitherapie belegt werden.

Die funktionelle Dyspepsie ist durch eine typische Symptomenkonstellation im Oberbauch bei fehlendem Nachweis einer organischen Erkrankung im oberen Gastrointestinaltrakt definiert. Neben den Beschwerden im Oberbauch werden beim Reizmagen auch allgemeine vegetative Symptome geäußert:

schnelle Ermüdbarkeit, Abgeschlagenheit, Leistungsschwäche, Adynamie, Schlafstörungen, Hyperhidrosis, Hitzewallungen, orthostatische Kreislaufregulationsstörungen, funktionelle Herzbeschwerden, Reizblase, Myogelosen sowie allgemeine Verstärkung der Beschwerden durch den Alltagsstress. Deshalb sollte eine ganzheitliche Behandlung ins Auge gefaßt und nicht - wie es in der konventionellen Medizin immer noch üblich ist - eine nach *einem* Leitsymptom orientierte Therapie.

Erkrankung bedeutet „gestörte Funktion", so daß alle gestörten Regulationsmechanismen des Organismus („Funktionen") therapeutisch beeinflußt werden sollten: Dysmotilität, Hyperazidität, Dysbiose, viszerale Hyperalgesie und vegetative „Dystonie" im eigentlichen Sinne des Wortes unter Einbeziehung des enteralen Nervensystems.

Der gute Therapieerfolg der Antihomotoxischen Behandlung mit Beschwerdefreiheit bei drei Vierteln der Patienten nach 4 Wochen bestätigt das Antihomotoxische Therapiekonzept bei der funktionellen Dyspepsie. Die in dieser Anwendungsbeobachtung eingesetzte Antihomotoxische Kombinationstherapie sollte beim Reizmagen einen festen Platz in der Behandlungsstrategie - aufgrund der nachgewiesenen Wirksamkeit, des guten Nutzen-Risiko-Verhältnisses (geringe beziehungsweise fehlende Nebenwirkungen) und damit der guten Compliance - finden.

Das Reizmagensyndrom hat aufgrund seiner Prävalenz auch eine erhebliche volkswirtschaftliche

Bedeutung. Deshalb sollte das Mittel der Wahl preisgünstig und nebenwirkungsarm sein, eine Forderung, die von den in der Antihomotoxischen Therapie eingesetzten Präparaten erfüllt wird.

Literatur

Ammon, H.P.T. u. M.A. Wahl: Pharmacology of Curcuma longa, Planta Med. 57 (1991) 1-7

Bergin, A.J. et al.: Changes in anorectal function in persistent bowel disturbance following salmonella gastroenteritis, Eur. J. Gastr. & Hep. 5 (1993) 617-620

Biesalski, H.K. et al. (Hrsg.) Ernährungsmedizin, G. Thieme Verlag, Stuttgart 1995

Collins, St. M.: Irritable bowel syndrome could be an inflammatory disorder, Eur. J. Gastr. & Hep. 6 (1994) 478-482

Csef, H. u. M.R. Kraus: Colon irritabile und Non-Ulcer-Dyspepsie, Fortschr. Med. 113 (1995) 278-281

Enck, P., Whitehead, W.E., Schuster, M.M., Wienbeck, M.: Psychosomatik des Reizdarms. Spezifität klinischer Symptome, psychopathologischer Merkmale und motorischer Aktivität im Rektosigmoid. Dtsch. Med. Wschr. 113: 459 (1988)

Harnischfeger, G. u. H. Stolze: Bewährte Pflanzendrogen in Wissenschaft und Medizin, notamed Verlag, Bad Homburg/Melsungen1983

Karl, J.: Neue Therapiekonzepte für die Praxis der Naturheilkunde; Pfalum-Verlag, München 1995

Kositchaiwat, Ch. et al.: Curcuma longa Linn. in the Treatment of Gastric Ulcer Comparision to Liquid Antacid: A Controlled Clinical Trial, J. Med. Assoc. Thai 76 (1993) 601-605

Kruis, W.: Das Reizdarmsyndrom. Diagnose und Behandlung, Fortschr. Med. 106 (1988) 156-160

Kruis, W.: Das Reizdarmsyndrom. Klinik - Diagnose - Behandlung, Therapiewoche 40 (1990) 790-797

MSD-Manual der Diagnostik und Therapie, 4. Aufl., Urban & Schwarzenberg, München - Wien - Baltimore 1988

Rösch, W.: Leitsymptom: Rezidivierende Durchfallerkrankungen. In: Innere Medizin in der Ärztlichen Praxis, Herausgeber: Heisig, N., Thieme Verlag Stuttgart, New York, S. 330 (1981)

Rösch, W.: Reizmagen - Reizdarm, Med. Klin. 81 (1986) 316-319

Soni, K.B. u. R. Kuttan: Effect of Oral Curcumin Administration on Serum Peroxides and Cholesterol Levels in Human Volunteers, Indian J. Physiol Pharmacol 36 (1992) 273-275

Thamlikitkul, V. et al.: Randomized Double Blind Study of Curcuma domestica Val. for Dyspepsia, J. Med. Assoc. Thai 72 (1989) 613-620

Tschirch, A.: Handbuch der Pharmakognosie, Dritter Band, Verlag von Chr. Herm. Tauchnitz, Leipzig 1925

Weis, R.F.: Lehrbuch der Phytotherapie; Hippokrates, Stuttgart 1982

Wichtl, M. (Hrsg.): Teedrogen, 2. erw. Aufl., WVG Stuttgart 1989

Yegnanarayan, R. et al.: Comparison of Anti-inflammatory Activity of Various Extracts of Curcuma Longa (Linn.), Indian J Med. Res. 64 (1976) 601-608

Zepernick, B. et al.: Lexikon der offizinellen Arzneipflanzen; de Gruyter, Berlin 1983

8

Nahrungsmittelallergien

8.1. Nahrungsmittelallergien: das Chamäleon unter den Immunstörungen

von M. Martin

Als Nahrungsmittelallergien werden diejenigen Unverträglichkeitsreaktionen bezeichnet, welche auf immunologischen Mechanismen basieren. Nahrungsmittel enthalten eine große Anzahl verschiedenster Allergene, auf die das Immunsystem reagieren kann.

Erschwerend in der Diagnostik von Nahrungsmittelallergien ist die Tatsache, daß die Überempfindlichkeitsreaktionen auf unterschiedlichen Immunmechanismen beruhen können, die jeweils nur eigenen diagnostischen Verfahren zugänglich sind.

So rechtfertigt z.B. der Ausschluß einer IgE-vermittelten Reaktion nicht zu der Aussage, daß keine Nahrungsmittelallergie vorliegt. Der Prozeß könnte sich im Rahmen einer IgG_4 vermittelten Reaktion oder T-Zell vermittelt (verzögerte Reaktion) abspielen, so daß also die diagnostischen Maßnahmen entsprechend auszuweiten sind. Problematisch ist die Interpretation der Ergebnisse, vor allem bei Patienten mit Multiallergien. Einige Autoren räumen positiv ausgetesteten Allergenen nur dann eine Bedeutung ein, wenn sich beispielsweise mittels einer gezielten Provokation entweder eine klinische Symptomatik auslösen läßt oder unter endoskopischer Sicht eine lokale Reaktion der intestinalen Schleimhaut beweisen läßt. Hier gilt aber zu bedenken, daß verzögerte Reaktionen in diesem Zusammenhang nicht nachweisbar sein werden. Darüber hinaus ist bezüglich klinischer Symptome zu berücksichtigen, daß sich die allergischen Reaktionen nicht zwingend als eindeutiges Beschwerdebild äußern muß. Kommt es aufgrund immunologischer Reaktionen „nur" zu einer Steigerung der intestinalen Permeabilität, so wird sich hier nicht zwingend ein Symptom provozieren lassen. Der bei diesem Beispiel möglicherweise entstehende Immunstress wird sich zu anderen Zeiten mit anderen klinischen Erscheinungen zeigen. Gerade die Langzeitbelastung des Immunsystems oder der mukosalen Barriere ist somit mit kassenüblichen Verfahren kaum nachweisbar.

Tab. 52: Einteilung von Lebensmittelunverträglichkeiten aufgrund pathogenetischer Faktoren

Allergische Reaktionen	antikörpervermittelt (IgE, IgG); Auslöser: Antigene (Proteine) tierischen oder pflanzlichen Ursprungs
Pseudoallergische Reaktionen	Mediatorfreisetzung (Histamin, Leukotriene) aus Gewebs mastzellen; Auslöser: Nahrungszusatzstoffe (Konservierungsmittel, Farbstoffe)
Biogene Aminreaktionen	Vasoaktive Reaktionen durch biogene Amine in Nahrungs mitteln; Auslöser: Serotonin, Histamin, Tyramin, Dopamine u.a.
Enzymdefekte	Laktasemangel (siehe oben), Glutenenteropathie u.a.
Intoxikationen	Auslöser: Toxine in verdorbenen oder falsch gelagerten Lebensmitteln
Aversionen	psychosomatische Ursachen

Enteritis allergica

Durch die E. allergica entstehen massive, makroskopisch sichtbare Veränderungen an der intestinalen Schleimhaut, die einer Entzündung des ganzen Darms mit Schleimhautödem und hochgradiger Gewebseosinophilie entspricht. Verläuft akut oder chronisch, meist unter dem Bild der Colica mucosa.

Hinweisende Symptome und Befunde bei Nahrungsmittelallergien

Notfälle	Haut	Respirationstrakt	Gastrointestinaltrakt	Zentrales Nervensystem	Verschiedenes
Anaphylaktische Reaktionen akutes Kreislaufversagen Erstickungsanfall Quincke-Ödem	Dermatitis Neurodermitis lokale Hautödeme Urtikaria / Juckreiz	zeitweilige Dyspnoe Stridor seröse Rhinitis Asthma	Diarrhöe unklare Bauchbeschwerden / Völlegefühl intestinale Koliken Übelkeit Erbrechen Colitis ulcerosa Meteorismus	migräneartiger Kopfschmerz Leistungsabfall / Schwächezustände Antriebslosigkeit Müdigkeit Gereiztheit Affektive Störungen Konzentrationsstörungen Schwindel	Augentränen Gaumen- und Zungenbrennen Gelenkschmerzen Muskelschmerzen Lymphknoten schwellungen Verschlechterung anderer allergischer Erkrankungen

Von der Volkskrankheit Allergie ist inzwischen ca. ein Drittel der Bevölkerung betroffen. 24 - 32 Millionen Menschen sind allergisch sensibilisiert, 12 Millionen leiden unter Heuschnupfen und ca. 4 Millionen Patienten leiden an Asthma bronchiale.

Allergische Reaktionen auf Nahrungsmittel haben mittlerweile einen Anteil von 5% der Bevölkerung und stellen für die Patienten sowie für Therapeuten nach wie vor eine besondere Crux dar. Das Erscheinungsbild kann ausgesprochen vielseitig und unklar sein. Wer denkt bei Gelenkschmerzen, Hyperaktivität oder Konzentrationsstörungen schon an eine Nahrungsmittelallergie? Nicht selten kämpfen die Patienten auch mit einer Vielzahl der unterschiedlichsten Symptome, so daß seitens der Behandler nicht selten eine „psychovegetative Überlagerung" unterstellt wird. Da Allergene unterschiedliche Zielorgane haben können mit deren immunkompetenten Zellen sie reagieren, kann es zu Reaktionen an der Haut, den Schleimhäuten, der Skelettmuskulatur, in unterschiedlichen Bereichen des Gefäßsystems oder auch im Bereich des Gehirns kommen.

Nahrungsmittelallergien sind in allen Altersgruppen zu finden. Dennoch sind Kinder, Jugendliche und junge Erwachsene häufiger betroffen als ältere Menschen. Literaturangaben zur Häufigkeit von Nahrungsmittelallergien schwanken stark. Sie liegen bei Kindern im Bereich von 5 - 28%, bei Erwachsenen im Bereich von 2 - 10%.

8.1.1. Die Bedeutung von Kreuzreaktionen bei Nahrungsmittelallergien

Als allergische Kreuzreaktionen bezeichnet man die Reaktion auf Antigene verschiedener Herkunft, wenn deren Untereinheiten innerhalb ihres „Antigenmosaiks" (Allergendeterminante od.

Tab. 53: Pollinose-Patienten zeigen häufig charakteristische Nahrungsmittelallergien, wie sie in der folgenden Übersicht dargestellt sind:

Inhalationsallergene		Nahrungsmittelallergene
(Hasel-, Erlen- und	↔	Nüsse, Stein- und Kernobst, Kiwi,
Birkenpollen)	↔	Sellerie, Karotte, Kartoffel (roh)
Gräser- und Getreidepollen	↔	Mehle, Kleie, Tomate, Hülsenfrüchte
Beifußpollen	↔	Sellerie (gekocht), Gewürze, Kräuter, Mango
Latex	↔	Avocado, Banane, Eßkastanie
Vogelallergene (Federn, Exkremente)	↔	Ei, Geflügelfleisch, Innereien
Tierepidermis	↔	Kuhmilch, Fleisch, Innereien

gemeinsame Epitope*) identisch oder ähnlich genug sind. Folglich reagiert ein Antikörper auf alle Antigene, die die gleiche oder weitgehend ähnliche Epitope aufweisen, unabhängig von der Herkunft der Antigene. In erster Linie findet man gemeinsame Epitope bei biologisch oder botanisch verwandten Allergenen. Aber auch bei Stoffen, die von einer Verwandtschaft unabhängig sind, können Kreuzreaktionen auftreten. Am häufigsten lassen sich solche Phänomene bei Pollen- und Nahrungsmittelallergenen nachweisen. Benutzt die Natur in den unterschiedlichsten Bereichen also weitgehend identische Proteinmuster und Substanzstrukturen, kann eine allergische Reaktion, die beispielsweise durch den Kontakt mit Geflügelfleisch auftritt, auch dann in Erscheinung treten, obwohl der Patient mit Sicherheit kein Geflügel zu sich genommen hat. Er hat dann vielleicht Kontakt mit Vogelfedern oder Vogelexkrementen gehabt.

Die Latexallergie mit dem ihr eigenen Sensibilisierungsmuster auf verschiedene Nahrungsmittel gewinnt zunehmend an Bedeutung (Latexfruchtallergie). Dies trifft insbesondere Berufsgruppen, die häufig Kontakt zu Latex haben (z.B. Handschuhe).

Nicht alle Nahrungsmittelallergien rufen sofort sichtbare Reaktionen hervor, die dann entsprechend einfach identifiziert werden können. Orale Allergiesymptome in Form von Juckreiz, Parästhesien, Schwellungen und Bläschenbildung zeigen sich am häufigsten bei der baumpollenassoziierten Obst- und Nußallergie, oftmals noch während des Verzehrs. Eine Besonderheit findet sich bei Sellerie. Während roher Sellerie mit Birkenpollen kreuzreagiert, ist gekochter Sellerie mit einer Beifußpollenallergie kreuzreaktiv.

Die Erfahrungen mit Kreuzallergien zwischen Pollen und Nahrungsmittel lassen sich auch in der Diagnostik ausnutzen. Die Analyse des Sensibilisierungsspektrums von Pollenallergenen kann die Identifizierung von Nahrungsallergenen erleichtern. Besonders gefährdet sind Patienten, die auf mehrere Pollen reagieren. Da bezüglich der Pollenallergie nicht zwingend mit Symptomen zu rechnen ist, sollte im Falle eines Verdachtes auf Nahrungsmittelallergien auch auf Pollenallergien getestet werden.

Eine Besonderheit bei Nahrungsmittelallergien stellt das Phänomen dar, daß bei manchen Pati-

*Epitop: die die Spezifität der Antikörper bestimmenden Bereiche eines Antigens (die antigene Determinante).

enten der isolierte Kontakt mit dem unverträglichen Nahrungsmittel keine Reaktionen hervorrufen, dafür aber in Kombination mit anderen Einflüssen. Ein bestimmtes Nahrungsmittel alleine wird vom Immunsystem noch toleriert, in Verbindung mit einer weiteren, spezifischen Provokation kommt es dann zur Reaktion.

8.2. Psychosomatisch oder somatopsychisch?

Das Problem der vorschnellen und kritiklosen Psychologisierung der Beschwerden unserer Patienten ist uns bestens bekannt. Nun konnte mittlerweile nachgewiesen werden, daß bestimmte Neurotransmitter mastzellaktivierende Eigenschaften besitzen (*Diel*). Über diese Neurohormone ist der Gastrointestinaltrakt eng mit dem ZNS verknüpft. Darüber hinaus kennen wir Neurohormone, die nicht nur in Gehirnzellen nachweisbar sind, sondern auch in Zellen der Bauchspeicheldrüse und der Magenschleimhaut auftauchen. Somit kann zumindest hypothetisch das Phänomen erklärt werden, warum manche Nahrungsmittelallergien einen direkten Einfluß auf das Verhalten auszuüben scheinen. Nach Aufnahme der Nahrung in den Gastrointestinaltrakt werden neben Verdauungshormonen im Rahmen des Allergiegeschehens auch andere Neurotransmitter freigesetzt, die zu Veränderungen im ZNS führen können. Darüber hinaus scheinen individuell unverträgliche Nahrungsmittel Immunkomplexe induzieren zu können, die aufgrund ihrer Fähigkeit die Blut-Hirnschranke passieren und Veränderungen der Befindlichkeit und des Verhaltens nach sich ziehen (*Runow*).

Allerdings läßt sich in der Praxis nicht selten feststellen, daß die Diagnose „Nahrungsmittelallergie" von tatsächlich neurotischen Patienten nur all zu gerne zur Legitimierung ihres Zuwendungsbedürfnisses benutzt wird. Auch wird es zunehmend als Druckmittel im eigenen sozialen Umfeld eingesetzt. Darüber hinaus neigen viele Patienten mit leichten, klinisch vielleicht kaum relevanten Nahrungsmittelallergien dazu, jegliche Symptomatik zwanghaft einer allergischen Reaktion zu zuschreiben. In solchen Fällen kann es äußerst schwierig sein, die Betroffenen von diesem „Trip" herunter zu holen. Die Diagnose „Nahrungsmittelallergie" erfordert unzweifelhaft ein hohes Maß an Verantwortung gegenüber unseren Patienten, um einem neurotischen Fehlverhalten nicht Vorschub zu leisten! So ist auch davor zu warnen, bei Patienten mit umfangreichen (objektivierten) Nahrungsmittelallergien ausschließlich zu einer Auslaßdiät zu raten. Ist schon die Rotationsdiät anstrengend und teilweise nur mit großen Opfern im (Familien)Alltag zu bewerkstelligen, kann die Anordnung vollständiger Karenz die Patienten in große psychische Not bringen. So möchte ich an dieser Stelle unbedingt darauf Hinweisen, daß - auch wenn es vordergründig nicht den Prinzipien einer ursächlichen Therapie entsprechen zu scheint - eine Blockierung von Histaminreaktionen in ein verantwortungsvolles Therapieregime gehört!

8.3. Allergiespezifisch: Histamin

Histamin ist ein Gewebshormon, das in den Granula der Mastzellen und der basophilen Leukozyten gebildet wird. Die Lunge, die Haut und vor allem auch der Gastrointestinaltrakt weisen die höchsten Histaminkonzentrationen im Gewebe auf. Allerdings läßt sich das biogene Amin nicht selten in bedenklichen Konzentrationen in Nahrungsmitteln nachweisen: Wein, Erdbeeren, Schweizer Käse, Gouda und Cheddar, Pökelfleich, Tomaten, Spinat sowie Dosennahrung können große Mengen Histamin enthalten.

Bei natürlichen Konzentrationen von Histaminen in der Nahrung, ist mit keinerlei Reaktionen zu rechnen. Die Darmschleimhaut ist in der Lage, ca. 60% des Nahrungshistamins zu binden, so daß nur etwa 40% resorbiert werden. Das gebundene Histamin wird enzymatisch abgebaut. Diese Bindungskapazität kann allerdings aufgrund der Einwirkung anderer Enzyme um ca. 90% sinken, so daß ein erheblich höherer Anteil des Nahrungshistamins resorbiert wird. Die Bestimmung von Histamin im Stuhl ist im Rahmen des Probenversandes auf dem Postweg sinnlos, da durch die Transportzeit, sowie dem bakteriellen Stoffwechsel der Histamingehalt in der Probe empfindlich verändert wird.

8.3.1. Ursachen erhöhter Histaminfreisetzung

Im Sinne der klassischen (Typ-I) Allergie wird Histamin durch die Immunglobulin-E vermittelte Aktivierung der Mastzellen freigesetzt. Das IgE hat die Aufgabe, Fremdstoffe in ihren Eigenarten kennenzulernen, diese Information zu speichern und bei einem Zweitkontakt das Antigen zu binden. Haben mindestens zwei auf der Mastzellmembran nebeneinander liegende IgE-Moleküle Kontakt zu ein und dem gleichen Antigen, kommt es im Rahmen der sog. Frühphase der allergischen Reaktion zur Degranulation der Mastzelle. Das dadurch freigesetzte Histamin reagiert mit den sog. H_1 - Rezeptoren im Gewebe - mit der Folge einer erhöhten Kapillarpermeabilität (im Darm auch mit einer erhöhten Schleimhautpermeabilität), der Ödembildung sowie einer Reizung sensibler Nervenfasern.

Eine erhöhte Histaminfreisetzung kann aber auch im Sinne der sog. Pseudoallergie unter Umgehung der eben beschriebenen IgE-vermittelten Reaktion ausgelöst werden. Farbstoffe wie z.B. Tartazin (Gummibärchen), Tyramin in Käse (Camembert, Parmesan), Wein, Hefe, Schokolade, Zitrusfrüchte reagieren in diesem Fall direkt mit den Membranen der Mastzellen. In Tierversuchen konnte mit Organopestiziden wie DDT, Dieldrin, Heptachlor und Heptachlorepoxid eine Histaminfreisetzung provoziert werden. Das gleiche konnte an menschlichen Granulocyten beobachtet werden, die mit einer Histaminfreisetzung nach Kontakt mit den Pestiziden reagierten. Formaldehyd konnte ebenfalls als Noxe für eine Mediatorfreisetzung aus tierischen Mastzellen identifiziert werden.

Chronische Formen von Dysstress können zu einer Membraninstabilität von Mastzellen führen, wodurch ebenfalls vermehrt Histamin freigesetzt wird. Vermutlich liegt hier ein Zusammenhang zwischen Dysstress und einer Disposition zu Nahrungsmittelunverträglichkeiten.

8.4. Immunologische Grundlagen

Bei **allergischen Prozessen vom Typ I** (Akut-Typ-Allergie) kommt es zu Kettenreaktionen zwischen im Blut zirkulierenden sowie im Gewebe positionierten Zellen und Immunglobulinen vom Typ IgE oder IgG. Makrophagen, eosinophile Granulocyten, Bindegewebsmastzellen und andere aktivierende Zellen des Immunsystems spielen die Hauptrolle. Die sog. Suppressorzellen dienen dem Abfangen einer überschießenden Reaktion sowie dem „Herunterregulieren“ zuvor aktivierter Abwehrzellen. Diejenigen Organsysteme, die reichlich mit stationären Immunzellen ausgestattet sind, reagieren am stärksten und verursachen einen Teil der Symptome. Näheres siehe unter 8.4.2 Immunglobulin E.

Bei **immunologischen Reaktionen vom Typ IV** (Spät-Typ-Überempfindlichkeit) handelt es sich um zellvermittelte Reaktionen die ohne Anwesenheit zirkulierender Antikörper stattfinden. Die allergische Reaktion findet von Anfang an zwischen Antigen und spezifisch sensibilisierten T-Lymphozyten statt. Es wird also kein IgE oder IgG „zwischengeschaltet" und somit auch nicht diagnostisch nachweisbar sein. Die aufgenommenen Antigene reagieren zunächst mit Freßzellen (Makrophagen), die anschließend Informationen über das Antigen den bereits spezifisch sensibilisierten Lymphoyzten präsentieren. Während dieser Reaktion setzt der Lymphoyzt lösliche Mediatoren frei. Dadurch kommt es zu weiteren Reaktionen, die letztlich in einer Entzündungskaskade münden, ganz ähnlich wie in der Spätphase der Typ-I-Allergie (siehe unter 8.4.2), Die sog. zelluläre Hypersensibilität führt erst nach 24 bis 72 Stunden nach Antigenkontakt zu Symptomen. Die bekannteste Typ-IV-Reaktion ist z.B. die Tuberkulin-Reaktion.

8.4.1. Die Immunglobuline

Das Immunsystem besitzt zum Schutz vor eindringenden, körperfremden Substanzen eine Reihe von Abwehrsystemen. Neben den sog. unspezifischen Systemen verfügt der Organismus über die zelluläre Immunabwehr und die sog. humorale Immunabwehr. Während sich die zelluläre Abwehr, wie der Name schon verrät, auf die Fähigkeiten bestimmter Immunzellen beschränkt, bringt die humorale Abwehr sog. Plasmaproteine hervor, die hochspezifisch gegen nur eine Fremdsubstanz (Antigen) gerichtet sind → spezifische Immunzellen. Die Produktion solcher Substanzen geschieht unter dem Einfluß der sog. *T-Helferzellen*, den *B-Lymphozyten* und den Plasmazellen der Schleimhäute. Je nachdem, um was für eine Art Antigen es sich handelt, werden verschiedene solcher Immunglobuline während der bereits von anderen Zellen eingeleiteten Abwehrkämpfe ausgebildet. Diese Ausbildung hat den Sinn, die Immunglobuline - dank ihrer Gedächtnisfähigkeit - für einen zweiten Angriff mit dem gleichen Eindringling zu schärfen. Diese Fähigkeit einer hohen, einzig auf ein Antigen ausgerichtete Spezialisierung, hält über Jahre, manchmal sogar lebenslang an. Die Aufgabe der Antikörper besteht nun darin, einen Eindringling, der zum wiederholten Male in den Organismus gerät, schnellstmöglich zu identifizieren und sich durch die Anheftung an seine Oberfläche zu einem Komplex zu verbinden (Antigen-Antikörperkomplex). Ein solchermaßen markierter Feind kann sofort von anderen immunaktiven Zellen aufgespürt und phagozytiert werden.

Wir unterscheiden die Immunglobuline A, D, G, M und E (IgA, IgD, IgG, IgM, IgE). Jedes Immunglobulin ist spezialisiert. IgA ist für den Schutz der Schleimhäute konzipiert. IgM bildet sich bei einem Erstkontakt mit einem Erreger (dieser Prozeß dauert ca. 14 Tage), IgG löst danach die IgM-Antikörper ab und übernimmt die Arbeit im Sinne eines Dauerschutzes oder ist für langwierige Infektionen zuständig. Wir können heute diese Antikörper labortechnisch für eine riesige Anzahl spezifischer Krankheitserreger identifizieren und somit Rückschlüsse über Art, Intensität und den Stand einer Erkrankung bekommen (z.B. Candida-IgA oder Candida-IgG).

Demgegenüber steht die unspezifische Immunabwehr, die nicht erst auf ein Antigen geschult werden muß, sondern selbständig reagiert und arbeitet. Diese Universalkampftruppe besteht aus phagozytosefähigen Zellen, die die Fähigkeiten besitzen, körperfremdes Material zu vernichten (z.B. *Makrophagen*). Die *Granulocyten* bilden darüber hinaus auch Enzyme, durch die letztlich auch bakterizide Peroxidasen frei werden. Die gleichen Zellen werden aber auch von der oben beschriebenen spezifischen Abwehr rekrutiert, wenn die genannten Signale der Antikörper abgesetzt wurden.

8.4.2. Allergiespezifisch - das Immunglobulin E

Eine Sonderstellung für das allergische Geschehen nimmt das Immunglobulin-E ein. Auch hier gilt es, Fremdstoffe in ihren Eigenarten kennenzulernen, diese Informationen zu speichern und bei einem Zweitkontakt das Antigen zu markieren, damit die Vernichtung ermöglicht wird. Den „Haupttäterkreis", mit dem wir uns bei der allergischen Reaktion beschäftigen, stellen unbelebte, von ihrer Struktur „große" Fremdstoff dar (Pollen, Staub, Giftstoffe wie Bienengift usw. - die Beziehung zu Darmparasiten soll hier nicht näher ausgeführt werden). Unter normalen Umständen läuft dieser Prozeß gemäßigt ab, so daß der Betroffene gar nichts oder nur sehr wenig davon mitbekommt. Anders sieht das bei der allergischen Reaktion aus. Hier finden wir eine übermäßige IgE-Bildung, die entsprechend heftige Reaktionen nach sich zieht. Da die Immunglobuline im Blut zirkulieren, sind sie der Labordiagnostik leicht zugänglich.

Das IgE wird zwischen einem spezifischen IgE und einem Gesamt-IgE unterschieden.

Die Höhe des Gesamt-IgE gibt Auskunft über die Intensität einer Allergie und faßt, wie die Bezeichnung schon zum Ausdruck bringt, sämtliche spezifischen IgE-Werte zusammen. Die Bestimmung dient dem ersten Schritt in der Allergiediagnostik. Ein hohes Gesamt-IgE entspricht in aller Regel einer hochallergischen Reaktion.

Zusammenfassung

Bedeutung der Immunglobuline (Gammaglobuline)

Immunglobuline sind sog. Glykoproteine (Eiweiße mit Kohlenhydratanteilen), die nach Kontakt mit einem Fremdstoff (**Antigen** oder AG) in den Plasmazellen (nach Reifung umgewandelte B-Lymphozyten) in den unterschiedlichen Geweben gebildet werden und sich als **Antikörper** (AK) hochspezifisch an den Fremdstoffbinden (Antigen-Antikörper-Reaktion). Die so entstehenden Immunkomplexe können im Rahmen der humoralen Immunität (z.B. unter Beteiligung des Komplementsystems) zerstört werden.

Klasse	Komplementbindung	Funktion
IgG	ja	AK der sekundären Immunreaktion (bereits länger dauernde Immunleistung Zweitinfektion
IgM	ja	AK der primären Immunreaktion (frische Infektion)
IgA	nein	immunologische Schleimhautbarriere
IgD	nein	B-Lymphozytendifferenzierung (antigeninduziert)
IgE	nein	Immunreaktion vom Soforttyp; Parasitenabwehr

Erhöhte Ig-Konzentrationen (Hypergammaglobulinämie) sind meist Ausdruck einer gesteigerten Immunabwehr bei akuten oder chronischen Infektionskrankheiten, wobei die Differenzierung der einzelnen (Sub-)Klassen Rückschlüsse auf die Krankheit(sphase) ermöglichen kann (siehe Tabelle: Frühphase, Spätphase).

Eine selektive **IgE-Erhöhung** tritt vor allem bei allergischen und parasitären Krankheiten sowie beim Hiob-Syndrom (Hyper-IgE-Syndrom) auf.

IgG-Antikörper nehmen 75 - 80% der gesamten Ig-Menge ein. Da IgG imstande ist, die Placenta-Schranke zu durchdringen, wird das Neugeborene für ca. vier bis sechs Monate durch mütterliches IgG geschützt. Immunglobulin G erscheint hauptsächlich im Rahmen der sog. Sekundärantwort einer Infektion, das heißt erst nach einem zweiten Kontakt oder im Rahmen einer länger währenden Immunantwort steigen die spezifischen IgGAntikörper im Serum an. IgG-Antikörper agieren durch Opsonierung* und Toxinneutralisierung. Die Sekretion von IgG wird durch das Zusammenspiel von B- und T-Lymphozyten geregelt. IgG-Antikörper werden in vier Untergruppen unterteilt: IgGI, IgG2, IgG3 und IgG4.

8.5. Allergiediagnostik

8.5.1. Blickdiagnostik

Während Allergiereaktionen im Bereich der Haut und Schleimhäute meist wenig Rätsel aufgeben, kann bei den sog. maskierten Allergien eine Vielzahl unspezifischer Allgemeinsymptome den Diagnostiker in die Irre führen. Insbesondere bei Kindern sind plötzliche Stimmungsschwankungen, überdrehte Aktivität, Aggressivität, auffallende Lethargie und Lustlosigkeit sowie ständig rezidivierende HNO-Infekte äußerst verdächtig. Dazu gesellen sich meist sehr auffällige Körpersymptome, die mit geschultem Blick schnell erkannt werden können. Die bekannte Fachärztin für Kinderheilkunde, Allergologie und Umweltmedizin, Prof. Doris Rapp, hat mit ihren Beobachtungen und Studien mit allergiekranken Kindern in den USA wesentliche Symptome dokumentiert. Dazu gehören

- Ständiges Nasenreiben
- Dunkle Augenringe
- Ausgeprägte Tränensäcke
- blasses Gesicht
- Plötzlich sichtbare knallrote Ohren sowie
- glühende Wangen
- Falten unter den Augen (Doppellidfalten)
- auffallender Mimikverlust
- fleckige Zunge, Zahneindrücke auf der Zunge
- Zappeligkeit, unruhige Beine
- Schmerzhafte Gelenke
- Veränderungen beim Schreiben und Malen (plötzliches Kritzeln und Schmieren)

Ein einfacher Test bei Kindern, die bereits malen und schreiben können, besteht darin, die Kinder während einfacher Schreib- und Malübungen mit der verdächtigen Substanz zu konfrontieren, nachdem eine 2 - 3tägige Karenz eingehalten wurde. Wenn die Kinder bereits schreiben können, reicht es aus, vor, während und nach der Provokation (oder eventuell einfach nach

*Opsonine: körpereigene Stoffe, die durch Anlagerung (Opsonisieren) an körperfremdes Material (z.B. Bakterien, Pilze) dessen Phagozytose begünstigen u. so v.a. der Infektionsabwehr dienen. Dazu gehören Antikörper = Immunglobuline (IgG und IgM) und Faktorenren des Komplementsystems.

den Mahlzeiten) den eigenen Namen schreiben zu lassen. Bei immunologischen Unverträglichkeiten kommt es nun sehr häufig zu beeindruckenden Veränderungen. Das Schriftbild wird zunehmend unleserlich und die Kinder fangen an zu kritzeln. Beim Malen werden zunehmend dunkle Farben genutzt und/oder bedrohliche Motive dargestellt. Auch hier fangen die Betroffenen oftmals an, auf dem Papier wahllos zu kritzeln. So lassen sich auf recht einfachem Wege verdächtige Nahrungsmittel erkennen. Insbesondere bei Kindern, die einer sonst üblichen in vivo- oder in vitro-Diagnostik nicht zugänglich sind, kann man einen solchen Test professionell in der Praxis durchführen. Dazu nutzt man handelsübliche Allergenextrakte (konservierungsmittelfrei), die man den Kindern tropfenweise unter die Zunge gibt. Nun beobachtet man das Verhalten des Kindes beim Spielen, Malen und Schreiben und dokumentiert die Veränderungen.

8.5.2. Labordiagnostik

Die unter „Diagnostik entzündlicher Darmschleimhautveränderungen" beschriebenen fäkalen Parameter können zunächst als eine Art Vorscreening genutzt werden. Bei einer pathologischen Erhöhung der Entzündungsmarker (α-1-Antitrypsin, PMN-Elastase oder Lysozym), sollte dann eine weiterführende, allergiespezifische Diagnostik durchgeführt werden. Dabei ist zu bedenken, daß die isolierte Diagnostik eines Allergietyps - beispielsweise die alleinige IgE-Diagnostik - immer nur eingeschränkte Aussagen zuläßt. Um konkrete Ergebnisse über allergische Ursachen eines Patienten machen zu können, ist es oftmals nicht zu umgehen, die drei folgenden Testverfahren gleichzeitig einzusetzen. Die Praxis hat gezeigt, daß bei vielen Patienten die Unverträglichkeitsreaktionen durchaus auf allen drei Ebenen stattfanden können. Wenn ein Patient verzögert auf ein Grundnahrungsmittel reagiert, welches er täglich - eventuell sogar mehrmals - zu sich nimmt, läßt sich anamnestisch kein eindeutiger Hinweis herausarbeiten.

Zur Verlaufskontrolle der Therapie und der Antigenkarenz/Rotationsdiät eignen sich die beschriebenen fäkalen Entzündungsparameter - unter der Voraussetzung, daß sie zuvor patholo-

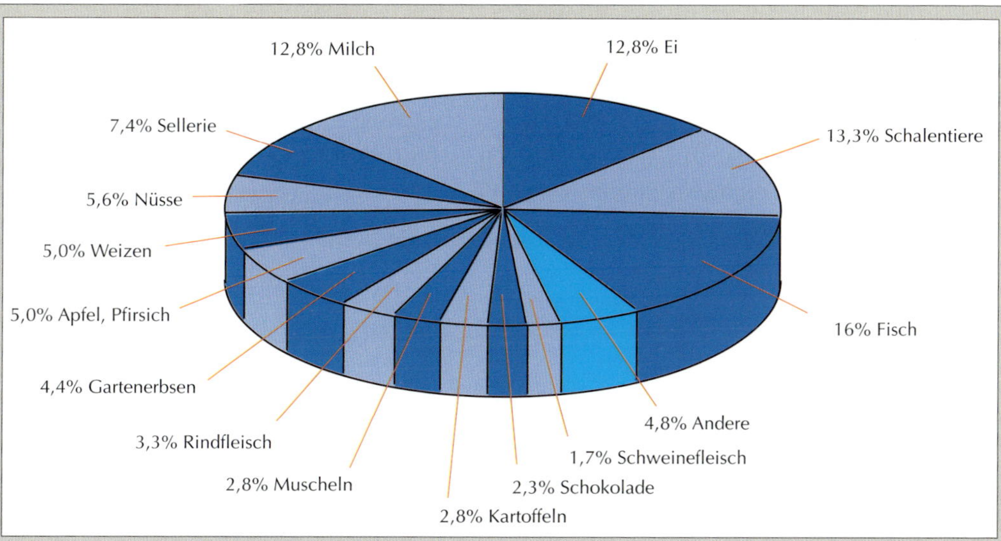

Abb. 65: Wichtige Nahrungsmittelallergene

gisch erhöht waren - sehr gut. Nach entsprechender Antigenkarenz sollten sich zuvor erhöhte Parameter innerhalb der nächsten 6 - 8 Wochen normalisieren.

8.5.2.1. Spezifischer IgE-Test

Labordiagnostisch läßt sich das Immunglobulin E entsprechend seiner hochspezifischen Antigenreaktion differenzieren, da für jedes Antigen ein eigenes (spezifisches) Immunglobulin gebildet wird. Die Intensität einer Reaktion auf ein Antigen wird durch verschiedene RAST-Klassen und nach Konzentrationen festgelegt (Klasse 0: Keine spezifischen Antikörper nachweisbar; Klasse 1 - 6: Spezifische IgE-Antikörper in aufsteigender Konzentration nachweisbar). Im Rahmen des KyberPlus-Konzeptes können mittels eines IgE-Nahrungsmittel-Allergie-Screenings 90% der wichtigsten Typ-I-Nahrungsallergene einzeln getestet werden (Abb. 65).

8.5.2.2. Spezifischer IgG_4-Test

IgG_4 ist allergiespezifisch für eine verzögerte Reaktion und nicht identisch mit dem Serum Gesamt-IgG Spiegel. IgG_4 - Antikörper erreichen normalerweise nur einen Prozentsatz von ca. 4% des Gesamt-IgG-Gehalts, steigen bei allergischen Reaktionen aber stark an. Es gibt verschiedene Hinweise auf eine Effektorrolle des spezifischen IgG_4. Es konnte gezeigt werden, daß monoklonales Anti-IgG_4 (von einem Zellklon produzierte Antikörper gegen IgG_4) in Laboruntersuchungen zur Degranulation humaner basophiler Leukozyten mit entsprechender Freisetzung von Mediatoren führen kann.

Da in vielen Fällen trotz vorliegender Sensibilisierung keine IgE-vermittelte Allergie nachweisbar ist oder aber gleichzeitig eine überschießende Reaktion spezifisches Immunglobulin G vorliegen kann, sollte die Diagnostik auf die Bestimmung von IgG-Antikörper ausgedehnt werden. Wenn gG-Antikörper gebildet wurden, dominieren diese und behindern die Bestimmung gleichzeitig vorhandener IgE-Antikörper mit gleicher Spezifität. Diese Antikörper reagieren träger und sind darüber hinaus auch von der Menge des aufgenommenen Antigens abhängig. Das IgG wird in ein Gesamt-IgG sowie in vier Subklassen eingeteilt. IgG_4 ist allergiespezifischer. IgG_4-Antikörper haben eine kürzere Halbwertszeit, so daß nach ca. 3-wöchigem Expositionsstop gegenüber dem Antigen keine Reaktionen mehr auftreten. Erst nach mehrmaligem Kontakt kommt es wieder zu Reaktionen. Ein IgG-Allergietest ist erst ab ca. dem 5. Lebensjahr sinnvoll, da in jüngeren Jahren nicht-IgE-vermittelte Reaktionen sehr selten sind. Der Test hat sich insbesondere bei Nahrungsmittelallergien und Reaktionen gegen Pilze, z.B. Candida albicans, als sinnvoll erwiesen. Insbesondere gegen die nachfolgend aufgezählten Nahrungsmittel werden IgG-Antikörper gebildet:

- Hühnereiweiß
- Eigelb
- Kuhmilchprotein
- Weizenmehl
- Maismehl
- Tomate
- Schweine- und Rindfleisch
- Karotte
- Kartoffel
- Guarkernmehl

8.5.2.3. Der Lymphozytentransformationstest (LTT)

Bezüglich der immunologischen Kontrollfunktionen üben T-Lymphozyten, die im Bereich der Lamina propria sowie den Endothelzellen diffus verteilt sind, auch eine Hemmung überschießender Immunantworten aus, was im wesentlichen der Unterdrückung einer allergischen Reaktion auf Nahrungsantigene dient. Eine eingeschränkte T-Zellfunktion, die auf der Grundlage eines Zinkmangels entstehen kann, erhöht z.B. das Risiko allergischer Reaktionen vom verzögerten Typ (Typ IV) gegen Nahrungsbestandteile nach sich.

Das übliche Nachweisverfahren für Typ-IV-Allergien (verzögerte Reaktion) ist der Epikutantest, dessen unzureichende Empfindlichkeit insbesondere bei Nahrungsmittelallergien häufig zu falsch-negativen Ergebnissen führt und zur Diagnostik von Nahrungsmittelallergien in der Regel nicht aussagekräftig genug ist.

Tab. 54: Nahrungsmittelallergien

Allergien vom Sofort-Typ	*Allergien vom verzögerten Typ*
IgE-, IgG4-vermittelt	IgG4, IgG, T-Zell-vermittelt
Genetische Disposition: • („Atopiker")	**Prädisposition:** • erhöhte Schleimhautpermeabilität • entzündliche Darmerkrankungen • chronische Infektionen • Pankreasinsuffizienz • Intestinale Enzymdefekte • sIgA-Mangel • Intestinale Florafehlbelegungen
Klinischer Verlauf: • Akuter Beginn (Minuten) • Kurze Dauer (Stunden) • Orale Allergiesymptome • Rhinitis, Asthma bronchiale, • Meteorismus, Übelkeit, Erbrechen • Diarrhöe, Tenesmen • Urticaria, atopisches Ekzem	**Klinischer Verlauf:** • Verzögerter Beginn (Stunden, Tage) • Lange Dauer (Tage) • *Chronische Symptome:* • Müdigkeit, Muskelschmerzen • Migräne, Ekzeme, entzündliche • Schleimhautveränderungen (α1AT) • Subfebrile Temperaturen
Lokalisation: • 40 % Haut • 25 % Respirationstrakt • 20 % Gastrointestinaltrakt • 10 % Herz-Kreislaufsystem	
Diagnostik: • Anamnese • Eliminations-/Provokationsdiäten • Prick-, Scratch-Intracutan-Tests • Nachweis allergenspez. IgE-AK • IgG, EAST: bei vorhandener Allergieymptomatik aber fehlendem IgE-Nachweis (v.a. Milch, Cerealien)	**Diagnostik:** • Anamnese • Eliminations-/Provokationsdiäten • IgG, EAST • IgG, EAST (Typ III Allergien) • LTT • Unklare Langzeitsymptomatik bei negativem IgE- und IgG, -AK-Nachweis

Beim Lymphozytentransformationstest (LTT) handelt es sich um ein in vitro-Verfahren, mit dem Sensibilisierungen wie z.B. ebenfalls verzögerte Immunreaktionen nachgewiesen werden.

Beim LTT werden die Lymphozyten aus dem Patientenblut isoliert und zusammen mit den verdächtigen Antigenen inkubiert. Liegt eine spezifische Sensibilisierung vor, kommt es zu einer Stimulierung der Lymphozyten. Da jede Proliferation mit einer Steigerung der DNA-Synthese einhergeht, wird das Ausmaß der Neusynthese der DNA gemessen.

Die Erfahrungen mit dem LTT haben gezeigt, daß verzögerte Reaktionen gegen Nahrungsmittel häufig für viele unspezifische Beschwerden verantwortlich sein können. Bei Patienten mit Neurodermitis oder Asthma bronchiale können mit diesem Verfahren diejenigen Triggerfaktoren identifiziert werden, die für unerklärliche Krankheitsschübe oder eine Therapieresistenz verantwortlich sind. Neben Nahrungsmittelallergien lassen sich darüber hinaus Sensibilisierungen gegenüber Schwermetallen, z.B. aus Dentalwerkstoffen, nachweisen.

Die Reaktion läuft verzögert während 24 - 72 Stunden ab (Spättyp-Allergie, verzögerte Allergie). Eine klassische Typ IV-Reaktion ist z.B. der Tuberkulin-Test.

8.6. Therapie bei Nahrungsmittelallergien

8.6.1. Klassische Hyposensibilisierung (Desensibilisierung)

Die wiederholte Applikation ansteigender Konzentrationen eines bekannten Allergens kann zu einem Abbau der übersteigerten Immunreaktion führen, so daß die Patienten im Idealfall trotz Allergenkontakt symptomfrei bleiben. Der Wirkmechanismus der Hyposensibilisierung ist nicht genau bekannt. Möglicherweise entwickelt das Immunsystem blockierende Antikörper der Klasse IgG, so daß die vermehrt gebildeten IgE-Antikörper inaktiviert werden. Darüber hinaus wird die Produktion von anti-idiotypischen Antikörpern vermutet sowie die gesteigerte Bildung von Immunreaktion dämpfenden Suppressor-T-Zellen diskutiert. Auch die Abnahme der Freisetzungsfähigkeit Mediator-sezernierender Zellen wird diskutiert. Bei der Hyposensibilisierungsbehandlung handelt es sich letztlich um eine Umstimmung des Immunsystems mit dem Ziel, die allergischen Reaktionen abzubauen oder zu dämpfen, um möglichst Symptomfreiheit oder zumindest eine deutliche Besserung zu erreichen.

Insbesondere bei Patienten mit Insektengiftallergien hat sich die Methode etabliert. Auch bei Allergien auf Frühblüher und entsprechenden Kreuzreaktionen kann eine spezifische Hyposensibilisierung mit einem Baumpollenextrakt durchgeführt werden. Neben den guten Ergebnissen bezüglich der Pollenallergie lassen sich in ca. 50 - 60% der Fälle assoziierte Nahrungsmittelallergien günstig beeinflussen. Dies gilt besonders für Patienten mit allergischem Asthma bronchiale. Bei ausgedehnten Pollenreaktionen in Verbindung mit Nahrungsallergien sind die Erfolge deutlich geringer.

Die Hyposensibilisierung ist nicht frei von Nebenwirkungen, vor allem wenn sie per injectionem durchgeführt wird und sollte ausschließlich in der Hand des Facharztes bleiben. Neben harmlosen Lokalreaktionen kann es bei nicht lege artis durchgeführter Therapie zu schwersten anaphylaktischen Reaktionen kommen. Komplikationen im Sinne einer Serumkrankheit mit Fieber, Gelenkschmerzen, Lymphknotenschwellungen und neurologischen Symptomen sind zwar selten werden aber dennoch beobachtet. Da Heuschnupfen-Patienten verglichen mit Personen ohne Heuschnupfen ein erhebliches höheres Risiko haben, an Asthma bronchiale zu erkranken, ist eine adäquate Therapie dringend erforderlich. Immerhin entwickeln bis zu 40 Prozent aller Patienten mit allergischer Rhinitis bei zunehmender Krankheitsdauer ein Asthma bronchiale.

Kontraindikationen stellen chronische Infekte, Krampfleiden, Schäden am Erfolgsorgan (z.B. Lunge/Bronchien), Immundefekte oder Autoimmunerkrankungen dar. Als relative Kontraindikationen sind multiallergische Reaktionen gegen eine sehr breite Palette unterschiedlichster Allergene zu beurteilen. Bei Patienten mit länger als ca. 8 Jahre bestehenden Allergiereaktionen sinkt die Erfolgsaussicht erheblich. Zweifelhaft ist die Methode bei Reaktionen auf Tierhaare und Nahrungsmitteln (nicht pollenassoziiert), so daß auch in diesem Fällen eher Abstand von einem Hyposensibilisierungsversuch genommen werden sollte.

8.6.1.1. Orale Toleranz

Bereits 1946 wurde der Begriff der oralen Toleranz geprägt. Es handelt sich dabei um das Phänomen, daß durch die orale Aufnahme des Allergens die Abwehrreaktionen des Immunsystems auf diese Substanz abnehmen können. Sehr wahrscheinlich spielen regulierende Vorgänge im Bereich des Darmimmunsystems eine Schlüsselrolle. Entscheidend ist die Dosis des verabreichten

Tab. 55: Orale Hyposensibilisierung (OH) mit Kuhmilch

Tag der OH	Eiweiß Konzentration	Volumen Kuhmilch
1. Tag	3 (µg/ml)	0,1 (µl)
2.	6	0,2
3.	12	0,4
4.	24	0,3
5.	ca. 50	1,6
6.	100	3,2
7.	200	6,4
8.	400	12,8
9.	800	ca. 25
10.	1.600	50
11.	3,2 (mg/ml)	100
12.	6,4	200
13.	12,8	400
14.	ca. 25	800
15.	50	1.600
16.	100	3,2 (ml)
17.	200	6,4
18.	400	12,8
19.	800	ca. 25
20.	1.600	50
21.	3.200	100*

* zirka eine halbe Tasse
Quelle: Diel et al.: Vollwertige Ernährung als Therapie allergischer Hauterkrankungen; Allergothek 4/93

Allergens. *Diel* konnte bei Neurodermitikern, bei denen eine Kuhmilchallergie nachweisbar war, durch die orale Hyposensibilisierung in 90% der Fälle eine Toleranz aufbauen. Bei der klassischen Form der oralen Hyposensibilisierung wird das Allergen in Form kleinster Mengen im µg-Bereich verabreicht, wobei täglich über ca. 4 Wochen die Konzentrationen bis zu mehreren Gramm zu gesteigert wird.

In der klinischen Ökologie wird über die Austestung mittels des intrakutanen Provokations- und Neutralisationstestes nach der derjenigen Allergenverdünnung gesucht, die keine lokalen Hautreaktionen nach Einspritzung in die Haut mehr hervorruft. Diese „neutralisierende Verdünnungsstufe" wird nun dem Patienten über mehrere Monate sublingual verabreicht, wodurch ebenfalls eine spezifische immunologische Toleranz erzeugt werden kann.

8.6.2. Mikrobiologische Therapieansätze

von K. Zimmermann

Wesentlich für den Einsatz der mikrobiologischen Therapie bei Allergien ist die kombinierte orale und parenterale Zufuhr unterschiedlicher Probiotika nach einem individuell festgelegten Therapieschema.

Die zur Atopie-Therapie verwendeten Probiotika enthalten sowohl gram negative als auch grampositive Keime. Zur Verfügung stehen orale mikrobielle Präparate lebender E. coli (Symbioflor 2®) oder Enterococcus-faecalis-Keime (Symbioflor 1®) oder ein Gemisch beider Stämme in abgetöteter Form (Pro-Symbioflor®). Ferner gelangen Autovaccine zur parenteralen Anwendung. In langjähriger Erfahrung hat sich mit den genannten Präparaten ein Behandlungsschema herauskristallisiert, welches die Abläufe in unserem Immunsystem positiv beeinflußt.

Durch Kombination fördernder und hemmender Signale, ausgelöst durch die Probiotika, wird beim Patienten das bei Allergien überaktivierte Immunsystem gedämpft und gleichzeitig die Abwehrbereitschaft des Organismus gestärkt.

Die Therapie beginnt mit Pro-Symbioflor®. Dem Pro-Symbioflor® kommt bei der Therapie allergisch bedingter Erkrankungen den Herstellerangaben zufolge eine immense Bedeutung zu, weil es die „Allergiebereitschaft" des Organismus mindern soll. Es wird über drei Monate mit einschleichender Dosierung verabreicht.

Im zweiten bis zum fünften Monat der Behandlung (= Beginn der Phase 1) wird Symbioflor 1® (lebende Enterococcus faecalis humanen Ursprungs) eingesetzt. Sinnvoll ist in diesem Zusammenhang das intestinale Milieu mittels verschiedener Stämme von Milchsäurebakterien (Symbiolact comp.) zu stabilisieren. Parallel dazu beginnt die Verabreichung der Autovaccine. Wesentlich ist, daß hierbei die Anwendung der Autovaccine parenteral, in der Regel subkutan erfolgt. Erst in der Phase II (= Beginn des 4. Monats) kommt zu dieser Therapie noch Symbioflor 2® (lebende E.-coli humaner Herkunft) dazu. Die Behandlung mit Autovaccinen erfolgt parallel bis zum Ende der Therapie, wobei die Dosierungen individuell dem Patienten anzupassen sind (siehe auch Kapitel 3, S. 91ff: „Mikrobiologische Therapie" unter 3.3.2, S. 113: „Symbioflor-Phasenschema").

8.6.2.1. Einfluß auf die Zytokinproduktion

Die Diskussion zur Wirkung von Probiotika auf das atopische Erkrankungen verdeutlicht, daß in dem eingangs dargelegten Behandlungsschema sowohl eine Dämpfung des Immunsystems als auch immunstimulierende Komponenten zu dessen Anregung vorhanden sind. Anhand verschiedener Wechselwirkungen mit denjenigen Zelltypen, die vermutlich an der Immunpathogenese der atopischen Reaktionen ursächlich beteiligt sind, wurde aufgezeigt, wie die Gesamtheit dieser Mechanismen dazu beitragen kann, die Symptomatik bei Typ-I-Allergien zu lindern. Es muß jedoch betont werden, daß nur ein kleiner Ausschnitt aus den möglichen Regulationsmechanismen dargestellt werden konnte, und die Wechselwirkungen des Immunsystems mit dem endokrinen System und dem Nervensystem nicht berücksichtigt wurden, diese aber mit Sicherheit eine wichtige Rolle spielen.

Innerhalb der zitierten Wechselwirkungen von Probiotika mit Zellen des Immunsystems soll an dieser Stelle nochmals die bedeutende Rolle von Interleukin-10 hervorgehoben werden. Interleukin-10, ein überaus tiefgreifend immunregulatorisch wirksames Zytokin, was die Kontrolle von Entzündungsreaktionen anbelangt (als „cytokine synthesis inhibitory factor" klassifiziert), besitzt wie so viele andere Zytokine auch protektive Eigenschaften, gerade weil es die mit Sepsis und Schock einhergehende Zytokinproduktion unterdrückt.

Dies wurde an einem Schockmodell gezeigt, in dem neonatale Mäuse durch prophylaktische Gabe von rekombinantem Interleukin-10 vor einer Infektion mit Gruppe-B-Streptokokken geschützt waren. In einem sehr eleganten Versuchsmodell untersuchte die Arbeitsgruppe *Okahashi* et al. den Einfluß einer oralen Immunstimulation bei IL-4-„Knockout"-Mäusen. Sie konnten zeigen, daß trotz des Fehlens von Interleukin-4 diese Tiere nach oraler Applikation eines genetisch modifizierten Salmonellen-Stammes eine drastische Steigerung spezifischer IgG- und IgA-Antikörper im Serum und in der Darmmukosa aufwiesen, die mit einer Steigerung der Interleukin-10 und Interleukin-6-Produktion verknüpft war. Die Autoren ziehen daraus die Schlußfolgerung, daß trotz einer reduzierten TH2-Immunantwort die Produktion von IgA durch Interleukin-6 und Interleukin-10 unterstützt wird.

Darüber hinaus war Interleukin-10 in vitro in der Lage, die IgA-Produktion von B-Lymphozyten von Patienten mit einer IgA-Defizienz zu stimulieren. Sollte es in naher Zukunft gelingen, in klinischen Untersuchungen an Atopikern auch ein Einfluß der Probiotika auf die Interleukin-10-Produktion nachzuweisen, könnten sicherlich noch diejenigen Mechanismen für eine immunmodulatorische Wirkung von Probiotika zur Therapie bei allergischen Erkrankungen aufgezeigt werden, die den eigentlichen Anspruch der mikrobiologischen Therapie ausmachen, nämlich die Anregung des darmassoziierten Immunsystems.

8.6.3. Orthomolekulare Therapie

von M. Martin

Im Rahmen der Allergiediagnostik sollte auch ein Mikronährstoff-Status erhoben werden, wobei insbesondere die Elemente Calcium, Selen, Zink und die Vitamine A und C berücksichtigt werden. Eine unzureichende Versorgung mit immunogenen Nährstoffen kann den Verlauf und die Symptomatik von atopischen Erkrankungen negativ beeinflussen.

Unabhängig von nachweisbaren Defiziten lassen sich die membranstabilisierenden und schleimhautregenerierenden bzw. -protektiven Effekte orthomolekularer Substanzen hervorragend für ein antiallergisches Therapieregime ausnutzen. Die mukosalen Grenzflächen des Organismus sind zunehmend einem unkontrollierbaren Radikalenstress durch Umweltkontaminanten ausgesetzt und verlieren dadurch in steigendem Maße ihre Barrierefunktion.

Selen moduliert nicht nur das Immunsystem, sondern ist an der Arachidonsäurekaskade beteiligt und moduliert proinflammatorische Prostaglandine, Thromboxane und Leukotriene. Den schützenden Scavenger-Enzymen kommt hier eine Schlüsselrolle im Schutz vor freien Radikalen und zur Detoxifikation zu. Die Glutathionperoxidase ist eines der wichtigsten Scavenger-Enzyme und benötigt zu ihrer Aufgabe das Spurenelement Selen. Ein Selenmangel zieht somit ein Glutathionmangel nach sich mit der Folge eines Überangebotes an schädlichen Peroxiden.

Entgiftende Enzyme werden also mittels unterschiedlicher Mikronährstoffe im Körper aufgebaut: Glutathion (Vitamin C, L-Cystein) und **Glutathionperoxidase** (enthält Selen, Vit. E, Riboflavin, Niacin), Katalasen (enthalten Eisen), Superoxid-Dismutasen (enthalten Zink, Mangan, Kupfer). Zur Therapie sollten sinnvollerweise sich ergänzende Substanzen (also Vitamine und Spurenelemente und Mineralien und Bioflavonoide) eingesetzt werden. Nur so kann das schützende Potential dieser Substanzgruppen optimal genutzt werden:

- Vitamin E schützt vor Oxidation im Bereich lipidartiger Strukturen wie wir sie in den Zellmembranen finden
- Vitamin C weist eine besondere Beziehung zum Zytoplasma auf und schützt damit den Zellkern
- β-Carotin ist „Spezialist" für den Zwischenzellraum
- Aminosäuren greifen als Bestandteile von Enzymen und regulierende Faktoren des Zellstoffwechsel in die Entgiftungsvorgänge ein

Die Aminosäuren **Methionin** sowie **Cystein** enthalten Schwefel und sind in der Lage, Schwermetalle zu binden. Ebenso cheliert **Histidin** Schwermetalle. Die solchermaßen entstandenen Komplexe werden via Niere ausgeschieden.

Einige Autoren empfehlen zur Unterstützung der körpereigenen Kortisolbildung die Substitution von **Pantothensäure** und **Vitamin C**, da diese Nährstoffe als wichtige Co-Faktoren zur Bildung von Kortison fungieren. In der antiallergischen Therapie kann so ein Effekt im Sinne einer verbesserten Stressadaptierung sowie die antiallergischen Wirkung von Kortisol genutzt werden. Darüber hinaus konnte belegt werden, daß Vitamin C einen entscheidenden Einfluß auf die Histaminfreisetzung ausübt. Bereits 1973 wurde vermutet, daß der Ascorbinsäure eine Antihistaminwirkung zukommt. Inzwischen wurde durch in vivo und in vitro Studien bestätigt, daß Vitamin C einerseits die Histaminsynthese inhibiert, andererseits den nicht-enzymatischen Abbau des Histamins fördert. Darüber hinaus können insbesondere hohe Dosen Vitamin C (per Infusion zwischen 7,5 und 21,5 Gramm/die!) überschießende Immunreaktionen supprimieren. Neben dem oben erwähnten Anstieg des Plasmakortisolspiegels ließ sich eine Senkung der Eosinophilen Zellen nachweisen. Die Anhebung des Plasmakortisolspiegels wird allerdings nur durch die parenterale Zufuhr von hohen Dosen Vitamin C erreicht. Eine orale Substitution führte in Untersuchungen zu einer Senkung des Kortisols. Im Bereich der epithelialen Grenzflächen führt Vitamin C zu einer verbesserten Membranintegrität und führt so zu einem Schutz vor Gewebsschwellungen und der damit verbundenen Permeabilitätsstörung.

Dem Spurenelement **Zink** kommt eine herausragende Rolle zu, da es direkten und indirekten

Einfluß auf das Immunsystem nimmt. Zinkmangelerscheinungen führen zu umfangreichen Störungen der Immunfunktionen, wobei hier insbesondere die Funktion in der Beantwortung Antigen-spezifischer Immunreaktionen (T-Lymphozytenabhängige zelluläre Immunität und Antikörperantwort durch Antigen-stimulierte B-Lymphozyten) ins Auge fallen. Ein Zinkdefizit wird mit der Entstehung von verzögerten Allergien in Verbindung gebracht.

Zink hemmt die Freisetzung von Leukotrien und vor allem von Histamin. Erniedrigte Zinkkonzentrationen führen zu gesteigerten Reaktionen der humoralen Immunität.

Eine suboptimale Zinkversorgung führt unter anderem

- zu immunologischen Störungen wie Thymus- und Lymphknotenatrophie, Lymphopenie, beeinträchtigter Phagozytose und Typ IV - Allergien (= gestörte Reaktion der T-Zellymphozyten)
- zu einer Beeinträchtigung von Kontrollmechanismen bezüglich der Freisetzung von Entzündungsmediatoren (Zink bindet z.B. Histamin mittels Heparin in der Mastzelle)
- zu einer Störung der Zellteilung und -differenzierung im Bereich der Darmschleimhaut
- zu einem gestörten Vitamin A-Stoffwechsel (Schleimhautschutzvitamin) mit der Folge einer Verminderung der mukosproduzierenden Becherzellen sowie Epithelveränderungen der Darmschleimhaut
- zu einer Beeinträchtigung des antioxidativen intestinalen Potentials, da es als Co-Faktor des Enzyms Superoxiddismutase fungiert
- zu Regulationsstörungen im Bereich der Prostaglandine und Thromboxane mit der Folge einer erhöhten Entzündungsbereitschaft
- zu Störungen im Bereich der Magenschleimhaut und der Magensekretion (die Bildung der Salzsäure wird durch das Zink-Metallo-Enzym Carboanhydrase katalysiert)
- zu einer Beeinträchtigung der Pankreasenzym-Produktion (die Bildung der Carboxypeptidase (Eiweißspaltung) und der α-Amylase (Ptyalin; Kohlenhydratspaltung) wird verringert)

Da Zink in erster Linie im Blut erythrozytär gebunden vorliegt, sollte die Bestimmung im Vollblut mittels der Atomabsorptionsspektrometrie erfolgen und nicht nur im Serum bestimmt werden.

Weitere Einzelheiten siehe unter „Zink in der Gastroenterologie", Kapitel 13.3, S. 395.

Calcium wirkt aufgrund seiner membranstabilisierenden Wirkung antiallergisch, entzündungshemmend und juckreizstillend.

In der klinischen Ökologie wird zur raschen Symptomlinderung bei allergischen Reaktionen neben Vitamin C ein **Basenpräparat** empfohlen. Tatsächlich läßt sich bei Patienten mit multiplen Allergiesymptomen ein deutlicher Effekt beobachten, sobald bei auftreten der Reaktionen ein Basengemisch getrunken wird (z.B. Basovital).

8.6.4. Sekundäre Pflanzenstoffe

Über die ausgezeichneten Eigenschaften von Grünem Tee wurde bereits auf Seite 116 berichtet. Bezüglich allergischer Erkrankungen und Schleimhautschutz kann insbesondere der stark ausgeprägte antioxidative Effekt der Tee-Catechine und -Polyphenole ausgenutzt werden. Zahlreiche Untersuchungen konnten bestätigen, daß Grüner-Tee-Extrakt eine erheblich stärkere antioxidative Aktivität besitzt als z.B. Vitamin C und E.

Für andere Flavonoide wie Quercetin konnten durch Untersuchungen an Zellkulturen stark immunmodulatorische Wirkmechanismen nachgewiesen werden, die insbesondere bei allergischen Prozessen eine Rolle spielen. *Middleton* und *Kandaswami* wiesen nach, das Quercetin

- das Wachstum von Lymphozyten hemmt
- die Verarbeitung und Präsentation von Antigenen durch Makrophagen beeinträchtigt
- die Interleukin-2 Sekretion und Interleukin-2-Rezeptor-Expression verringert
- die zytotoxische T-Lymphoyzten hemmt
- die Aktivität der Natürlichen Killerzellen hemmt
- die Histaminfreisetzung aus Mastzellen hemmt

Die untersuchten Effekte sind reversibel, so daß sich daraus schließen läßt, daß Flavonoide nicht unspezifisch als Giftstoffe wirken, sondern bestimmte Prozesse zu Beginn der Immunzellaktivierung beeinflussen. Neben Quercetin konnte auch durch die Flavonoide Myricetin und Kaempferol eine Hemmung der Histaminfreisetzung aus Mastzellen und basophilen Granulozyten ausgelöst werden.

Neben den immunmodulatorischen Eigenschaften reduzieren Flavonoide Entzündungsreaktionen. Das Ausmaß der Schwellung sowie die Permeabilität der Gefäße werden positiv beeinflußt.

Bioflavonoide kommen insbesondere in Früchten, Kernen, Blättern und in Rinden vor. Koniferen besitzen in ihrer Rinde einen hohen Anteil eines besonders wirksamen Flavonoids, dem Procianidin. Heute geht man davon aus, daß die Wirksamkeit von Crataegus, Mistel, Ginkgo biloba oder Grünem Tee auf OPC zurückzuführen ist. Auch Rotwein enthält in hoher Konzentration Procianidine.

Adaptogene

Siehe hierzu unter „Adaptogene Maßnahmen" im Kapitel „Therapie chronisch entzündlicher Darmerkrankungen".

8.6.5. Wirkstoffe aus Bischofskraut : nicht nur Therapeutikum, auch Diagnosehilfe

Bei vielen Patienten ist eine vollständige Identifizierung von Nahrungsmittelallergenen nicht möglich, bei anderen Patienten läßt sich eine vollständige Karenz nicht durchführen und letztlich läßt sich der Anspruch einer kausalen Therapie nicht immer umsetzen. Besonders problematisch ist die Situation im Säuglings- und Kleinkindalter. In all diesen Fällen bedarf es einer prophylaktischen Daueranwendung eines nichtresorbierbaren „Antihistaminikums", welches risikofrei verabreicht werden kann.

Die vorzugsweise in Ägypten vorkommende Heilpflanze Ammi visnaga (Bischofskraut) ist in der Naturheilkunde bestens bekannt. Der Wirkstoff Khellin zeigt u.a. ein zuverlässiges spasmolytisches Potential. Weniger bekannt ist allerdings, daß das Khellin-Derivat Cromoglicinsäure (DNCG) ebenfalls aus der Khella-Forschung entwickelt wurde und ein hervorragendes und weitgehend nebenwirkungsfreies antiallergisches Potential besitzt. DNCG führt über die Stabilisierung der Mastzellmembranen zu einer Unterbrechung der Allergen-bedingten Histaminausschüttung sowie der Bildung einer Immunkomplex-Formierung. Somit wird der Entstehung immunologischer Reaktionskaskaden wirksam vorgebeugt - Symptome werden verhindert. Die oral verabreichte Cromoglicinsäure (z.B. Pentatop®) wird nur zu ca. 1% resorbiert und wirkt daher nur auf der Darmschleimhautoberfläche bzw. den Mastzellmembranen der Darmschleimhaut. Somit lassen sich nicht nur Fernsymptome, die auf intestinale Allergien zurückzuführen sind, verhindern, sondern auch die histaminbedingten lokalen Immunreaktionen, die in Folge zu einer Permeabilitätserhöhung der Darmmukosa führen, wirksam unterbinden. Ein beachtenswerter Begleiteffekt, der die Gefahr einer verstärkten Resorption von Makromolekülen aus dem Darmlumen sowie einer Schädigung der M-Zellen reduziert und somit sekundär induzierte Nahrungsmittelallergien verhindert.

Nicht jeder Patient kann einer umfangreichen Allergiediagnostik zugeführt werden. Verblüffend einfach ist der „orale DNCG-Test": Besteht der Verdacht auf eine Nahrungsmittelallergie, kann über ca. 4 Wochen Pentatop verabreicht werden. Läßt sich innerhalb dieser Zeit ein Rückgang der Beschwerden feststellen, ist die Diagnose Lebensmittelallergie ex juvantibus meist gesichert.

Um den ausschließlich protektiven Effekt der Cromoglicinsäure voll ausschöpfen zu können, ist es auf jeden Fall erforderlich, das Präparat mindestens 20 - 30 Minuten vor dem Allergenkontakt (also vor den Mahlzeiten) aufzunehmen. Wird dieser Zeitraum nicht eingehalten, ist die Membranstabilisierung bezüglich der Mastzellen noch nicht abgeschlossen. Der schützende Effekt hält ca. 4 Stunden nach Einnahme an. Das Wissen um diese Zusammenhänge ermöglicht eine individuelle Anpassung der Medikation, vor allem wenn die Allergene bekannt sind.

Die durchschnittliche Dosis bei Säuglingen und Kleinkindern bis zum 2. Lebensjahr liegt bei 20 bis max. 40 mg Wirkstoff pro kg Körpergewicht pro Tag. Kinder zwischen dem 2. und ca. 14 Lebensjahr erhalten durchschnittlich 4 x 100 mg/die. Ab dem 15. Lebensjahr ist eine Dosis von 4 x 200 mg erforderlich. Studien ergaben, daß bei Erwachsenen ab dem 14. Einnahmetag von 4 x 200 mg DNCG der protektive Effekt am stärksten ausgeprägt war. Im Rahmen einer diagnostischen Anwendung sollte über ca. 3 - 4 Wochen prinzipiell eine 4-malige Einnahme erfolgen, um zu gewährleisten, daß über den üblichen Zeitraum der Nahrungsaufnahme allergische Reaktionen inhibiert werden.

8.6.6. Eigenblutverfahren

Die Eigenbluttherapie ist ein klassisches Verfahren der Naturheilkunde. Die ursprüngliche Technik ist sehr einfach: es wird zwischen 2-5 ml venöses Blut entnommen und intraglutäal reinjiziert. Inzwischen gibt es eine Fülle von Modifikationen, bei denen das Blut vor der Injektion verändert, denaturiert oder mit anderen Medikamenten (z.B. Echinacea, Ozon, Homöopathika) vermischt wird.

Das Grundprinzip ist bei allen Verfahren gleich: durch den Reiz, den das intramuskulär injizierte Blut verursacht, werden eine Reihe von unspezifischen Immunreaktionen in Gang gesetzt (z.B. Makrophagenaktivierung). Wird das Blut in unveränderter Form benutzt, werden auch die für die Allergie typischen Antigene bzw. Antigen-Antikörperkomplexe unverändert zurückgegeben. In der Praxis hat sich bewährt, Eigenblut mit biologischen Präparaten in einer Mischspritze aufzuziehen und im. zu verabreichen. Auch in diesem Zusammenhang bietet sich die Auto-Sanguis-Stufentherapie nach *Reckeweg* an, bei der mittels homöopathisch aufbereiteten Eigenblut eine günstige Wirkung auf Immunstörungen wie Allergien und Autoaggressionskrankheiten Einfluß genommen werden kann (nähere Informationen über die Firma Heel, Baden-Baden). Bezüglich bewährter Injektionspräparate siehe unter Injektionstherapie.

8.6.6.1. Die orale Eigenbluttherapie

Das Institut Mentop* bietet für die orale Applikation einen Praxiskit (ISF-Kit) an, mit dem das patienteneigene Blut schnell und anwendungsfreundlich aufbereitet und nach homöopathischen Regeln verdünnt bzw. potenziert wird. Eine Veränderung der Antigene wird erreicht, indem ein Hilfsstoff, der dem Praxiskit beigefügt ist, dem Blut beigemischt wird. Durch die Adsorption des Antigens an diesen Hilfsstoff (Aluminiumhydroxidgel-Citrat) kommt es zu einer Oberflächenveränderung, wodurch das Immunsystem angeregt wird, auch andere Immunglobulinklassen (IgG statt IgE) zu bilden (Switching). Die durch die IgE induzierte Mediatorenfreisetzung kann zunehmend gedrosselt werden und im Idealfall völlig unterbleiben, da die Antigene überwiegend durch IgG (= blockierender Antikörper) besetzt werden.

Durch die Blutaufbereitung entsprechend den Vorgaben des Praxiskits stehen Verdünnungen von der C 9 bis zu C 4 für die orale Therapie zur Verfügung. Auf Wunsch kann das Labor Mentop* auch sterile Ampullen zur Injektion herstellen.

8.6.7. Injektionstherapie

7.6.7.1. Infusionen

Insbesondere bei akut allergischen Reaktionen oder chronischen atopischen Erkrankungen wie Neurodermitis oder Asthma bronchiale haben sich Infusionen mit hohen Dosen Vitamin C bewährt (Vitamin C 7,5 Gramm, 50 ml, Pascoe). Man gibt hier zunächst 21.5 Gramm (3 x Vitamin C 7,5 in 150 ml Wasser für Injektionszwecke) 3 x wöchentlich als Kurzinfusion. Nach Stabilisierung des Zustandes kann die Dosis schrittweise auf 7,5 Gramm reduziert werden sowie die Anzahl der Infusionen auf zunächst zwei, später auf 1 Anwendung pro Woche verringern.

8.6.7.2. Injektionen

In Verbindung mit den o.g. Vitamin C -Infusionen kann im Anschluß 1 Ampulle 10% Calcium langsam i.v. gegeben werden, um den antiallergischen, membranstabilisierenden Effekt von Calcium zu nutzen.

In der Homöopathie hat sich die Anwendung von Acidum formicicum (Ameisensäure) als Umstimmungsmittel bei allergischen Erkrankungen bewährt. Die DHU vertreibt das entsprechende

*Institut Mentop, Lollfuß 43-45; 24837 Schleswig

Homöopathikum als Formidium D6 und D 12 Ampullen. In einer D4 wird Acid. formicicum in Kombination mit Aurum chloratum D4 als Acirufan-Ampullen vertrieben.

Im Rahmen der Immunmodulation lassen sich auch beim allergischen Formenkreis Peptidextrakte aus Colibakterien anwenden. Colibiogen-Ampullen, auch im Rahmen einer Mischinjektion mit Mucosa comp. und Eigenblut, haben sich in der Naturheilpraxis etabliert. Besonders deutlich wird der Effekt bei Nahrungsmitteallergien, Neurodermitis und Asthma bronchiale.

Eine Immunmodulation läßt sich auch durch die Eigenschaften von Mycobacterium chelonae (Anningzochin®) erreichen. Mykobakterien stimulieren die immunologische Reaktivität durch Aktivierung von CD4+-T-Helfer-1-Lymphozyten (TH-1-Zellen), welche durch ein spezifisches Zytokinmuster gekennzeichnet sind. In diesem Zustand reagiert das menschliche Immunsystem auf eine Vielzahl von Antigenen und Allergenen mit einer modulierten Immunantwort, welche primär dem TH1-Typ entspricht und den TH2-Typ begrenzt. Genau dieser Zustand ist therapeutisch vorteilhaft und gewünscht bei Allergikern und Atopikern, welche insbesondere durch übermäßige Aktivierung der T-Helfer-2-Lymphozyten (TH-2-Zellen) Überempfindlichkeitsreaktionen vom Typ 1 (allergische Reaktionen vom Soforttyp) auf eine Vielzahl von Antigenen bzw. Allergenen zeigen.

Anningzochin-Ampullen liegen in drei verschiedenen Stärken vor: ganz schwach, ganz schwach und stark. Die Anwendung erfolgt üblicherweise in einer Serie von drei aufeinanderfolgenden Injektionen im Abstand von jeweils 8 - 12 Wochen. Pro Behandlung wird bis 1 Ampulle subcutan oder intramuskulär injiziert. Begonnen wird mit Anningzochin „ganz schwach" und bei den folgenden Injektionen werden dann die stärkeren Stufen. Sollte im Laufe der 8 - 12 Wochen Beobachtungszeit eine lokale Reaktion auftreten (Hautrötung, Knöchtenbildung a.d. Einstichstelle), ist nach Abklingen der Lokalreaktion nicht mit der nächst höheren Stärke weiter zu behandeln, sondern nochmals die gleiche Stärke wie die der vorangegangenen Injektion einzusetzen. Kürzere Injektionsabstände als 8 Wochen sind nicht sinnvoll. Pro Jahr ist jeweils nur eine Injektionsserie durchzuführen. Gelegentlich wird nach der Injektion ein leichtes Unwohlsein, eventuell mit einem geringen Anstieg der Körpertemperatur beobachtet.

Als Alternative zur Injektion (insbesondere bei Kindern) stehen auch Anningzochin-Kapseln (in einer Konzentrationsstufe) zur Verfügung. Es wird 1 Kapsel morgens nüchtern mir Flüssigkeit mindestens 1 Stunde vor dem Frühstück im wöchentlichen Abstand eingenommen. Nach 3 - 4 Kapseln wird eine therapiefreie Zeit von 4 - 6 Wochen eingehalten.

In chronischen Fällen kann unter Einhaltung der o.g. Dosierungs- und Applikationsangaben bzw. den therapiefreien Intervalle die Anwendung über mehrere Jahre erfolgen.

8.6.8. Organotherapie

von G. Gerster

Für die Behandlung von Nahrungsmittelallergien mit RNA gelten die bereits im Kapitel ,,entzündliche Darmerkrankungen" gemachten Aussagen zum Prinzip der individuellen Therapie. Unter diesem Gesichtspunkt ist der nachfolgende Behandlungsvorschlag zu sehen.

Nahrungsmittelallergien:		
je	5 Ampullen	Dünndarm, Zwischenhirn
je	3 Ampullen	Lymphknoten, Nebenniere, Ovar oder Testes
je	2 Ampullen	Epiphyse, Hypophyse, Pankreas, Schilddrüse
	1 Ampulle	Nebenschilddrüse

Auch und gerade bei dieser Erkrankung ist der Faktor Neutralisationskapazität des Pankreas zu berücksichtigen, was fallweise eine weit höhere Dosierung von Pankreas (5 Ampullen oder mehr) erforderlich machen kann.

Die Intoleranz von Gluten oder Lactose ist mit dem oben genannten Schema nicht behandelbar. Es handelt sich hierbei nicht um Nahrungsmittelallergien. Vielmehr sind die den Patienten belastenden Symptome durch das Fehlen spezifischer Abbauenzyme bedingt. Die einzige kausale Therapie ist daher eine streng gluten- oder lactosefreie Diät. Mit RNA können nur die Folgen für den Darm und den Rest des Organismus abgemildert werden, wenn Diätfehler unterlaufen:

15 Ampullen RN 13
9 Ampullen Dünndarm

Das aus 13 verschiedenen Sorten von RNA hergestellte Spezialpräparat RN 13 Regeneresen® hat eine gute Wirkung auf das Interferon-abhängige und zelluläre Immunsystem. Daher wird es als Basistherapeutikum bei reduziertem Immunstatus eingesetzt. Bei Bedarf kann RN 13 mit jeder anderen Sorte von Regeneresen® kombiniert werden.

8.6.9. Ohrakupunktur

Erfahrungen mit der Ohrakupunktur bei saisonalen Allergien wie z.B. Pollinosen sind teilweise beeindruckend. Nicht nur im akuten Anfall läßt sich die besondere Form der Reflexzonentherapie zur Linderung der Symptome einsetzen, auch die Prophylaxe zeigt teilweise hervorragende Ergebnisse. Bei vielen Patienten konnte durch 3 - 4 Sitzungen, 1 x pro Woche, 2 - 3 x jährlich wiederholt, ca. 8 Wochen vor Auftreten der ersten Reaktionen, dauerhafter Erfolg erzielt werden. Offensichtlich lassen sich mittels der Ohrakupunktur gezielt immunologische Modulationen in Gang setzen, die einer Überreaktion der Immunfunktionen entgegenwirken.

Besonders bewährt haben sich die Hauptpunkte „Allergie" und „Thymus", die mit Punkten aus dem abdominellen Bereich, die vor der Behandlung auf ihre individuelle Aktivität auszutesten sind, kombiniert werden können (Näheres siehe Kapitel 14.1., 421, „Ergänzende Therapieverfahren").

8.6.10. Allgemeine Ernährungsempfehlungen im Sinne einer unspezifischen allergenarmen Kost

von B. Schütz und S. Poschwatta-Rupp

Die häufigsten allergieauslösenden Lebensmittel in Mitteleuropa sind Kuhmilch, Hühnerei, Nüsse, Gewürze, Getreide, Fisch, Fleisch und Obst. Diese Auflistung, die so gut wie alle Lebensmittelgruppen umfaßt, läßt schon erahnen, daß eine generell antiallergische Diätempfehlung nicht möglich ist. Ein Vermeiden aller grundsätzlich möglichen Allergene programmiert einen Nährstoffmangel regelrecht vor. Daher ist es am sinnvollsten, zunächst die kritischen Lebensmittel diagnostisch zu ermitteln.

Eine allergenarme Basisdiät kann jedoch eine wertvolle Grundlage für Diagnostik und Therapie darstellen. Sie ist grundsätzlich nur für einen begrenzten Zeitraum zu empfehlen. Liegt neben einer Allergie auch eine Neurodermitis vor, sollte die Nahrung nicht nur allergenarm, sondern auch gleichzeitig säurearm sein, d.h. wenig Fruchtsäuren (Zitrusfrüchte), Konservierungssäuren sowie raffinierten Zucker enthalten, um Hautreaktionen auf Säuren zu begrenzen. Die Nahrung sollte naturbelassen und zusatzstofffrei sein. Vorübergehend kann es sinnvoll sein, auf Kuhmilch- und Hühnereiprotein zu verzichten - zumindest im Rahmen einer Diät zu diagnostischen Zwecken. In diesem Fall wird für einige Wochen die allergenarme Basiskost durchgeführt. Ist eine Symptomfreiheit erreicht, kann vorsichtig unter Führung eines Symptomtagebuches ein Lebensmittel nach dem anderen in die Aufbaukost eingeführt werden. So können alle Lebensmittel auf ihre Verträglichkeit überprüft werden.

Die Hauptkomponenten einer allergenarmen Basiskost sind Gemüse und Salate. Soja, eine geeignete Calciumquelle, sollte vorsichtig getestet werden, da die Sojabohne leider recht häufig allergen wirken kann, insbesondere Sojakeimlinge. Falls Soja nicht vertragen wird, ist bei Fertigprodukten Vorsicht geboten, da Soja häufig als „pflanzliches Eiweiß" in der Zutatenliste versteckt ist. Ansonsten kann Soja in Form von Sojamilch einen idealen Milchersatz darstellen. Auch mit Sojaquark (Tofu) lassen sich viele Gerichte raffiniert aufwerten. Salate werden meist

Tab. 56: Bestandteile einer allergenarmen Basiskost

Gemüse, Salate	Broccoli, Kohlrabi, Zucchini, Aubergine, Rote Bete, Erbsen, Bohnen, Mangold, Schlangengurke, Avocado, Zuckererbsenschoten, Champignons, Blatt-, Endivien- und Eissalat
Beilagen	Reis, Mais, Kartoffeln, eventuell eifreie Nudeln
Obst	süße Äpfel, Birnen, Bananen, Melonen, Papaja, Datteln, Feigen
Getreide	bei Weizenunverträglichkeit eventuell Dinkel, Hirse, Reis oder getreideähnliche Produkte wie Buchweizen, Amaranth, Quinoa
Fleisch	Lamm, Pute
Fette	Sauerrahmbutter, milchfreie Margarine, kaltgepreßte Pflanzenöle
Getränke	Mineralwasser, ungesüßte Tees aus Brennessel-, Stiefmütterchen-, Apfel-, Brombeer- und Erdbeerblättern

gut vertragen. Als Beilagen sind Reis, Mais und Kartoffeln geeignet, wobei in der Regel Pellkartoffeln eher allergische Reaktionen hervorrufen als Salzkartoffeln. Liegt keine Getreideunverträglichkeit vor, können auch eifreie Nudeln in den Speiseplan aufgenommen werden. Beim Obst sind vor allem süße, reife Früchte zu bevorzugen. Besteht Unsicherheit bezüglich der Verträglichkeit einer Obstsorte, kann man diese zunächst geschält und gedünstet testen. Getreide erweist sich häufig als problematisch. Leider wird gerade Weizen, der täglich verzehrt wird und in vielen Lebensmitteln enthalten ist, von vielen Allergikern nicht toleriert. Ist eine Weizenallergie bekannt, sollte zunächst ersatzweise Dinkel auf seine Verträglichkeit getestet werden, denn er ist erfahrungsgemäß besser verträglich als üblicher Weizen. Grundsätzlich sind helle Auszugsmehle verträglicher als Vollkornprodukte. Werden die Weißmehlprodukte vertragen, kann man vorsichtig mit der Zufuhr von Vollkornprodukten beginnen. Gekeimtes Getreide sollte zunächst vermieden werden. Auch andere Getreidearten können nacheinander vorsichtig getestet werden. Die verträglichsten Fleischsorten sind Lamm und Pute, möglichst aus artgerechter Haltung, um die Aufnahme unerwünschter Stoffe zu vermeiden. Das Fleisch sollte am besten gedünstet werden. Als Brotbelag empfiehlt sich kalter Braten, da er keine Zusatzstoffe enthält wie handelsübliche Wurst. Geeignete Fette sind (insbesondere bei bekannter Milcheiweißallergie) Sauerrahmbutter sowie milchfreie Margarine. Die verwendeten Pflanzenöle sollten kaltgepreßt sein und ihre Rohstoffe möglichst aus kontrolliertem, ökologischen Anbau stammen. Als Getränke sind am besten Mineralwasser sowie ungesüßte Kräutertees geeignet.

Grundsätzlich gilt es, langfristig eine ausgewogene Vollwerternährung anzustreben. In vielen Fällen werden nach ausreichender Karenzzeit von mindestens einem halben Jahr bis Jahr Lebensmittel, die zuvor eine Allergiesymptomatik ausgelöst hatten, wieder toleriert, d.h. das Immunsystem hat die Allergie gegen diese Lebensmittel „vergessen“. Dazu ist es jedoch entscheidend, daß diese kritischen Lebensmittel während der Karenzzeit konsequent gemieden werden. Nach frühestens einem halben Jahr kann man vorsichtig versuchen, die fraglichen Lebensmittel nach und nach wieder einzuführen.

Oberstes Prinzip sollte immer bleiben: So viel auslassen wie nötig, aber so wenig wie möglich.

Scharfe Gewürze aus Nachtschattengewächsen, wie Paprika, Chili oder Cayennepfeffer, können eine erhöhte Darmschleimhautpermeabilität nach sich ziehen, wodurch vermehrt Nahrungsantigene die Schleimhaut passieren. Der dadurch entstehende Antigenstress im Bereich der Lamina propria kann nicht nur Nahrungsmittelallergien fördern, sondern sogar auch akute Exazerbationen auslösen. Andererseits konnte gezeigt werden, daß Lorbeer, grüner Pfeffer und Muskatnuß den transepithelialen Widerstand erhöhen. Dies könnte bedeuten, daß diese Gewürze die Aufnahme von Makromolekülen reduzieren.

Literatur

„Chemie in Lebensmitteln" Verlag zweitausendeins 1995
Buscino, L., Cantani, A.: „Oral sodium cromoglycate in the management of atopic dermatitis in children"; Allergy Proc 1991, Sept.-Oct: 12 (5): 333-8
Calatin, A.: „Ernährung und Psyche"; Verlag C.F.Müller 1986
Chandra, K.R.: Strategies for the preventation of food allergic associated atopic disease. Immunology of Milk and the Neonate. Mestecky, J., Plenum Press, New York, S. 391 (1991)
Christophers; Sterry, Bräuer: „Elementa Allergologica" Casella-Riedel, Frankfurt
Darlath,W., Roth,G.: „Aktueller Stand der Therapie der Nahrungsmittelallergie mit oral appliziertem DNCG" Originalarbeit
Diel, F. und E.: "Allergien" Moewig Verlag 1993
Greiwald, R., Stobermack, H.P.: "Ammi visnaga - Das Bischofskraut"; Zeitschrift für Phytotherapie 11, 65 - 69 (1990); Hippokrates Verlag, Stuttgart 1990
Helbling, A.: Nahrungsmittelallergie. Therapeutische Umschau 51 (1): 31 (1994)
Josef Zehentbauer „Chemie für die Seele", Verlag zweitausendeins 1987
Kamsteeg, „Biogene Amine in der Nahrung"; ORTHO Molekular Nr. 2/1988.
Lan, C.T., Strimas, J.H., Bahana, S.L.: A survey of physicians approaches to food allergy [abstract]. J. Allergy Clin. Immunol 83: 265 (1989)
Marsch, Bachert, Leonhardt: „Antihistaminische und antientzündliche Therapie allergischer Erkrankungen" pmi Verlagsgruppe GmbH
Martin, M.: Umweltmedizin für Heilpraktiker; Aescura im Verlag Urban & Schwarzenberg, München 1996
Paukstadt, W.: "Nahrungsmittelallergie - schwer zu verdauen"; selecta / Medizin aktuell 24/96 Seite 30-31
Peller, P.: Allergische Erkrankungen im Säuglings- und Kleinkindalter. In: Kind und Umwelt II ; Müncher Ökopädiatrie-Seminar 1993; Mabuse-Verlag
Rapp, D.: Ist das Ihr Kind?; medi-Verlag, Hamburg 1996
Richter, H.J.:„Tückische Crux Nahrungsmittelallergie - die Nadel im Heuhaufen finden"; Der Kassenarzt 38/1996 Seite 30-36
Riedel, W.: Nahrungsmittelallergie unter besonderer Berücksichtigung des Gastrointestinaltraktes. Aktuelle Ernährungsmedizin 14 (1): 27 (1989)
Ring, J.: Nahrungsmittelallergie und atopisches Ekzem. Allergologie 7: 300 (1984)
Rohr, König, Salenka: „Freisetzung von Entzündungsmediatoren durch Pestizide"; Umweltmedizin 2 (1985)
Runow, K.D.: „Klinische Ökologie"; 2.Auflage Hippokrates Verlag 1994
Sabbah, A.: Intrinsic asthma: Myth or reality? Allergie et Immunologie 23 (7): 290 (1991)
Sampson, H.A.: Immunologic mechanisms in adverse reactions to foods. Immunol. Allgergy Clinics North America 11 (4): 701 (1991)
Sampson, H.A.: The role of food allergy and mediator release in atopic dermatitis. J. Allergy Clin. Immunol. 81: 635 (1988)
Sasai, K., Furukawa, S., Sugawara, T., Kaneko, k., Baba, M., Yabuta, K.: „IgE-levels in faecal extracts of patients with food allergy, Allergy 1992 Dec; 47 (6): 594-8
Schreiber, R.A., Walker, W.A.: Food allergy: facts and fiction. Mayo Clinic Proceedings 64 (11): 1381 (1989)
Thiel, C.: Nahrungsmittelallergie. Internist 32: 578 (1991)
Ulitsch, B. et al: „Erfahrungen mit intragastraler Provokation bei Patienten mit Nahrungsmittelallergie und therapeutische Möglichkeiten bei der Nahrungsmittelunverträglichkeit" Originalarbeit
Weber, C; Balzer, W.: „Pestizide in Nahrungsmitteln: Besonders gefährlich für Kinder" Stiftung Ökologie und Landbau, Bad Dürckheim 1992
Wraith, D.G.: Recognition of food-allergic patients and their allergens by RAST technique and clinical investigation. Clin. Allergy 9: 25 (1979)
Wüthrich, B.: Nahrungsmittelallergien. Internist 27: 362 (1986)
Wüthrich, B.: Zur Nahrungsmittelallergie. Allergologie 16 (7): 280 (1993)
Wüthrich,B., Hofer, T.: „Nahrungsmittelallergie"; Schweizer Medizinische Wochenschrift115, Nr. 41, Seite 1428-1436 und 1437 - 1442 (1985); 116, Nr. 41, Seite 1401 - 1410 (1986)

zu Abschnitt 8.6.10

König, G., Wancura, I. Einführung in die chinesische Ohrakupunktur; Haug Verlag Heidelberg 1982
Glosemeyer, H.A.: Die Auricolo Akupunktur; Verlag Müller & Steinicke, München 1981
Nogier, P.M.F.: Praktische Einführung in die Aurikolotherapie; Maisonneuve, Frankreich 1978

Tab 57: Empfehlenswerte Fertigpräparate

Mikrobiologische Präparate		
Produktname	**Wirkstoff(e)**	**Indikation**
Pro-Symbioflor	Steriles Autolysat von E. coli und E. faecalis humaner Herkunft aus 10^7 Bakterien	Colon irritabile, gastrointestinale Störungen, Aktivieru körpereigener Abwehrkräfte
Symbioflor I	Zellen und Autolysat aus 10^7 Bakterien (Enterococcus faecalis humaner Herkunft)	Aktivierung körpereigener Abwehrkräfte, chronisch rezidivierende Infektionen der oberen Atemwege, gastrointestinale Störungen, Entzündungen im Mund-Nasen-Rachenraum und Mittelohr, Erkältungskrankheiten
Symbioflor II	Zellen und Autolysat aus 10^7 Bakterien (Escherichia coli)	Regulierung der körpereigenen Abwehrkräfte, Colon irritabile
Bactisubtil	10^6 keimfähige Sporen des Bacillus subtilis	Diarrhöen versch. Ursachen, Gärungs- und Fäulnisdyspepsien, Enteritis, Enterokolitis
Colibiogen-Oral- Lösung / Erwachsene) und Colibiogen „infantibus" N-Lösung (Kinder)	Colibiogen oral: Zell- und eiweißfreier Extrakt aus E. coli, standardisiert auf 200 mg Peptide/100 ml; Colibiogen infantibus: dto. 120 mg Peptide/100 ml	Enteritis, Colitis, Dyspepsie, M. Crohn, nach Antibiotik Chemo und/oder Strahlentherapie; Adjuvans bei endog ner Belastung der Darmwand; bei intestinal bedingten Hautaffektionen, Allergien
Alimentäre Probiotika / Prebiotika		
Symbiolact A, Symbiolact B, Symbiolact comp.	Lebensfähige Keimstämme von L. acidophilus (A); L. acidophilus + B. bifidum (B); L. acidophilus, B. bifidum, S. lactis, L. casei (comp.) in einer Konzentration von 5 x 10^8 Keimen	Stabilisierung des intestinalen Milieus
Kanne-Brottrunk	Milchsauervergorenes Getreidegetränk aus Roggen, Weizen u. Hafer sowie sog. Brotgetreidesäurebakterien	Stabilisierung des intestinalen Milieus

Mikrobiologische Präparate				
ubereitung	Alkohol	Lactose	Hilfsstoffe	
ropfen	Nein	Ja	Lactose, Natriumcarbonat, Natriumchlorid, Calciumchlorid, Magnesiumchlorid u. Wasser	
ropfen	Nein	Ja	Lactose, Natriumcarbonat, Natriumchlorid, Calciumchlorid, Magnesiumchlorid u. Wasser	
ropfen	Nein	Ja	Lactose, Natriumcarbonat, Natriumchlorid, Calciumchlorid, Magnesiumchlorid u. Wasser	
apseln	Nein	Nein	Calciumcarbonat, Weißer Ton, Gelatine, Titandioxid (E 171)	
ropfen	Ja	Ja (allerdings nur 4,8%)	Lactose, Orangenarorna	
Alimentäre Probiotika / Prebiotika				
ulver (probiotische lahrungsergänzung)	Nein	Nein	Maisstärke, Maltodextrin	
erzehrfertiges ietränk	Nein	Nein	Keine	

Tab 57: Empfehlenswerte Fertigpräparate

Orthomolekulare Produkte / Nahrungsergänzungen / Diätetika		
Produktname	**Wirkstoff(e)**	**Indikation**
PolyZink (Zink-Vitamingemisch, Symbiopharm, Herborn)	Pro Einzelportion(18 g): Magnesiumoxid 225 mg, Polyphenole aus Rotweinextrakt, Jod 100 mcg, Zinkgluconat (20 mg elementar), Vitamin B_6 (3 mg), Niacin (30 mg), Pantothensäure (18 mg), Folsäure (400 mcg), Vitamin C (120 mg), Vitamin E (20 mg), Biotin (0,225 mg)	Zur besonderen Emährung bei Mangelerschemungen, z.B. durch Malabsorption, erhöhten Bedarf, Schwang schaft und Stillzeit
Allergenol (Importprodukt; Info über Orthica, Ottobrunn)	Flavonoide (Oligomere Procianidine, OPC); Vitamin C, Selen	Als Nahrungsergänzung bei allergischen Reaktionen, insbesondere Pollenallergien
Super C-Komplex Importprodukt; Info über Orthica, Ottobrunn	Vitamin C 100 mg, Bioflavonoide aus Zitrusfrüchten, Hesperdin, Rutin, Hagebuttenextrakt	Als Nahrungsergänzung bei erhöhtem Vitamin C-Bed
Orthomolekulare Produkte / Medikamente		
Calcium-Sandoz forte Brausetabletten	Calciumlactogluconat 2,94 g (entspricht 500 mg Calcium)	Allergien, Calciummangelzustände, Spasmophilie
Unizink 50	Zink-DL-aspartat 50 mg (entspricht 10 mg Zink	Alle Formen des Zinkmangels
Phytotherapeutika / Adaptogene		
Eleukokk-Dragées oder Lösung	Trockenextrakt aus Eleutherococcus-sentcosus-Wurzeln	Erhaltung und Aktivierung der körpereigenen Widerstandskraft, besonders bei außergewöhnlichen körper chen, seelischen und geistigen Belastungen
Phytotherapeutika schleimhautspezifische Indikationen		
AZ-8 Dragées	Guajazulen 20 mg	Magenschleimhautentzündungen, Dickdarmentzünd gen, Bronchitis, Bronchialasthma, Ekzeme, Dermatiti- den, Adnexitis, Parametritis, Heuschnupfen
Weitere		
Pentatop 100 Kapseln / Pentatop 100 / 200 Granulat	Cromoglicinsäure, Dinatriumsalz Kapseln 100 mg Granulat 100 oder 200 mg	Nahrungsmittelallergien

ıbereitung	Alkohol	Lactose	Hilfsstoffe	
Orthomolekulare Produkte / Nahrungsergänzungen / Diätetika				
ılver zur Zuberei-ıng eines Getränks	Nein	Nein	Fruchtzucker, Inulin (löslicher Ballaststoff), Zitronensäure, natürliches Grapefruitaroma	
opfen	Nein	Nein	Wasser	
bletten	Nein	Nein	Zellulose, Stearinsäure, Magnesiumstearat, Magnesiumsilikat	
Orthomolekulare Produkte / Medikamente				
ausetabletten	Nein	Nein	Zitronensäure, Natriumcyclamat, Natriumhydrogencarbonat, Macrogol 4000, Sorbitol, Aroma	
agensaftresistente mtabletten	Nein	Nein	Zellulose, Celluloseacetatphtalat, Talkum, Magnesiumstearat, Eudragit L/E 100, Titandioxid (E171)	
Phytotherapeutika / Adaptogene				
·agées oder Lösung	Drag. nein Lösung ja Likörwein	Dragées ja	Dragées: Talkum, Saccharose, Eisenoxid (E171), Carnaubawachs, gebleichtes Wachs, Lactose, Polyvidon, Carmelose-Natrium, Siliciumdioxid, Arabisches Gummi, Titandioxid, Macrogol, Magnesiumstearat, Maisstärke	
Phytotherapeutika schleimhautspezifische Indikationen				
·agées				
Weitere				
ıpseln oder ·anulat	Nein	Nein	Kapseln: Hochdisperses Siliciumdioxid; Granulat: Saccharose 880 / 1760 mg	

9

Zöliakie und Glutensensibilisierung

9. Zöliakie und Glutensensibilisierung

von F. Reglin und M. Martin

Unter Zöliakie versteht man eine glutenbedingte Enteropathie, die sich meist bereits im Kleinkindalter (2. Lebenshalbjahr) manifestiert und zu einer chronischen Verdauungsinsuffizienz infolge Unverträglichkeit von Gliadin (Kleberproteine von Weizen, Hafer, Roggen) führt. Im Vollbild entwickelt sich entsprechend der einheimischen Sprue eine Dünndarmzottenatrophie mit daraus resultierender Malabsorption. Von dem Vollbild unterscheidet sich die „latente Sprue", die zunächst zu keiner Veränderung im Bereich der Zotten führt, aber zu irgendeinem Zeitpunkt eine Zottenreduktion entwickeln kann. Die „potentielle Sprue" wiederum zeigt prinzipiell keine Veränderung der Zotten-Kryptenstruktur. Charakteristisch ist hier u.a., daß im Succus entericus (Darmsaft) Antikörper gegen Gliadin, b-Lactoglobulin und Ovalbumin nachweisbar sind, die im Serum nicht auftreten. **Symptomatik im Kindesalter:** großer Bauch, Appetitlosigkeit, weinerliches Verhalten, voluminöse übelriechende Stühle, fehlende Gewichtszunahme, Gedeihstörungen. **Spezifische Hinweise** ergeben erhöhte Gliadin-Antikörper im Stuhl und im Serum. **Die Diagnose** der klassischen Zöliakie wird mittels endoskopischer und histologischer Untersuchung eines Dünndarmsaugbiopsats gesichert. **Therapie:** glutenfreie Diät, dann gute Prognose. **Komplikationen:** Neben den Problemen, die mit einer Malabsorption verbunden sind, besteht bei Patienten mit diätetisch unbehandelter Zöliakie ein deutlich erhöhtes Risiko zu gastrointestinalen Karzinomen bzw. zu T-Zell-Lymphomen.

Chronischer Durchfall, Bauchschmerz und Blähungen sind häufige gastrointestinale Symptome, hinter denen sich eine Vielzahl von Erkrankungen verbergen können. Oft ist das Diagnose-Programm, dem sich die Patienten unterziehen müssen, entsprechend umfangreich und kostspielig. Zu selten wird dabei allerdings - wie eine Reihe neuerer Untersuchungen zeigt - an das Vorliegen einer einheimischen Sprue gedacht. So haben die Betroffenen meist einen jahre- oft sogar jahrzehntelangen Leidensweg hinter sich, bevor die wahre Ursache ihrer Beschwerden abgeklärt ist und Abhilfe geschaffen werden kann. Die Inzidenz einer typischen Zöliakie beträgt ca. 1:1.000 in Mitteleuropa, wobei 1:300 für Irland mitgeteilt wird. Dagegen sind subklinische (stumme oder atypische) Verläufe etwa drei- bis viermal häufiger. Ernährungsgewohnheiten haben einen empfindlichen Einfluß auf das Manifestationsalter. Langes Stillen verlängert, frühes Einführen von glutenhaltiger Beikost verkürzt den Zeitraum bis zum Auftreten der Zöliakie bei disponierten Patienten.

Die einheimische Sprue, die im Kindes- und Säuglingsalter auch als Zöliakie bezeichnet wird, ist eine Dünndarmerkrankung, die durch eine Überempfindlichkeit gegenüber den in Getreideproteinen enthaltenen Klebereiweißen (Gluten) hervorgerufen wird. Gluten ist der Oberbegriff für die alkohollöslichen Prolaminfraktionen der Getreideeiweiße aus Weizen (Dinkel, Grünkern u.a. Derivate), Gerste, Roggen, Hafer und auch Wildreis. Es handelt sich um ein Komplex aus Gliadin und Glutelin. Ernährungsphysiologisch ist Gluten kein hochwertiges Eiweiß und kann somit unbedenklich aus der Nahrung eliminiert werden. Das als Antigen wirkende Gliadin verbindet sich mit Antikörpern, die nun in der Darmmukosa einen Immunkomplex bilden, der die Aggregation von Lymphozyten fördert. Es entwickeln sich Entzündungsprozesse, die letztlich für die Mukosaschädigung mit Verlust der Villi und Proliferation der Kryptenzellen verantwortlich sind. Histologisch ist das Leiden also durch eine mit Zottenatrophie einhergehende Schädigung der Dünndarmschleimhaut gekennzeichnet. Diese führt zu einer mehr oder weniger ausgeprägten Beeinträchtigung der Nährstoffresorption. Magen-Darm-Symptome, wie Diarrhöen, Bauchkrämpfe, Übelkeit, Blähungen, Gewichtsabnahme sowie Vitamin- und Mineralstoffmangelzustände, sind die Folge. Dabei kann es insbesondere durch das Eisen-, Folsäure- und Vitamin B_{12}-Defizit zu Anämien, aufgrund der gestörten Calcium-Resorption zu frühzeitiger Osteoporose sowie zu Vitamin K-Mangel bedingten Hautblutungen kommen. Ferner entwickelt sich aufgrund der Enterozytenschädigung ein sekundärer Laktasemangel.

Die einheimische Sprue ist

- eine hereditäre, kongenitale,
- immunologische Erkrankung,
- bei der die Gliadinfraktionen des Glutens eine zytotoxische T-Lymphozyten-Reaktion auslösen,
- durch die in Folge dessen eine fortschreitende, aber reversible Zottenatrophie eintritt, die zur
- Malabsorption führt.

Durchschnittlich vergehen ca. 10 Jahre, bis bei einem Zöliakie-Patient die korrekte Diagnose gestellt wird und ein Fünftel der Patienten sind bei Diagnosestellung bereits über 50 Jahre!

Nur 40% der Patienten bieten klassische Magen-Darmbeschwerden - somit zeigen 60% der Patienten vorwiegend atypische Symptome!

Weinstein berichtete 1972 über Patienten mit einer Dermatitis herpetiformis Duhring*, bei denen sich weder die typischen Zottenveränderungen nachweisen ließen noch Sprue-Symptome vorlagen. Unter einer hohen Gliadinbelastung konnte bei diesen Patienten allerdings eine dezente Zottenreduktion bzw. Kryptenverlängerung beobachtet werden. Weinstein bezeichnete aufgrund der fehlenden abdominellen Symptomatik das Krankheitsbild als „latente Sprue". *Ferguson* ergänzte die Definition der latenten Sprue aufgrund ihrer Beobachtungen dahingehend, daß bei den entsprechenden Patienten unter glutenhaltiger Kost zwar ein unauffälliger Schleimhautaufbau vorliegt, aber vermehrt intraepitheliale Lymphozyten nachweisbar sind. Darüber hinaus kommt es nach unbestimmt langer Zeit doch noch zu einer Zottenreduktion. Wie auch bei der vollentwickelten Sprue ist diese Veränderung unter glutenfreier Kost rückläufig.

Inzwischen wurde eine weitere Variante der Glutenunverträglichkeit definiert. So läßt sich die „latente Sprue" von der potentiellen Sprue dadurch unterscheiden, daß einerseits Veränderungen des Schleimhautaufbaus vollständig fehlen, anderseits aber ebenfalls zelluläre Veränderungen im Sinne vermehrter intraepithelialer Lymphozyten nachweisbar sind. Eine Besonderheit der latenten Sprue besteht darüber hinaus in dem Phänomen, daß sich im Succus entericus Antikörper gegen Gliadin, b-Lactoglobulin und Ovalbumin nachweisen lassen, diese aber nicht im Serum zu finden sind. Bei beiden Varianten können abdominelle Symptome z.B. in Form einer Diarrhöe auftreten.

* Dermatitis herpetiformis Duhring: eine chronische, mit vielfältigen Erscheinungen wie Blasen, gruppierte Bläschen, Knötchen oder Erytheme und heftigem Jucken, Brennen einhergehende Hautentzündung. Bei ca. 70% wird gleichzeitig eine glutensensitive Enteropathie gefunden.

Von großer Bedeutung ist die Erkenntnis, daß eine Glutenunverträglichkeit keineswegs an eine Zottenatrophie gebunden ist! Genau diese Erfahrungen decken sich mit den Beobachtungen, die inzwischen mittels der fäkalen Bestimmung von Anti-Gliadin-sIgA- und Anti-Transglutaminase-Antikörper im Institut für Mikrobiologie und Biochemie in Herborn gemacht werden konnten. Bei vielen Betroffenen stehen keineswegs abdominelle Symptome im Vordergrund. Vielmehr läßt sich beobachten, daß viele der zuvor anderweitig zugeordneten Symptome durch die glutenfreie Diät positiv zu beeinflussen sind bzw. vollständig sistieren. Neben unspezifischen Unwohlsein, Verhaltensauffälligkeiten und Übellaunigkeit sind es Symptome wie Kopfschmerzen und Migräne, Ekzeme oder chronifizierte HNO-Symptome, die in „wundersamer Weise" verschwinden können.

Riecken geht zu recht davon aus, daß diese Erkenntnisse sowie die Fülle weiterer, tierexperimenteller Daten die ursprüngliche Definition der Glutensensibilisierung als zu simpel erscheinen läßt, weil wesentliche Hintergründe übersehen wurden und offensichtlich das Krankheitsbild erheblich komplexer und variantenreicher zu sein scheint. So muß befürchtet werden, daß in der täglichen Praxis ein hoher Anteil Betroffener keiner korrekten Diagnose zugeführt werden. Offensichtlich wird auch in gastroenterologischen Praxen überwiegend nach der klassischen Definition von 1969 geurteilt.

9.1. Pathomechanismus

Nach heutigen Erkenntnissen handelt es sich bei der einheimischen Sprue um eine immunologische Erkrankung, bei der im Falle einer bestimmten genetischen Veranlagung spezielle, von Pankreasenzymen nicht spaltbare Bruchstücke des Getreideproteins eine zytotoxische Reaktion der T-Lymphozyten auslösen. Bei diesem Vorgang wird die Dünndarmschleimhaut zunehmend zerstört. Der genetische Hintergrund alleine muß nicht für die Manifestation der Zöliakie verantwortlich sein, sondern zusätzliche umweltbedingte Einflüsse entscheiden endgültig über Zeitpunkt der Manifestation und Ausprägung der Erkrankung. Faktoren wie Ernährung, Stilldauer, sozioökonomische Faktoren, Magen-Darminfekte können im Sinne von Triggerfaktoren eine latente Anlage zur einheimischen Sprue manifest werden lassen. Dies wird besonders deutlich bei der Erwachsenen-Zöliakie.

Die heute im Stuhl diagnostisch zugänglichen Transglutaminase-Antikörper fungieren bei der Entstehung der Zottenatrophie offensichtlich als Autoantigen. Die Gewebstransglutaminase wird von einer Vielzahl verschiedener Zellen (v.a. Fibroblasten, Endothelzellen, Lymphozyten) bei Zellschäden vermehrt produziert und freigesetzt, da sie wesentlich an der Wundheilung beteiligt ist. Sie trägt zur Stabilisierung der Grundsubstanz durch Quervernetzung einiger Matrixproteine bei. Es konnte gezeigt werden, daß Gliadine, deren Aminosäureanteil zu ca. einem Drittel aus Glutamin besteht, durch die Gewebstransglutaminase ebenfalls quervernetzt werden. Derartige „Quervernetzungsepitope" stimulieren eine Antikörperbildung und scheinen eine mukosale Entzündungsreaktion durch Aktivierung der T-Lymphozyten im Bereich der Lamina propria auszulösen (Riecken et al.).

9.2. Symptomatik und Verlauf

Die Zöliakie kann mit oder ohne Symptome verlaufen und in jedem Lebensalter, oft ohne Diarrhö und Steatorrhö, auftreten. Im Kindesalter zählen zu den primären Symptomen Kleinwuchs, Infertilität, Anämie, rezidivierende aphthöse Stomatitis oder eine Herpes-ähnliche Dermatitis.

Nach einem in der Regel unspezifischen Beschwerdebild tritt die Zöliakie bei einem überwiegenden Teil der Kinder zwischen dem 9 und 18. Lebensmonat durch das Symptomtrias **Diarrhöe/Gewichtsverlust/aufgetriebenes Abdomen** in Erscheinung. Charakteristisch ist der enorm aufgeblähte Bauch, der insbesondere im Stehen ins Auge fällt. Der Verlust von Unterhautfettgewebe und Muskulatur fällt am deutlichsten im Bereich Gesäß, Oberschenkelinnenseiten und im Schulterbereich auf. Durch eine Hypoalbuminämie kann es zu Ödemen kommen. Differentialdiagnostisch weist die zystische Fibrose (CF, Mukovizidose) bezüglich Gewichtsverlust und Blähbauch ähnliche Symptome auf. Auch ein Befall mit Parasiten (Lambliasis) ist differentialdiagnostisch auszuschließen. Oftmals berichten die Eltern zwar über massige, übelriechende Stühle sowie den geminderten Appetit, doch offensichtlich haben sich viele Betroffene daran gewöhnt. Bedeutsam ist der Wachstumsstillstand, der radiologisch am Handskelett abgelesen werden kann. Eine Retardierung bis zu 5 Jahren ist möglich!

Untersuchungen von Familien zeigen, daß typische Schleimhautveränderungen auch bei offensichtlich gesunden Geschwistern betroffener Patienten vorkommen können.

Eine weitere Besonderheit der Zöliakie im Kindesalter besteht darin, daß bei insulinpflichtigen Diabetikern (Typ I) bis zu 10% der Kinder parallel an einer Zöliakie leiden, so daß eine vorsorgliche Abklärung bei jugendlichen Diabetikern durch Bestimmung von spezifischen Antikörpern zu fordern ist. Bei vielen Kindern zeigt sich die Zöliakie eher symptomarm und kann zeitlich verzögert zum Diabetes auftreten.

Eine Assoziation mit Autoimmunerkrankungen wie juveniler rheumatoider Arthritis oder Thyreoiditis ist möglich. Auch werden vermehrt atopische Erkrankungen beobachtet, wobei insbesondere an Nahrungsmittelunverträglichkeiten zu denken ist, zumal diese ähnliche Symptome hervorrufen können. Dies gilt es insbesondere dann zu berücksichtigen, wenn durch die glutenfreie Ernährung keine vollständige Besserung der Symptome erreicht wird.

Finnische Zahnärzte berichten über gehäuft auftretende Zahnschmelzdefekte bei Zöliakie-Kindern.

Beachtenswert erscheint ebenfalls die Möglichkeit einer passageren exokrinen Pankreasinsuffizienz, die zum Zeitpunkt einer blühenden Zöliakie nachweisbar sein kann. In diesen Fällen ist eine Enzymsubstitution notwendig, da sich sonst ein Teil des Beschwerdebild verständlicherweise nicht beeinflussen läßt.

Der norwegische Pädiator *Reichelt* vermutet einen Zusammenhang zwischen Gluten, Casein und Störungen der Gehirnentwicklung bei Kindern. *Shattlock* und *Savery* (Autism Resarch Unit, University of Sunderland) vermuten Gliadinreaktionen bei autistischen Kindern. Man geht davon aus, daß bei prädisponierten Patienten die nicht abgebauten Nahrungspeptide im Gehirn aufgrund ihrer Ähnlichkeit zu körpereigenen Endorphinen deren Wirkungsweise imitieren und zu Reifungsstörungen des noch nicht vollständig ausgebildeten Gehirns führen. Eine Studie konnte zeigen, daß eine glutenfreie bzw. gluten- und caseinfreie Ernährung bei betroffenen Kindern Stimmungsschwankungen und Hyperaktivität verringern.

Eine italienische Forschergruppe empfiehlt aufgrund aktueller Erkenntnisse, Schwangere grundsätzlich auf eine Glutenunverträglichkeit bzw. Zöliakie zu screenen. Die Untersuchungen ergaben, daß bei einer von 70 Schwangeren eine - meist unerkannte - Zöliakie nachweisbar war und damit ein erhöhtes Risiko für Fehlgeburten oder für die Geburt eines Kindes mit einem geringeren Körpergewicht bzw. einem schlechten Apgar-Score vorlag.

Manifestionsalter unterschiedlich

Die Erkrankung muß sich nicht im Kindesalter manifestieren, sie kann auch erstmalig im Erwachsenenalter in Erscheinung treten. Wird die Zöliakie erst im Erwachsenenalter erkannt, bedeutet das keinesfalls, daß es sich um die Erstmanifestation handelt. Obwohl dem Patienten die bereits in der Kindheit aufgetretene Erkrankung unbekannt sein könnte, ergibt die genaue Befragung nicht selten Hinweise darauf, daß die Eltern häufig von abdominellen Beschwerden, über die der Betreffende im Kindesalter geklagt hat, berichtet haben. In der Kindheit treten so lange keine Symptome auf, bis das Kind glutenhaltige Nahrung zu sich nimmt. Es entwickeln sich nach einiger Zeit Gedeihstörungen und das Kind setzt helle übelriechende und massige Stühle ab. Es klagt zunehmend über Bauchschmerzen und leidet unter - teils übelriechenden - Blähungen. Es entwickeln sich Malabsorptions-Symptome.

Leider wird bei erwachsenen Sprue-Kranken die Diagnose ihrer Erkrankung stark verzögert. Wie eine kürzlich von *Lankisch* et al. veröffentlichte retrospektive Untersuchung ergeben hat, dauert es im Durchschnitt 10 Jahre vom Auftreten der ersten Symptome bis zur Erkennung der Erkrankung. Untersuchungen zuvor hatten sogar noch längere Zeiträume von bis zu 28 Jahren aufgedeckt.

Die Ursachen für die oft stark verspätete Diagnose sind vielfältig. Wie bereits darauf hingewiesen wurde, wird noch immer an der Zottenatrophie als alleiniges Indiz für eine Glutensensibilisierung festgehalten. Darüber hinaus ist vielen Behandlern unbekannt, daß die einheimische Sprue nicht nur im Kindesalter auftritt, sondern ein Fünftel der Patienten bei Diagnose-

Tab. 58: Mögliche Symptome der Erwachsenen-Sprue

Allgemeinsymptome	**Stoffwechselveränderungen**	**neurologisch-psychiatrische Symptome**
anhaltende Müdigkeit Schwäche Krämpfe Gewichtsabnahme / Gedeihstörungen / verzögerte Pubertätsentwicklung rezidivierende Mundaphten **Magen-Darmbeschwerden** Rezidivierende Durchfälle oder auch Obstipationsneigung Blähungen Bauchkrämpfe Übelkeit Brechreiz Appetitlosigkeit Zungenbrennen	Eisenmangel-Anämie Hautblutungen Glossitis selten Ödeme **Knochen-/Muskel-Probleme** Rückenschmerzen Knochenschmerzen Muskelschwäche Osteomalazie Arthritis Sakroileitis **Hautveränderungen** Dermatitis herpetiformis Hautausschlag	periphere Neuropathie Parästhesien / Kribbeln i.d. Extremitäten Erschöpfungszustand mit depressiver Komponente Nervosität Schlafstörungen Ängstlichkeit reduzierte mentale Belastbarkeit Osteoporose **gestörte Sexualfunktion** Zyklusunregelmäßigkeiten späte Menarche frühe Menopause reduzierte Fruchtbarkeit bei Mann und Frau

stellung bereits über 50 Jahre alt ist. Zudem wird die einheimische Sprue fälschlicherweise für eine seltene Erkrankung gehalten, so daß Magen-Darmbeschwerden zunächst einer Vielzahl anderer gastrointestinaler Leiden zugeordnet werden. Tatsächlich ist die einheimische Sprue mit einer geschätzten Häufigkeit von 1:300 aber keineswegs selten. Darüber hinaus beruht das verzögerte Erkennen einer einheimischen Sprue aber auch darauf, daß nur etwa 40% der Patienten das klassische Beschwerdebild mit Gewichtsabnahme, Durchfall, Blähungen und unklare Anämie aufweisen, während 60% atypische Verlaufsformen zeigen (Tab. 58). Insbesondere die Vielzahl der genannten psychischen Beschwerden gibt immer wieder Anlaß zu Fehlinterpretationen. So erhielten einer Umfrage zufolge 32% der Patienten mit einheimischer Sprue vor der richtigen Diagnose Psychopharmaka, 14% unterzogen sich einer Psychotherapie. Auch bei einer Dermatitis herpetiformis liegt oft eine nicht erkannte mono- oder asymptomatische Sprue vor. Eine glutenfreie Kost kann hier langfristig das Krankheitsbild dieser schweren Dermatose bessern. Letztlich kann - wie eine aktuelle Untersuchung von *Collins* et al. zeigt - eine Infertilität, für die keine Ursache gefunden werden kann, ebenfalls auf einer einheimischen Sprue beruhen.

9.2.1. Was sind die Ursachen für den hohen Anteil psychosomatischer Reaktionen?

Endgültige Klarheit über dieses Phänomen liegt nicht vor. Diskutiert wird eine generelle psychosomatische Reaktion auf die Erkrankung selbst oder als Folge von diversen Mikronährstoff-Defiziten, wobei hier insbesondere Zink- und Vitamin B_6 hervorzuheben wäre. Doch erscheint dieser Zusammenhang wenig schlüssig: Schließlich haben wir in unseren Praxen einen hohen Anteil weiterer Patienten, die an ganz ähnlich strukturierten Defiziten leiden, ohne eine derartige Fülle von Psychoreaktionen zu bieten. Eine Arbeit aus England konnte nachweisen, daß Zöliakie-assoziierte Neuropathien nicht zwingend auf malabsorptionsbedingte Nährstoffdefizite zurück zu führen sind. Nur ein Teil der Patienten entwickelt so ausgeprägte Defizite (z.B. von Vitamin E, Folsäure und Vitamin B_6), daß sich damit Nervenschäden erklären ließen. Vielmehr vermuten die britischen Wissenschaftler neurotoxische Wirkungen der zirkulierenden Gliadin-Antikörper. Einige Autoren vermuten darüber hinaus, daß im Gluten vorkommende Polypeptide, die aufgrund der pathologisch erhöhten Darmwandpermeabilität absorbiert werden, direkte Störungen im zentralen Nervensystem hervorrufen. Als Fazit ihrer Untersuchungen kamen die Briten zu dem Schluß, daß bei Patienten mit neurologischen Störungen oder dementen Erscheinungen ein Screening auf Gliadin-Antikörper dringend anzuraten sei. Diese Aufforderung muß zwingend für den Bereich der unklaren psychosomatischen Störungen erweitert werden, vor allem wenn Symptome wie Depressionen, extreme Nervosität, Angstzustände und massive Erschöpfung auffallen.

Einige Autoren beschäftigen sich mit den möglichen Zusammenhängen zwischen Gliadinreaktionen und der Entstehung Schizophrenie-ähnlicher Symptome bei prädisponierten Personen. Hier werden allerdings andere Zusammenhänge vermutet. Es wäre denkbar, daß bei Hydrolyse der Gliadin-Fraktion des Getreideproteins in Gegenwart von Pepsin Peptide entstehen, die in ihrer Struktur endogenen Opiat-Peptiden (Endorphinen) ähnlich sind. Es konnte gezeigt werden, daß diese Opiat-Peptide vom Verdauungstrakt in die Blutbahn übertreten, wobei ihre Strukturen in soweit erhalten bleiben, daß sie Opioid-ähnliche Aktivität besitzen. Große Moleküle, die aus der Pepsin-/ Glutenreaktion hervorgehen, in die Blutzirkulation gelangen und die Blut-Hirnschranke überwinden, sind durch Antikörper-Titer und radioaktive Markierung der Moleküle nachgewiesen worden. Es konnte gezeigt werden, daß Patienten mit objektivierter Schizophrenie positiv auf das Weglassen von glutenhaltigen Cerealien aus der Nahrung reagierten. Es ist nach Ansicht verschiedener Autoren durchaus plausibel, daß die Erkrankung solange verborgen bleibt, bis sie durch einen weiteren, exogenen Provokationsfaktor ausbricht. Ein ähnlicher Mechanismus wird bei der Zöliakie des Erwachsenen ebenso diskutiert.

Ist die Diagnose erst einmal gestellt, haben die Betroffenen heute keine schlechte Prognose mehr. Dennoch muß betont werden, daß die Erkrankung noch immer mit Risiken und einer gewissen Mortalität behaftet ist, insbesondere bei Erwachsenen, die sich von Anfang an in einem schlechten Allgemeinzustand befinden. Eine gefürchtete Komplikation stellt die Entwicklung einer lymphoretikulären Erkrankung (meist in Form eines intestinalen Lymphosarkoms) dar. Es ist noch nicht bekannt, ob sich dieses Risiko durch das strikte Festhalten an einer glutenfreien Diät beseitigen läßt.

Bei einigen Patienten entwickelt sich nach glutenfreier Ernährung über Wochen und Monate eine Toleranz gegenüber Gluten. Es ist unklar, ob bei leichten Fällen tatsächlich eine vollständige Remission erreicht werden kann, oder ob es sich bei der Glutentoxizität um eine unspezifische Wirkung auf die Schleimhaut handelt, die durch eine akute bakterielle oder virale Enteritis vorgeschädigt war.

9.3. Diagnostik

Je später die Zöliakie auftritt, desto unklarer wird die Symptomatik, desto schwieriger wird die Diagnostik. War in früheren Zeiten ausschließlich die Dünndarm-Biopsie als Diagnosemethode verfügbar, so ermöglichen heute verschiedene Enzymimmuntests die Antikörper-Bestimmungen gegen Gliadin im Stuhl und Serum und erbringen durch ihre hohe Sensitivität und Spezifität äußerst zuverlässige Ergebnisse. Sie stellen einen wichtigen Marker bezüglich der Immunantwort des Dünndarms auf die Einwirkung von Gluten dar. Insbesondere auch die Bestimmung der gegen Gewebsstrukturen der Basalmembran gerichteten Retikulin- oder Endomysium-Antikörper, die spezifisch für die einheimische Sprue sind, haben die labordiagnostischen Möglichkeiten deutlich verbessert. Da das Enzym Transglutaminase eine weitgehende Kreuzreaktion mit Endomysium aufweist, dient auch die Bestimmung der Anti-Transglutaminase einer zuverlässigen Diagnostik. Es konnte inzwischen gezeigt werden, daß die Anti-Gliadin-sIgA und Anti-Transglutaminase-Bestimmung im Faeces empfindlicher reagiert als im Serum. Gliadin-AK im Serum werden auch bei Patienten, die längere Zeit an einer aktiven und nicht behandelten Zöliakie leiden, häufig in falsch-niedrigen bzw. normalen Konzentration gefunden. Die alleinige Serumuntersuchung ist somit nicht empfehlenswert. Sehr häufig zeigten Patienten mit erhöhten Anti-Gliadin-sIgA- und Antitransglutaminase-Werten im Stuhl völlig unauffällige Serumergebnisse. Der Hinweis in der Literatur, daß auch bei Patienten mit anderen gastrointestinalen Erkrankungen und manchmal sogar bei Gesunden erhöhte AK-Konzentrationen nachweisbar sind, ist offensichtlich darin zu begründen, daß den Antikörper-Befunden nur dann eine Relevanz beigemessen wird, wenn sich eine Zottenatrophie nachweisen läßt. Diese Annahme kann zu Fehleinschätzungen führen!

Derzeit wird offiziell gefordert, daß die endgültige Diagnose Zöliakie mittels einer Biopsie zu sichern ist, weil nur so die charakteristische Zottenatrophie des Duodenums belegt werden kann. Solange dieser Nachweis nicht erbracht ist, ist eine Zöliakie nicht bewiesen. Die Jejunalschleimhautbiopsie läßt sich auch bei Kleinkindern durchführen. Sie sollte jedoch nur von einem erfahrenen Untersucher vorgenommen werden, um dem Risiko einer Darmperforation vorzubeugen. Wenn eine Biopsie nicht durchgeführt werden kann, hängt die Diagnose möglicherweise von dem klinischen und labormäßigen Ansprechen auf eine glutenfreie Diät ab. Vor einer Biopsie sollen sich die Patienten keinesfalls glutenfrei ernähren, da sonst u.U. die charakteristische Zottenatrophie nicht mehr nachweisbar sein könnte.

Ob die Forderung nach einer histologischen Sicherung auch in Zukunft aufrechterhalten bleibt, muß aufgrund der rasanten Entwicklung der labordiagnostischen Möglichkeiten abgewartet werden.

Eine Erhöhung der Antikörper-Titer ist kein Beweis für eine Zöliakie, vor allem wenn diese nur moderat angestiegen sind oder das Anti-Gliadin-sIgA isoliert erhöht ist. In vielen Fällen kommt es offensichtlich zu einer Sensibilisierung (im Sinne einer allergischen Reaktion) gegenüber Gluten. Dies könnte z.B. im Rahmen einer Nahrungsmittelallergie-bedingten Erhöhung der intestinalen Darmschleimhautpermeabilität entstehen.

Es muß damit gerechnet werden, daß auch in diesen Fällen die Patienten unter zöliakieähnlichen Beschwerden und Symptomen leiden können. Eine ca. 4-wöchige glutenfreie Kost sollte zu einer deutlichen Besserung der Symptomatik führen; andernfalls dürfte vor allem bei einer nur moderaten AK-Erhöhung keine klinische Bedeutung vorliegen. In unklaren Fällen sollte immer eine Endoskopie durchgeführt werden. Eine histologische Untersuchung der Schleimhaut wird derzeit noch immer zur korrekten Diagnosestellung gefordert.

Die glutenfreie Ernährung stellt viele Patienten zunächst vor große Probleme und die Compliance ist dadurch oftmals unzureichend. Nicht selten geben die Patienten eine konsequente Diät vor, halten diese (wissentlich oder unwissentlich) gar nicht korrekt ein. Dabei spielt die Annahme, daß es ja „nur wenig" war, ein gerne genutztes Alibi. Besonders schwierig wird er Sachverhalt, wenn bei Patienten ohne bioptisch gesicherte Zöliakie bei ihrem Hausarzt oder im Rahmen vom Selbsthilfegruppen über den Sachverhalt sprechen. Wenn der Patient nicht exakt aufgeklärt ist, benutzt er unter Umständen das Wort Zöliakie – was dann bei den fachlich informierten Gesprächspartnern zu heftigen Reaktionen führt (man darf von Zöliakie nur dann sprechen, wenn diese mittels Biopsie gesichert wurde!). Somit ist es wichtig, den Patienten die Hintergründe genau zu erklären.

Die Praxis hat gezeigt, daß Patienten mit einer klinisch relevanten Sensibilisierung gegen Gluten nach ca. 4 Wochen konsequenter Diät deutliche Linderung bezüglich ihrer Symptome erfahren. Die zuvor erhöhten Werte sinken nach ca. 4 - 6 Wochen ab. Nun kann der Patient eine eventuell wiedererlangte Toleranz testen, in dem er glutenhaltige Getreideprodukte verzehrt. Innerhalb weniger Tage kommt es bei weiter bestehender Sensibilisierung zu einer Symptomverschlechterung. Zuvor abgefallene Marker steigen wieder an.

Normwertbereiche

Stuhl	
Anti-Gliadin-sIgA	< 100 U/l
Anti-Transglutaminase IgA	< 100 U/l

Serum	
Anti-Gliadin-IgA Antikörper	< 3 mg/l
Anti-Gliadin-IgG Antikörper	unter 3 Jahre < 30 mg/l über 3 Jahre < 18 mg/l

Neben der spezifischen Diagnostik empfiehlt sich zur Beurteilung der Schleimhautfunktion auch die quantitative Untersuchung auf Verdauungsrückstände, da sehr häufig die Fett-, Stickstoff- und Kohlenhydratausscheidung erhöht ist. Hierin kann nun die Ursache für eine Fäulnisdysbiose zu finden sein. Ein wichtiger Screening-Parameter zur Beurteilung der Darmschleimhautpermeabilität ist das α-1-Antitrypsin, da eine Zöliakie aufgrund der Zottenatrophie immer mit einer Erhöhung dieses Markers einher geht.

Im Rahmen der Stuhldiagnostik sollte routinemäßig mittels Bestimmung der pankreatischen Elastase 1 eine exokrine Pankreasinsuffizienz ausgeschlossen werden. Reagieren die Betroffenen nicht zufriedenstellend auf eine glutenfreie Kost, sollte eine Unverträglichkeit gegenüber Sojaeiweiß, Hühnerei, Hähnchen und Thunfisch ausgeschlossen werden, da man bei einigen Zöliakie-Patienten entsprechende Reaktionen nachweisen kann. Darüber hinaus ist an ein Overgrowth-Syndrom zu denken, welches ebenfalls zu persistierenden Beschwerden führen kann.

Da durch die Malabsorption als schwerwiegende Folge der Zöliakie erhebliche Mikronährstoff-Defizite entstehen können, ist ein geeignetes Screening durchzuführen. Hierbei ist zu beachten, daß Elemente, die vorwiegend erythrozytär gebunden sind (Zink, Eisen, Selen, Kupfer, Magnesium, Kalium usw.) im Vollblut zu untersuchen sind. In das Nährstoff-Screening gehören neben den genannten Elementen auch Calcium, Vitamin B_6, Vitamin E und Folsäure.

9.4. Therapie der Zöliakie

Die Therapie der einheimischen Sprue besteht in der lebenslangen Eliminierung glutenhaltiger Lebensmittel (Tab. 59, S. 313). Die Darmschleimhautveränderungen und Symptome gehen unter streng glutenfreier Kost vollständig zurück, doch kann es etliche Monate dauern, bis sich die Darmschleimhaut vollständig regeneriert hat. Bei erneuter Zufuhr glutenhaltiger Lebensmittel tritt bei 97% der Patienten innerhalb von 2-4 Jahren ein Rezidiv auf, so daß die Diät in der Regel lebenslang einzuhalten ist. Dies ist auch im Hinblick auf die Tatsache von Bedeutung, daß Sprue-Kranke bei nicht Einhalten der Diät häufiger an Lymphomen des Dünndarms sowie Ösophagus- und Dünndarmkarzinomen erkranken. Aufgrund der hohen Inzidenz der Zöliakie hat sich die Nahrungsmittelindustrie sehr gut auf die Erfordernisse der glutenfreien Ernährung eingestellt, so daß den Betroffenen eine ausreichend vielseitige und abwechslungsreiche Produktpalette zu Verfügung steht. Die größten Angebote bieten Reformhäuser an, doch auch Naturkostläden oder spezialisierte Versandhäuser bieten Produkte an. Da der Produktions- und Kontrollaufwand glutenfreier Nahrungsmittel aufwendig ist, sind diese Produkte allerdings noch immer verhältnismäßig teuer. Problematisch sind viele Nahrungs- und Genußmittel, die oberflächlich betrachtet eigentlich gar keine glutenhaltigen Beimengungen enthalten dürften, doch aufgrund herstellungstechnischer Anforderungen das zu meidende Eiweiß in Form von Bindemitteln oder Trägerstoff (z.B. für Aromen) enthalten. So findet sich Gluten beispielsweise in

Fruchtzubereitungen von Milchprodukten, aber auch an Kartoffelchips, Speiseeis oder Wurstwaren.

Genaue Auskunft über Produktzusammensetzungen gibt die „Aufstellung glutenfreier Lebensmittel" der Deutschen Zöliakie-Gesellschaft. Für die Betroffenen bedeutet die lebenslange Diät natürlich ein Höchstmaß an Disziplin und Verzicht, insbesondere auf Reisen, im Urlaub, bei Einladungen und beim Einkaufen.

9.4.1. Ernährungsempfehlungen bei Glutensensibilisierung

Zu Beginn, d.h. unmittelbar nach der Diagnosestellung, sollte die Diät nicht nur glutenfrei, sondern auch fettreduziert (20 - 30 Gramm am Tag) und lactosearm sein. Dann tritt in der Regel bereits nach 2 - 4 Wochen eine Besserung ein. Gegebenenfalls muß die Fettzufuhr am Anfang mit MCT-Fetten (siehe Kapitel „MCT – spezielle Fette in der Ernährungstherapie abdomineller Erkrankungen", S. 410).

Prinzipiell müssen die Getreidearten Weizen, Roggen, Hafer, Gerste sowie deren Produkte konsequent gemieden werden. Dies ist nicht immer einfach, da viele Lebensmittel Getreide enthalten können, ohne daß es auf der Zutatenliste erscheint. Gluten kann zum Beispiel in der Deklaration „Pflanzeneiweißerzeugnis" versteckt sein. Vorsicht ist auch bei Lebensmitteln geboten, die aus anderen EU-Ländern kommen - sie unterliegen einer liberaleren Deklaration. Am sichersten liegt man bei völlig unbearbeiteten Lebensmitteln und bei diätetischen Waren, die mit einer durchkreuzten Ähre gekennzeichnet sind. Spezielle diätetische Lebensmittel sind im Reformhaus und über den Direktversand der Hersteller erhältlich.

Die meisten Patienten empfinden die Brotkarenz am unangenehmsten. Die über den allgemeinen Handel (Reformhaus, Naturkostladen) angebotenen Fertigprodukte sind bedauerlicherweise geschmacklich eher eine Zumutung. Allerdings gibt es diverse Backmischungen, aus denen Teigwaren selbst hergestellt werden können. Es empfiehlt sich, die unterschiedlichen Mischungen auszuprobieren, da je nach Bedarf an eine Kuchenmischung andere Erwartungen gestellt werden, als an eine Brot- oder Pizzateigmischung. Bemerkenswert ist die Tatsache, daß z.B. die selbsthergestellten Brötchen einen ausgezeichneten Geschmack aufweisen, so daß hier jeder Patient sein tägliches Frühstück durchaus bereichern kann.

Tab. 59 enthält eine Übersicht der wichtigsten verträglichen und unverträglichen Lebensmittel.

Bestehen Zweifel bezüglich der Zusammensetzung eines Lebensmittels, sollte man immer auf die Zutatenliste schauen, den Hersteller fragen oder auf ein entsprechendes Diätprodukt ausweichen. Fertigprodukte wie Mayonnaisen, Ketchup, Dressings u.a. sollten gemieden werden, da sie meist glutenhaltige Bindemittel oder Würze enthalten. Vorsicht ist auch bei konventionellen Süßwaren geboten. Auch hier gilt es, auf spezielle, glutenfreie Produkte überzugehen oder die Süßigkeiten bzw. Backwaren selbst herzustellen. Zum Süßen eignen sich am besten frisches oder getrocknetes Obst oder in kleinen Mengen Honig und Ahornsirup.

Die Durchführung einer glutenfreien Diät zieht eine einschneidende Umstellung der Lebensweise nach sich und ist daher, insbesondere am Anfang, nicht einfach. Das konsequente Durchhalten lohnt sich jedoch auf jeden Fall. Schon nach wenigen Wochen stellt sich Beschwerdefreiheit ein.

Tab. 59: Übersicht geeigneter und ungeeigneter Lebensmittel bei Glutendiät

Lebensmittelgruppe	Geeignet	Ungeeignet
Getreide und getreideähnliche, stärkehaltige Lebensmittel	Mais, Reis, Hirse, Buchweizen, Amaranth, Quinoa, Maniok (Tapioka), Eßkastanien, Kartoffeln und deren Mehle bzw. Flocken; Johannisbrot- und Guarkernmehl als Bindemittel; glutenfreies Brot, Gebäck, glutenfreie Nudeln und Müslis; Saaten wie Sesam, Leinsamen, Sonnenblumenkerne, Nüsse und andere	Weizen, Dinkel, Roggen, Gerste, Hafer, Wildreis und deren Produkte (Flocken, Mehle, Schrote, Grütze, Grieß); Backwaren aus o.g. Getreidearten, Zwieback, Paniermehl, Teigwaren, Fertigteige, Knäcke- und Toastbrote, Oblaten; Mischungen für Kartoffelklöße, -puffer, -püree
Milch, Milchprodukte	Voll- und Magermilch, Molke, bindemittelfreie Naturjoghurts, Dickmilch, Kefir, Buttermilch, süße und saure Sahne, naturbelassener Käse, selbstgemachtes Eis	Zubereiteter Fruchtjoghurt und Quark, Speiseeis, Käsezubereitungen, panierter Käse, Schlagsahne, Fertigdesserts
Fleisch, Eier, Käse	Frisches sowie tiefgekühltes Fleisch (oder Fisch) ohne Zusätze, gepökeltes und geräuchertes Fleisch, Wurst ohne Zusatz von Stärke, Mehl oder glutenhaltiger Würze, frische Eier	Wurstwaren, Würstchen (u. a. Leber-, Blut-, Grützwurst) mit Zusätzen wie Mehl, Stärke, glutenhaltige Würze, Pasteten und Terrinen, paniertes Fleisch, Fischkonserven, Brathering, panierter Fisch und Fischfertiggerichte, mehlhaltige Eierspeisen
Gemüse	Jedes naturbelassene Frischgemüse, zusatzstofffreies TK-Gemüse, Hülsenfrüchte	Fertiggerichte mit Gemüse, Konserven, Trockenprodukte mit Zusätzen
Obst	Alle Sorten (naturbelassen oder tiefgekühlt), selbstgemachte Speisen wie Kompott, Fruchtquark, Kaltschale, Eis, Desserts, mit glutenfreiem Bindemittel zubereitet, reine Obstsäfte	Fast alle Fertigprodukte und Süßwaren, die Bindemittel enthalten, gebundene Obstsäfte
Fette	Butter, Butterschmalz, Margarine, Öle	Halbfettbutter und -margarine, Erdnußbutter, vegetarische Brotaufstriche (Fertigprodukte)
Getränke	Mineralwasser, reine und verdünnte Obst- und Gemüsesäfte, Tee, Kaffee, Kakao (kein Instantprodukt)	Bier, Malzbier, Gin, Whisky, Light-Getränke, aromatisierte Getränke, Malz- und Getreidekaffee, Ovomaltine

Spezialisiert auf glutenfreie Produkte ist die Firma:
Hammersmühle Diät GmbH, Hauptstr. 181, 67489 Maikammer, Tel.: 06321-95890.
Die Hammermühle bietet eine außergewöhnlich umfangreiche Produktpalette an und vertreibt auch schmackhafte Frisch-Brotwaren

Literatur

Ashkenzai A. et al.: Immunologic Reaction of Psychotic Patients to Fractions of Gluten. American Journal of Psychatry 136 (10): 1306-09, 1979
Bender, S.W.: Klinik, Diagnostik und Therapie der Zöliakie im Kindesalter; Verdauungskrankheiten Jahrgang 14, Nr. 3/1996, Seite 83-90
Dohan, F.C.: Schizophrenia, Celiac Disease Gluten Antibodies and the Importance of Beta. Biological Psychiatry 16:1115-1117, 1981
Ferguson, A. et al.: Clinical and pathological spectrum of coeliac disease. Gut 3 (1993) 150-151
Haas, L. et al.: Increased Concentrations of Fecal Anti-Gliadin IgA Antibodies in Untreated Cellac Disease; Clinical Chemistry, Vol. 39, Nr. 4, 1993
Hemmings, HA.: Entry into the Brain of Large Molecules Derived from Dietary Protein, Proceedings of the Royal Society of Londen, British Biological Sciences 200: 175-92, 1978
Henker, J.: Die Zöliakie aus medizinischer Sicht; Vortrag anläßlich der Dresdner Diätetik-Fortbildung, Kongreßbereicht in Vitamin-Spur 2/98
Hiller, A.: Zöliakie aus diätetsicher Sicht; Vortrag anläßlich der Dresdner Diätetik-Fortbildung, Kongreßbereicht in Vitamin-Spur 2/98
Küpper, C.: Zöliakie und neurologische Dysfunktion, Ernährungsumschau 44, Heft 8, 1997, Seite 298
Lebenthal, E., Branski, D.: Childhood celiac disease - a reappraisal. J. Pediatrics 98: 681 (1981)
McGuffin, P., Gardner, P., Swinebuln, L.M.: Schizophrenia Celiac Disease and Antibodies to Food, Biological Psychiatry, 16:258-81, 1981
Reglin, F.: Einheimische Sprue bleibt oft jahrelang unentdeckt; Praxis-Telegramm 1/97,
Riecken, E. O. et al.: Gewebstransglutaminase als Autoantigen bei der einheimischen Sprue; Dtsch. med. Wschr. 123 (1998), 1454-1460, Georg Thieme-Verlag, Stuttgart
Stern, M.: Aktuelle diagnostische Aspekte der Zöliakie. Diahnose u. Labor 43: 109 (1993)
Vaitl, D., Stouthamer-Gesiel, F.: Die Zöliakie - eine psychosomatisch fehleingeschätzte Störung; Münch. Med. Eschr. 134, (1992), Seite 370-375
Walker-Smith, J.A., Guandalini, S., Schmitz, J., Shmerling, D.H., Visakorpi, K.J.: Report of working group of European Society of Paediatric Gastroenterology and Nutrition (ESPGAN). Revised criteria for diagnosis of coeliac disease. Arch. Dis. Child. 65: 909 (1990)
Washburn, Carl F., Reichert, G. R.: Eine Hypothese zum Mechanismus der Entstehung psychomimetischer Symptome bei Gluten/Gliadin-empfindlichen Personen; Journal für Orthomolekulare Medizin 1.96, Seite 23-29, Ralf Reglin Verlag, Köln
Ascher, H.: A new laboratory kit for anti-gliadin IgA at diagnosis and follow-up of childhood celiac disease. J. Pediatric. Gastro. Nutr. 10: 443 (1990)
Cattasi, C.: Coeliac disease in the year 2000; exploring the iceberg. Lancet 343: 200 (1994)
Bock, S.A.: Natural history of serve reactions in young children. J. Pediatrics 107: 676 (1985)
Cook, W.T., Holmes, G.K.T.,: Clinical Presentation. In: Coeliac disease. Churchill Livingstone, London, S. 81 (1984)
Hed, J.: IgA anti-gliadin antibodies and jejunal mucosal lesions in healthy blood donors. Lancet II: 21 (1986)
Weinstein, W. M.: Latent celiac sprue. Gastroenterology 86 (1974), 489-493

10

Meteorismus

10. Meteorismus

von M. Martin

> Meteorismus entsteht durch Gasansammlungen im Darmrohr, was entweder durch eine vermehrte Gasbildung oder durch eine verminderte Resorption bedingt wird. Bis zu einem gewissen Grad ist die intraluminale Gasbildung physiologisch und stark abhängig von der Art der Ernährung. In extremen Fällen können die Gasansammlungen im Intestinum zu massiven Beschwerden führen (z.B. Herzbeschwerden im Rahmen des M. Roemheld).

Meteoristische Zustände gehören zu den häufigsten Klagen unserer Patienten. Unbestritten handelt es sich hierbei nur um ein Symptom, welches korrekt zu interpretieren bzw. abzuklären ist. Spätestens seit der Einführung des Begriffs *gastrokardialer Symptomenkomplex* bzw. *Roemheldsyndrom*, ist das mögliche Ausmaß gasbedingter Beschwerden allgemein bekannt. Vielfach spielt der Darm bei der Entstehung übermäßiger Gase die Hauptrolle. Eine instabile intestinale Ökologie zieht in der Regel Fäulnis- und Gärungsvorgänge nach sich, die aufgrund einer heftigen Stoffwechselaktivität gasbildender Keime zu einer Art „innerer Luftpumpe" wird. Die Gasbildung im Intestinum ist bis zu einem gewissen Ausmaß physiologisch. Verschiedene Umstände können allerdings dazu führen, daß die Gasmenge ein physiologisches Maß bei weitem übersteigt und neben subjektiven Beschwerden zu erheblichen Mißempfindungen, denen dann auch zunehmend ein Krankheitswert zukommt, führt.

Das Vorhandensein von Gasen im Darm kann im wesentlichen auf vier Ursachen zurück zuführen sein:

- Aerophagie (Luftschlucken)
- Gasproduktion im Darmlumen
- Diffusion von Gasen aus dem Blut ins Darmlumen
- Mangelnde Absorption der Gase in das Blut

10.1. Aerophagie

Die Aufnahme von Luft in kleinen Mengen während des Schluckens ist normal. Manche Menschen schlucken allerdings größere Mengen Luft, oftmals bei vegetativer Belastung im Sinne von Stress, Angstzuständen oder Aufgeregtheit. Auch bei Patienten, die unter einer erhöhten Speichelbildung leiden (schlechtsitzende Prothesen, Brechreiz, Ulkusleiden), kann es zu einem deutlich erhöhten Luftschlucken kommen. Der größte Teil der verschluckten Luft wird allerdings wieder aufgestoßen, vor allem dann, wenn die Körperlage das Aufsteigen der Luft begünstigt (sitzen, stehen). In Rückenlage kann allerdings die aufgenommene Luft mit dem Mageninhalt ins Duodenum transportiert werden. Ein Teil der so aufgenommenen Luft wird über die Darmwand resorbiert, doch ist zu bedenken, daß bis zur Resorption die oberen Darmabschnitte stark gashaltig sein können und so zu Beschwerden führen. Übersteigen die verschluckten Luftmengen die Resorptionskapazität der oberen Darmabschnitte, kann es durchaus zu Meteorismus kommen.

10.2. Gasbildung im Darmlumen

Der Hauptanteil der intestinalen Gasbildung ist auf den Stoffwechsel verschiedener Keimgruppen zurückzuführen, wobei einige Keimgruppen, wie z.B. Clostridien oder Hefen, besonders stark zur Gasbildung befähigt sind. In der Hauptsache handelt es sich um Wasserstoff, Methan und Kohlendioxid. Üblicherweise wird die größte Menge der Gase im Kolon produziert. Da die gasbildende Aktivität der Keime in erster Linie davon abhängig ist, wieviel „bakterienfreundliches" Substrat letztlich noch im Kolon ankommt, wird also eine ballaststoffreiche Ernährung zu mehr Gasbildung führen als eine ballaststoffarme. Neben den für den menschlichen Darm nicht verwertbaren Ballaststoffen sind es vergärbare Substanzen, wie Kohlenhydrate und Aminosäuren, die eine übergeordnete Rolle spielen. Da in manchen Nahrungsmitteln, insbesondere in bestimmten Früchten und Gemüsen, schwerverdauliche Kohlenhydrate besonders hoch konzentriert vorliegen (z.B. in gebackene Bohnen), reicht die Passagezeit der Ingesta durch den Dünndarm nicht aus, um diese Kohlenhydrate aufzunehmen. Somit gelangen sie also ungewöhnlich hoch konzentriert in das Kolon, wo nun die kohlenstoffverstoffwechselnde Keimflora zugriff erhält und große Mengen Wasserstoff bildet.

Der gleiche Mechanismus entsteht bei Patienten mit einem Maldigestions- oder Malabsorptionssyndrom, z.B. auf dem Boden einer Pankreasinsuffizienz, eines Gallensäuremangels, einer Lactose- oder Fructoseintoleranz oder einer entzündlich veränderten Darmschleimhaut. Auch hier gelangen vermehrt vergärbare Nahrungsbestandteile in den Dickdarm, wodurch der bakterielle Metabolismus gefördert wird. Die Erfahrungen mit der mikrobiologischen Diagnostik und Therapie haben gezeigt, daß bei Patienten mit einer gestörten intestinalen Ökologie neben Stuhlgangunregelmäßigkeiten der Meteorismus ein Leitsymptom darstellen kann. Unphysiologisch hohe Keimzahlen von Hefen oder Fäulniskeimen können auch bereits in den unteren Dünndarmabschnitten vorliegen (siehe Overgrowth-Syndrom) und massive Gasbildungen nach sich ziehen.

Methan entsteht im bakteriellen Stoffwechsel durch das verdauen endogener Substanzen im Kolon, so daß die Methanbildung nur unwesentlich von der Nahrungsaufnahme beeinflußt wird. Anscheinend handelt es sich hier um individuelle Veranlagungen, die bereits seit Kindheit bestehen können, da manche Menschen große Menge Methan bilden und andere kaum. **Kohlendioxid** kann ebenfalls durch bakterielle Aktivitäten entstehen. Eine größere Rolle spielen hier allerdings Reaktionen von Bikarbonat und Wasserstoff. Wasserstoffionen stammen aus der Magensäure oder den Fettsäuren, die während der Verdauung der Fette postprandial freigesetzt werden. Dabei kann theoretisch bis zu 4 Liter Kohlendioxid entstehen. Die Säurederivate, die durch die bakterielle Verdauung von nicht-absorbierbaren Kohlenhydraten im Kolon entstehen, können ebenfalls mit Bikarbonat reagieren wobei CO_2 entsteht. Kohlendioxid wird trotz der großen Mengen, die im Darmlumen gebildet werden können, rasch über die Darmwand absorbiert und über die Lunge abgeatmet.

Die Gasdiffusion zwischen Blut und Darmlumen hängt wesentlich von der Differenz des jeweiligen Partialdruckes der verschiedenen Gase ab. So kann die Konzentration von Wasserstoff, Methan und Kohlendioxid im Darmlumen den Partialdruck für Stickstoff so weit reduzieren, daß ein erhebliches Druckgefälle zwischen Blut und Darm entsteht, was dann in Folge zu einer Diffusion von Stickstoff aus dem Blut ins Darmlumen führen kann.

Weniger Beachtung findet der Meteorismus als Teilerscheinung der Arteriosklerose, einer typischen Alterserscheinung. Die Sklerose der Mesenterialgefäße zieht eine Durchblutungsstörung nach sich, von der der gesamte Darm betroffen sein kann. Hieraus resultiert zwar keine vermehrte Gasbildung, sondern eine unzureichende Aufnahme der Gase aus dem Darmlumen in das Blut, so daß dieses nicht mehr über die Lunge abgeatmet wird.

Die Reaktion auf die intestinale Gasbildung scheint individuell sehr unterschiedlich erlebt zu werden und führt nicht bei allen Menschen zu den gleichen Empfindungen. Man muß davon ausgehen, daß viele Beschwerden, die automatisch auf eine zu große Gasmenge zurückgeführt werden, auch durch andere, individuelle Störungen des Intestinums hervorgerufen werden. So wurde bei Darmgesunden eine künstlich zugeführte Gasmenge ohne unangenehme Sensationen toleriert, während die gleiche Menge Gas bei Patienten mit Darmproblemen unterschiedlicher Genese zu unangenehmen Beschwerden führte. Somit könnten Beschwerden wie Bauchschmerzen und heftige Spannungsgefühle durch Darmgase auf einen überempfindlichen Reizdarm hinweisen. Eine besondere Rolle im Zusammenhang mit gasassoziierten Beschwerden spielt die linke Kolonflexur. Vorübergehend festsitzende Gasblasen können durch Dehnungsreiz Völlegefühle im linken oberen Quadranten des Abdomens führen, oftmals begleitet durch (Druck)-Schmerzen, die zur linken Thoraxseite ausstrahlen.

Ein gasgefüllter Darm läßt sich sicher durch Palpation und Perkussion feststellen, da vor allem das Abklopfen des Abdomens einen typischen, gesteigerten tympanitischen Schall hervorbringt.

Die **Flatulenz** stellt nochmals ein eigenes Problem dar. In einer Studie mit 8 gesunden Probanden im Alter von 25 bis 35 Jahren konnten zwischen 13 und max. 21 Windabgänge gezählt werden. Diese Daten deckten sich mit den Angaben von Patienten, die subjektiv über exzessive Windabgänge klagten. Es sind allerdings Fälle bekannt, bei denen die Anzahl der abgehenden Blähungen über 140 pro Tag lagen, wobei davon bis zu 70 in vier Stunden gezählt wurden.

Eine charakteristische Einteilung des Problems soll hier aus dem Kapitel „Erkrankungen des Magen-Darm-Kanals" aus dem MSD-Manual, Verlag Urban & Schwarzenberg, München, wiedergegeben werden:

Das Symptom Flatulenz, das große Unannehmlichkeiten im sozialen Umfeld verursachen kann, läßt sich hinter vorgehaltener Hand (‚inoffiziell') entsprechend seinen Hauptcharakteristika beschreiben:

1. *der ‚Schleicher' (Typ ‚ungekrönter Aufzugkönig'), hier wird langsam und geräuschlos gearbeitet und zudem manchmal mit verheerendem Effekt;*
2. *der ‚Puuh'-Typ (mit offenem Sphinkter), dem man eine höhere Temperatur und mehr Aroma nachsagt;*
3. *der ‚Staccato'- oder ‚Paukenschlag'-Typ, der gerne in privater Umgebung abgesetzt wird; und schließlich*
4. *der ‚Böller' (wie umgangssprachlich genannt), der durch die unüberhörbare laute Eruption gekennzeichnet ist, die oft jedes weitere Gespräch wirkungsvoll unterbricht. Die Geruchssensation ist nicht das herausragende Merkmal. Nur ganz selten wird sich dieses meist unangenehme Symptom in einen Vorteil ummünzen lassen, so wie bei dem Franzosen, den man ‚Le Petomane' nannte; letzterer wurde reich als ausgezeichneter Darsteller, indem er Melodien mit dem Gas aus seinem Rektum auf der Bühne des Moulin Rouge spielte.*

Trotz der Brennbarkeit des Wasserstoffs und des Methans, das durch Flatulenz freigesetzt wird, wird es wahrscheinlich für Menschen kein Risiko darstellen, in der Nähe von Flammen zu arbeiten; ja man hat sogar junge Leute gekannt, die sich ein Spiel daraus machten, Gas über einer Flamme abzulassen. Eine Gasexplosion ist jedoch bereits in der Literatur während chirurgischer Eingriffe am Jejunum oder Kolon berichtet worden, und auch während Untersuchungen mit dem Proktosigmoidoskop, sofern die Diathermie eingesetzt wurde.

10.3. Diagnostik

Eine diagnostische Abklärung des Meteorismus ist in den Fällen angezeigt, in denen die Patienten unter subjektiven oder objektiven Beschwerden leiden. Als Untersuchungsmedium eignet sich in erster Linie der Fäzes sowie Atemgas, und erst bei unbefriedigenden Ergebnissen sollten weiterführende, invasive gastroenterologische Verfahren zum Einsatz kommen. Neben den Verdauungsrückständen können die pankreatische Elastase 1, die Bestimmung der Gallensäuren sowie der Entzündungsmarker ebenso Aussagen über Funktionsstörungen oder krankhaften Veränderungen geben wie die Differenzierung der bakteriellen Besiedelungsverhältnisse. Die Diagnostik von immunologisch bedingten Nahrungsmittelunverträglichkeiten, z.B. im Sinne einer Glutenunverträglichkeit oder der unterschiedlichen Nahrungsmittelallergien (Akuttyp- oder verzögerte Allergie) kann ebenso notwendig sein wie die Abklärung einer eventuellen Lactose- bzw. Fructoseunverträglichkeit.

10.4. Therapie

Ein massiver Meteorismus kann zu einer erheblichen Einschränkung des Wohlbefindens führen und sich zu einem quälenden Zustand entwickeln. So ist es in vielen Fällen notwendig mittels einer symptomatischen Therapie zunächst einmal zu lindern, bevor die Untersuchungsergebnisse vorliegen und uns eventuell einen kausalen Weg aufzeigen. In der Kassenpraxis werden meist Absorber bzw. Entschäumer eingesetzt, die die Absorption der Gase über die Darmwand erleichtern sollen. Da in der flüssigen Ingesta die Gase in Blasen bzw. Schaum vorzufinden sind, können diese nur sehr verlangsamt über die Darmwand aufgenommen werden. Entschäumer verhindern nun lediglich die Blasenbildung, so daß die Gase leichter und schneller absorbiert werden. Tritt die Gasbildung in Kolonanteilen auf, in denen der Darminhalt bereits zunehmend eingedickt ist, ist keine Wirkung zu erwarten. Der Einsatz solcher Mittel ist rein symptomatisch. Eine Indikation besteht im Rahmen der Vorbereitung vor bildgebenden Diagnostikverfahren im abdominellen Bereich. Heilerde und med. Kohle können aufgrund ihrer hohen Adsorptionsfähigkeit ein Teil der Gase aufnehmen, doch sind sie den pflanzlichen Karminativa unterlegen (s.u.).

Aus der Phytotherapie kennen wir einige bewährte Pflanzen, die sich regulierend auf die Magen-Darmfunktionen auswirken und somit auch in etlichen Fällen eine vermehrte Gasbildung bzw. die daraus resultierenden Beschwerden lindern können. An erster Stelle wären hier die unter dem Oberbegriff Karminativa zusammengefaßten Drogen wie Fenchel, Kümmel und Anis zu nennen, an zweiter Stelle Pflanzenauszüge oder Tees aus Pfefferminze, Melisse, Angelika, Enzian, Wermut oder Kalmus. Dem Kümmel kommt allerdings die Stellung als Karminativums der ersten Wahl zu, so daß der Genuß von Kümmeltee oder Kümmelschnaps bei vielen Verdauungsschwächen zu einem beliebten Ritual geworden ist. *Weiss* beschreibt die Bedeutung der karminativen Wirkung der drei o.g. Hauptdrogen bezüglich ihrer Wertigkeit wie folgt: Kümmel > Fenchel > Anis.

Hauptsächlich sind es die ätherischen Bestandteile, die für die Wirkung verantwortlich sind. Vermutlich ist die Wirkung auf die Einwirkung auf die Darmwände zurückzuführen, so daß durch eine Regulierung des Muskeltonus und der versorgenden Gefäße die Resorption der Gase erleichtert wird. So konnten diesbezügliche Untersuchungen eine Hyperämie der Magenschleimhäute, die Zunahme des ösophagealen Refluxes und eine Anregung des Magentonus wenige Minuten nach Einnahme eines Karminativums belegen. Wir kennen diese Zusammenhänge auch von anderen Gewürzen wie z.B. dem Senf, der zu einer verbesserten bzw. beschleunigten Darmpassage führt, wodurch natürlich Gärungs- oder Fäulnisprozesse abgekürzt werden.

Bei vielen Patienten lassen sich hervorragende Ergebnisse durch die Stabilisierung der intestinalen Mikroökologie erzielen, was in erster Linie durch mikrobiologische Präparate (Probiotika) erreicht wird. Diese Erfahrung bestätigt, daß eine übermäßige Gasbildung in engem Zusammenhang mit einer unphysiologischen Darmflora steht. Die Auswahl der richtigen Keimgruppen hängt allerdings von den individuellen Besiedelungsverhältnissen des Patienten ab. So können z.B. Milchsäurebildner a) indiziert sein wenn z.B. die Fäulnisflora aufgewuchert ist und b) kontraindiziert sein, wenn die kohlenhydyratreduzierende Flora ohnehin überwiegt oder - zumindest bezüglich der Bifidumflora - ein Overgrowth-Syndrom vorliegt. Auch der Kanne-Brottrunk, ein Getränk aus milchsauervergorenem Getreide, kann vielen Meteorismus-Patienten durch eine intestinale Stabilisierung Erleichterung verschaffen.

Seitens der Ernährung gilt der Grundsatz, daß eine ballaststoffreiche Kost die Beschwerden verschlimmert, ebenso reagieren viele Patienten auf frisches Obst und Rohkost mit einer massiven Verschärfung des Problems. So kann der Hinweis, daß die Beschwerden insbesondere nach frischem Obst auftreten, auf eine Fructoseintoleranz hinweisen, so wie die Angabe, daß Milchprodukte die Beschwerden verschlimmern, auf eine Lactoseunverträglichkeit deuten können. Treten die Symptome nach ballaststoffreichen Mahlzeiten innerhalb der ersten 2 Stunden auf, kann das ein Hinweis auf ein Overgrowth sein.

Tab. 60: Empfehlenswerte Fertigpräparate

Phytopharmaka		
Produktname	**Wirkstoff(e)**	**Indikation**
Majocarmin forte	1000 ml Tropfen enthalten: Tinctura Aurantii, Tinctura Calami, Tinctura Chinae, Tinctura Condurango aa 150 ml, Tinctura Absinthii, Tinctura Gentianae, Tinctura Myrrhae, Tinctura Pimpinellae, Tinctura vinosae, Tinctura Zingiberis aa 40 ml, Oleum Carvi 4 ml, Oleum Foeniculi 10 ml, Oleum Melissae 1ml, Oleum Menthae pip. 5 ml	Zur Anregung der Verdauungsdrüsen, besonders bei Blähungen; nach schwerverdaulichen Speisen, Subacidität, Fäulnis- und Gäringsdyspepsien, Übelkeit, Magen- Darmspasmen. Nicht geeignet bei akut-entzündlichen Erkrankungen des Darms und Magen- und Zwölffingerdarmgeschwüren oder Gallenblasen-entzündungen
Hervert-Carmin Symbio	Kohle und karminative ätherische Öle: Fructus Anisi, Fructus Carvi, Rhizoma Rhei, Oleum Anisi, Oleum Carvi, Oleum Foeniculi, Oleum Menthae pip.	Blähungen, Völlegefühl, Diarrhöe bzw. weiche Stühle, Spasmen, Symbiose-Störungen
Hervert-Majocarmin-Tee	5 klassische carminative Drogen (Anis, Fenchel, Kümmel, Kamille, Pfefferminze)	Völlegefühl, Blähungen, leicht Spasmen
Mikrobiologische Präparate / Probiotika		
Pro-Symbioflor	Steriles Autolysat von E. coli und E. faecalis humaner Herkunft aus 10^7 Bakterien	Colon irritabile, gastrointestinale Störungen, Aktivierung körpereigener Abwehrkräfte
Symbiolact comp.	Lebensfähige Keimstämme von L. acidophilus, S. lactis, B. bifidum, L. casei in einer Konzentration von 5×10^8 Keimen	Stabilisierung des intestinalen Milieus
Kanne-Brottrunk	Milchsäurevergorenes Getreidegetränk aus Roggen, Weizen und Hafer sowie sog. Brotgetreidesäurebakterien	Stabilisierung des intestinalen Milieus
Andere		
Meteosan	Dimeticon 100 mg (Entschäumer; ausschließlich symptomatisch wirksam)	Meteorismus, Aerophagie, vor diagn. Untersuchungen
Euflat Dragées I	Dimeticon 6 mg, Kümmelöl, Fenchelöl	Verdauungsbeschwerden, Völlegefühl, Flatulenz, Meteorismus, gastrocardialer Symptomen-Komplex
Meteozym	Pankreatin aus Schweinepankreas (stand.: mindestens 15.000 Eur. E. Triacylglycerollipase, 11.000 Ph. Eur. E. Amylase, 900 Ph. Eur. Proteasen), Dimeticon-1.000-Siliciumdioxid 100 mg	Meteorismus und Flatulenz, Enzymsubstitution bei chronischer Pankreatitis mit Insuffizienz des exkretorischen Pankreas

ɔereitung	Alkohol	Lactose	Hilfsstoffe	Kinder
Phytopharmaka				
pfen	Ja	Nein	Keine	Ja - auf Alkohol achten
letten	Nein	Ja	Saccharum lactis	Zur Akutbehandlung von Diarrhöen ja
	Nein	Nein	Keine	Ja
Mikrobiologische Präparate / Probiotika				
pfen	Nein	Ja	Lactose, Natriumcarbonat, Natriumchlorid, Calciumchlorid, Magnesiumchlorid und Wasser	ja
ver (probiotische ɲrungsergänzung)	Nein	Nein	Maisstärke, Maltodextrin	Ja
zehrfertiges ränk	Nein	Nein	Keine	Ja, allerdings gewöhnungsbedürftiger Geschmack
Andere				
seln	Nein	Nein	Ammoniumcarbonat, Gelantine, Glycerol, hochdisperses Siliciumdioxid, Sorbitol, gereinigtes Wasser, Farbstoffe E 104, E 171, E 172	bedingt
gées	Nein	Nein	Cellactose, Polyvinylalkohol, Talkum, Bolus alba, Calciumcarbonat, Titandioxid, Arabisches Gummi, Macrogol 6000, Farbstoffe E 123, E 124	bedingt
letten gensaftresistent)	Nein	Ja	Calciumohpsphat, Lactose, Macrogol 20.000, Polysorbat 80, Copolyvidon, Croscarmellose-Natrium, Magnesiumstearat, Methylhydroxypropylcellulose, Dithylphtalat, Polyvidon, Talkum, Eudragit L 30 D, Macrogol 6.000, Farbstoffe E 104, E 132 (verlackt mit Aluminhydroxi), E 171, E 172	bedingt

11

Pilzbedingte Erkrankungen

11.1. Einführung

11.1.1. Pilze im Darm - Signale des Immunsystems

von B. Schütz, U. Peters, K. Rusch

Die Zunahme von pilzbedingten oder mit Pilzen einhergehender Erkrankungen ist zu einem bedeutenden Gesundheitsproblem geworden. Dies gilt sowohl für die Hauterkrankungen durch Dermatophyten, als auch für die Allergiesierungen durch Schimmelpilze. In der Klinik dominieren die Probleme mit dem Auftreten von Systemmykosen, an der infolge von Nichtbehandlung oder zu spät einsetzender Behandlung mehrere Tausend Patienten jährlich in Deutschland sterben.

Betroffen von schwerwiegenden Krankheitsverläufen durch Pilze sind Patienten mit schweren Grunderkrankungen, wie z.B. Diabetes, Tumoren, AIDS oder Patienten, die nach Transplantationen mit Immunsuppressiva behandelt werden.

In der ärztlichen Praxis richtet sich die Aufmerksamkeit in Fragen einer Pilzbesiedelung häufig auf den Bereich der Darmschleimhaut. Positive Stuhlbefunde werden bei Patienten mit diffusen Magen-Darmbeschwerden gefunden sowie bei Patienten mit chronischen Infekten und erhöhten Infektanfälligkeiten. Betroffen sind ferner Neurodermitiker und Allergiker. Als Gründe für die Ausbreitung werden mehrere Faktoren diskutiert:

- Geschwächte Infektabwehr in der Allgemeinbevölkerung (parallel dazu ein gehäuftes Auftreten von chronischen Erkrankungen)
- gestiegenes durchschnittliches Lebensalter
- breiter Einsatz von Antibiotika (mit negativen Auswirkungen auf das Immunsystem)
- Kortikoidbehandlungen (immunsuppressiv)
- Fehlernährungen (zuckerreich und ballaststoffarm)

Diese Beobachtungen lassen einerseits die Schlußfolgerung zu, daß die pilzbedingten Erkrankungen die sekundäre Symptomatik einer allgemeinen Schwächung des Immunsystems sind. Andererseits verweisen vor allem die in der Klinik tätigen Gastroenterologen darauf, daß von den Hefepilzen des Darmes keine Mykosen verursacht werden, da bisher analoge zellverändernde Prozesse wie in der Mundschleimhaut beim Mundsoor nicht nachgewiesen werden konnten.

Die Kenntnisse der Zusammenhänge von Immunsystem, Ernährung, Umweltschadstoffen und das Auftreten von Pilzbefällen des Darmes, in Verbindung mit charakteristischen Symptomen, lassen jedoch mittlerweile den epidemiologisch begründeten Schluß zu, daß es eine ätiologisch bedeutsame Hefepilzbesiedlung des Darmes gibt, die einer umfangreichen Therapie bedarf. Diese Zusammenhänge sowie die Möglichkeiten der Diagnose und Therapie sollen im folgenden erläutert werden.

11.1.2. Pilze - die biologischen Alleskönner

Die Pilze stellen eine interessante Gruppe von Organismen dar, die bei weitem, selbst in der beschreibenden Biologie, nicht vollständig erfaßt sind. Dies hängt mit dem Formenreichtum und dem komplizierten Generationswechsel zusammen. Bei vielen der rezent* vorhandenen 100.000 - 250.000 Arten kennen wir bis heute nur die ungeschlechtlichen Formen. Zu diesen sog. *Fungi imperfecti* zählen auch die Candida-Arten. In der systematischen Einteilung muß man den Pilzen aufgrund zahlreicher Abgrenzungsmerkmale eine eigene Kategorie zuweisen.

Ökologisch betrachtet, gehören die Pilze eindeutig zu den Destruenten**; sie leiten häufig den Abbau organischer Substanz ein, schließen wertvolle Nährstoffe auf und führen sie dem natürlichen Stoffkreislauf wieder zu. Die Erhaltung einer natürlichen Bodenfruchtbarkeit ist ohne das Werk der Pilze nicht vorstellbar. Aber auch im unmittelbaren Umfeld des Menschen gibt es zahlreiche Nutzanwendungen der Pilze. An erster Stelle stehen die Speisepilze und die Hefen in der Lebensmittelherstellung (Brot, Bier, Wein, Milchprodukte /Kefir, Käse). Weiterhin sind die Inhaltsstoffe und ihre Anwendung zu nennen, so z.B. in der Medizin Penicillin und Cyclosporin. Aber auch als Genußmittel wurden die Halluzinogene des Fliegenpilzes vor allem in Osteuropa bis in unser Jahrhundert genutzt, mit der Folge, daß Fliegenpilze dort selten und teuer wurden. Bald erkannte man, daß die wirksamen Substanzen über die Nieren unverändert ausgeschieden werden und für einen weiteren Rausch genutzt werden konnten - vielleicht die Urform der Eigenurintherapie.

11.1.3. Pilze in der Medizin

Immer wieder wird im Zusammenhang mit den Hefepilzbesiedlungen des Darmes auf bekannte biologische Phänomene der Pilze Bezug genommen. So wird u.a. auf die Fähigkeit einzelner Arten Schwermetalle anzureichern verwiesen, und daraus abgeleitet, daß der Mensch diese Pilze „braucht", um seine Schwermetallbelastung zu entgiften. Das Verbot, hefehaltige Produkte zu essen, sowie die Vorstellung Pilze im Darm „aushungern" zu können, sind ebensolche Analogieschlüsse. Keine dieser Aussagen läßt sich unter wissenschaftlichen Gesichtspunkten aufrechterhalten. Stets ist die einzelne Pilzart zu betrachten und ihre Fähigkeiten zu berücksichtigen, dies gilt für das Schadstoffanreicherungsvermögen ebenso wie für die pathogene Bedeutung.

Die unkritische Verbreitung eines extremen Symptomenkatalogs und die Verbreitung der oben beschriebenen Vorstellung zum physiologischen Vorkommen von Darmpilzen trugen sicherlich bisher auch zur Negierung der Candida-Problematik bei zahlreichen Ärzten bei. Daß Erkrankungen des Menschen durch Pilze hervorgerufen werden, ist seit ca. 150 Jahren bekannt. 1839 entdeckte *Langenbeck* Candida albicans als Verursacher des Mundsoors. Dennoch haben die Pilzerkrankungen erst in den letzten Jahren vermehrt Beachtung gefunden.

In der medizinischen Pilzsystematik werden drei große Gruppen betrachtet; die Dermatophyten (Hautpilze), die Hefen und Schimmelpilze (DHS-System).

Die Schimmelpilze rücken im Moment stärker in das Betrachtungsfeld der Mediziner. Vor allem bei Atemwegserkrankungen können Aspergillen eine Rolle spielen. Spektakulärster Fall einer

* rezent = gegenwärtig noch lebend, ** destruieren = zerstören

durch Aspergillen erzeugten Systemmykose ist der Tod von mehreren Archäologen in den zwanziger Jahren, die nach der Öffnung der Grabkammern des Tut-Ench-Amuns mit der Atemluft hohe Konzentrationen an Sporen eingeatmet hatten.

Auch wenn wir einer derartigen tödlichen Gefährdung nicht ausgesetzt sind und heutzutage entsprechende Mittel zur Behandlung zur Verfügung stehen, ist für Patienten mit einem geschwächten Immunsystem auch bei Sporenkonzentrationen, die im Haushaltsabfall oder in Komposttonnen zu finden sind, die Gefahr einer Erkrankung bzw. einer Verschlimmerung der bestehenden Symptomatik im Bereich der Atemwege nicht auszuschließen.

Besonders hervorzuheben ist auch die allergologische Bedeutung von Schimmelpilzen. Dabei ist vor allem dem Wohnumfeld als „Dauersporenquelle" besondere Aufmerksamkeit zu schenken (Tab. 61).

Immer wieder wird auch von *pathologischen* Schimmelpilzbefunden im Stuhl berichtet. Nach derzeitigem Kenntnisstand handelt es sich zumeist um mit der Nahrung aufgenommene Schimmelpilzkeime, die nur passager im Darm auftreten.

Im Zusammenhang mit Nahrungsmitteln sei abschließend noch auf die gesundheitlichen Gefahren durch Mykotoxine, wie Aflatoxin und Ochratoxin, hingewiesen, die über ein starkes kanzerogenes Potential verfügen. Die zulässigen Gehalte sind für die Aflatoxine in einer entsprechenden gesetzlichen Regelung festgelegt, für andere Mykotoxine sind derartige Vorgaben in Vorbereitung. Aus diesem Grunde werden die relevanten Lebensmittel schon heute von den Herstellern regelmäßig überprüft.

Die Dermatophyten sollen hier kurz gestreift werden. Grundsätzlich zeigt sich auch bei den Pilzinfektionen der Haut und der Hautanhangsorgane (Haare, Nägel), daß es sich um sekundäre Erscheinungsbilder einer gestörten Hautfunktion handelt. Daher gehört zu einer Behandlung immer eine entsprechende Ursachenanalyse, die häufig auf eine primäre Erkrankung weist, die mit einem Angebot an abgestorbenem Material einhergeht (z.B. Ekzeme, Psoriasis), mit Mangelversorgungen der betroffenen Partien verbunden ist (z.B. Durchblutungsstörungen) oder eine geschwächte Immunabwehrlage zum Vorschein bringt. Betrachtet werden muß hierbei auch der Umgang mit der Haut (Hygiene und natürliche Hautflora, Kleidung, Adipositas).

Eine Ausnahme bilden höchstwahrscheinlich die Hautinfektionen mit Microsporum canis. Bei diesem, in wärmeren Klimaten häufig auf Haustieren anzutreffenden Dermatophyten, reicht der Hautkontakt mit den sporentragenden Organen aus, um die Infektion auszulösen. Der Mechanismus scheint dem der Infektion mit Bakterien und Viren vergleichbar. Für die häufig anzutreffenden Trichophytenarten gilt jedoch der zuvor beschriebene Mechanismus. Ist es einem solchen Pilz einmal gelungen, in die Haut einzudringen, kann das langgestreckte Mycel für eine weitere Ausbreitung sorgen. Die Probennahme für eine gesicherte Labordiagnostik sollte immer

Tab. 61: Allergische Bedeutung der wichtigsten Schimmelpilzgattungen

+++	++	+
Penicillium	Mucor	Fusarium
Aspergillus	Rhizopus	Paecillomyces
Alternaria	Aureobasidum	Epicoccum
Cladosporium		

noch lebendes Hautmaterial enthalten und nicht aus den Hautschuppen bestehen. Ebenso muß die Behandlung mit Antimykotika (z.B. Azole - Clotrimazol, Miconazol oder Amphotericin, Nystatin) in der Lokaltherapie die gesunden Areale um den Pilzherd mit einbeziehen. Die Behandlung muß auf jeden Fall über den Zeitpunkt hinaus fortgesetzt werden, an dem die optisch wahrnehmbaren Pilzerscheinungen abgeklungen sind, um möglichst alle lebenden Pilzelemente zu erfassen. Eine Gewähr für Rezidivfreiheit gewährleistet aber erst die Behandlung der primären Ursachen.

11.2. Hefepilze

von B. Schütz

Hefepilze (Sproßpilze) sind Einzeller, die sich durch Sprossung vermehren. Aus der Zellwand stülpt sich eine Knospe aus, die sich nach Einwanderung des Zellkerns von der Mutterzelle abschnürt. Basierend auf morphologischen Merkmalen lassen sich Hefen und hefeähnliche Pilze in Gattungen einteilen.

Klinisch relevant sind besonders die hefeähnlichen Pilze (imperfekte Hefen). Im Gegensatz zu echten Hefen (perfekte Hefen), die sowohl eine vegetative (ungeschlechtlich), als auch eine generative (geschlechtliche) Entwicklung durchlaufen, ist die Vermehrung der imperfekten Hefen auf eine ungeschlechtliche Fortpflanzung beschränkt. Die sich nur ungeschlechtlich fortpflanzenden anaskosporogenen (imperfekten) Hefen, unter denen sich Myzel*- oder Pseudomyzelbildner** befinden, werden im Wesentlichen durch die Gattungen Cryptococcus, Candida, Trichsosporon, Malassezia und Rhodotorula vertreten (Tab. 62).

Die Häufigkeit der einzelnen Arten bei krankhaften Veränderungen von Haut, Schleimhäuten oder inneren Organen ist unterschiedlich. An der Spitze steht jeweils die Gattung Candida, die insgesamt 196 Arten umfaßt. Candida albicans ist der häufigste Erreger candidabedingter Endomykosen. Es folgen Candida tropicalis und Candida glabrata. Erreger wie Candida lusitaniae gewinnen erst seit einigen Jahren an Bedeutung.

*Myzel: Geflecht aus Pilzfäden (Hyphen); bei diphasischen Pilzen (z.B. Blastomyces dermatitidis) wechseln Myzel- u. Hefephase ab.
**Pseudomyzel: bei einigen Hefen (z.B. Candida) Geflechtbildung durch Vorwachsen von Knospen (Blastosporen), die aber mit der Mutterzelle verbunden bleiben.

Tab. 62: Humanmedizinisch relevante Hefen

Candida albicans	Candida viswanathii
Candida stellatoidea	Candida glabrata
Candida tropicalis	Candida dattila
Candida kefyr	Candida famata
Candida crusei	Rhodotorula rubra
Candida guilliermondii	Cryptococcus neoformans - Trichosporon captiatum
Candida parapsilosis	Trichosporon cutaneum
Candida lusitaniae	Malassezia furfur

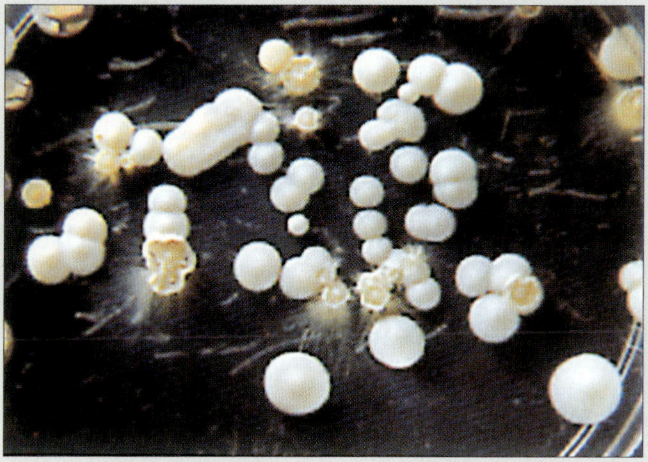

Abb. 66: Eine aus einer Stuhlprobe isolierte Mischkultur verschiedener Hefesorten auf Sabouraud-Glucose-Agar.

11.2.1. Hefemykosen

Mit Ausnahme von Cryptococcus neoformans und Candida albicans im frühen Säuglingsalter (obligat pathogen) gehören alle medizinisch relevanten Hefen zur Gruppe der fakultativ pathogenen (opportunistischen) Pilze. Sie können als Saprophyten auf und im Wirtsorganismus vorkommen, ohne diesen zu schädigen. Die Manifestation von Dermato- und Endomykosen ist entscheidend von Faktoren abhängig, die die Abwehrlage des Wirtes herabsetzen. Liegen derartige prädisponierende Umstände vor, können sich opportunistische Hefen stark vermehren und Krankheiten auslösen. Prädisponierende Faktoren können exogenen und endogenen Ursprungs sein.

Die Hautoberfläche des Menschen weist eine natürliche Resistenz gegenüber Pilzinfektionen auf. Sie basiert auf fungistatisch wirksamen freien Fettsäuren, auf einem leicht sauren pH-Wert (pH 5,0 bis 6,0) und einer antagonistisch wirkenden bakteriellen Standortflora. Beeinträchti-

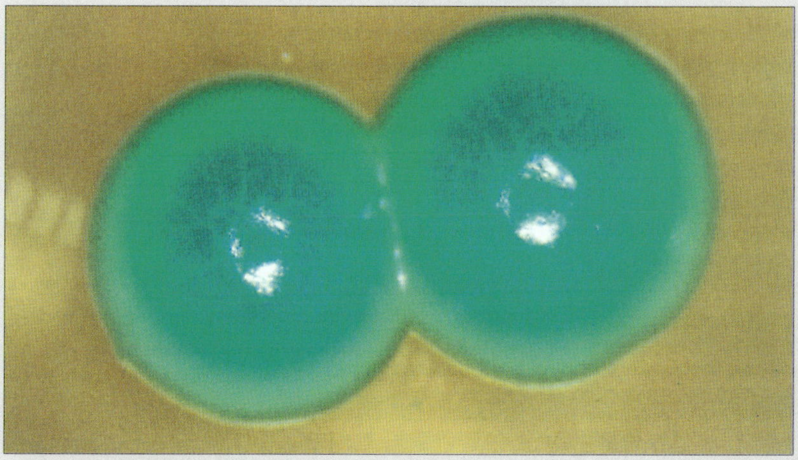

Abb. 67: Candida albicans. Zwei Tage alte Kultur auf einem Candida albicans Selektivnährboden. Durch eine für die Hefe spezifische Hexosaminidase wird ein Substrat (Hexosamin) verstoffwechselt und es entsteht ein blaues Pigment.

gungen dieser Faktoren, eine durch Feuchtigkeit gequollene Hornschicht oder geringfügige Verletzungen begünstigen eine Ansiedlung von Pilzen.

11.2.2. Prädisponierende Faktoren für Endomykosen

Bei Endomykosen kommt es nicht selten zu einer Häufung prädisponierender Faktoren durch die Grundkrankheit und die gegen sie gerichteten therapeutischen Maßnahmen. Die deutliche Zunahme von Endomykosen in den vergangenen Jahren ist zurückzuführen auf eine breitere Anwendung von Antibiotika und immunsuppressiver Medikamente, auf eine aggressive Tumor-Chemotherapie und den häufigeren Einsatz einer parenteralen Ernährung und invasiver chirurgischer Eingriffe. Prädisponierende Faktoren für Endomykosen beeinträchtigen spezifische Abwehrmechanismen des Wirtes. Für die Abwehr von Hefepilzinfektionen sind verantwortlich:

- Schleimhäute als Abwehrbarrieren
- funktionell und zahlenmäßig intakte neutrophile Granulozyten und Makrophagen (Gewebsmakrophagen, Monozyten)
- intakte zellvermittelte Immunität
- Clearance-Funktion in Leber und Milz

11.2.3. Erregerreservoir und Übertragung von Hefen

Medizinisch relevante Hefen zeigen epidemiologisch unterschiedliche Verhaltensweisen.

Candida albicans: Primäre Standorte von Candida albicans sind Mundhöhle und Intestinaltrakt des Menschen. Daneben können jedoch auch andere Warmblüter Candida albicans beherbergen (Rinder, Pferde, Hunde, Geflügel usw.). In der freien Natur, in der Luft, in der Erde, im

Tab. 63: Prädisponierende Faktoren für Endomykosen (modifiziert noch Gemeinhardt, 1989)

Immunkrankheiten	Zelluläre Immundefekte, AIDS
Tumoren	Leukosen, Lymphogranulomatosen, Karzinome, Sarkomatosen
Hämatologische Erkrankungen	Agranulozytosen, aplastische Anämie
Endokrinopathien	Diabetes mellitus, Hypoparathyreoidismus
Gastroenterale Erkrankungen	Colitis ulcerosa, Morbus Crohn
Infektionskrankheiten	Chron. Bronchitis, infektiöse Enteritiden, bakterielle Erkrankungen
Therapeutische Maßnahmen	Zytostatika, Immunsuppressiva, Kortikosteroide, Breitbandantibiotika
Iatrogene Faktoren	Herzklappenchirurgie, Transplantationen, Abdominalchirurgie, Verweilkatheter, Beatmung, Strahlentherapie
Nutritive Faktoren	Mangelernährung, kohlenhydratreiche Ernährung, Alkoholismus
Örtliche Faktoren	Harnwegsveränderungen, Bronchiektasen

Wasser und auf Pflanzen ist Candida albicans nicht anzutreffen, wohl aber auf Gegenständen, die in engem Kontakt zu menschlichen Schleimhäuten stehen (Zahnbürsten, Handtücher, Trinkbecher). Candida albicans ist die Hefespezies, die sowohl bei prädisponierten als auch bei gesunden Menschen am häufigsten auf Schleimhäuten nachweisbar ist. Zur physiologischen Mikroflora gehört sie jedoch **eindeutig** nicht. Candida albicans ist ein Krankheitserreger, der bei entsprechender Prädisposition Candidosen (Candida-Mykosen) mit hohem Krankheitswert hervorrufen kann.

Der hefebesiedelte gesunde oder kranke Mensch ist die wichtigste Infektionsquelle für Candida albicans. Eine Übertragung geschieht als Kontakt- oder Schmierinfektion auf direktem oder indirektem Weg. Zu unterscheiden ist zwischen der Entstehung von Mykosen aus dem patienteneigenem kommensalen Sproßpilzreservoir und der Entwicklung von Mykosen über Infektketten ausgehend vom Keimträger hin zum prädisponierten Patienten. Beispiel für eine Hefeinfektion durch Direktkontakt von Mensch zu Mensch ist die Besiedlung von Neugeborenen unter der Geburt. 80 - 85% der Schwangeren mit vaginalem Candida albicans Befall infizieren ihre Kinder sub portu. Abhilfe schafft hier eine pränatale Sanierung der Geburtswege. Auch der Geschlechtsverkehr führt zum Austausch von Sproßpilzen. Auf dem Weg von der Frau zum Mann ist der Ausgangspunkt einer solchen Übertragung eine pathologische vaginale Besiedelung im Form einer floriden Genitalmykose. Das männliche Glied ist häufig kommensal kontaminiert und somit umgekehrt in der Lage, als Reservoir für eine Infektkette vom Mann zur Frau zu dienen.

Die übrigen klinisch relevanten Candida- und Trichosporon-Arten sind als Soprophyten ubiquitär verbreitet. Im Gegensatz zu Candida albicans sind sie also auch in der freien Natur anzutreffen, in Erde, Luft und Wasser. In geringer Keimzahl sind sie bisweilen auf der Körperoberfläche, im Respirationstrakt und im Darmkanal von Mensch und Tier nachweisbar.

Cryptococcus neoformans: Cryptococcus neoformans gehört nicht zur normalen Mikroflora des Menschen. Jeder Nachweis in klinischem Untersuchungsgut gilt als kontrollbedürftig. Primärer Standort sind Tauben (Besiedelung des Kropfes) und andere Vögel, die oft aber nicht selbst erkranken. Als Infektionsquellen kommen Cryptococcus neoformans-haltige Fäkalien in Betracht. Cryptococcus neoformans ist im Gegensatz zu Candida albicans sehr widerstandsfähig gegen Austrocknung. In der Außenwelt bleibt die Hefe viele Monate infektionstüchtig.

Tab. 64: Erregerreservoire und Infektionsquellen für humanmedizinisch bedeutsame Hefen

Reservoir	Hefen
Mensch	C. albicans, C. tropicalis, C. glabrata, C. parapsilosis, C. crusei u.a., Malassezia furfur
Warmblüter	C. albicans, C. tropicalis, C. glabrata, C. parapsilosis, C. crusei u.a. Cr. neoformans, (Tauben, Vögel)
Erdboden, Luft, Staub	C. tropicalis, C. glabrata, C. parapsilosis, C. crusei u.a., Cr. neoformans
Pflanzen, Lebensmittel, Futtermittel	C. tropicalis, C. glabrata, C. parapsilosis, C. crusei u.a.

11.3. Klinische Krankheitsbilder - Candidosen

Der Begriff Candidose bezeichnet durch Hefen der Gattung Candida verursachte Haut-, Schleimhaut- und Organmykosen.

Unter den 196 Candida-Arten gibt es viele apathogene Formen. Hefen, deren Temperaturoptimum unter 30° C liegt, scheiden als Erreger von Dermatomykosen aus. **Ebenso werden bei 37° C (Körpertemperatur) nicht vermehrungsfähige Hefen niemals Endomykosen hervorrufen können.** Klinisch relevante Hefen können auf der Haut und im Orointestinaltrakt des gesunden Menschen vorkommen. Inwieweit daraus eine Mykose resultiert, hängt von qualitativen und quantitativen Faktoren ab. Neben den pathogenen Fähigkeiten der Erreger und der Disposition des Wirtes spielen Infektionsdosis und Infektionsdruck eine entscheidende Rolle.

11.3.1. Candidosen der Mundhöhle

Die Mundhöhle gehört zu den häufigsten Lokalisationen einer Candidose. Neben bereits beschriebenen prädisponierenden Faktoren können auch lokale Einflüsse die Entstehung einer Candidastomatitis begünstigen. Hierzu gehören:

- lokale Schleimhautreizungen (infektiös, mechanisch durch Zahnprothesen)
- eine verringerte Speichelsekretion (z.B. durch psychotrope Medikamente)
- eine mangelnde Mundhygiene
- Karies
- Rauchen

Die pseudomembranöse Candidose betrifft vor allem Säuglinge in den ersten drei Lebensmonaten. Da ihr Immunsystem noch nicht ausgereift ist, sind sie durch pathogene Hefen besonders gefährdet. Hauptinfektionsquelle ist die Mutter. Eine Übertragung der Hefen kann unter der Geburt erfolgen oder auf einer asymptomatischen Pilzbesiedlung des mütterlichen Oropharynx beruhen. Andere Infektionsquellen stellen pilzkontaminierte Brustwarzen oder Gegenstände (z.B. Schnuller) dar. Die Häufigkeit der akuten pseudomembranösen Candidose im frühen Säuglingsalter liegt bei 5 - 25 Prozent. Sie geht oft mit einer Windeldermatitis einher (Candidosis genito-glutealis infantum).

In älteren Lebensabschnitten ist der Mundsoor i.d.R. eine Zweiterkrankung. Nach Grundkrankheiten sollte sorgfältig gefahndet werden.

Klinik

Die akute pseudomembranöse Candidose beginnt mit einer Rötung der Mundschleimhaut. Innerhalb weniger Tage entstehen an Zunge, Wange und Gaumen fleckförmige weiß-graue Herde, die konfluieren können. Die Beläge lassen sich unter leichtem Druck abstreifen. Die Infektion ist i.d.R. nicht schmerzhaft. Neben der klassischen Candidastomatitis, der akuten pseudomembranösen Candidose, existieren weitere Formen oraler Hefepilzerkrankungen. Hingewiesen werden soll an dieser Stelle auf die **akute atrophische** und die **chronisch atrophische** Candidose. Die akute atrophische Candidose tritt häufig nach einer Antibiotika-Therapie auf. Die Patienten zeigen eine gerötete Mundschleimhaut. Die Zunge ist glatt und atrophisch. Im

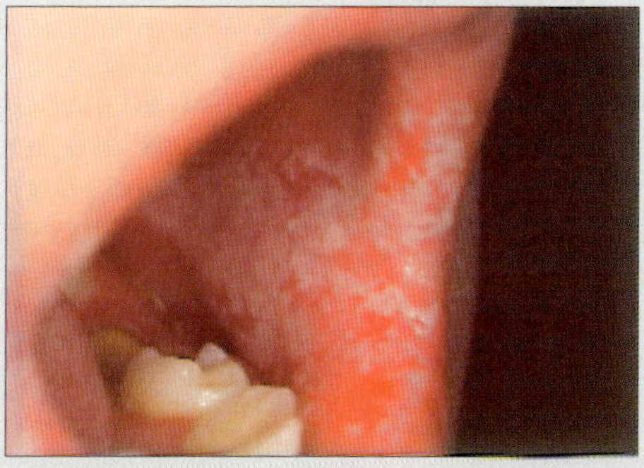

Abb. 68: Stomatitis candidosa. Im Bereich der Mundschleimhaut finden sich konfluierende weißgraue Beläge, die sich unter leichtem Druck abstreifen lassen.

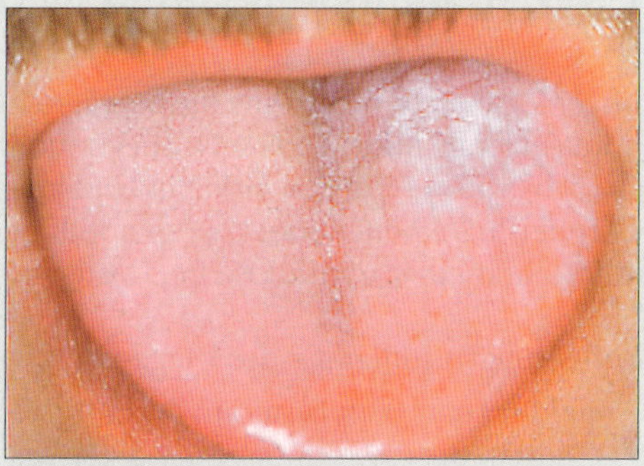

Abb. 69: Glossitis candidosa

Gegensatz zur akuten pseudomembranösen Form ist die akute atrophische Candidose ausgesprochen schmerzhaft. Die chronisch atrophische Candidose wird durch mechanische Schleimhautreizungen verursacht („Prothesenstomatitis"). Die Mundschleimhaut ist im Bereich der Prothesenauflagefläche gerötet und teilweise glatt- atrophisch verändert. Bei der Prothesenstomatitis handelt es sich um die häufigste Form einer oralen Candidose. Man schätzt, daß bis zu 60% der Prothesenträger über 65 Jahre an einer Prothesenstomatitis leiden.

Diagnostik

Gezielt vorgenommene Abstriche aus betroffenen Regionen der Mundhöhle und abgestreifte Beläge bieten die Möglichkeit über einen Erregernachweis die Diagnose einer Candidastomatitis zu sichern.

11.3.2. Candida-Ösophagitis

Die Candida-Ösophagitis ist die häufigste Candidose des Verdauungstraktes. Sie wird in bis zu 6% aller endoskopischen Untersuchungen des oberen Verdauungstraktes festgestellt. Ein gleichzeitiger Befall der Mundhöhle ist eher selten.

Klinik

Nahezu 50% der Patienten mit Candida-Ösophagitis sind beschwerdefrei. In fortgeschrittenen Stadien treten Dysphagie, ein persistierender retrosternaler Schmerz, Sodbrennen, Erbrechen, Singultus oder Foetor ex ore auf, Symptome die nur allgemein an eine Erkrankung des Ösophagus denken lassen. Zu möglichen Komplikationen gehören Schluckbeschwerden durch Strikturen bei Infiltration tieferer Wandschichten. Möglich sind auch Nekrosen, Blutungen oder Perforationen. Die Prognose der Ösophagusmykose hängt im wesentlichen vom Verlauf der Grunderkrankung sowie einer frühzeitigen Diagnose und antimykotischen Therapie ab.

Diagnostik

Die Diagnose sollte endoskopisch, histologisch und mykologisch gesichert werden. Endoskopisch zeigen sich fleckförmige weiß-graue Beläge, die meist entlang der Ösophagusfalten angeordnet sind.

11.3.3. Candidosen von Magen und Duodenum

Pathogene Hefen besitzen eine ausgeprägte Resistenz gegenüber Magensäure. Candida albicans, Candida glabrata und Candida crusei vermehren sich noch bei pH 2. Candida parapsilosis hingegen wächst nur bei pH > 3. Hefekeimzahlen in normazidem Magensaft liegen unter 10^2/ml. Neben der krankheits- oder therapiebedingten Abwehrschwäche können lokale Faktoren die Manifestation einer Candidose begünstigen. Hierzu gehören

- Entleerungsinsuffizienz des Magens
- Anazidität nach Applikation von H -Rezeptor Antagonisten
- Entzündungen der Magenschleimhaut, vor allem bei chronischer Antrum- oder Korpusgastritis
- Gastroduodenale Ulcera
- Magenkarzinome

Innerhalb des Gastrointestinaltraktes ist der Magen - nach dem Ösophagus - die zweithäufigste Lokalisation einer Candidose. Während sich in histologischen Untersuchungen endoskopisch gewonnener Magenbiopsien Hefen bei einem unselektierten Patientengut nur in 1 - 4% der Fälle nachweisen ließen, stieg der Prozentsatz positiver Pilznachweise bei Patienten mit Magen-Ulcera oder Magenkarzinomen auf 20 - 40% an. Der Pilzbefall gastroduodenaler Ulcera ist als sekundär anzusehen. Ein kausaler Zusammenhang mit der Entstehung von Ulzera oder Karzinomen besteht vermutlich nicht. Inwieweit pathogene Hefen auf Gastroduodenal-Ulcera zu einer verzögerten Abheilung der Geschwüre führen, wird in der Literatur kontrovers diskutiert.

Klinik

Typische, auf eine Candidose von Magen oder Duodenum hinweisende Symptome sind nicht bekannt. Epigastrischer Schmerz, Brechreiz, Erbrechen oder Fieber sind uncharakteristische Beschwerden. Zu möglichen Komplikationen gehören auch hier Nekrosen, Blutungen oder Perforationen.

Diagnostik

Die Diagnose sollte endoskopisch, histologisch und mykologisch gesichert werden. Gastroskopisch finden sind bei einer Candidose des Magens weiße bis schmutzig-weiße Beläge auf entzündeter Mukosa. Es wurden jedoch auch noduläre oder ulzeröse Formen beschrieben.

11.3.4. Intestinale Mykosen

Aufgrund ihrer Säureresistenz gelangen pathogene Hefen ungehindert durch die Säurebarriere des Magens in tiefere Abschnitte des Verdauungstraktes. Die Pilzbesiedlung des Darms verläuft häufig asymptomatisch. Nicht selten treten jedoch auch enterale Symptome auf. Sie äußern sich meist in Form

- wäßriger Diarrhöe
- Gärungsdyspepsie, insbesondere bei Kindern
- meteoristischer Beschwerden (Blähungen, Völlegefühl).

Beschrieben wurden auch eine Vielzahl anderer Symptome (allergische Reaktionen, Hautausschläge, psychische Veränderungen, Müdigkeit usw.). Bei Vorliegen rezidivierender Durchfälle oder untypischer enteraler Beschwerden sollte daher immer eine Hefepilzbesiedlung des Darmes differentialdiagnostisch in Erwägung gezogen werden. Da eine intestinale Pilzbesiedlung bei verminderter Infektabwehr Ausgangspunkt für Haut- und Schleimhautmykosen sein kann, empfiehlt es sich, bei prädisponierten Patienten regelmäßig semiquantitative oder quantitative mykologische Stuhluntersuchungen durchführen zu lassen. Ähnliches gilt für Patienten mit bestimmten Hauterkrankungen, deren Ausbruch und Verlauf eng mit einer intestinalen Hefepilzbesiedlung assoziiert zu sein scheint (siehe Kapitel: „Hefebedingte Allergosen").

Klinik der manifesten intestinalen Candidose

Die intestinale Candidose tritt in Gestalt einer katarrhalischen, einer herdförmig ulzerierenden- oder einer follikulär-ulzerierenden Enterokolitis auf. Bei der katarrhalischen Entzündungsform wird über eine Reizung der Mukosa durch massiven Candidabefall eine Diarrhöe verursacht. Beobachtet werden schleimig, dünnbreiige Stühle, mit einem hohen Gehalt an Sproßzellen (Hefekeimzahlen > 10^6/g Stuhl). Klinisches Hauptsymptom der schweren ulcerösen Enterokolitiden sind blutige Durchfälle. Ulzeröse Enterokolitiden treten vorwiegend bei Patienten mit schweren konsumierenden Grunderkrankungen auf. Mögliche Komplikationen sind in ausgedehnten Blutungen und einer hämatogenen Generalisierung zu sehen.

Diagnostik

Im Vordergrund der Diagnostik intestinaler Mykosen steht ein qualitativer und quantitativer Keimnachweis in Stuhlproben. Hierbei gilt jedoch die Einschränkung, daß sich die nachgewiesenen Sproßkeimzahlen auf den Inhalt des Darmlumens, nicht aber die Verhältnisse am Darmepithel beziehen. Hefekeimzahlen von bis zu 10^3 pro Gramm Stuhl werden als noch physiologisch angesehen. Sie werden vom Körper toleriert. Keimzahlen von über 10^3 bis 10^5 gelten als kontrollbedürftig. Ein wiederholter Nachweis fakultativ-pathogener, bei 37° C vermehrungsfähiger Hefen in einer Keimzahl von >10^6, spricht für das Vorliegen einer intestinalen Mykose.

11.3.5. Candidosen der inneren Organe - systemische Candidosen

Weltweit wird seit Jahren über eine Zunahme von systemischen Pilzinfektionen berichtet. Sie tragen mehr und mehr zu Morbidität und Letalität immunsupprimierter Patienten bei. Die Nachweishäufigkeit von Candida-Arten bei septischen Krankheitsbildern wird weltweit mit etwa 1 - 6% angegeben. Auf die Bundesrepublik bezogen bedeutet dies 36.000 Endomykose-Fälle pro Jahr, von denen 7.000 an einer Mykose sterben (Letalität 10 - 20%).

Die Candidose weist eine typische Altersverteilung auf. Im ersten Lebensjahr ist eine Mykosegefahr bei unreifen Neugeborenen und entzündlichen Erkrankungen des Respirations- und Digestionstraktes gegeben. Im frühen und mittleren Erwachsenenalter finden sich Candidosen häufiger bei akuten Krankheiten des hämatopoetischen Systems, iatrogenen Maßnahmen oder erworbenen Immundefekten (z.B. AIDS).

Pathogenese

In der Pathogenese der Candidose wird zwischen der endogenen und der exogenen Entstehung unterschieden. Exogene Infektionen erfolgen vor allem durch Verweilkatheter (Vena cava-, Blasen-, Peritonealdialysekatheter). In den meisten Fällen handelt es sich jedoch bei systemischen Candidosen um eine endogene Infektion ausgehend vom Intestinaltrakt des Patienten. Wichtig für eine endogene Entstehungsweise ist die Keimzahl fakultativ pathogener Hefen im Darm. Kommt es zu einer massiven Vermehrung der Hefen, können die Erreger invasiv in die Darmschleimhaut eindringen und in den Blutkreislauf gelangen. Möglich ist dies auch über den Vorgang der Persorption. Hierunter versteht man die Aufnahme korpuskulärer Bestandteile durch die intakte Darmschleimhaut in den Pfortaderkreislauf. Die Partikel durchwandern die Darmschleimhaut, indem sie zwischen die Epithelzellen treten. Von dort gelangen sie in kleine Lymphgefäße des Darms und schließlich über den Ductus thoracicus in den Blutkreislauf.

Schutzmechanismen, die ein überwuchern der Schleimhäute durch Pilze verhindern und in den Blutkreislauf übergetretene Hefen rasch eliminieren, stellen ein intaktes zelluläres Immunsystem und ein intaktes Phagozytensystem (neutrophile Granulozyten, Monozyten, Makrophagen) dar. Durch ausgeprägte Clearance-Mechanismen der Leber (Kupffersche Sternzellen) und anderen Organen können pro Stunde ca. 10^4 Hefezellen phagozytiert und abgetötet werden. Bei einer geringgradigen Hefepilzbesiedlung des Darms gelangen nur wenige Erreger in den Blutkreislauf und werden dort abgetötet. Treten infolge einer massiven Hefepilzbesiedlung des Darms große Mengen an Erregern aus der Darmlichtung in den Blutkreislauf über wird ein „Limit of Acceptability“ überschritten. Die Clearance-Mechanismen reichen nicht mehr aus, um alle Erreger zu beseitigen. Aus der temporären Fungämie wird eine Sepsis. Bei Gesunden, immun-

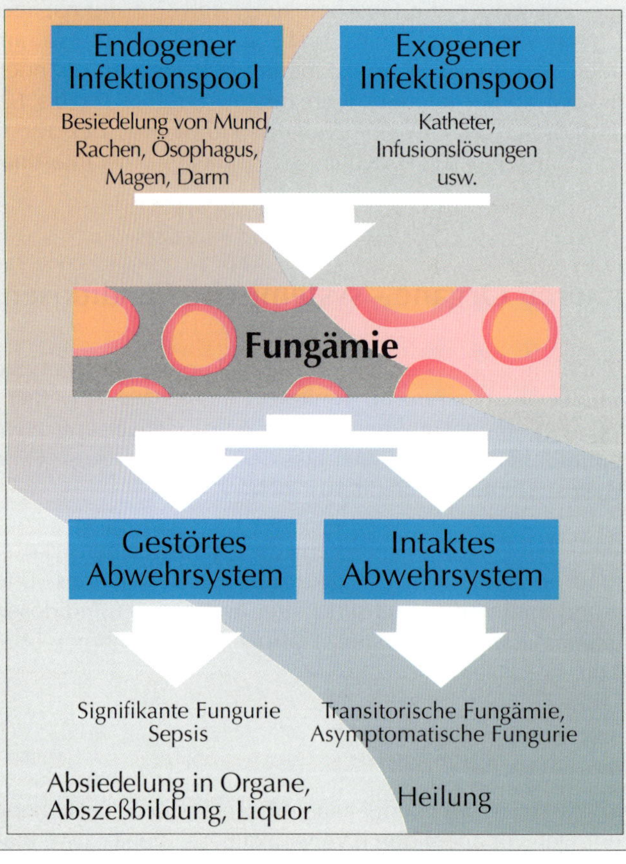

Abb. 70: Entstehung der systemischen Candidose

kompetenten Menschen werden Hefekeimzahlen von $\leq 10^3$ pro g Stuhl toleriert. In der Regel liegt die Toleranzgrenze deutlich höher. Sie ist direkt abhängig von Kapazität und Funktion der Clearance-Mechanismen. Prädisponierende Faktoren führen zu einer Beeinträchtigung der Clearance-Rate. Bereits niedrige Hefekeimzahlen im Darm können so möglicherweise Ausgangspunkt für die Entstehung einer Candidasepsis sein. Die Toleranzgrenze wird somit bestimmt durch den Grad der Beeinträchtigung der Infektabwehr.

11.3.6. Candidosen der Haut

Pathogene Hefen lassen sich nur selten auf gesunder Haut nachweisen. Erst wenn auf der Hautoberfläche eine Milieuveränderung eintritt, die das Wachstum der Pilze begünstigt, kann es zu einer dauerhaften Ansiedlung und Vermehrung der Erreger kommen. Neben allgemein prädisponierenden Faktoren (krankheits- oder therapiebedingte Abwehrschwäche) begünstigen exogene Einflüsse die Entstehung einer Dermatomykose (Tab. 65). Von Bedeutung sind vor allem Feuchtigkeit und Okklusion (z.B. durch Tragen enger, luftundurchlässiger Kleidung).

11.3.6.1. Candidosis intertriginosa

Eine bevorzugte Lokalisation hefebedingter Dermatomykosen bilden kleine und große Hautfalten des menschlichen Körpers (Inguinalfalten, Rima ani, submamilläre Falten, Bauchfalten, Axillen, Interdigitalräume). Die Candidosis intertriginosa betrifft meist Frauen, wobei Diabetes mellitus und Adipositas begünstigende Faktoren darstellen. Zur den typischen Erregern gehören Candida albicans (95%), Candida tropicalis, Candida parapsilosis und Candida guilliermondii.

Klinik

Die Entzündung beginnt mit einer Rhagade in der Tiefe der Hautfalte und breitet sich in Form einer entzündlich geröteten Erosion beidseits der miteinander in Kontakt stehenden Hautflächen aus (feuchte Kammer). Das erkrankte Areal ist unscharf begrenzt und wird von einem feinlam-

Tab. 65: Prädisponierende Faktoren für Dermatomykosen (modifiziert nach Male, 1981)

Exogene Faktoren	**Stärkegrad der Disposition gegenüber Hefen**
• Feuchtigkeits- und Wärmestauung (Mazeration der Haut):	
- berufsbedingt (Feuchtarbeit)	+++
- kleidungsbedingt (Tragen von Gummistiefeln, Kunstfasertextilien, Windelhöschen)	+++
• Kontakt mit Chemikalien (Störung der lokalen Abwehrfunktion der Haut	++
• Verletzungen, Abrasionen der Haut	++
• Verbrennungen	+
Endogene Faktoren	
• Defekte der humoralen und zellulären Infektabwehr	++
• Endokrinopathien (Diabetes mellitus u.a.)	+++
• Durchblutungsstörungen (Arteriopathien, Minderdurchblutung)	++
• Störung der Thermoregulation (Hypothermie der Akren)	+
• Lymphopathien	+++
• Phlebopathien	+++

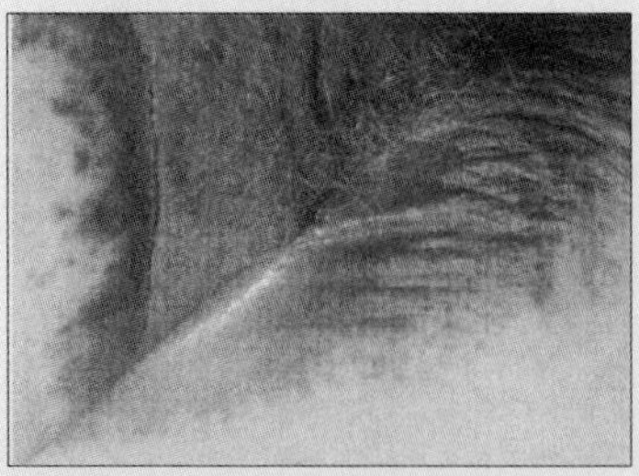

Abb. 71: Inguinalfalten

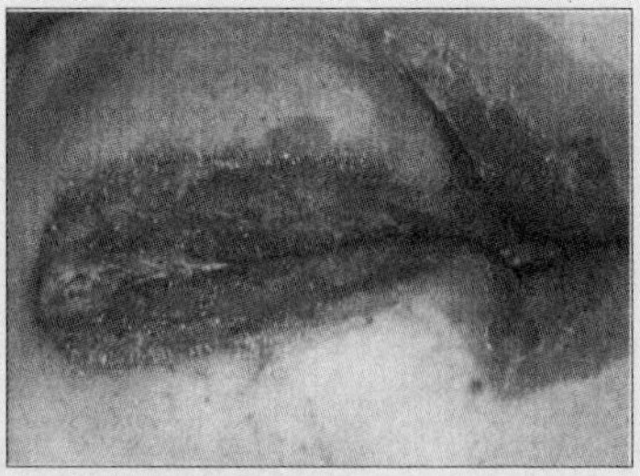

Abb. 72: Rima ani

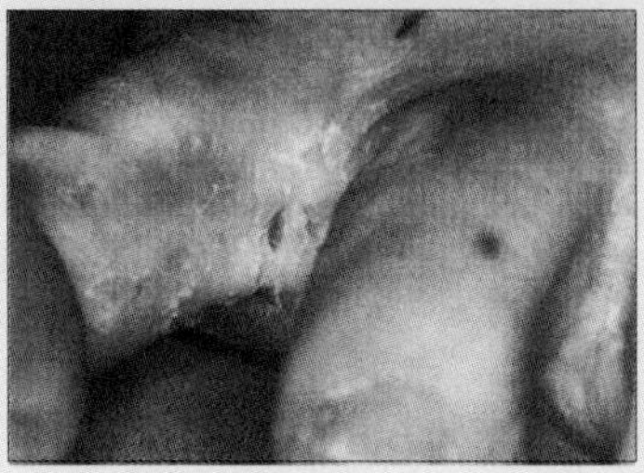

Abb. 73: Interdigitalfalten

Abb. 71-73: Eine bevorzugte Lokalisation hefebedingter Dermatomykosen bilden die kleinen und großen Hautfalten des menschlichen Körpers.

mellösen Schuppensaum umgeben. Die Krankheit kann akut oder chronisch verlaufen. Bei stark abwehrgeschwächten Patienten ist die Prognose ernst, da auch eine Candidose der Haut Ausgangspunkt für eine Endomykose sein kann.

Diagnose

In Schuppen des feinlammellösen Randsaums sind im Nativpräparat Pilzelemente (Sporen, Hyphen) nachweisbar. Über eine anschließende kulturelle Diagnostik ist eine Erregeridentifizierung möglich.

11.3.6.2. Candidosis genitoglutealis infantum (Windelderamtitis)

Bei der Windeldermatitis handelt es sich um eine primäre Candidose. Erreger ist nahezu immer Candida albicans (> 95%), die aus der Mundhöhle (siehe Mundsoor) in den Darm gelangt und über den Stuhl ausgeschieden wird. Die dicht schließende impermeable Windel des Säuglings bildet eine feuchte Kammer, Bedingungen, unter denen sich der Pilz innerhalb weniger Stunden vermehren und eine Mykose hervorrufen kann. Betroffen sind vorwiegend junge Säuglinge im ersten Trimenon, da ihr Immunsystem noch nicht vollständig ausgeprägt ist. Für sie gilt Candida albicans als obligat pathogen. **Jeder Nachweis der Hefe im früher Säuglingsalter ist somit therapiebedürftig.**

Klinik

Im Bereich der Genital- und/oder Analregion treten vesikulo-pustulöse Effloreszenzen auf, die sich rasch konfluierend über die gesamte Windelregion ausbreiten können. Die entzündete Region erscheint gerötet, oft lackartig glänzend, umgeben von einem feinen Schuppensaum. Im Verlauf des Krankheitsgeschehens können an Stamm, Gesicht und behaartem Kopf pilzfreie ekzematoide Hautveränderungen auftreten (Dermatitis seborrhoica infantum). Hierbei handelt es sich um Mykide, einen allergischen Ausschlag, der durch Sensibilisierung des Organismus mit Pilzantigenen (Polysaccharide, Polypeptide) hervorgerufen wird. Nach frühzeitigem Einleiten

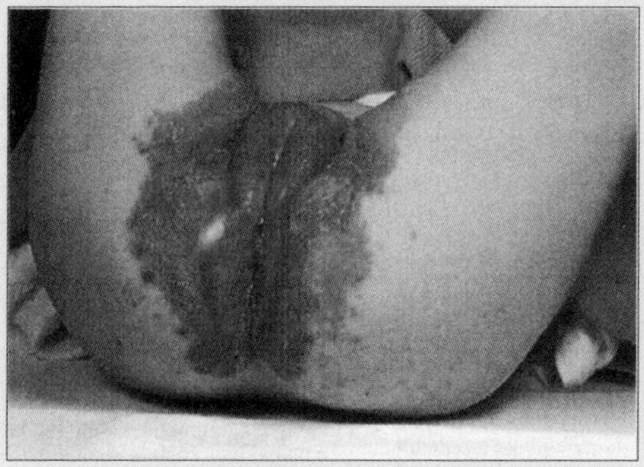

Abb. 74:
Candidosis genito-glutealis infantum (Windeldermatitis).

einer antimykotischen Therapie heilen Windeldermatitis und allergische Hautmanifestationen folgenlos ab. Eine unbehandelte Candidose kann zu lebensbedrohlichen Komplikationen führen.

Diagnostik

Wie bei der Candidosis intertriginosa werden Schuppen des Randsaums auf Pilzelemente hin untersucht. In die kulturelle sollten Abstriche von Haut (Windelbereich), Mundhöhle und Rektum einbezogen werden.

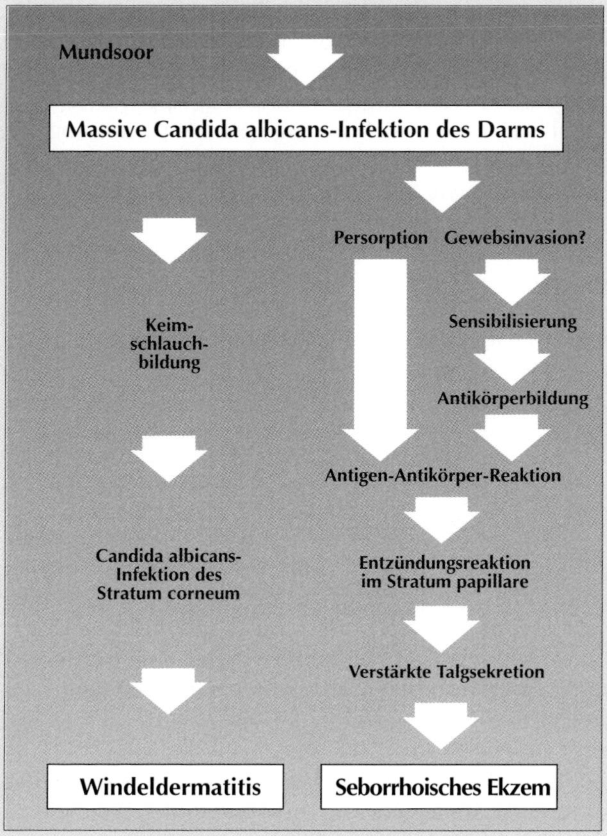

Abb. 75: Schematische Darstellung der Pathogenese von Windeldermatitis und Dermatitis seborrhoica infantum.

11.3.6.3. Candidosen der Nägel (Paronychia candidosa)

Die Paronychia candidosa betrifft in erster Linie die Finger. Zehen erkranken weitaus seltener. Als Erreger kommen Candida albicans, Candida parapsilosis und andere Candida-Arten in Betracht. Die Krankheit beginnt meist mit einer leichten Entzündung des proximalen Nagelfalzes. Im weiteren Verlauf schwillt der Nagelwall an, die Oberfläche ist gespannt und gerötet. Im akuten Stadium entleert sich unter Druck ein Tropfen serös-eitriges Sekret (mykologische Diagnostik). Nach einigen Wochen greift die Entzündung auf die Nagelplatte über. Es bilden sich laterale Querrillen, Grübchen und Hornauflagerungen. Unter einer fortschreitenden Zerstörung verfärbt sich die Nagelplatte gelbgrün. Die Paronychia candidosa verläuft meist chronisch. Ein erfolgreicher Einsatz hefewirksamer Antimykotika ist häufig erst nach chirurgischer Nagelextraktion möglich.

11.3.6.4. Candidosen der Genitalschleimhaut

Genitalmykosen der Frau treten in Form einer Candida vulvitis und/oder einer Candida vaginitis auf. Eine Beteiligung der Urethra ist möglich. Als Erreger kommen vor allem Candida albicans (70 - 80%) und Candida glabrata in Betracht. Andere Arten werden weitaus seltener isoliert (C. crusei, C. kefyr, C. tropicalis, C. parapsilosis).

Pathogenese

Fakultativ-pathogene Hefen werden immer wieder auch bei gesunden Frauen in der Vagina gefunden. Zur physiologischen Flora gehören sie jedoch nicht. Die Häufigkeit eines vaginalen Hefepilznachweises wird in der Literatur mit 9 - 13% angegeben. Durch Applikation oraler Kontrazeptiva erhöhen sich diese Werte auf bis zu 20%, bei Schwangeren ante partum sogar auf über 30%. Hormonelle Veränderungen scheinen somit eine genitale Hefepilz-Infektion zu begünstigen. Ähnliches gilt für Diabetes mellitus sowie alle iatrogen oder krankheitsbedingten Zustände einer immunologischen Abwehrschwäche (Tab. 66, S. 344).

Wichtigstes Erregerreservoir für Infektionen des weiblichen Genitales ist der Magen-Darmtrakt des Menschen. Ca. 75% der Patientinnen mit Candida vaginitis zeigen einen intestinalen Hefepilzbefall. Eine Infektionskette Anus - Vulva - Vagina ist somit wahrscheinlich. Möglich ist aber auch eine Übertragung der Erreger durch Geschlechtsverkehr (Ping-Pong-Infektion), durch Hefen aus Paronychien oder Interdigitalmykosen sowie durch Kontamination von Zahnbürsten, Schwimmen, Waschlappen und Unterwäsche.

Klinik

Die Vulvovaginitits candidosa geht mit weißem, wenig riechendem Ausfluß einher, z.T. begleitet von starkem Juckreiz und Dysurie. Die großen und kleinen Labien sind gerötet und ödematös geschwollen. Auf der erythemartig veränderten Vaginalschleimhaut befinden sich dicke weichliche Beläge. Die Zervix kann oberflächliche Erosionen aufweisen. Diese entzündlichen Veränderungen verursachen erhebliche Beschwerden bei der Kohabitation, was bei einem chronisch-rezidivierenden Verlauf über Monate und Jahre neurotische Störungen hervorrufen kann.

Diagnostik

Zur Sicherung der Diagnose genügt i.d.R. ein Nativpräparat, das Sproßzellen und Myzelien enthält. Vaginalabstriche werden zur kulturellen Anzucht des Erregers empfohlen. Eine Identifizierung ist über Fermentations- und Assimilationsanalysen möglich.

Tab. 66: Ursachen und Formen der Vulvovaginitis bei Erwachsenen (Simon & Stille, 1993)

	Bakterielle Vaginose	Candida-Vaginitis	Trichomonaden-Vaginitis
Hauptsymptome	Stark riechender Ausfluß (Amin-Kolpitis)	Starker Juckreiz (Vulva) wenig krümeliger Ausfluß (kaum riechend)	Reichlich dünnflüssiger Ausfluß (oft faulig riechend)
Vulvitis	Selten	Häufig	Teilweise
Vaginal-schleimhaut	Wenig entzündet	Erythem mit dicken weißen Belägen	Erythem, z. T. mit Petechien (Zervix)
pH (Vagina)	$\geq 4{,}5$	$\geq 4{,}5$	$\geq 5{,}0$
Amingeruch	Stark	Fehlt	Oft vorhanden
Mikroskopie	Wenige Granulozyten, wenige Lactobazillen reichlich gramnegative Stäbchen und Kokken	Mäßig viel Granulozyten und Epithelzellen, in 80 % Sproßzellen und Pseudomyzelien	Mäßig viel Granulozyten in 80 - 90 % bewegliche Trichomonaden

Besteht Verdacht auf Vorliegen einer Candida vulvovaginitis, muß der Intestinaltrakt als mögliches Erregerreservoir ausgeschlossen werden. Hierzu eigenen sich mykologische Stuhluntersuchungen und Mundhöhlenabstriche. Wie bereits erwähnt, begünstigen hormonelle Veränderungen während der Schwangerschaft eine vaginale Hefekontamination. Die mütterliche Vagina wird sub partu zur Hauptinfektionsquelle für Neugeborene. Da ein vaginaler Hefepilzbefall gerade in der Schwangerschaft oft untypisch verläuft, ist zur Vermeidung einer neonatalen Mykose auch bei beschwerdefreien Schwangeren rechtzeitig (3 - 6 Wochen ante partum) ein vaginaler Hefepilzbefall zu sichern und bei positivem Befund eine Lokaltherapie durchzuführen.

Durch Hefen hervorgerufene Genitalmykosen des Mannes äußern sich in Form einer Balanitis (Entzündung der Eichel) oder Balanoposthitis (Entzündung der Eichel und des inneren Vorhautblattes). Als Erreger tritt vorwiegend Candida albicans auf. Betroffen sind meist ältere Männer. Fördernde Faktoren sind ein bestehender Diabetes mellitus und Verengungen der Vorhaut (feuchte Kammer). Klinisch zeigen sich auf der Glans penis kleine Bläschen, die platzen, konfluieren und flächenhafte gerötete Erosionen hinterlassen. Ein Erregernachweis gelingt mit Hilfe von Abklatschkulturen. Die Eichel wird auf einen Nährboden gedrückt und dieser einige Tage bei Zimmertemperatur bebrütet.

11.3.6.5. Mykosen des Respirationstraktes

Als Erreger einheimischer Respirationstraktmykosen kommen Vertreter der Sproß- und Schimmelpilze vor.

Klinik

Sproßpilze können die oberen Luftwege, den Bronchialbaum, Lunge und Pleura befallen. Die Symptome sind allgemeinentzündlicher Art im Sinne einer chronischen Bronchitits mit subfebrilen oder febrilen Temperaturen, Husten und weißlichem Auswurf. In seltenen Fällen können ausgedehnte Membranen zu Erstickungssymptomen führen. Ein Lungenbefall zeigt das Bild einer atypischen Pneumonie.

Tab. 67: Erreger von einheimischen Mykosen des Respirationstraktes
(modifiziert nach Gemeinhardt, 1989)

1. Sproßpilze	(Hefen meist endogener Infektionstyp) Candida albicans, Candida tropicalis, Candida pseudotropicalis, Candida guilliermondi, Cryptococcus neoformans
2. Schimmelpilze	(meist exogener Infektionstyp) Aspergillus fumigatus, Aspergillus flavus, Aspergillus nidulans, Aspergillus niger, Monosporium apiospermum (Petriellidum boydii), Mucor circinelloides, Absidia corymbifera, Rhizopus oryzoe Andere Hefen und Schimmelpilze als Erreger sind selten.

Tab. 68: Labordiagnostischer Nachweis hefevermittelter Mykosen des Respirationstraktes

- wiederholter Nachweis hoher Hefekeimzahlen in Sputum oder Bronchialsekret
- Nachweis einer Pilzbesiedlung des Mund-Rachen-Raums durch Einsendung vonAbstrichmaterial
- Übereinstimmung von Pilzbefund und klinischer Symptomatologie
- evtl. Nachweis von Immunreaktionen

Diagnostik

Neben radiologischen und bronchoskopischen Untersuchungsverfahren kommt der mykologischen Sputumdiagnostik eine besondere Bedeutung zu. Da die Mundhöhle einer ständigen Kontamination durch Luft und Nahrung ausgesetzt ist, kann ein mykologischer Befund positiv sein, ohne daß eine Mykose vorliegt. Für das Vorliegen einer Mykose im Bereich des Respirationstraktes sprechen ein wiederholter Nachweis hoher Hefekeimzahlen im Sputum, positive Schleimhautabstriche der oberen Luftwege und eine entsprechenden klinischen Symptomatik.

11.3.6.6. Mykosen des Harntraktes

Mykosen des Harntraktes werden in unseren Breiten vorwiegend durch fakultativ - pathogene Hefen hervorgerufen (sekundäre Mykosen). In außereuropäischen Endemiegebieten kommen auch Erreger wie Histoplasma capsulatum und Coccidioides immitis in Betracht (primäre Mykosen). Eine mögliche Infektionsquelle für den Harntrakt bilden intestinale Hefepilzbesiedlungen. Folgende Ausbreitungen sind denkbar:

- eine Ausbreitung vom Anus über die Urethra
- eine Übertragung von Sproßpilzen mit Harnblasenkathetern
- eine Persorption durch die Darmwand in Lymph- und Blutgefäße (hämatogene Infektion)

Klinik

Candidosen des Harntrakts können klinisch stumm verlaufen, aber auch mit Niereninsuffizienzerscheinungen einhergehen. Klinisch zeigt sich dann das Bild einer chronischen Zystopyelitis oder Pyelonuephritis. Charakteristische klinische Symptome sind nicht bekannt.

Diagnostik

Wesentlicher Bestandteil einer differenzierten Laboratoriumsdiagnostik ist die quantitative mykologische Harnuntersuchung. Ein Nachweis fakultativ - pathogener Hefen gelingt besonders häufig bei Frauen, so daß zur Absicherung des Mittelstrahlurin-Befundes ein Abstrich von Vulva und Vagina mit eingesandt werden sollte (Ausschluß einer Probenkontamination durch Hefebesiedlung der Genitalschleimhaut). Hefekeimzahlen von bis 10^2 pro ml Mittelstrahlurin können auf einer Kontamination beruhen. Hefekeimzahlen darüber stellen meist einen pathologischen Befund dar. Derartige Richtwerte gelten jedoch nur für Patienten mit normaler Abwehrlage. Bei einem prädisponierten Personenkreis müssen strengere Maßstäbe angesetzt werden. Zum Spektrum der diagnostischen Möglichkeiten gehören auch serologische Untersuchungen.

11.3.6.7. Cryptococcose

Der Begriff Cryptococcose bezeichnet eine durch Cryptococcus neoformans hervorgerufene Hefepilzmykose. Eine Cryptococcose kann Haut und innere Organe befallen.

Crypococcus neoformans kommt im Gegensatz zu allen anderen pathogenen Sproßpilzarten beim Menschen nicht saprophytisch vor. Wird er in humanem Untersuchungsmaterial nachgewiesen, kommt diesem Befund eine hohe äthiologische Beweiskraft zu.

Einziger bekannter Standort des Pilzes ist Vogelkot (besonders Kot von Tauben). Infektiöse Basidosporen finden sich jedoch auch im Luftstaub der Umgebung kontaminierter Vogelkäfige.

Klinik

Die Inkubationszeit einer Cryptococcose beträgt 14 - 25 Tage. Sie ist abhängig von der Abwehrlage des Wirtsorganismus. Der Infektionsweg verläuft in der Regel über die Lunge. Durch Einatmen infektiösen Materials entsteht ein Primärherd im Bronchialbaum. Klinische Erscheinungen manifestieren sich beim Menschen vorwiegend in den Lungen und im Zentralnervensystem. Durch Metastasierung auf hämatogenem oder lymphogenem Wege wird eine Fülle anderer Organe befallen. Beschrieben wurden Manifestationen im Bereich des Knochenmarks, der Nebennieren, der Nieren und der Haut. Der disseminierten Cryptococcose mit Organmanifestationen liegt immer eine Störung der immunologischen Abwehrlage zugrunde. Sie tritt auf bei Vorliegen schwerer Grunderkrankungen (Leukosen, maligne Lymphome, Tuberkulose, Diabetes mellitus, AIDS usw.). Die pulmonale Cryptococcose verläuft zunächst meist stumm. Mit Ausbreitung des Erregers können uncharakteristische Symptome, wie subfebrile Temperaturen, mäßiger Hustenreiz und Auswurf, auftreten. Bei der Cryptococcose des ZNS reicht die klinische Symptomatik von einer Meningitis oder Meningoenzephalitis bis hin zu umschriebenen neurologischen Ausfällen, bedingt durch fokale Granulome oder Pseudozysten in Groß- oder Kleinhirn. Unbehandelt endet eine Cryptococcose des ZNS meist letal.

Diagnostik

Ein Erregernachweis gelingt meist schon im Nativpräparat. Als Untersuchungsmaterialien eignen sich Liquor, Eiter aus Hautläsionen, Urin, Sputum oder Trachealsekret. Cryptococcus neoformans wächst auf gebräuchlichen Pilznährböden über einen weiten Temperaturbereich (20 - 37° C). Nichtpathogene Cryptococcus-Arten zeigen bei 37° C kein Wachstum. Eine Abgrenzung zu pathogenen Candida-Arten gelingt über die Darstellung der Schleimkapsel (Negativverfahren nach BURRI) oder über Differentialnährboden (Guizotia-abyssinica-Kreatinin Nährboden nach STAIB, 1962). Zunehmende Bedeutung in der Diagnostik der Cryptococcose gewinnt der Cr.-neoformans- Antigennachweis in Serum und Liquor.

Therapie

Jeder Nachweis von Cryptococus neoformans muß beachtet werden und zu therpeutischen Konsequenzen führen. Eine Kombinationsbehandlung mit Flucytosin und Amphothericin B hat sich bei Cryptococcose am besten bewährt.

11.3.6.8. Pityriasis versicolor

Pityriasis versicolor ist eine oberflächliche, nur das Stratum corneum betreffende Mykose der Haut. Als Erreger tritt *Malassezia furfur* auf. In tropischen Ländern ist die Erkrankung weit verbreitet. Bis zu 50% der Bevölkerung können betroffen sein. In Mitteleuropa tritt die Pityriasis versicolor selten auf (> 5% aller Dermatosen).

Klinik

Klinisch entwickeln sich im Bereich talgdrüsenreicher Hautareale konfluierende Flecken (hellrosa, später kaffeebraun) und eine feine Schuppung. Unter Sonneneinwirkung entfärben sich die Flecken und hinterlassen depigmentierte Areale, die auch nach Abheilung der Mykose lange Zeit erhalten bleiben.

Diagnostik und Therapie

Die Diagnose einer Pityriasis versicolor wird durch ein Nativpräparat gesichert. Neben zahlreichen runden, haufenförmig angeordneten Sporen, sieht man kurze gewundene Hyphen. Unter einer konsequent durchgeführten Lokaltherapie mit Azol-Antimykotika läßt sich eine Heilung erreichen. Rezidive werden häufig beobachtet.

11.4. Mykologische Labordiagnostik

Die klinische Diagnostik beschränkt sich auf die Äußerung eines Mykoseverdachts. Nur über einen Erregernachweis läßt sich die gestellte Diagnose verifizieren. Eine mykologische Laboratoriumsdiagnostik sollte gezielt durchgeführt werden. Grundsätzlich basiert sie auf folgendem Untersuchungsschema:

1. Wahl, Entnahme und Transport von klinischem Untersuchungsmaterial ins mykologische Labor
2. Anfertigen und Untersuchen mikroskopischer Primärpräparate aus dem Untersuchungsmaterial
3. Anlegen von Isolierungs- und Reinkulturen
4. Bestimmung der Erregerquantität in klinischen Untersuchungsmaterialien

5. Differenzierung der Erreger:
   a. makroskopisch-morphologisch
   b. mikroskopisch-morphologisch
   c. biochemisch
   d. serologisch
6. Prüfung der Sensibilität der Erreger für Antimykotika

   Neben dem Nachweis vermehrungsfähiger Erreger stehen serologische Diagnoseverfahren zur Verfügung:
7. Nachweis von Hefeantigenen im Untersuchungsmaterial
8. Nachweis von Antikörpern in Blutserum und Liquor

11.4.1. Wahl, Entnahme und Transport von Untersuchungsmaterialien

Die Auswahl von Untersuchungsmaterialien zur mykologischen Diagnostik hängt in erster Linie von der Lokalisation des Krankheitsgeschehens ab.

Eine zuverlässige mykologische Labordiagnostik ist nur möglich, wenn ausreichend Probenmaterial zur Verfügung steht. Für alle Untersuchungsmaterialien sollten ein schneller Transport ins Labor angestrebt und unnötige Standzeiten vermieden werden. In Urin können sich kontaminierende Pilze anreichern und zu einem falsch positiven Befund führen. Über Kühlung (+ 4° C) vor Transportbeginn kann eine Verfälschung der Konzentrationsverhältnisse reduziert werden.

Materialien mit mikrobiziden Eigenschaften (Blut, Liquor, Sputum) können in geringer Keimzahl vorhandene Pilze vermehrungsunfähig werden (falsch-negative Ergebnisse).

11.4.2. Anlegen und Untersuchen mikroskopischer Primärpräparate

Die einfachste und schnellste Methode fragliche Pilzinfektionen zu erkennen ist der mikroskopische Direktnachweis. Das Nativpräparat wird dabei bei schwacher (Objektiv 10fach) und mittlerer Vergrößerung (Objektiv 25 - 40fach) auf Pilzfäden und Sproßzellen untersucht. Flüssige Proben werden vor Anfertigung von Präparaten leicht zentrifugiert, festes Material wird direkt bearbeitet. Hefezellen sind meist gram-positiv. Sie unterscheiden sich von Bakterien durch Größe (3-6 µm) und Form (ellipsoid) der Zellen. Die morphologische Diagnose „Hefepilz“ kann nur gestellt werden, wenn die ellipsoiden Einzelzellen die typischen Vermehrungsstadien der Knospung oder Sprossung zeigen. Ein wichtiges morphologisches Kennzeichen für Hefen der Gattung Cryptococcus ist ihre regelmäßig kreisrunde Gestalt.

Tab. 69 : Anforderungen an das Untersuchungsmaterial

Sputum:	mindestens 2 ml, Sputumabgabe morgens vor Nahrungsaufnahme, zuvor ausspülen der Mundhöhle mit fungizider Lösung, tiefexpektoriertes Sputum einsenden, niemals Speichel! Versand in sterilen Gefäßen
Stuhl:	mindestens 3 g (kirschkerngroße), Entnahme an 4 - 5 Stellen der Stuhlprobe.
Urin:	mindestens 5 ml, vorkühlen, kurze Transportzeiten anstreben, Versand in sterilen Gefäßen
Liquor:	mindestens 3 ml; Versand in sterilen Gefäßen
Blut:	Erregerdiagnostik: arterielles Blut; aerobes Transportmedium; bei Verdacht auf Pilzsepsis auch Urinproben einsenden Serumdiagnostik: 10 ml natives Blut oder 5 ml Serum
Abstriche:	Unter Drehen gesamte Oberfläche des Watteträgers beimpfen, Versand in Stuart-Transport-Medium (kaum Verfälschung der Keimzahlverhältnisse). Mundhöhle: Materialentnahme ohne vorherige Desinfektion, mit sterilem Watteträger großen Bezirk der Mundhöhle auswischen oder an mykoseverdächtigen Stellen gezielt abtupfen. Vulva/Vaginalabstrich: Materialentnahme ohne vorherige Desinfektion mit sterilem Watteträger.
Haut:	Herdrand mit 70%igem Alkohol reinigen, grobe Auflagerungen und Krusten entfernen, mit Skalpell oder scharfem Löffel in Richtung auf gesundes Gewebe 30 - 50 kleine Hautschuppen abkratzen, Versand in sterilen Probenröhrchen
Nagel:	Nagel mit 70%igem Alkohol reinigen, sichtbar erkrankte Teile der Nagelplatte entfernen und verwerfen, von der übrigen Nagelplatte 30 - 50 kleine Nagelspäne abkratzen, Versand in sterilen Probenröhrchen
Haare:	Verdächtigen Herd mit 70%igem Alkohol reinigen, Krusten und grobe Schuppen befreien, mit Epilationspinzette 20 - 30 Haarstümpfe herausziehen, Versand in sterilen Probenröhrchen

11.4.3. Nachweis von Pathogenitätsfaktoren bei Hefen

Ob auf der Haut oder im Gastrointestinaltrakt des Menschen vorkommende Hefen Beschwerden hervorrufen, hängt von quantitativen und qualitativen Faktoren ab. Eine massive Vermehrung von Hefen ist nur dann möglich, wenn eine Prädisposition des Patienten vorliegt und/oder die Erreger über ein genetisch festgelegtes Potential an Virulenzfaktoren verfügen. Ist die Abwehrlage des Patienten stark herabgesetzt (AIDS, Leukosen, Agranulozytosen usw.), können auch relativ harmlose Hefen klinische Symptome hervorrufen. Ist jedoch nur eine leichte Prädisposition vorhanden, gelingt dies nur Hefen mit einem höheren pathogenen Potential.

Virulenz- oder Pathogenitätsfaktoren (Tab. 71) tragen zur Persistenz der Hefen bei und dienen zur Anpassung an das Milieu von Haut oder Schleimhäuten. Das Fehlen eines oder mehrerer Pathogenitätsfaktoren wirkt sich negativ auf die Infektiösität aus und erschwert es den Hefen, sich im Wirt als Krankheitserreger zu etablieren. Ist ein möglichst vollständiges Spektrum an Virulenzfaktoren nachweisbar, liegt eine Hefe mit einem hohen pathogenen Potential vor. Eine Untersuchung auf das Vorhandensein von Pathogenitätsfaktoren ist vor allem dann sinnvoll, wenn

- eine unklare Prädisposition des Patienten vorliegt,

Tab. 70: Infektlokalisation und Untersuchungsmaterial

Lokalisation	Untersuchungsmaterial
Mund-Rachen-Raum	Watteträgerabstrich, Rachengurgelwasser
Ösophagus	Biopsiematerial
Magen	Magensaft, Erbrochenes
Intestinum	Stuhl
Perianalbereich	Watteträgerabstriche
Nase, Nebenhöhlen	Nasensekret, Spülflüssigkeit
Tiefer Respirationstrakt	Sputum, Bronchialsekret, Bronchialspülflüssigkeit
Niere, Ureter, Blase	Mittelstrahlurin, Katheterurin
Urethra	Eiter, Sekret, Watteträgerabstrich
Weibliches Genitale	Watteträgerabstrich von Vulva, Vagina oder Zervix
Männliches Genitale	Watteträgerabstrich, Ejakulat
Haut, Anhangsgebilde	Hautschuppen, Schorf, Eiter, Sekret, Watteträgerabstriche, Haare, Nagelspäne
Wunden	Eiter, Sekrete, Watteträgerabstriche, Exzisionsmaterial
Sepsis	Venenblut, arterielles Blut
Zerebrale Infekte	Liquor cerebrospinalis

- Patienten vor operativen Eingriffen stehen,
- fakultativ-pathogene Hefen in Keimzahlen unter 10^6 KBE / g Stuhl vorkommen oder
- Hefen sich nicht sicher identifizieren lassen (C. spezies) bzw. zu einer Gruppe von Erregern mit einer unklaren Pathogenität gehören.

11.4.3.1. Diagnose - Testprinzip

Da Pathogenitätsfaktoren erst in ihrem Zusammenspiel eine Persistenz der Erreger im Wirtsorganismus ermöglichen, genügt es nicht das Vorhandensein von Einzelfaktoren zu überprüfen.

Am Institut für Mikroökologie werden isolierte Hefen in vitro auf ihre Fähigkeit zur Keimschlauchbildung hin untersucht (Dimorphismus). Ferner erfolgt ein quantitativer Nachweis von lytischen Enzymen, wie Aspartylproteasen oder Phospholipase A und B. Diese Parameter sollten in der Praxis stets zusammen untersucht werden.

Tab. 71: Virulenz- oder Pathogenitätsfaktoren fakultativ-pathogener Hefen

1. Ausbildung von Oberflächenadhäsinen (z.B. Mannoproteine)
2. Produktion und Sekretion lytischer Enzyme (Aspartylproteasen, Phospholipasen)
3. Fähigkeit zu einer reversiblen Änderung des Phänotyps (Phenotypic switching)
4. Ausbildung von Keimschläuchen oder Pseudomyzelien (Dimorphismus)

Tab. 72: Pathophysiologische Bedeutung und Nachweisprinzipien

Parameter	Pathophysiologische Bedeutung	Nachweisverfahren
Lytische Enzyme		
1. Aspartylproteasen (SAP)	• Inaktivierung von Immunglobulinen (v.a. sekret. Immunglobulin A) • Nutzung wirtseigener Eiweiße (Proteine der Schleimhautsekrete: z.B. Mucin, Lactoferrin)	Agardiffusionstest
2. Phospholipase A, B	• Erhöhung der Penetrationsfähigkeit durch Freisetzung an wachsenden Spitzen der Pseudomyzelien • Nutzung wirtseigener Eiweiße	Agardiffusionstest
Dimorphismus		
1. Keimschlauch-bildung	Begünstigung von Infektionen durch • Steigerung der Adhärenzfähigkeit und Infektiösität von Hefen • Anpassung an wechselnde Milieubedingungen • Verzögerung von Abwehrreaktionen des Wirtes	mikroskopischer Nachweis
2. ACPR-Gennachweis	• siehe „Keimschlauchbildung"	PCR-Technik

Für besondere Fragestellungen stehen darüber hinaus molekularbiologische Verfahren zu Verfügung, mit denen es möglich ist, indirekt Oberflächenadhäsine auf Hefen nachzuweisen oder Aussagen über ihre Fähigkeit zur reversiblen Gestaltänderung (Phenotypic switching) zu erhalten. In Tabelle 72 sind die in Herborn untersuchten Parameter, ihre pathophysiologische Bedeutung und das zugrundeliegende Nachweisprinzip zusammengestellt.

Probennahme

Eine Untersuchung auf Pathogenitätsfaktoren erfolgt in Ergänzung zur mykologischen Labordiagnostik. Sie sollte nach Möglichkeit immer zusammen mit einer mykologischen Stuhluntersuchung durchgeführt werden. Mykologische Stuhluntersuchung und Untersuchung auf Pathogenitätsfaktoren können aus einer Stuhlprobe durchgeführt werden, die jedoch eine Menge von 5 g nicht unterschreiten sollte.

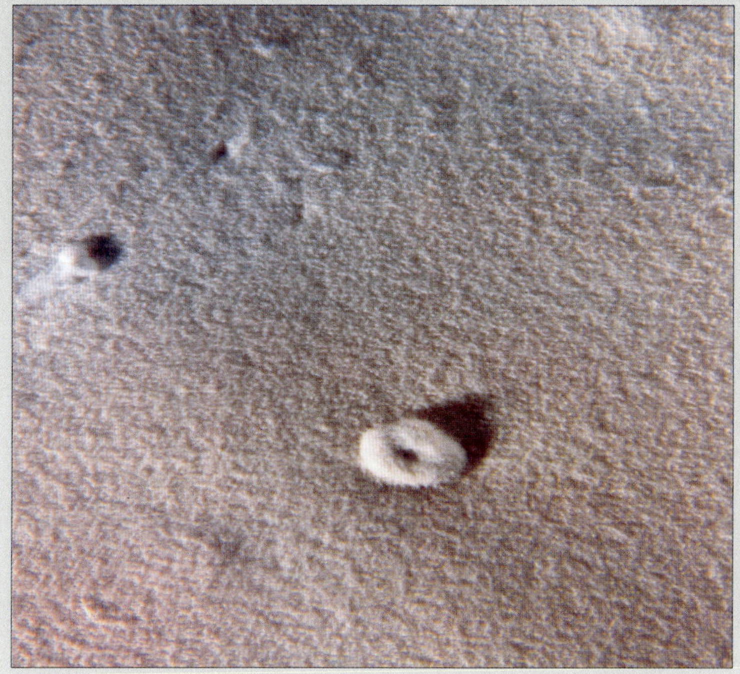

Abb 76:
Aspartylproteaseaktivitäten in Kulturüberständen verschiedener Sproßpilzarten

11.5. Candida-Serologie

von J. Dumrese und M. Martin

Immunologische Auseinandersetzungen gegen Pilzantigene führen zu einem nachweisbaren Anstieg spezifischer Antikörper der Klassen IgA, IgG und IgM, selten auch von IgE. Allerdings muß der antigene Reiz hoch genug sein um, spezifische Abwehrvorgänge zu stimulieren. Durchbrechen nur relativ wenig Pilzzellen die Haut- bzw. Schleimhautbarrieren, reagiert das Immunsystem nicht oder nur sehr träge. Bei massiveren Einbrüchen von Pilzzellen z.B. durch die Schleimhäute des Intestinums, entwickeln sich akute Abwehrreaktionen, die zu einem raschen und eindeutigen Titeranstieg der Antikörper führen. So läßt sich beispielsweise das Risiko einer systemischen Pilzinfektion bzw. einer Organmykose mit Hilfe der Serologie sehr viel besser abschätzen. An Hand des Titerverlaufs kann man erkennen, wie akut und wie intensiv sich das Immunsystem mit Candidazellen auseinandersetzt. Es lassen sich entsprechend den Erkenntnissen aus der Serologie verschiedene Stadien einer Invasion bzw. Infektion sicher unterscheiden. Die meßtechnische Erfassung der Antikörpertiter ermöglichen in Verbindung mit kulturellen Untersuchungen eine wesentliche Optimierung der mykologisch-infektiologischen Diagnostik. So besitzt die Serodiagnostik im Hochrisikobereich den Stellenwert einer nicht selten lebensrettenden Frühanzeige vitaler Gefährdungen mykoseexponierter, immunsupprimierter Patienten. Im Praxisbereich können so vor allem chronisch kranke Patienten, bei denen fast regelmäßig eine Fülle ergebnislos verlaufender zeit- und kostenintensiver diagnostischer Routine- und Spezialverfahren zur Anwendung kamen, häufig einer eindeutigen Diagnose zugeführt werden. Die Serologie ermöglicht eindeutiger, zwischen bloßer Kontamination oder konkreter Infektion zu unterscheiden.

Bezeichnung	Bedeutung
Candida-Antigen	Test auf zirkulierende Antigene. Antigene sind Zelltrümmer von Hefen, die im Blut nach-weisbar sind (Antigen erhöht. In einem solchen Fall imponieren in der Regel immer deutliche Krankheitserscheinungen, da sich mit größter Wahrscheinlichkeit Pilze innerhalb des Körpers befinden und ein oder gar mehrere Organe befallen haben. Vorkommen: bei Hochrisikopatienten in der klinischen Medizin. In der Praxis sehr selten! **Therapeutischer Stellenwert:** Indikation für eine sofortige, systemische Antimykose.
IgA-Antikörper	„Schleimhautbarriere". Zuständig für die Schleimhautdesinfektion. Wird überwiegend im größten immunologischen Organ - dem Darmschleimhautsystem (Mukosa-assoziiertes Darmwandlymphatikum) - aber auch in allen anderen Schleimhäuten gebildet. Erhöhtes IgA stellt einen sicheren Parameter für eine immunologische Auseinandersetzung mit Candida auf Schleimhäuten dar. **Therapeutischer Stellenwert:** Indikation für Oberflächenantimykotikum (z.B. Nystatin).
IgG-Antikörper	dienen vornehmlich dem inneren Systemschutz (Körperinneren) als „Dauerwaffe". Eine Erhöhung ist mehrdeutig. Sie kann im Verbund mit anderen Hinweisen (z.B. gleichzeitige Erhöhung von IgG und/oder IgM) eine aktuelle Auseinandersetzung mit Candida anzeigen, oder aber nach einer erfolgreichen Therapie bzw. einem Überwinden der Auseinandersetzung, ein „Restschutztiter" sein (wie nach einer Impfung). **Therapeutischer Stellenwert:** Erst mittels Kulturen (Schleimhautabstrich, Stuhl- und Urinkulturen) oder in Verbindung mit den anderen Immunglobulinen klären, ob eine behandlungsbedürftige Situation vorliegt.
IgM-Antikörper	Sog. Frühantikörper. Reagiert als erster bei Erstkontakt und auch bei wiederholten Infektionen. Reagiert schnell und zuverlässig, ganz gleich ob sich die Auseinandersetzung auf der Haut, Schleimhaut oder im Körperinneren abspielt. **Therapeutischer Stellenwert:** Bei erhöhten Werten also ein Beweis für eine unbedingt therapiebedürftige Konfrontation mit Candida albicans.
IgE -Antikörper	Spezifische IgE - Antikörper gegen Candida zeigen eine Sensibilisierung im Sinne einer Allergie vom Sofort-Typ an. Dieser Allergietyp findet sich bei Candida eher selten.

Die Bestimmung der sog. Candidatiter dient also der exakten Diagnosefindung. Darüber hinaus sind sie aber auch hilfreich als Therapiekontrolle und dienen somit auch der therapeutischen Effizienzabschätzung. Wir können anhand von fortlaufenden Kontrolluntersuchungen eindeutig feststellen, ob die Therapie anschlägt und ob sie ausreichend wirksam ist. Bei konsequenter Therapie kann man davon ausgehen, daß sich die zuvor erhöhten Werte innerhalb von 2 - 3 Monaten langsam normalisieren. Sollten sich die Blutwerte wider Erwarten auf das verabreichte Antipilzmittel nicht verbessern, so könnte das ein Hinweis dafür sein, daß die vorliegenden Hefestämme resistent sind. Eine eher seltene Situation.

11.5.1. Fallbeispiel

Ein 29jähriger Patient klagt seit ca. 6 Monaten über chronische Kopfschmerzen, vornehmlich nach dem Aufstehen, über zunehmende Nahrungsunverträglichkeiten (insbesondere Kohlenhydrate und Süßigkeiten), multiple, wechselhafte Muskel- und Gelenkschmerzen sowie Völlegefühl und massiven Meteorismus. Die Beschwerden haben sich allesamt erheblich verschlimmert, nachdem der Patient vor etwa 6 Monaten über 4 Wochen wegen einer chronifizierten Nasennebenhöhlenentzündung Antibiotika eingenommen hatte. Die Beschwerden im Nasenbereich hätten sich nur unwesentlich gebessert.

Diagnostik

Es wurden 3 aufeinanderfolgende Stuhlanalysen sowie ein Zungen- und Nasenabstrich veranlaßt. Gleichzeitig wurde Blut für eine Candida-Serologie entnommen.

In allen Stuhlproben konnten erhöht Candida-albicans Zellen (10^6/g Stuhl) nachgewiesen werden. Der Nasenabstrich zeigte ebenfalls einen massiven Candida-Befall.

Das Mineralstoffscreening im Vollblut

Die AAS zeigt einen erhebliches Zinkdefizit.

Befundinterpretation:

LABORATORIUM FÜR SPEKTRALANALYTISCHE UND BIOLOGISCHE UNTERSUCHUNGEN
Dr. Bayer GmbH & Co

Bopserwaldstr. 26 - 70184 Stuttgart - Tel: 0711 / 16418-0 Fax: 0711 / 16418-19

Anal.Nr. : 3522187 Datum : 23.4.97
Patient : E.K. Geb.Datum : 24.1.39

Diagnose:
Autoaggressionserkrankung mit vornehmlicher Manifestation am Weichteilapparat. Abwehrschwäche. Rezid. Herpes labialis. Exacerbation intestinaler Beschwerden ohne bisherigen Anhalt für organische Störungen. Stuhlproben candidapositiv. Nachweis von Pathogenitätsfaktoren der Candida-Spezies. Ausschluß einer Candidaprovokation des Immunsystems im Intestinalraum erbeten.

CANDIDA-ALBICANS-SERODIAGNOSTIK

	ERGEBNIS	Normalbereich	normal	erhöht: leicht	mittel	stark
Antigen	7 U/l	NEGATIV				
IgA-Antikörper	55 U/l	bis 60 U/l	*			
IgG-Antikörper	420 U/l	bis 500 U/l	*			
IgM-Antikörper	110 U/l	bis 50 U/l			>	
IgE-Antikörper	0.02 U/l	bis 0.35 U/l	*			

Abb. 77:
„Candida Testbogen"
vor der Therapie

Die hier ermittelten Laborergebnisse korrelieren mit den anamnestischen Angaben.

Wir sehen an diesem Beispiel einen Kombinationsbefund (Erhöhung der Titer von 2 oder 3 Antikörperklassen), der für eine aktuelle immunologische Auseinandersetzung mit dem Hefepilz Candida albicans spricht.

Erhöhte IgA-Antikörper sprechen für eine Hochproduktion dieses Schleimhautschutzglobulins. Derartig erhöhte Titer werden in erster Linie durch eine pathologische Immunprovokation schleimhautfixierter, supra- und/oder intra- und/oder subepithelialer Candidaspezies induziert. IgA-Immunglobuline gelten als biologisches „Schleimhautdesinfizienz".

Candidaspezifische IgG-Antikörper dienen nach Umschaltung einer anfänglichen IgM-Produktion (switching) als Hauptträger der Immunabwehr im Sinne einer Schutzfunktion gegen systemischen Pilzbefall.

Die spezifischen IgE-Antikörper lagen hier im Normbereich, so daß eine Sensibilisierung im Sinne einer Soforttyp-Allergie ausgeschlossen werden kann.

Im vorliegenden Fall würde auch bei negativen Kulturergebnissen (Stuhl, Mundhöhlen- und Nasenabstrich) eine Therapieindikation für Antimykotika bestehen, da - wie durch eine Studie belegt - eine in Richtung Mykose weisende Klinik in Kombination mit einem relevanten Serumbefund eine solche Indikation im allgemeinen sicher untermauert. Ob hier die Entscheidung zugunsten eines systemisch wirkenden Antimykotikums ausfällt oder nicht, würde sehr wesentlich vom klinischen Befund und zusätzlich von dem Resultat kultureller Untersuchungsbefunde abhängen. So würden etwa steigende Titer bei möglicherweise mehrfach negativen Stuhlkulturen und Mundhöhlen/Nasenabstrichen dringend auf eine systemische Endomykose hinweisen, also auf eine Pilzfixierung jenseits der Haut- und Schleimhautbarrieren. Hier wäre der Einsatz lediglich oberflächenwirksamer Antimykotika kontraindiziert.

Nach Abschluß einer konsequenten Antimykose mit einer im Regelfall anschließend notwendigen mikrobiologischen Therapie des Darmmilieus, ist eine Serokontrolle nach etwa 6 - 8 Wochen, zum einen zur Sicherung der Therapieerfolges, zum zweiten zur Abschätzung der Immunreaktivität des Patienten (z.B. Beurteilung der Funktionsfähigkeit eines immunologischen memory), indiziert.

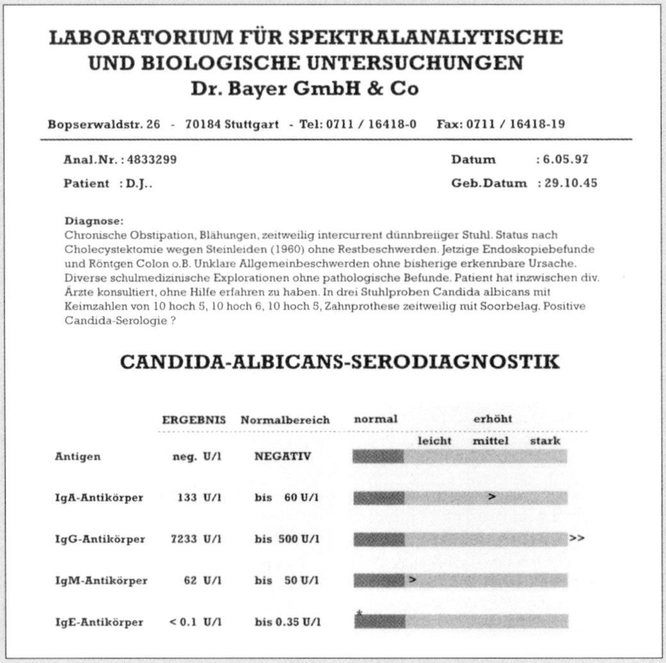
LABORATORIUM FÜR SPEKTRALANALYTISCHE UND BIOLOGISCHE UNTERSUCHUNGEN
Dr. Bayer GmbH & Co

Bopserwaldstr. 26 - 70184 Stuttgart - Tel: 0711 / 16418-0 Fax: 0711 / 16418-19

Anal.Nr. : 4833299 Datum : 6.05.97
Patient : D.J.. Geb.Datum : 29.10.45

Diagnose:
Chronische Obstipation, Blähungen, zeitweilig intercurrent dünnbreiiger Stuhl. Status nach Cholecystektomie wegen Steinleiden (1960) ohne Restbeschwerden. Jetzige Endoskopiebefunde und Röntgen Colon o.B. Unklare Allgemeinbeschwerden ohne bisherige erkennbare Ursache. Diverse schulmedizinische Explorationen ohne pathologische Befunde. Patient hat inzwischen div. Ärzte konsultiert, ohne Hilfe erfahren zu haben. In drei Stuhlproben Candida albicans mit Keimzahlen von 10 hoch 5, 10 hoch 6, 10 hoch 5, Zahnprothese zeitweilig mit Soorbelag. Positive Candida-Serologie ?

CANDIDA-ALBICANS-SERODIAGNOSTIK

	ERGEBNIS	Normalbereich	normal	erhöht: leicht	mittel	stark
Antigen	neg. U/l	NEGATIV				
IgA-Antikörper	133 U/l	bis 60 U/l			>	
IgG-Antikörper	7233 U/l	bis 500 U/l				>>
IgM-Antikörper	62 U/l	bis 50 U/l		>		
IgE-Antikörper	< 0.1 U/l	bis 0.35 U/l	*			

Abb. 78:
„Candida Testbogen" nach der Therapie (Kontrolle nach 2 Monaten Therapie)

Folgende Maßnahmen wurden durchgeführt:
Kohlenhydratreduzierte, zuckerfreie Ernährung. Antimykose mittels Nystatin-Lactulose-Gemisch. Mikrobiologische Stabilisierung des intestinalen Milieus mit Hilfe lebensfähiger Milchsäurebakterien (Symbiolact comp.). Hochdosiert Bioflavonoide und Vitamin C (Super C-Komplex®). Substitution von Zink. Inhalation von sterilem Nystatin-Pulver in physiologischer Kochsalzlösung 2 x täglich über 2 Wochen (Nystatin Pulv. Lederle I Op. mit 8 ml NaCl aufschwemmen; 2 x täglich mit 1 ml der Lösung inhalieren), danach über 4 Wochen 2 x täglich Inhalation von Symbioflor 1, Nigersan-Tropfen und Bronchoforton-Solinat-Solinette als Mischung (1 Solinette, 20 Tropfen Symbioflor 1 und 10 Tropfen Nigersan pro Inhalation).

Nach 8 Wochen Therapie ergab die Serologie folgende Befunde:(Abb. 77).

Die kulturelle Kontroll-Untersuchung von Stuhl und Nasenabstrich zeigte nach 10 Wochen Therapie negative Befunde.

11.5.2. Häufig übersehen: die Candida-Allergie

Pathogene Hefen können über eine Allergisierung des Wirtsoragnismus zu Krankheitserscheinungen führen. Häufig manifestieren sich allergische Reaktionen auf der Haut. Die klinischen Erscheinungsformen sind sehr variabel. Fleckförmige Rötungen, Knötchen, Bläschen, Pusteln oder feine Schuppungen wurden beschrieben. Mögliche Hautreaktionen als Ausdruck einer Allergie gegen Hefen der Gattung Candida sind in Tab. 73 zusammengestellt.

Unter den Dermatomykosen, die auf eine Candida-Allergie zurückgeführt werden, lassen sich die chronische Urticaria und das Erythema anulare centrifugum am häufigsten beobachten. Candida-Allergosen können jedoch nicht nur an der Haut auftreten, sondern auch anderen Organe betreffen. Beschrieben wurden Manifestationen im Bereich des Respirationstraktes (Asthma, Rhinitis vasomotorica), im Darm als Colon irritabile, an den Konjunktiven und an den inneren Genitalorganen.

Pathogenese
Ausgangspunkt der allergischen Reaktionen ist nicht selten eine massive Vermehrung pathogener Hefen im Darm. Aufgrund einer bestehenden Störung im Magen-Darm-Trakt kommt es zur Irritation der Dünndarmschleimhaut. Eine Beeinträchtigung der Permeabilität und Resorptionsselektivität ist die Folge. Antigenen Substanzen wird so eine Passage der Darmepithelschranke ermöglicht. Sie bewirken die Bildung zellulärer und humoraler Antikörper. Bei Kontakt mit dem spezifischen Antigen tritt als Folge der Antigen-Antikörper-Reaktion eine Freisetzung ge-

Tab. 73: Allergische Hautreaktionen auf pathogene Hefen der Gattung Candida (Candidide, Candida-Mykide)

- chronische Urticaria
- Erythema anulare centrifugum
- Dermatitis seborrhoides infantum
- Dermatitis atopica
- seborrhoisches Ekzem des Erwachsenen
- Psoriasis capillitii
- Hyperkeratosis palmoplantaris
- Papulöse Exantheme

websaktiver Substanzen auf (Histamin, Acetylcholin, Heparin usw). Die Sensibilisierung durch Hefen erfolgt durch Polysaccharid-Antigene der Zellwand (Mannan-Peptid-Komplexe). Kommt der Patient mit den spezifischen Antigenen in Berührung, setzt eine heftige Sofortreaktion ein. Für diese, erstmals von MALE 1967 formulierte Theorie spricht die Tatsache, daß bei einem Großteil der Patienten mit chronischer Urticaria, durch Eliminierung der massiven Hefepilzbesiedlung im Darm und einer Beseitigung der gastroenteralen Grundstörung, die allergischen Hautreaktionen verschwanden.

Diagnostik

Die Diagnosestellung eines Candida-Mykids ist meist sehr schwierig. Allergische Hautreaktionen auf Candida liegen nur dann vor, wenn folgende Kriterien erfüllt sind (modifiziert nach Seebacher & Blaschke-Hellmessen, 1990):

- ein durch mykologische Untersuchung gesicherter Primärherd
- Fehlen von Pilzelementen in den Mykid-Herden
- starke Reaktion (Soforttyp) im Hauttest mit Candida-Antigen
- Abklingen der sekundären Hautreaktionen nach Sanierung des intestinalen Hefepilzbefalls

Spezifische IgG_4 - Antikörper

IgG_4 ist allergiespezifisch für eine verzögerte Reaktion und nicht identisch mit dem Serum Gesamt-IgG Spiegel. IgG_4 - Antikörper erreichen normalerweise nur einen Prozentsatz von ca. 4% des Gesamt-IgG Gehalts, steigen bei allergischen Reaktionen aber stark an. Es gibt verschiedene Hinweise auf eine Effektorrolle des spezifischen IgG_4. Monoklonale Anti-IgG_4 (von einem Zellklon produzierte Antikörper gegen IgG_4) führen in Laboruntersuchungen zur Degranulation humaner basophiler Leukozyten mit entsprechender Freisetzung von Mediatoren. Die Bestimmung von Candida IgG_4 optimiert nochmals die diagnostischen Aussagen in der Mykologie. Lassen sich allergische Reaktionen gegen Candida-Zellen nachweisen, sind die kulturellen Befunde sowie das Beschwerdebild eines disponierten Patienten anders zu bewerten.

Intradermaler Provokations- und Neutralisations-Test

Auch die Erfahrungen mit dem PN-Test konnte zeigen, daß Reaktionen auf Candida albicans sehr häufig nachweisbar sind.

Der intrakutane Provokations- und Neutralisationstest wurde von klinischen Ökologen in den USA auf der Grundlage der Allergiediagnostik nach *Carlton Lee* und *Herbert Rinkel* Ende der sechziger Jahre entwickelt. Dieses Testverfahren wurde inzwischen an mehreren tausend Patienten sorgfältig beobachtet und beschrieben - in den USA sowie inzwischen auch in Deutschland. Der Wiesbadener Arzt *H. Markus* sowie *K. D. Runow*, Institut für Umweltmedizin in Bad Emstal, haben maßgeblich dazu beigetragen, daß dieser Test auch in Deutschland zunehmend Beachtung findet.

Bei der PN-Testung werden Antigene in genau festgelegten Verdünnungen intrakutan injiziert (in fortlaufende Verdünnungen im Verhältnis 1:5). Die Testlösungen werden in einem der Homöopathie ähnlichen Verdünnungsverfahren hergestellt, dessen Unterschied zur klassischen Homöopathie nach Hahnemann darin besteht, daß in 1:5 Schritten gegenüber den 1:10 Schritten der Homöopathie verdünnt wird. Es stehen umfangreiche Testsätze mit allen relevanten Antigenen zur Verfügung.

Positive Reaktionen zeigen sich in Form von lokalen Veränderungen (Quaddelbildung unterschiedlicher Intensität), die ab einer bestimmten Größe eindeutig positiv im Sinne einer allergischen Reaktion zu deuten sind. Darüber hinaus können sich aber auch Symptome einstellen, die der Patient aus seinem Alltag kennt und die er bisher nicht zuordnen konnte. Es stehen üblicherweise 7 - 8 Verdünnungsstufen von jedem Antigen des Testsatzes zur Verfügung. Bei jedem Patienten finden wir auf diese Art die „persönliche Verdünnungsstufe", bei der letztlich weder Quaddeln noch Symptome entstehen, bzw. provozierte Symptome durch eben diese individuelle Verdünnung innerhalb weniger Minuten „gelöscht" oder neutralisiert werden. Damit ist die sog. „neutralisierende Dosis" gefunden. Die Höhe der Verdünnungsstufe zeigt die Intensität der Allergie an. Je höher die Verdünnung ist, mit der eine Neutralisation erreicht wird, um so massiver die Allergie. Mit anderen Worten: der Patient reagiert noch auf sehr hohe Verdünnungen des Antigens (die N 9 entspricht einer Verdünnung von 1:39.062.500). So wird individuell bei einer positiven Reaktion die entsprechende Antigenverdünnung gesucht, die die allergische Reaktion neutralisiert. Wir finden bei dieser Testmethode die homöopathische Regel bestätigt, die besagt, daß eine bestimmte Substanz seine pathogene Wirkung ab einer bestimmten Verdünnungsstufe (streng im homöopathischen Sinne Potenzierungsstufe) verliert und in das Gegenteil umkehrt.

Da dieser Test die neutralisierende Dosis anzeigt, kann mit der entsprechenden, bei jedem Patienten individuellen Verdünnungsstufen die Candida-Allergie behandelt werden. Das gleiche gilt für das klassische Antipilzmittel Nystatin. Auch hier können sich - allerdings seltener - Allergien gegen die Substanz zeigen.

Kreuzreaktionen zwischen Candida albicans und Nutzhefen

In der Diskussion bezüglich einer sinnvollen Antipilzdiät wird immer wieder darüber gestritten, ob auch Nutzhefen bzw. hefehaltige Nahrungsmittel zu eliminieren sind. In der Regel wird argumentiert, daß das Wachstum von Candida albicans durch hefehaltige Nahrungsmittel nicht beeinflußt wird, so daß eine entsprechend hefefreie Diät unsinnig wäre. Die hefefreie Diät wurde sehr stark von *Markus* propagiert, der allerdings nie behauptete, daß Nutzhefen das Wachstum von Candida fördern würde. *Markus* hat durch die langjährige und breite Erfahrung mit dem PN-Test festgestellt, daß Candida-Patienten nicht nur häufig allergische Reaktionen auf diesen Hefepilz entwickeln, sondern daß bei einem hohen Prozentsatz seiner Patienten auch Kreuzallergien gegenüber Nutzhefen nachweisbar sind. So erscheint das Thema „hefefreie Ernährung" natürlich in einem ganz anderem Licht und ist durchaus sinnvoll.

11.6. Mykosen durch Immunstörungen

von U. Müller

Eine seit langer Zeit bekannte Tatsache ist, daß Mykosen aller Art nur dann entstehen, wenn die Immunabwehr des Individuums - lokal oder systemisch - reduziert ist. Prekäre mykotische Krankheitsbilder mit Organversagen werden in der Klinik dementsprechend vorwiegend bei polytraumatisierten Patienten, bei Patienten unter Immunsuppressiva (z.B. Transplantatempfänger) oder in geringerem Umfang bei Tumorpatienten unter Zytostase (Chemotherapie, Bestrahlung) gesehen. In neuerer Zeit kommen vermehrt HIV-Infizierte, die nicht notwendigerweise bereits das voll ausgeprägte AIDS entwickelt haben, hinzu.

Wenn eine Candidose, diesen klinischen Erfahrungen folgend, keine eigenständige Krankheitsentität bildet, sondern „nur" Abbild einer außer (Immun-) Kontrolle geratenen Vermehrung von zur natürlichen Mikroflora zu zählenden Keimen ist, stellt sich wiederum die Frage, ob Candidose-Patienten, die nicht traumatisiert sind und keine immunsuppressiven Medikamente erhalten, eventuell ebenfalls eine eventuell nur graduell ausgeprägte Abwehrschwäche aufweisen. Dieser Frage sind wir durch die retrospektive Durchforstung von Immunzellanalysen bei Patienten mit Mykosen nachgegangen. Mit eingeschlossen in das analysierte Datenmaterial waren Patienten, bei denen der Einsender den Verdacht auf Mykose angab und/oder die gleichzeitig angeforderte Candida-Serologie sowohl für spezifisches IgA als auch für IgG-Antikörper, bzw. für die Kombination IgM und IgG erhöhte Titer ergab. Die Auswertung von 112 Fällen ergab hinsichtlich des Candidose-Nachweises folgendes Bild:

Verdacht auf Mykose	33 Patienten
Candida-Nachw. (Stuhl)	34 Patienten
Pos. Serologie	13 Patienten
Candida-Nachw. (Stuhl) + Pos. Serologie	32 Patienten

Mit folgender Häufigkeit wurden eventuell assoziierte Symptome und Ursachen angegeben:

Meteorismus	68%
Chron. Müdigkeit/Leistungsabfall	31%
Beruflicher / Familiärer Streß	27%
Allergien/Kontaktekzeme	26%
Diarrhöe	24%
Muskelschmerzen / Rheuma	17%
Tumor / Zytostase-Anamnese	16%
Erhöhte Infektanfälligkeit	9%
Herz-Kreislaufbeschwerden	8%
Rheumatoide Arthritis	6%
Psoriasis	5%

Von der Auswertung ausgeschlossen wurden HIV-Infizierte und Patienten, die wegen anderer Grundkrankheiten mit Immunsuppressiva oder zytostatischen Regimen behandelt wurden, wenn diese weniger als ein Jahr zurück lagen. Die zellulären Immunprofile umfaßten eine Leukozytenzählung, das weiße Blutbild und die Phänotypisierung der Lymphozyten.

11.6.1. Prävalenter Befund bei Mykosen: niedrige Leukozytenzahl

Der Vergleich der durchschnittlichen Gesamtleukozyten-, Lymphozyten-, Monozyten- und Granulozytenabsolutzahlen von Mykose-Patienten (MP) oder von Patienten, bei denen entsprechende Verdachtsmomente vorlagen (VaM), mit jenen einer Kontrollgruppe ist in Abbildung 79 dargestellt. Bei den Lymphozyten-Subsets imponieren oft sehr hohe Helfer/Suppressor-Verhältnisse, doch wurde z.T. auch eine deutliche Umverteilung zugunsten der Suppressorzellen evi-

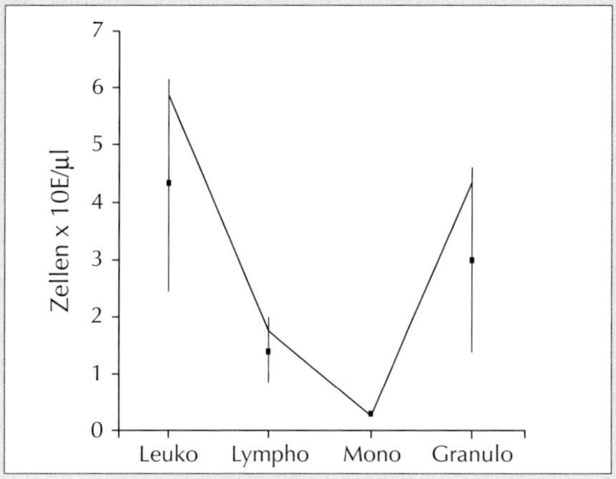

Abb. 79:
Mittlere Leukozytenzahlen bei Patienten mit Mykose- (:Mittelwert SD) und bei Kontrollen (durchgezogene Linie der Mittelwerte)

dent. CTL-Anteile* waren normal oder erhöht. Umgekehrt verhielt sich die Situation bei den B-Lymphozyten und NK-Zellen, bei welchen gehäuft niedrige und normale Prozentsätze und Absolutzahlen angetroffen wurden. Die Mittelung der Werte über das gesamte Patientenkollektiv verdeckt und nivelliert solche Abweichungen. Deshalb wurde die weitere Auswertung anhand von Inzidenzen von Normabweichungen vorgenommen.

Abbildung 80 verdeutlicht, daß bei MP und VaM oft erhöhte aktivierte T-Zellen und (reaktive?) Überschüsse von zytotoxischen T-Zellen nachgewiesen werden. Überhäufig zeigen sich auch hohe Helfer/Suppressor-Quotienten, allerdings in nicht unerheblichem Umfang auch eine erniedrigte CD4/CD8-Ratio.

Initial ins Auge stach bei 42 Patienten eine selektive Granulozytopenie, die zu über 80% auch mit einer Leukopenie vergesellschaftet war. Im Ausmaß bewegte sich die Granulozytopenie

* CTL = Cytotoxische-T-Lymphozyten

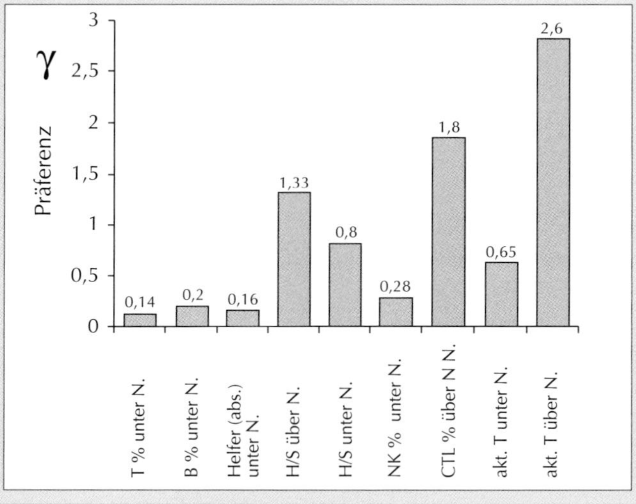

Abb. 80:
Präferenzen von Normabweichungen bei Lymphozyten-Subsets

meist im eher moderaten Bereich von 1.400 bis 2.100 Zellen/µl. Nur bei drei der 42 Patienten wurde die Grenze von 1.000 Zellen/µl unterschritten.

Die bevorzugte Verknüpfung von Immunzellparametern war eine erhöhte Helfer/Suppressor-Ratio und niedrige aktivierte T-Zellen. Die zweit-häufigste Kombination bestand in erhöhten CytotoxischenT-Lymphozyten bei hohen aktivierten T-Zellen, meist auch assoziiert mit einer niedrigen Helfer/Suppressor-Ratio. Im Vergleich zu der im allgemeinen sehr seltenen Konstellation einer erhöhten Helfer/Suppressor-Ratio bei gleichzeitig erhöhten aktivierten T-Zellen, wurde auch diese Kombination bei Mykose-Patienten überraschend häufig beobachtet.

Fraglich war in einer Vielzahl von Einzelfällen, ob die hohe Helfer/Suppressor-Ratio eine ablaufende protektive Immunantwort widerspiegelte, eine allergische Diathese ausdrückte oder vielmehr Folge eines Defizits von Suppressor/Zytotoxischen T-Zellen war.

Die hohe Prävalenz einer erhöhten Helfer-Surpressor-Ratio ließ den Stellenwert der Helferzell-Subtypisierung in neuem Licht erscheinen. Waren hierbei tatsächlich Aktivierungzeichen erkennbar und/oder hatte ein Großteil der Helferzellen ein Antigen-Gedächtnis akquiriert?

Tatsächlich waren unter 19 Mykose-Patienten und Verdacht-auf-Mykose-Patienten, bei welchen zum einen die Basisphänotypisierung ein erhöhtes Helfer/Suppressor-Verhältnis ergab und zum anderen eine Helfer-Subtypisierung vorgenommen wurde, nur zwei, bei welchen zusätzliche Kennzeichen einer funktionellen Kurz- und Langzeitaktivierung von Helferzellen gegeben waren. 6 Analysen waren hinsichtlich der Helfer-Subtypisierung unauffällig. Dagegen zeigten die übrigen 11 Untersuchungen eine Dominanz von naiven Helferzellen. Memory Helferzellen waren deutlich unterrepräsentiert. Sieben davon wurden gleichzeitig durch die niedrige Zellzahlen mit positivem Interleukin-2 (IL2-R) Rezeptors auffällig. Dies in drei Fällen ungeachtet eines deutlich erhöhten Aktivierungsgrades im Gesamt-T-Zellsystem.

Die Präsenz von Helfer-Zellen des Memory-Subtypus ist altersabhängig. Dieses seit langem bekannte Faktum wird darauf zurückgeführt, daß der Mensch in seinem Lebenslauf aktive Imp-

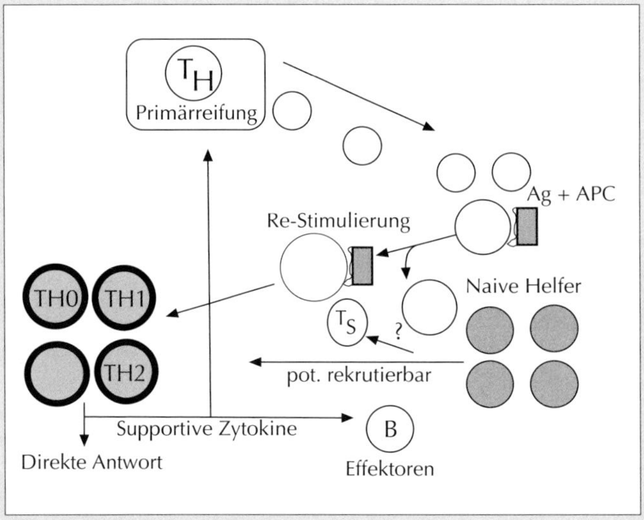

Abb. 81:
Schema der Entwicklung und Aktivierung von naiven zu Memory-Helferzellen

fungen und Infektionskrankheiten durchmacht oder latent mit mikrobiellen Antigenen belastet wird, die in eine wachsende Immunisierung gegenüber einer ebenfalls wachsenden Vielfalt von potentiellen Erregern mündet. Dieser physiologische Prozeß (s. Abb. 75) kennzeichnet letztendlich die Resistenz des Individuums im Hinblick auf potentielle Infekte. Gleichzeitig nimmt die Zahl naiver, nicht-sensibilisierter Lymphozyten ab, was in bezug auf T-Lymphozyten einer altersabhängigen Reduktion der Neubildung zuzuschreiben ist, die wiederum zum Teil mit der Involution des Thymus korreliert.

Veränderungen in der Verteilung von naiven und Memory-Helferzellen können daher in jedem Fall nur unter Berücksichtigung des Alters gewertet werden. Kommt es dagegen zu einem altersbezogen auffälligen Zuwachs von Memory-Zellen, kann dieser einerseits eine ablaufende oder gerade überstandene Infektionskrankheit ausdrücken, andererseits jedoch, wenn übermäßig ausgeprägt und assoziiert mit hohen IL-2 Rezeptor positiven Helfer-Zellen, auf eine aberrant ablaufende Helferzell-Reaktion hinweisen.

Bemerkenswert erscheint uns, daß bei 8 von 11 Patienten, bei welchen die hohe Helfer/Suppressor-Ratio mit einem abnorm niedrigen Memory/Naiven-Quotienten verknüpft war, allergische Reaktionen oder eine Nahrungsmittelunverträglichkeit bekannt waren.

Verschiebungen der Helfer-Subsets zu Lasten von Memory-Zellen deuten zunächst darauf hin, daß ein Helferzellgedächtnis nicht im normalen Umfang erworben werden konnte. Schuld hierfür kann eine frühzeitige Intervention mit Antibiotika bereits im Kindesalter sein, was dem Immunsystem die Chance nimmt, eine ausreichende Sensibilisierung aufzubauen. Solche Antibiotika-Medikationen können auch hinsichtlich der Darmmykosen einen deletären Einfluß nehmen, wird hierdurch doch nahezu regelmäßig auch eine Veränderung der Schleimhaut-Mikroflora hervorgerufen, was dann später den immunologischen Escape einzelner Pathogene nach sich ziehen kann.

Bei genauerer Betrachtung des vorliegenden Datenmaterials unter Berücksichtigung der Absolutzahlen, wird allerdings augenscheinlich, daß der reduzierte Memory/Naiven-Quotient bei Mykosepatienten mit allergischer Diathese nicht allein auf den Mangel von Memory-Helferzellen zurückzuführen ist, sondern auch durch sehr hohe naive Helferzellen hervorgerufen wird. Ursächlich wird neben einer eventuellen Verknüpfung zu Überempfindlichkeitsreaktionen auch an andere wirksame Einflüsse auf das Immunsystem zu denken sein. Spekulativ kann angeführt werden, daß z.B. Toxine aus Nahrungsmitteln und andere Umweltgifte einen dauerhaften Proliferationsantrieb für Helferzellen ausmachen, diese jedoch gleichzeitig (im Rahmen bisher nicht bekannter Mechanismen) in der Erlangung eines immunologischen Gedächtnisses gestört werden.

11.7. Antimykotische Therapie

von M. Martin

Entsprechend den bisherigen Darstellungen über die Candida-Problematik, sollte sich eine Therapie nicht ausschließlich auf antimykotische Maßnahmen beschränken, sondern auch milieu- und immunstabilisierende Strategien beinhalten. Daher gehört zu einer Antimykose eine umfangreiche Anamnese, um Belastungsfaktoren des Immunsystems ausfindig zu machen und

Tab. 74: Diagnostische Wertung der Keimzahl von Sproßpilzen im Untersuchungsmaterial

Untersuchungs-material	ätiologisch unbedeutend	Kontroll untersuchung	ätiologisch bedeutsam
Sputum	$<10^{3}$/ml	10^{4}-10^{5}/ml	$>10^{6}$/ml
Mundhöhlen-Rachenabstrich	vereinzelt	mäßig	stark
Rachengurgel-wasser	$<10^{2}$ GKZ	10^{3}-10^{4} HKZ	$>10^{5}$ GKZ
Stuhl	$<10^{3}$/g	10^{4}-10^{5}/g	$>10^{6}$ g
Urin			
Mittelstrahl	$<10^{2}$/ml	10^{2}/ml	$>10^{3}$/ml
Blasenpunktion		jeder positive Befund	
Vaginalsekret		jeder positive Befund	
Blut		jeder positive Befund	
Liquor		jeder positive Befund	
Punktate		jeder positive Befund	

therapeutisch anzugehen. Eine orientierende Hilfe zur Befundbewertung gibt Tab. 74.

Mittels der klassischen Oberflächenantimykotika wie Nystatin (Polyenantimykotika) ist es zwar möglich, die Hefekeimzahlen im Darm drastisch zu reduzieren, eine vollständige Elimination gelingt jedoch fast nie, da sich die wasserunlöslichen Substanzen nicht gleichmäßig im Stuhl verteilen können. Erschwerend kommt hinzu, daß einzelne Sproßzellen oder Hefenester zwischen den Darmzotten oder in Divertikeln unerreichbar für die Antimykotika überleben. Diese Pilzbesiedlung muß vom eigenen Immunsystem bewältigt werden oder durch veränderte Milieubedingungen den Hefen die Lebensgrundlage entziehen.

Dennoch kann es notwendig sein, zur Initialtherapie Antimykotika einzusetzen. Bezüglich der in Frage kommenden Substanzen unterscheiden wir prinzipiell zwei Wirkgruppen: Die topisch wirksamen und die systemisch wirksamen Präparate. Topisch bedeutet, daß das Präparat nur auf der Oberfläche, auf der es aufgebracht wurde, wirksam ist. Ein Klassiker unter den Antimykotika ist das Nystatin, das es in den verschiedensten Zubereitungsformen gibt: Als Dragée, als Lösung, als steriles Pulver zum Inhalieren (bei Atemwegsbefall mit Pilzen) und als Salben. Die Nystatintherapie hat den Vorteil, daß sie bei oraler Anwendung kaum Nebenwirkungen hervorruft. Wenn überhaupt, dann lediglich am Verdauungstrakt in Form von Übelkeit oder Bauchschmerzen. Allerdings kann es in seltenen Fällen zu allergischen Reaktionen kommen. Da die Substanz zu 99% wieder enteral ausgeschieden und somit nicht resorbiert wird, sind kritische Nebenwirkungen ausgeschlossen. Demgegenüber werden die sog. systemischen Antimykotika resorbiert.

Die Indikation für eine systemische Antimykose liegt bei Organmykosen oder einer Pilzsepsis vor. Auch manifeste Schleimhautinfektionen können den Einsatz systemischer Präparate rechtfertigen, da Oberflächenantimykotika nicht in die Schleimhaut eindringen. Bei Einsatz von systemischen Mitteln muß mit Nebenwirkungen gerechnet werden. Durch eine Unterstützung der renalen Entgiftung, z.B. durch eine forcierte Diurese mittels hoher Flüssigkeitsmengen oral oder Kochsalz-Infusionen, lassen sich diese Nebenwirkungen einschränken. Die Indikation für eine Therapie mit systemisch wirksamen Präparaten muß aufgrund des hohen Nebenwirkungsrisikos gut abgewogen werden. So ist z.B. bei einem Scheidenpilz ohne Abklärung der bereits aufgeführten Ursachen eine systemische Therapie keinesfalls gerechtfertigt! Sollte sich andererseits aufgrund durchgeführter Untersuchungen der Verdacht erhärten, daß eine „innere" Infektion mit Pilzen vorliegt, muß eine Therapie mit systemischen Mitteln durchgeführt werden!

11.7.1 Stabilisierung des intestinalen Milieus unverzichtbar

Von besonderer therapeutischer Bedeutung ist eine potente Mikrobiologische Therapie, mit Hilfe derer sich eine Verbesserung der Abwehrlage erreichen läßt, die Gefahr der Entstehung einer systemischen Mykose gesenkt und Rezidive dauerhaft vermieden werden kann. Letzteres ist auch unter dem Kostengesichtspunkt im Gesundheitssystem ein wichtiger Aspekt, wenn die Wirtschaftlichkeit von Therapiemaßnahmen betrachtet wird.

Ein gesundes Darmmilieu wird durch gesunde Ernährung und die normale, menschliche Keimflora gewährleistet. Die Mikrobiologische Therapie dient der Stabilisierung dieses Mikroökosystems. Mikronährstoff-Defizite, wobei der Zinkmangel mit an erster Stelle zu nennen wäre, erfordern substituierende Maßnahmen (siehe auch Kapitel 13.1, S. 389 ff: „Mikronährstoffe").

Alle Mühe, den Darm mit Diät und Arzneimitteln pilzfrei zu bekommen, ist vergebens, wenn die Mundhöhle, kariöse Zähne, Zahnstein, Zahnfleischtaschen oder Zahnprothesen als Pilzreservoir vergessen werden. Deshalb: Zahnarzt aufsuchen lassen, Zahnbürste vor der Therapie und danach alle 2 Wochen wechseln lassen, Entpilzung der Prothese, fungizide Mundwässer verordnen!

Wie bereits dargestellt, sorgt die Ernährungsumstellung für eine Veränderung des Darmmilieus, in dem sich Candida bis dahin sehr „wohl gefühlt" hat. Werden bestimmte Nahrungsmittel und vor allem konzentrierte Kohlenhydrate gemieden, stehen dem Pilz zunehmend schlechtere Lebensbedingungen zu Verfügung. Es gibt nach wie vor unterschiedliche Auffassungen über die Pilzdiät und so findet man in der Literatur teilweise stark abweichende Angaben. Ein wesentlicher Grund hierfür ist, daß die Empfehlungen der amerikanischen Schule nicht unmittelbar von Mykologen stammen, sondern von Umweltmedizinern, die den bereits angedeuteten Provokations- und Neutralisationstest (Allergietest) anwenden. Hier zeigt sich zum Beispiel, daß neben Candida-Allergien häufig auch sog. Kreuzallergien gegen andere Hefen (Back- oder Bierhefen) vorliegen. Die Empfehlung, solche Hefen zu meiden, indem beispielsweise auf hefehaltiges Brot oder alkoholische Getränke verzichtet werden soll, ist deshalb in diesen Fällen sinnvoll. Neben dem Immunstreß können maskierte allergische Reaktionen gegen diverse Hefen ebenfalls für unterschiedliche und unklare Beschwerden verantwortlich sein. Die Hefen in Lebensmitteln wirken sich also nicht primär fördernd auf Candida albicans aus (wie z.B. Zucker oder Weißmehl). Von seiten der Mykologen werden diese Zusammenhänge nicht untersucht und werden deshalb abgelehnt.

Von großer Bedeutung ist die Partnerbehandlung. Nicht nur über die Geschlechtsorgane überträgt sich der Hefepilz. Auch beim intensiven Küssen kann eine Infektion übertragen werden. Vor allem dann, wenn das Körpermillieu des noch nicht infizierten Partners bereits geschwächt ist und das Gedeihen von Candida begünstigt. So ist den Patienten zu raten, auch den Partner untersuchen zu lassen.

11.7.2. Naturheilkundliche Alternativen zur konventionellen Therapie mit Antimykotika

11.7.2.1. Erfahrungen mit Myrrhe, Kaffeekohle und Kamille

Eine Vielzahl an Rezepten und Publikationen empfehlen alternative Konzepte zur Nystatintherapie bei intestinalen Mykosen. Bedauerlicherweise stehen die Empfehlungen in keinem Verhältnis zu wissenschaftlich halbwegs gesicherten Erkenntnissen, so daß letztlich immer wieder die Erfahrung gemacht werden muß, daß die Angaben subjektiv überladen sind und einer kritischen Prüfung in der Praxis nicht stand halten. Eine erfolgversprechende Kombination von Kaffeekohle, Myrrhe und Kamillenextrakt zeigt allerdings tatsächlich neue Möglichkeiten für eine alternative Antimykose auf.

Beckmann konnte in seinen Versuchen die klinischen Erfahrungen von *Keibel* und *Lühr* bestätigen, die über antimykotische Effekte bei dem Kombinationspräparat Myrrhinil-Intest® berichten. Diese Beobachtungen werden inzwischen von vielen Therapeuten bestätigt. *Lühr* konnte im Rahmen einer Praxisstudie gute Resultate erzielen. Eine 50-prozentige Reduktion der Hauptsymptome Meteorismus, Obstipation, Diarrhöe, Abgeschlagenheit und Flatulenz sowie eine 75-prozentige Abnahme von Magenbeschwerden werden beschrieben. Nach durchschnittlich 3-Wochen Therapie konnte eine ausgeprägte Reduktion von zuvor pathologisch erhöhten Hefe- und Schimmelpilz-Spezies festgestellt werden.

Die Myrrhe wird durch gezieltes Einritzen der Rinde wildwachsender Commiphora-Arten in Somalia, Jemen und weiteren arabischen Staaten gewonnen. Das pharmakologische Wirkprinzip wird in erster Linie auf den Gehalt an ätherischen Ölen zurückgeführt. Ein wesentlicher Bestandteil sind Sesquiterpene. Daneben werden Monoterpene wie Limonen, Pinen und einige Phenylpropanderivate, wie Zimt- und Cuminaldehyd, Kresol und Myrrholsäure, beschrieben. In der Phytotherapie wird hauptsächlich die antiphlogistische, adstringierende, antiexsudative und die antipyretische Wirkung genutzt.

Die Kaffeekohlen wurde bereits vor Jahrhunderten in der arabischen Volksmedizin genutzt. *Payr* berichtete im Rahmen seiner chirurgischen Tätigkeit bereits 1939 über hervorragende Erfolge zur Beschleunigung der Wundheilung und Wundreinigung. Eine antiphlogistische, adstringierende und antidiarrhöische Wirkung wurde inzwischen gut dokumentiert und belegt. Die adstringierenden Eigenschaften der Kaffeekohlen sind dem Gehalt an Chlorogen- und Kaffeesäuren zuzuschreiben. Sie weisen gegenüber normal geröstetem Kaffee ein verstärktes Adsorptionsvermögen auf. Die Kohle enthält noch 75% des Koffeingehaltes des normal gerösteten Kaffees. Die gilt es bei einer Verordnung zu beachten.

Über die pharmakologischen Effekte der Kamille braucht eigentlich nichts weiter gesagt zu werden. Auch sie gehört zu den ältesten Heilpflanzen in der Menschheitsgeschichte. Antiphlogistische, spasmolytische, ulkusprotektive und bakterizide Wirkungen zeichnen die Pflanzenwirkstoffe aus.Im wesentlichen können drei Hauptinhaltsstoffe genannt werden: Terpenoide, Flavonoide sowie pektinartige Schleimstoffe. Die Kamille hat sich in der Behandlung von Magen-Darmerkrankung einen unschätzbaren Stellenwert erobert.

Die von *Beckmann* durchgeführten in vitro Untersuchungen belegen deutlich wachstumshemmende Effekte der geprüften Inhaltsstoffe Kaffeekohle und Myrrhe auf intestinale Candida-Isolate vom Menschen. Die Auswahl der Isolate orientierte sich bei der Versuchsanordnung an den derzeit bei intestinalen Mykosen vorherrschenden Candida-Spezies.

Der ethanolische Auszug eines Trockenextraktes von Kamillenblüten in den untersuchten Konzentrationen zeigte allerdings keine antimykotischen Wirkungen. Trotzdem ist der Kamillenextrakt in Myrrhinil-Intest® aufgrund der entzündungshemmenden und schleimhautprotetktiven Wirkung für die Behandlung einer intestinalen Mykose äußerst sinnvoll.

11.7.2.2. Teebaumöl

Die Natur kennt noch weitere antimykotische Substanzen. Knoblauch gehört dazu. Allerdings ist die verantwortliche Substanz, das Allicin, hitzeempfindlich. Ebenso kann es durch industrielle Herstellung (Knoblauchpillen) zerstört werden. Frischer Knoblauch ist also allen anderen Formen vorzuziehen.

Eine besonders starke antimykotische Wirkung hat das Öl aus der Teebaumpflanze, Melaleuca alternifolia. Bei uns ist es als Melaleuka-Öl in den Apotheken erhältlich. Tatsächlich hat dieses Öl eine ausgezeichnete Wirkung. Es wird seit vielen tausend Jahren von australischen Ureinwohnern als Heilmittel genutzt. Zwischenzeitlich ist das Teebaum-Öl recht gut untersucht und seine antimykotische Wirkung belegt. Bei einer innerlichen Einnahme sollte die Dosis von 2 Tropfen max. 3 x täglich nicht überschritten werden (Lebertoxizität). Allerdings ist der Geschmack fürchterlich. Auf die Haut aufgebracht oder in spezielle Vaginalzäpfchen (s.u.) mit eingebracht, wirkt es zuverlässig und schnell gegen Candida.

Rezeptur Vaginal- / Rektalzäpfchen (sehr gut geeignet bei wiederkehrenden Scheideninfektionen durch Pilze oder Bakterien) die in jeder Apotheke hergestellt werden können:

Rp.

Ringelblume	**Ø**	
Echinacea	**Ø**	
Beinwell	**Ø**	**aa 0,15**
äther. Zitronenöl		
äther. Salbeiöl		
Melaleuka Öl		**aa 3 gtt.**
Vit. E		
Dexpanthenol		
Vit. A		**aa 0,2**
Tonerde		**0,5**
Bindemittel		
q.s. Vaginal-Supp. a 2,0		**Nr. XII**

S. Abends vor dem Schlafen 1 Zäpfchen einführen

Die gleiche Rezeptur kann man auch als Salbe anfertigen lassen (Partnerbehandlung!).

11.7.2.3. Bärlauch Frischblattgranulat

von H. J. Reimelt

Im Rahmen einer Praxisstudie wurde die Wirkung von Bärlauch-Frischblattgranulat (Dr. Pandalis) auf die intestinale Ökologie geprüft. Die vorliegende Studie sollte klären, welchen Einfluß ein pflanzliches Nahrungsergänzungsmittel auf die intestinale Besiedlung durch Candida albicans, die intestinale Mikroökologie und auf die Candida-Serologie hat.

Inhaltsstoffe des Bärlauch (Allium ursinum)

Bärlauch ist reich an Schwefelverbindungen (viele S-H-Gruppen, Cystein-S-Oxide). SH-Gruppen reagieren mit Schwermetallionen und machen sie so ausscheidbar (z.B. Hg). Der Gesamtschwefelgehalt des hier verwendeten Frischblattgranulats in Kapselform beträgt 7,85 g/kg. Davon liegen 4g/kg in reduzierter Form vor und davon wiederum 8,7 mg/kg als freies Glutathion. Als Schutz vor Freßfeinden enthalten alle Liliengewächse Sulfensäuren. Sulfensäuren kondensieren leicht zu Sulfinaten, welche als hochpotente Antibiotika und Antimykotika gelten.

Im Tierversuch wurde für die Schwefel- bzw. sulfidhaltigen Bestandteile in Liliaceen eine antikanzerogene Wirkung nachgewiesen, besonders für den Verdauungstrakt und die Lunge. Die Zahl und der Zeitpunkt der Gabe der Allyl-Gruppen ist mitentscheidend für die Wirksamkeit gegen Karzinogene. In Liliaceen wurden in diesem Zusammenhang nachgewiesen: Diallyl-Sulfid, Diallyl-Disulfid, Allyl-methyl-Disulfid, Allyl-methyl-Trisulfid, Allyl-Mercaptan.

Die Kenntnisse über Bärlauchwirkungen sind zwar in der Volksmedizin seit Jahrhunderten verankert, wurden jedoch oft mit Knoblauchwirkungen gleichgesetzt. Daten über spezifische Inhaltsstoffe sind erst seit recht kurzer Zeit verfügbar. Die bis dahin angewandten Verfahren zur Konservierung der Inhaltsstoffe von Bärlauch, einer Pflanze aus der Familie der Liliengewächse, stellten sich alle als wertlos dar. Die Wirkstoffe entfalten ihre Eigenschaften nur, wenn das Blatt frisch verzehrt wird.

Praxisstudie

Aufgenommen in die Studie wurden Patienten, bei denen über 10^4 KBE/g Stuhl Candida albicans nachgewiesen wurde. Die Patienten zeigten unterschiedlichste Beschwerdebilder, von Verdauungsproblemen und gehäuften Infekten bis hin zu allergischen Problemen. Ausgeschlossen wurden Patienten, die während der Einnahme von Bärlauch Frischblattgranulat z.B. Cortison oder Antibiotika anwenden mußten (Asthma, Infekte). Ausschlußkriterien waren auch: maligne Erkrankungen sowie Diabetes.

Dosierung

Die Probanden erhielten 3 x täglich 2 Kapseln des Bärlauch-Konzentrates. Während der Einnahme erhielten die Patienten keinerlei andere Präparate mit möglichen Einflüssen auf das Intestinum, wie etwa sekretionsfördernde oder laxierende Medikamente. Medikamente, die auch schon vor der Studie eingenommen wurden, wie z.B. Herzpräparate oder Antihypertonika, wurden nicht abgesetzt. Die Patienten wurden angewiesen Süßigkeiten zu meiden, jedoch wurden keine streng diätetische Maßnahmen angeordnet. Von den untersuchten Probanden waren 70% Frauen, das Alter betrug im Median 40 Jahre. Der jüngste Proband war 9, der älteste 71 Jahre.

Untersuchungsmethoden

Zu Beginn der Studie wurden eine serologische Untersuchung bezüglich Candida-Antikörper durchgeführt. Eine Kontrolle erfolgte nach 8 Wochen Einnahmedauer.

Die kulturellen Stuhluntersuchungen zur Beurteilung der intestinalen Mikroökologie erfolgte nach der Erstuntersuchung bereits nach 4 Wochen, um zu verhindern, daß sich eventuelle Verschlechterungen unkontrolliert weiter entwickeln konnten.

Der Begriff „intestinale Ökobilanz" soll als Summenparameter die mikrobiologischen Verhältnisse im Darm modellhaft abbilden. Dabei wurden unterschiedlich starke Verschiebungen der Nachweiszahlen verschiedener Keimgattungen gewichtet und zusammen mit dem pH-Wert des Stuhles als Ausdruck der Stoffwechselaktivität der vorhandenen Darmkeime in die Bewertigkeiten mit aufgenommen. Die Höhe der Abweichung vom Basiswert 0 stellt das Ausmaß der Störung im Ökosystem dar. Dieser Summenparameter soll den Blick des Therapeuten von der Betrachtung einzelner Keimgattungen weg, hin zur Beachtung des Gesamtsystems lenken. Dieser Begriff ist vom Labor L&S AG Enterosan geprägt worden und urheberrechtlich geschützt.

Subjektives Befinden

Um die Wirksamkeit von der persönlichen Einschätzung her besser beurteilen zu können, wurde ein Fragebogen erstellt, der häufige Beschwerden auflistet, die aus vielfältigsten Kasuistiken von Candida-Infektionen bekannt sind. Die Patienten konnten ihr Befinden zu Beginn und am Ende der Studie mit Noten von 1 - 5 bewerten.

Die Befindlichkeitsbeurteilung durch die Patienten umfaßte folgende Punkte:

- Allgemeinbefinden
- Kopfschmerzen
- Depressionen
- Müdigkeit/Schwäche
- Vermehrte Blähungen
- Vermehrte Stuhlunregelmäßigkeiten
- Heißhunger auf Süßigkeiten
- Pilzinfektionen der Haut
- Pilzinfektionen im Genital-, Analbereich
- Andere Hauterkrankungen
- Neurodermitis / Asthma / Rhinitis allergica
- Gelenkbeschwerden / Rheuma

Die statistische Auswertung

Die statistische Bewertung wurde durchgeführt am „Biometrischen Zentrum für Therapiestudien" (Universität München) Leitung Prof. Hasford / Dr. med. Hassan Ansari.

Tab. 75: Intestinale Ökobilanz

- Die mittlere intestinale Ökobilanz betrug vor der Anwendung: 7,5 ± 3,5 (Median = 7, Minimum = 3, Maximum = 16)
- Die mittlere intestinale Ökobilanz betrug nach der Anwendung: 5 ± 3,2 (Median = 4, Minimum = 1, Maximum = 13)
- Die mittlere Senkung der intestinalen Ökobilanz lag bei 2,6 ± 5,3 (Median = 2,5, Minimum = -6, Maximum = 15) (negativ bedeutet hier einen Anstieg)

  Diese Veränderung war statistisch signifikant: p< 0,047; Wilcoxon Test für 2 verbundene Stichproben

Candida albicans Besiedlung

- Die mittlere Keimzahl vor Beginn der Einnahme betrug 1,4 x 10^5 ± 1,8 x 10^4 KbE/g (Median = 3,5 x 10^4, Minimum = 1 x 10^4, Maximum = 6 x 10^5 KbE/g)
- Die mittlere Keimzahl betrug nach der Anwendung 1,3 x 10^4 ± 3,0 x 10^4 KbE/g (Median = 1 x 10^3, Minimum = 1 x 10^2, Maximum = 1 x 10^5 KbE/g)
- Die mittlere Senkung der Keimzahl lag bei 1,3 x 10^5 ± 1,8 x 10^5 KbE/g, (Median = 3 x 10^4, Minimum = -6 x 10^4, Maximum = 6 x 10^5 KbE/g) (negativ bedeutet hier einen Anstieg)

  Diese Veränderung war statistisch signifikant: p< 0,0004; Wilcoxon Test für 2 verbundene Stichproben. Es ist zu vermuten, daß die Bärlauchwirkung auf den Darm zur Milieuverbesserung beiträgt, die wiederum die Normalflora begünstigt, so daß es zu einer Verdrängung und nicht zu einer Antimykose von C. albicans kommt.

Ergebnisse

Candida-Serologie

Die Entwicklung der spezifisch gegen Candida albicans gerichteten Immunglobuline IgA, IgM und IgG im Verlauf der Studie ist in Tabelle 75 dargestellt. Die Werte für IgA und IgM waren niedriger als zu Beginn, jedoch nicht signifikant, allerdings waren sie zu Beginn der Studie nicht hochgradig pathologisch verändert. Die rückläufige Entwicklung der Immunglobuline zeigt, daß es zu einer Reduktion der Provokation durch C. albicans kam. Aus den bisherigen Forschungsergebnissen zu Bärlauch ist kein direkter Hinweis auf eine fungizide Wirkung bekannt, die z.B. für Knoblauch nachgewiesen ist. Das vorliegende Ergebnis deutet aber auf eine Entgiftungswirkung des Bärlauchs im Darmtrakt hin, die die Lebensbedingungen für die autochthone Flora optimiert, so daß ein Verdrängungsprozeß für häufig beobachtete pathogene Keime, z.B. Coli-Varianten, Clostridien etc. einschließlich Pilzen, einsetzt.

pH-Werte des Stuhls

Hier ergaben sich keine signifikanten Veränderungen.

Subjektive Entwicklung

Auffällig war, daß keiner der Probanden nach Beginn der Therapie über Erstverschlechterungen klagte, wie es nach Einsatz von Antimykotika möglich ist. Viele Patienten gaben nach der Anwendung an, seit langem wieder einmal normale Stuhlentleerung zu beobachten. Auch das Allgemeinbefinden hat sich in der Selbstbeurteilung der Teilnehmer signifikant verbessert.

Die Verträglichkeit des Produkts gaben 17 von 20 Patienten mit sehr gut an (85 %), 2 Patienten gaben eine gute Verträglichkeit an, 1 Patient beantwortete die Frage nicht.

Schlußbetrachtung

Mit Bärlauch Frischblattgranulat® steht ein patentiertes Produkt zur Verfügung, das für die Therapie intestinaler Pilzbesiedlungen die mikrobiologischen Voraussetzungen wesentlich verbessert. In der Analyse der Stuhlflora zeigte sich eine Reduktion der Pilzbesiedlung und eine Verbesserung der intestinalen Mikroökologie. Die Candida-Serologie zeigte eine Entlastung der körpereigenen Abwehr.

Sicher ist noch weiterer Forschungsbedarf gegeben, jedoch können die vorliegenden Ergebnisse bereits in der täglichen Arbeit angewendet werden.

11.7.3. Unerwünschte Reaktionen durch antimykotische Maßnahmen

von M. Martin

Bei Patienten unter antimykotischer Therapie können unspezifische Beschwerden auftreten, die auf das Absterben zugrundegehender Pilzzellen zurückzuführen sind. Diese Phänomen ist abhängig von der Keimzahl. Durch den Zerfall abgetöteter Pilzzellen können hohe Konzentrationen antigener Strukturen anfallen, die bei prädisponierten Patienten zu verstärkten Immunreaktionen führen können. Dieses Phänomen kann einige Tage anhalten. Zur Linderung dieser Beschwerden eignet sich die Einnahme von Lactulose, einem künstlichen Zucker, der von Hefen nicht verstoffwechselt werden kann und vom Darm nicht aufgenommen wird. Lactulose fördert durch Bindung die Ausscheidung der Antigene und der abgestorbenen Hefezellen. Außerdem wirkt Laktulose ab einer gewissen Konzentration abführend. Darüber hinaus wird durch den synthetischen Zucker die bifidogene Flora begünstigt, da diese Keimgruppe Lactulose als Nahrungssubstrat nutzen kann. Sinnvollerweise kann bei vorliegender Indikation zur antimykotischen Therapie primär ein Lactulose-/Nystatingemisch rezeptiert werden, so daß neben einer Oberflächenantimykose eine ausleitende Wirkung gewährleistet ist. Wegen des unangenehmen, bitteren Geschmacks von Nystatin, empfiehlt sich zur Geschmackskorrektur Pfefferminzöl.

Beispiel für eine Nystatin-Rezeptur: Bei starkem Befall

Rp.

Nystatin	**50 Mill. I.E.**
Pfefferminzöl	**0,1**
Lactulose 70%	**ad 200,0**

M.D.S. Gegen Hefepilzinfektionen im Verdauungstrakt. 3 x täglich 1 Teelöffel 15 Min. vor den Mahlzeiten einnehmen; vor Gebrauch gut schütteln!

Zur Nach- oder Weiterbehandlung, oder wenn ein nur mäßiger Befall vorliegt, kann die Nystatin-Konzentration halbiert werden (25 Mill. I.E.) Bei Kindern läßt sich die folgende Rezeptur anwenden:

Rp.

Nystatin		**8 Mio. I.E.**
Echinacea	**D 1 Trit.**	**1,3**
Borax	**D 6 Trit.**	**1,3**
Thuja	**D 6 Trit.**	**1,3**

Trockensaftgrundlage mit Sacharin-Natrium /
Orangenaroma ad 100,0

M.D.S. Gegen Hefepilze im Verdauungstrakt. 3 x täglich 1 1/2 Teelöffel ca. 15 Min. vor den Mahlzeiten einnehmen; vor Gebrauch gut schütteln!

Liegt gleichzeitig eine Nahrungsmittelallergie vor, kann die gleiche Rezeptur mit dem schleimhautwirksamen Antiallergikum Cromoglicinsäure kombiniert werden:

Rp.

Cromoglicinsäure	**10,0**
Nystatin	**25 Mill. I.E.**
Pfefferminzöl	**0,1**
Lactulose 70%	**ad 200,0**

M.D.S. Gegen Hefepilzinfektionen im Verdauungstrakt. 3 x täglich 1 Teelöffel 15 Min. vor den Mahlzeiten einnehmen; vor Gebrauch gut schütteln!

Die Zutaten Nystatin und Cromoglicinsäure sind sehr teuer. Günstige Preise bietet die Firma Audor Pharma (siehe Anhang, Adressenliste).

Auch Bioflavonoide (auch Vit. P genannt) sollen gegen die freiwerdenden Pilzgifte wirksam sein. Berichte aus Holland weisen auf die entgiftende Wirkung dieser natürlichen Substanz. Sinnvoll ist die Kombination mit Vit. C (z.B. Super C-Komplex, Orthica; siehe Anhang).

11.7.4. Liste der verbotenen Nahrungsmittel

- ⇒ Hefe und alle hefehaltigen Nahrungsmittel bei Kreuzallergien auf Nutzhefen (häufig besteht bei Candida-Patienten eine Unverträglichkeit gegenüber sog. Nutzhefen (siehe Candida-Allergie).
- ⇒ Bier und andere vergorene Alkoholika (Hefen)
- ⇒ Zucker und alle zuckerhaltigen Nahrungsmittel
- ⇒ Weißmehlprodukte
- ⇒ süßes Obst
- ⇒ Ketchup und Mayonnaise sowie Barbecue-Soßen (enthalten Zucker)
- ⇒ Honig

⇒ Rosinen
⇒ Salatfertigdressings
⇒ Fruchtsäfte
⇒ Produkte, die Malz enthalten
⇒ Getreidetrockenprodukte
⇒ Backmischungen

Tab. 76: Empfehlenswerte Fertigpräparate

Nystatinpräparate		
Produktname	**Wirkstoff(e)**	**Indikation**
	Phytotherapie	
Myrrhinil-Intest® Dragées	Myrrhe 100 mg, Kaffeekohle 50 mg, Auszug aus Kamillenblüten 100 mg	Entzündliche Erkrankungen des Dünn- und Dickdarms, unspezifische Magen-Darminfektionen, Durchfälle, Krämpfe und Koliken. Vorbereitung der Mikrobiologischen Therapie
	Präbiotika	
Pro-Symbioflor	Steriles Autolysat von E. coli und E. faecalis humaner Herkunft aus 10^7 Bakterien	Colon irritabile, gastrointestinale Störungen, Aktivierung körpereigener Abwehrkräfte
Symbioflor 1	Zellen und Autolysat aus 10^7 Bakterien (Enterococcus faecalis humaner Herkunft)	Aktivierung körpereigener Abwehrkräfte, chronisch-rezidivierende Infektionen der oberen Atemwege, gastrointestinale Störungen, Entzündungen im Mund-Nasen-Rachenraum und Mittelohr, Erkältungskrankheiten
Symbioflor 2	Zellen uns Autolysat aus 10^7 Bakterien (Escherichia coli)	Regulierung der körpereigenen Abwehrkräfte, Colon irritabile
	Alimentäre Probiotika / Prebiotika	
Symbiolact comp.	Lebensfähige Keimstämme von L. acidophilus, S. lactis, B. bifidum, L. casei in einer Konzentration von 5 x 10^8 Keimen	Stabilisierung des intestinalen Milieus
Kanne-Brottrunk	Milchsäurevergorenes Getreidegetränk aus Roggen, Weizen und Hafer sowie sog. Brotgetreidesäurebakterien	Stabilisierung des intestinalen Milieus

Zubereitung	Alkohol	Lactose	Hilfsstoffe	Kinder
			Nystatinpräparate	
			Phytotherapie	
Dragées	Nein	Nein	Calciumcarbonat, Caranubawachs, Cellulose, hochdisperses Siliciumdioxid, Kakaobutter, Macrogol, Polyvidon, Saccharose, Schellack, Sorbitol, Stearinsäure, Talkum, gebleichtes Wachs, Farbstoff E 172	Ja
			Präbiotika	
Tropfen	Nein	Ja	Lactose, Natriumcarbonat, Natriumchlorid, Calciumchlorid, Magnesiumchlorid und Wasser	Ja
Tropfen	Nein	Ja	Lactose, Natriumcarbonat, Natriumchlorid, Calciumchlorid, Magnesiumchlorid und Wasser	Ja Ja
Tropfen	Nein	Ja	Lactose, Natriumcarbonat, Natriumchlorid, Calciumchlorid, Magnesiumchlorid und Wasser	
			Alimentäre Probiotika / Prebiotika	
Pulver (probiotische Nahrungsergänzung)	Nein	Ja	Maisstärke, Maltodextrin	Ja
Verzehrfertiges Getränk	Nein	Nein	Keine	Ja *

* allerdings gewöhnungsbedürftiger Getränkegeschmack

Literatur

zu Abschnitt 11.1.1 - 11.4.3.1:

Deicke, P., Gemeinhardt, H.: Mykosen des Digestionstraktes. In: Gemeinhardt, H.: Endomykosen des Menschen. Gustav-Fischer-Verlag Stuttgart (1989)
Eppstein, J.B., Truelove, E.L., Jzutzu, K.T.: Oral candidiasis: Pathogenesis and host defense. Rev. Infect. Dis. 1: 96 (1984)
Ghannoum, M.A., Abbu-Elteen, K.H.: Pathogenicity determinants of Candida. Mycoses 33: 265 (1990)
Knoke, M., Bernhardt,H.: Mikroökologie des Menschen. Mikroflora bei Gesunden und Kranken. S. 95. VCH Verlagsgesellschaft, Edition Medizin (1986)
Rüchel, R.: Pathogenität von Candida albicans. Immun. Infekt. 19: 108 (1991)
Rüchel, R.: Virulence factors of Candida species. In: Samaranayake, L.P., Mac Farlane, T.W.: Oral candidosis. Wright London (1990)
Schütz, B., Peters, U.: Anforderungen an eine zeitgemäße Candidadiagnostik. Erfahrungsheilkunde 8: 536 (1996)
Schütz, B., Keiner, K., Zimmermann, K.: Candida-Mykosen. Erfahrungsheilkunde 43: 483 (1994)
Mendling, W.: Einige neue Gesichtspunkte zur Vaginalcandidose der Frau. Z. Ärztl. Fortbild. 86: 659 (1992)

zu Abschnitt 11.6:

"Mikroökologie und Mykologie" Sonderausgabe der Zeitung für Umweltmedizin 1995
"pilzdialog" Jahrgang 1993, Heft 1 - 4; Jahrgang 1990 Heft 2 - 4; Jahrgang 1989 Heft 1, Band 10, Heft 1 Jahrgang 1995
Dr. H.Markus, H.Finck: „Ich fühle mich krank, und weiß nicht warum"; Ehrenwirth, München 1990
Erfahrungsheilkunde Heft 2, Februar 1993, Band 42; Heft 9, September 1994, Band 4
Martin, M. : „Umweltmedizin für Heilpraktiker", Aescura im Verlag Urban & Schwarzenberg, München 1996
Martin, M.: „Labordiagnostik für die Naturheilpraxis", Aescura im Verlag Urban & Schwarzenberg, München 1998
Medizinische Mykologie-ein praktischer Leitfaden, EDITIONES ROCHE, Wissenschaftlicher Dienst
Mendling, P. „Neuere Aspektre zur Ätiologie und Pathogenese von Vaginal-Candidosen" Krh- Hyg. + Inf.verh.12/ 1990
Petersen. E.:"Vorkommen und Bedeutung von Vaginal-Candidosen" Krhs.-Hyg. + Inf.verh. 12/1990
Rieth, Hans „Mykosen" notamed Verlag GmbH, Melsungen

zu Abschnitt 11.7:

Beckmann, G.; Kugler, F.; Sonnenschein, B.: „Experimentelle Untersuchungen zur antimykotischen Wirksamkeit eines Myrrhe, Kamillenextrakt und KaffeeKohlen enthaltenden Arzneimittels"; Labor L+S AG, Bad Bocklet.
Lühr, K.: „Initialtherapie intestinaler Mykosen mit Myrrhe, KaffeeKohlen und Kamillenblüten - eine Praxisstudie";

12

Helicobacter pylori

12.1. Diagnostik Helicobacter pylori

von B. Schütz

Bei Helicobacter pylori handelt es sich um ein spiralförmiges gramnegatives Bakterium. Es dringt in die Magenschleimhaut ein und produziert dort in großen Mengen Urease, ein Enzym, das Harnstoff in Ammoniak und Kohlendioxid spaltet. Der Ammoniak neutralisiert die Magensäure und schützt so das Bakterium. Unter den Helicobacter pylori-Stämmen lassen sich virulente und weniger virulente Formen unterscheiden. Virulente Stämme produzieren lytische Enzyme (Proteasen, Phospholipasen) und Zytotoxine (VacA, GacA), die die Integrität des Mucus und des Magenepithels zerstören und Nekrosen hervorrufen. In Magen- und Zwölffingerdarmgeschwüren werden fast ausschließlich solche zytotoxinbildenden Stämme nachgewiesen. Mehr als 10 Jahre nach der Entdeckung von Helicobacter pylori kann heute seine Rolle bei der Entstehung von chronischen Magenschleimhautentzündungen, Magen- und Zwölffingerdarmgeschwüren oder Magenkarzinomen als gesichert gelten.

Weltweit ist die Helicobacter pylori-Infektion nach Karies die häufigste Infektionskrankheit. Ihre Prävalenz ist abhängig vom Alter, vom sozioökonomischen Status und wahrscheinlich auch von genetischen Faktoren. In den Industrieländern sind 50% der Erwachsenen im Alter von 60 Jahren betroffen. In Entwicklungsländern werden schon in früheren Lebensabschnitten Infektionsraten von bis zu 90% erreicht. Der exakte Übertragungsmodus der H. pylori-Infektion ist noch nicht sicher geklärt. Prinzipiell müssen drei Möglichkeiten in Betracht gezogen werden: die oral-orale Übertragung, die fäkal-orale Infektion oder Infektionen über Nahrungsmittel oder Trinkwasser.

Diagnose

Alle Personen, die eine H. pylori-Infektion erleiden, entwickeln lokal und systemisch Antikörper gegen das Bakterium. Die Möglichkeit mittels eines Enzymimmuntest spezifische Antikörper mit einer hohen Sensitivität und Spezifität im Serum nachweisen, besteht bereits seit geraumer Zeit zur Verfügung. Inzwischen kann eine Besiedelung mit H. pylori aber auch über eine Stuhlanalyse nachgewiesen werden.

Nach einer Eradikationsbehandlung fallen die Antikörpertiter um mehr als 50% ab (nach etwa 3 - 12 Monaten), so daß die serologische Kontrolle auch als Indikator einer erfolgreichen Therapie eingesetzt werden kann. Besonders aus therapeutischer Sicht ist es wichtig, zu wissen, ob es sich bei positiven serologischen Screeningbefunden um eine Infektion mit virulenten oder weniger virulenten H. pylori-Stämmen handelt. Am Institut für Mikroökologie wird hierzu ein Western-blot-Verfahren eingesetzt, mit dem Antikörper gegen die Zytotoxine vacA und cagA spezifisch nachgewiesen werden können. Aus den Ergebnissen aus serologischem Screening und Western-Blot lassen sich therapeutische Konsequenzen ableiten, die in Abb. 82 dargestellt sind.

Zur initialen Diagnostik eignet sich der für den Patienten naturgemäß bequem durchführbare Stuhltest. Lassen sich keine AK nachweisen, ist eine Besiedelung des Magen-Darmtraktes mit H. pylori weitestgehend auszuschließen. Bei positiven Ergebnissen ist eine weiterführende Serum-Diagnostik mit entsprechender Differenzierung der Virulenzfaktoren anzuraten. Ein serologischer Nachweis von Pathogenitätsfaktoren ist als Therapieindikation bzw. als Indikation zur Gastroskopie/Biopsie zu werten.

Probennahme

Für die Durchführung des Enzymimmuntests (Screeningverfahren) wird eine übliche Stuhlprobe bzw. ca. 2 ml Serum benötigt. Der Westernblot erfordert etwa 100 µl. Das Serum sollte bis zum Versand bei 2 - 8°C gelagert werden. Sollte eine Zentrifuge nicht zur Verfügung stehen, kann auch Vollblut (5 ml) eingeschickt werden.

Testprinzip

Als Screeningverfahren zum Nachweis von Helicobacter-Infektionen wird in Herborn ein Enzymimmuntest eingesetzt. Das pathogene Potential der Stämme wird über Westerblot-Verfahren untersucht.

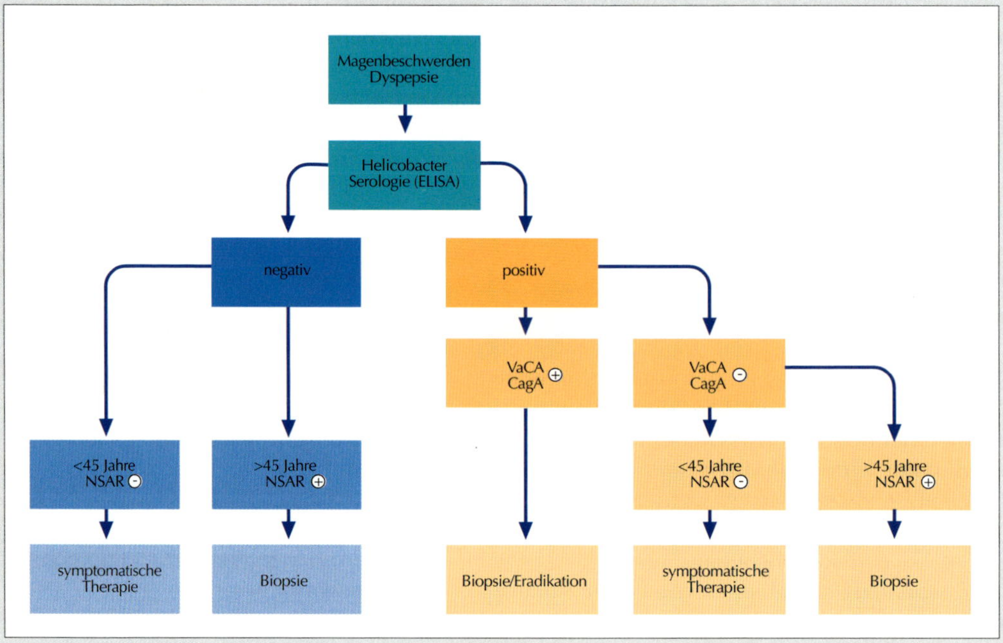

Abb. 82: Helicobacter pylori Diagnoseschema

12.2. Neue Perspektiven und Ansätze zur Behandlung der Helicobacter pylori-Gastritis (Typ-B-Gastritis)

von K. H. Ricken

Während der Reizmagen per definitionem ein Krankheitsbild ohne organische Veränderungen darstellt, verursacht der Keim Helicobacter pylori typische morphologische Veränderungen an der Magenschleimhaut. Zur Zeit gilt als Goldstandard der Helicobacter-Eradikationstherapie eine Triple-Therapie:
F12-Rezeptorenblocker beziehungsweise Protonenpumpenhemmer + Antibiotikum (Ampicillin/ Amoxicillin/ Clarithromycin u.a.) + Metronidazol.

Durch diese Therapie ergeben sich Probleme, und es stellen sich verschiedene Fragen:

- Entwicklung einer Resistenz des Helicobacter pylori auf Metronidazol (bislang schon 30%) und auf die verschiedenen Antibiotika (z.B. Clarithromycin 2%).
- Unverträglichkeit der Behandlung (30 - 50% der Patienten): leichte Arzneimittelreaktionen (Durchfälle), Antibiotika-assoziierte hämorrhagische Kolitis (Ampicillin/Amoxicillin) bis hin zur schweren pseudomembranösen Kolitis. Der Durchfall ist oft eine Clostridium-difficile-induzierte Diarrhöe.
- Schlechte Patienten - Compliance aufgrund der Nebenwirkungen.
- Mögliche Entwicklung einer atrophischen Gastritis bei längerdauernder Säuresuppression.
- Welche Therapie erfolgt bei Reinfektionen (bisher mit 2% angegeben) und bei Vorliegen von Antibiotikaresistenz?
- Wie erklärt sich die Zunahme der Helicobacterbesiedelung des Magens mit dem Alter (50 Jahre 50%, 60 Jahre 60%, 70 Jahre 70% usw.)? Nur 50% der Patienten haben Beschwerden.
- Welche Konsequenzen soll der Nachweis einer Helicobacter pylori-Infektion bei Kindern und Jugendlichen haben?
- Wie ist der Übertragungs- beziehungsweise Infektionsweg: cäko-oral, oral-oral oder gastro-oral?
- Kann der Helicobacter pylori eine Eradikationstherapie in dentalen Plaques überleben?
- Es besteht kein Zusammenhang zwischen einer Helicobacter pylori-Infektion und dyspeptischen Beschwerden.

Die These, eine Gastritis sei eine bakterielle, durch Helicobacter pylori verursachte Infektionskrankheit und andere Faktoren wie Psyche und Stress spielten keine Rolle, ist sicherlich zu einseitig. Der Keim Helicobacter pylori ist zweifelsfrei *ein* pathogenetischer Faktor bei der Entstehung der Gastritis Typ B. Weitere Faktoren sind Übersäuerung des Magens, Motilitätsstörung, Beschädigung der Mukosabarriere, exogene Noxen (z.B. NSAR) und psychische Belastungsfaktoren.

Helicobacter pylori ist auf die ökologische Nische der Magenschleimhaut fixiert, da er in anderen Geweben nicht lebensfähig ist. Seine Besiedelung führt zu verschiedenartigen Reaktionen im Magen (Tab. 77).

Tab. 77: Reaktionen des Magens auf eine Helicobacter pylori-Besiedelung

morphologisch
aktive Gastritis → chronische Gastritis → atrophische Gastritis (→ Karzinom?)

biochemisch
- Veränderung der Säurebildung (pH). Abnahme der Konzentration von Ascorbinsäure (Vitamin C) im Magenlumen; mehr Onkogene, mehr Nitrosamine
- erhöhte Makrophagenaktivität in der Schleimhaut; mehr freie Sauerstoffradikale.

biologisch
vermehrter Zell-Turnover in der Schleimhaut (→ mehr Zell-Mutationen)

Entzündungszellen (neutrophile Granulozyten, Makrophagen, T- und B-Lymphozyten) in die Magenschleimhaut, wonach der Spiegel lokaler Antikörper (IgA, IgG) ebenfalls ansteigt. Trotz dieser immunologischen Wirtsabwehr persistiert Helicobacter pylori, und die Entzündung nimmt einen chronischen Verlauf (chronische Typ B-Gastritis). Hierfür könnten immunsupprimierende Mechanismen von Helicobacter pylori die Ursache sein: Hemmung der Lymphozytenproliferation, Hemmung der Monozytenproliferation und Hemmung der Schleimhautzellproliferation. Letztlich bedingt die Insuffizienz der immunologischen Abwehr des Menschen den chronischen Verlauf der Helicobacter pylori-assoziierten Gastritis.

Aus den dargelegten Fakten darf die Schlußfolgerung gezogen werden, daß eine Therapie der Helicobacter assoziierten Gastritis *alle* beteiligten Faktoren, insbesondere der Psychoneuroendokrinologie (= der „großen Abwehr" von *H.-H. Reckeweg*) berücksichtigen muß, um *ganzheitlich* zu sein. Das „Erschlagen des Erregers" reicht nicht aus, eine Änderung des „Milieus" ist erforderlich, und dies kann mit einer Antihomotoxischen Therapie gelingen.

Folgendes Therapieschema wurde für die Behandlung der chronischen Gastritis Typ B angewendet:

Gastricumeel	3 mal	1	Tablette/Tag
Nux vomica-Homaccord	3 mal	10	Tropfen/Tag
Lymphomyosot	3 mal	20	Tropfen/Tag
Coenzyme compositum und			
Ubichinon compositum	1 mal wöchentlich als Mischspritze i.m.		

Eigene Untersuchungen

Bei 5 Patienten wurde versucht, eine Helicobacter pylori-Elimination beziehungsweise -Eradikation mit der oben aufgeführten Antihomotoxischen Therapie über 4 Wochen zu erzielen. Vor Beginn der Therapie sowie nach Antihomotoxischer Behandlung wurde eine Gastroskopie durchgeführt und der Befund makroskopisch und histologisch dokumentiert. Im übrigen galten die gleichen Untersuchungsbedingungen wie bei der funktionellen Dyspepsie.

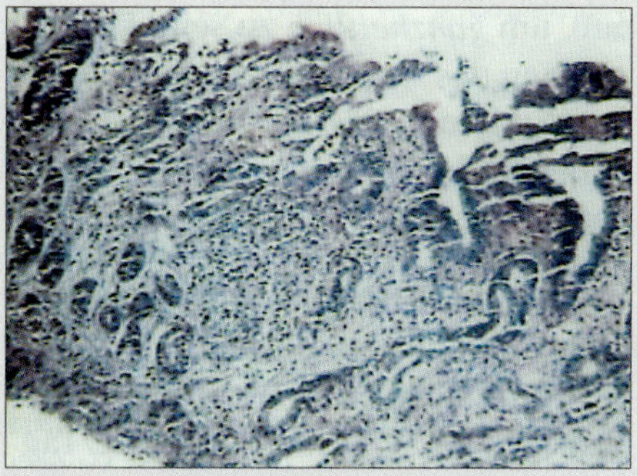

83a

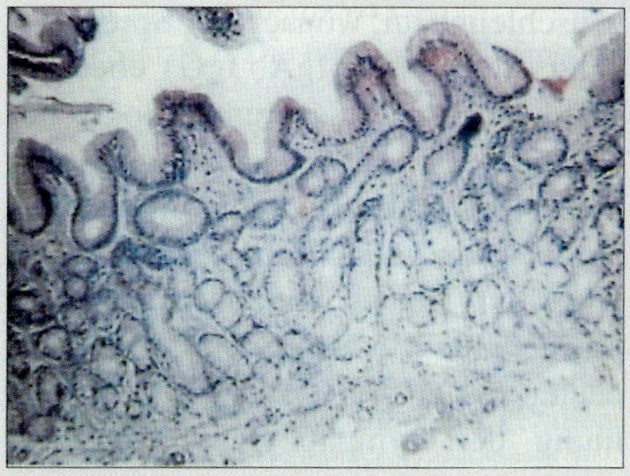

83b

Abb. 83 a und b: 29 Jahre alter Patient. a) Ausgangsbefund; histologisch zeigt sich eine ausgeprägte, chronisch-aktive Antrumgastritis mit Aktivitätsgrad 3, kombiniert mit Leistenspitzenerosionen und reichlichem Nachweis von Helicobacter pylori. b) Befund nach Antihomotoxischer Behandlung; histologisch zeigt sich eine regelhafte Antrumschleimhaut ohne Nachweis von Helicobacter pylori.

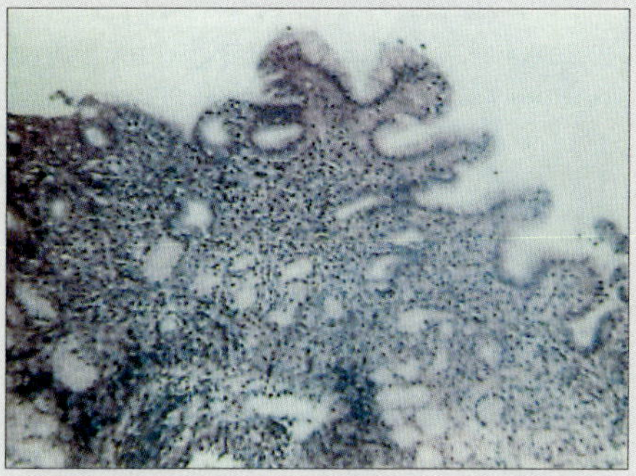

84a

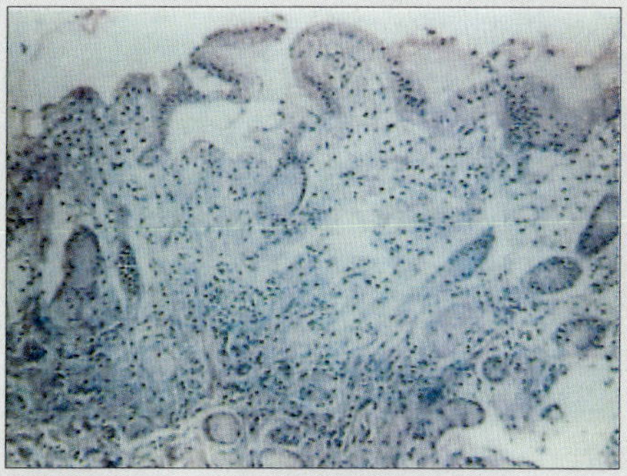

84b

Abb. 84 a und b: 26 Jahre alter Patient. a) Ausgangsbefund; histologisch zeigt sich eine erhebliche, chronisch-aktive Helicobacter-pylori-Gastritis des Antrum ventriculi mit Aktivitätsgrad 2.
b) Befund nach Antihomotoxischer Behandlung; histologisch zeigt sich nur noch eine leichte Antrumgastritis derzeit ohne floride entzündliche Aktivität und ohne Nachweis von Helicobacter pylori.

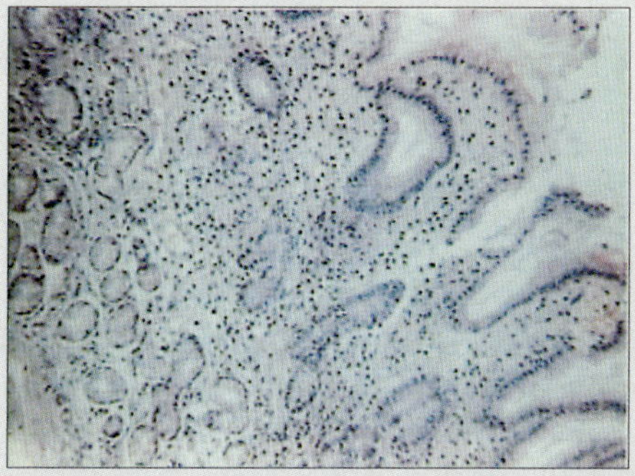

85a

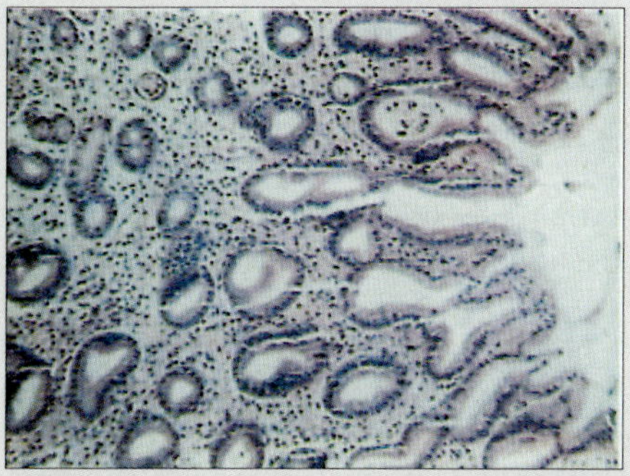

85b

Abb. 85 a und b: 57 Jahre alte Patientin. Ausgangsbefund; histologisch zeigt sich eine mäßiggradige chronisch-aktive Helicobacter-pylori-Gastritis des Antrum ventriculi mit Aktivitätsgrad 1.
b) Befund nach Antihomotoxischer Behandlung: histologisch zeigt sich nur noch eine geringgradige chronische Antrumgastritis: kein Nachweis von Helicobacter pylori.

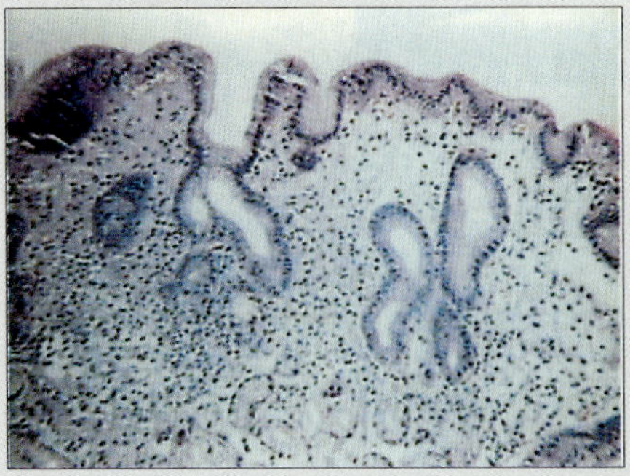

86a

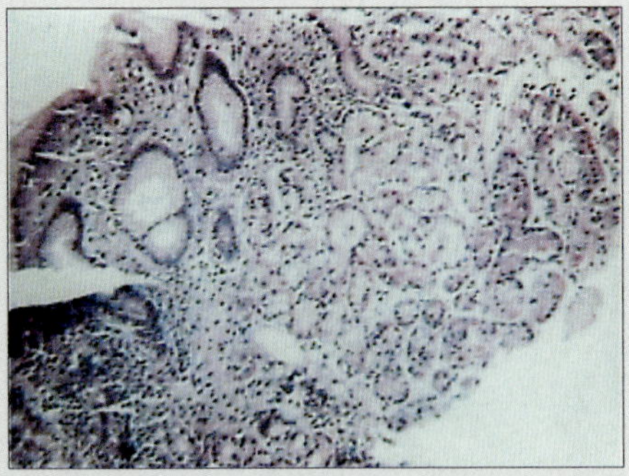

86b

Abb. 86 a und b: 43 Jahre alte Patientin. Ausgangsbefund; histologisch zeigt sich eine mäßiggradige chronisch-aktive Antrumgastritis mit Aktivitätsgrad 2, kombiniert mit Helicobacter-Besiedelung. b) Befund nach Antihomotoxischer Behandlung; histologisch zeigt sich eine geringgradige chronische Antrum- und Corpusgastritis ohne floride entzündliche Aktivität und ohne Nachweis von Helicobacter pylori.

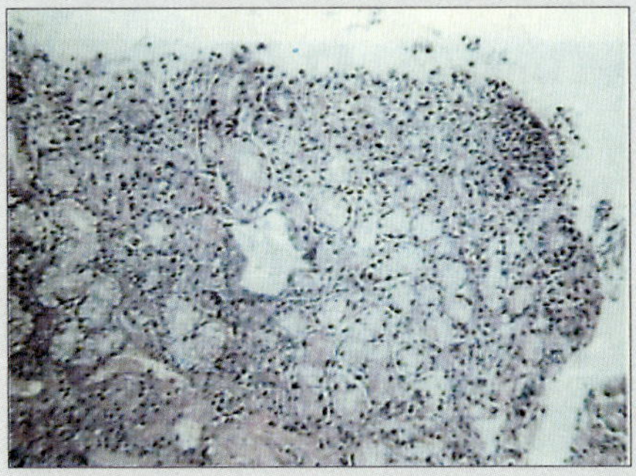

87a

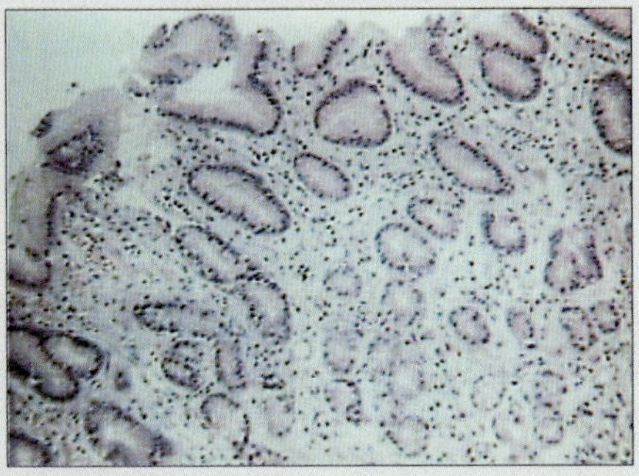

87b

Abb. 87 a und b: 46 Jahre alter Patient. Ausgangsbefund; histologisch zeigt sich eine ausgeprägte chronisch-aktive Antrumgastritis mit Aktivitätsgrad 3 kombiniert mit leichten Spitzenerosionen und fleckförmiger Helicobacter-Besiedelung. b) Befund nach Antihomotoxischer Behandlung; histologisch zeigt sich eine geringgradige chronische Antrumgastritis, derzeit ohne floride entzündliche Aktivität und ohne Nachweis von Helicobacter pylori.

Ergebnisse

Bei allen 5 behandelten Patienten war nach der oben angegebenen vier-wöchigen Antihomotoxischen Therapie Helicobacter pylori nicht mehr nachweisbar (Abb. 83 - 87).

Die Ergebnisse der Antihomotoxischen Therapie waren überraschend sehr gut. Es sollte jedoch kritisch angemerkt werden, daß es sich hier um eine offene Studie handelte. Die sehr guten Behandlungsergebnisse sollten jedoch Anlaß sein, weitere kontrollierte Studien zur wissenschaftlichen Untermauerung des Therapieerfolges durchzuführen.

Literatur

zu Abschnitt 12.1

Blaser, M.: Helicobacter pylori: its role in disease. Clin. Infect. Dis. 15: 386 (1992)
Blaser, M.: Der Erreger des Magengeschwürs. Spektrum der Wissenschaft, 4: 68 (1996)
Carbtree, J.E., Farmery, S.M., Lindley, I.J.D., Figura, N., Peichl, P., Tompkins, D.S.: CagA cytotoxic strains of Helicobacter pylori and interleukin 8 in gastric epithelial cells. J. Clin. Pathol 47: 945 (1994)
Cover, T.L., Glupczynski, Y., Lage, A.P., Burette, A., Tummuru, M.K.R., Perez-Perez, G.I., Blaser, M.J.: Serologic detection of infection with CagA+ Helicobacter pylori strains. J. Clin. Microbiol. 83: 1496 (l 995)
Forman, D., Newell, D.G., Fullerton, F.: Association between infection with Helicobacter pylori and risk of gastric cancer: evidence from a prospective investigation. B.M.J. 302:1302 (1991)
Parsonnet, J., Friedman, G.D., Vandersteen, D.P.: Helicobacter pylori infection and the risk of gastric carcinoma. N. Engl. J. Med. 825: 112 (1991)
Perlmutter, D.H., Daniels, J.D., Auerbach, H.S., De Schryver-Kecskemeti, K., Winter, H.S., Alpers, D.H.: J. Biol. Chem. 264: 9485 (1989)
Rudi, J., Stremmel, W.: Helicobacter pylori - Entdeckung, Epidemiologie und Diagnostik - Teil 1. BIOforum 4: 152 (1996)
Taylor,D.N., Blaser,M.J.: The epidemiologie of Helicobacter pylori infection. Epidemiologic Reviews 13:42(1991)
Xiang, Z., Censini, S., Bayeli, F., Telford, J.L., Figura, N., Rappuoli, R., Covacci, A.: Analysis of expression of CagA and VacA virulence factors in 43 strains of Helicobacter pylori reveals that clinical isolates can be divided into major types and that CagA is not necessary for expression of the vacuolating cytotoxin. Infect. Immun. 63: 94 (1995)

zu Abschnitt 12.2

1. Adler G., Schüffel W.: Funktionelle Syndrome im gastrointestinalen Bereich. Internist 1991; 32:19-25
2. Agreus L. Engstrand L., Svärdsudd, K et al.: Helicobacter Pylori Seropositivity Among Swedish Adults with and without Abdominal Symptoms. A Population Based Epidemiologic Study. Scand J Gastroenterol 1995 : 30: 752 -7

13

Die Bedeutung von Nährstoffen in der Gastroenterologie

13.1. Mikronährstoffe

von F. Reglin

Der Nährstoffhaushalt des Menschen und die mikrobielle Besiedelung des Intestinaltraktes stehen in enger Beziehung zueinander. So kann zum einen ein Mangel an bestimmten Nährstoffen (Vitamine, Mineralstoffe, Spurenelemente, Fettsäuren, Aminosäuren) zu einer Störung des mikrobiellen Gleichgewichtes beitragen und insbesondere eine Überwucherung des Darms mit Candida-Hefen begünstigen. Auf der anderen Seite können bereits vorhandene Entgleisungen der Darmflora die Entwicklung von Nährstoffmängeln fördern. Eine ausreichende Zufuhr von Mikronährstoffen ist daher sowohl zur Vorbeugung als auch bei einem instabilen mikrobiologischen Milieu von großer Bedeutung.

Dabei gilt es zunächst zu bedenken, daß bei einer Störung der intestinalen Ökologie nicht allein die Vermehrung pathogener Keime zu beachten ist, sondern gleichzeitig die Verdrängung bzw. Verminderung der nützlichen physiologischen Darmflora beurteilt werden müssen. Diese Aspekte spielen aus ernährungsmedizinischer Sicht insofern eine besondere Rolle, da physiologische Keime selber Nährstoffe produzieren, die dem Körper im Krankheitsfall dann fehlen. Zu diesen Nährstoffen gehören neben Vitamin K, dessen Tagesbedarf etwa zur Hälfte durch Darmbakterien gedeckt wird, in gewissem Umfang Folsäure und Biotin.

Darüber hinaus bildet die normale Intestinalflora v.a. aus Ballaststoffen kurzkettige Fettsäuren, von denen die Essigsäure, Propionsäure und Buttersäure einen wesentlichen Beitrag zur Darmgesundheit leisten. Im Darmlumen selber sorgen kurzkettige Fettsäuren durch eine Senkung des pH-Wertes für die Stabilisierung der standortspezifischen Keimflora. Kurzkettige Fettsäuren werden aber auch in großem Umfang resorbiert. So dient Buttersäure als Energielieferant für die Colon-Mukosa. Ein Mangel wird mit der Entstehung entzündlicher Darmerkrankungen in Zusammenhang gebracht. Zudem konnte für Buttersäure in vitro eine antikanzerogene Wirkung festgestellt werden. Propionsäure stimuliert die Zellproliferation und verhindert auf diese Weise eine Schleimhautatrophie. Essigsäure regt die Schleimhautdurchblutung an. Der enorme Stellenwert kurzkettiger Fettsäuren für die Integrität der Darmschleimhaut ist erst in den letzten Jahren zunehmend erkannt worden, und es ist davon auszugehen, daß sich die pharmakologische Verabreichung dieser Fettsäuren in Zukunft als neue therapeutische Möglichkeit etablieren wird.

Sind die physiologischen Keime z.B. durch Einnahme von Antibiotika oder toxische Einwirkungen dezimiert, bietet sich Platz für pathogene Mikroorganismen. Pathogene Keime können sich besonders gut vermehren und Schäden anrichten, wenn der Organismus an bestimmten Nährstoffmängeln leidet. Um solchen Störungen entgegenzutreten, ist v.a. auf eine ausreichende Versorgung mit immunstärkenden, schleimhautschützenden, entgiftenden, verdauungsfördernden und - je nach Krankheitsbild - antimikrobiell wirksamen Substanzen zu achten.

Immunologisch wirksame Mikronährstoffe

Ein gut funktionierendes Immunsystem bildet eine notwendige Voraussetzung für die Aufrechterhaltung einer intakten Mikroflora. Nur wenn die Abwehrorgane reaktionsfähig sind, können sie verhindern, daß sich krankmachende oder opportunistische Keime im Intestinaltrakt ausbreiten. Welchen entscheidenden Einfluß das Immunsystem in diesem Zusammenhang hat, wird besonders bei AIDS-Patienten deutlich, die aufgrund ihrer Abwehrschwäche häufig an hartnäckigem Candida-Befall leiden. Ob die Immunantwort des Organismus stark genug ist, um pathogene bzw. potentiell pathogene Keime in Schach zu halten, hängt u.a. auch von der Nährstoffversorgung ab, denn zahlreiche Vitamine und Spurenelemente sind unmittelbar oder mittelbar am immunologischen Geschehen beteiligt. Hierzu zählen v.a. Vitamin A, β-Carotin, Vitamin E, Vitamin C, Pantothensäure, Vitamin B_6, Folsäure, Vitamin B_{12}, Eisen, Selen, Zink und die Aminosäure Arginin. Eine adäquate Aufnahme all dieser Stoffe bietet daher einen wesentlichen Schutz vor einer Entgleisung der Darmflora.

Liegt bereits eine mikrobielle Fehlbesiedelung vor, so ist eine begleitende Zufuhr von Mikronährstoffen noch bedeutsamer, da zahlreiche unerwünschte Keime Nährstoffe für ihr eigenes Wachstum beanspruchen und so dem menschlichen Organismus entziehen. Auf diese Weise kann ein Circulus vitiosus entstehen, bei dem zunächst ein Mangel an immunologisch wichtigen Nährstoffen zur Dysbiose führt, im weiteren Verlauf die dysbiotischen Keime dem Körper zusätzlich Nährstoffe rauben, was schließlich eine fortschreitende Schwächung des Abwehrsystems und eine noch schnellere Vermehrung der schädlichen Keime zur Folge hat.

Schleimhautschützende Nährstoffe

Durch eine gesunde Schleimhaut ist der Darm besser vor dem Angriff und der Ausbreitung pathogener Mikroorganismen geschützt. Zu den Mikronährstoffen, die neben den erwähnten kurzkettigen Fettsäuren an der ständigen Erneuerung bzw. Regenerierung der Darmmukosa beteiligt sind, gehören Pantothensäure, Folsäure, Vitamin A und E. Ihre Zufuhr stellt daher einen unverzichtbaren Bestandteil bei der Prävention und Therapie bakterieller Darmstörungen und Intestinalmykosen dar.

Mikronährstoffe, die an der Entgiftung beteiligt sind

Eine mikrobielle Fehlbesiedelung des Darms führt zur erhöhten Produktion toxischer Metabolite (Gärungs- und Fäulnisprodukte, mikrobielle Toxine), die z.T. resorbiert und von der Leber entgiftet werden müssen. Bei solchen Entgiftungsvorgängen werden vermehrt antioxidativ wirksame Nährstoffe (Vitamin C, E, β-Carotin, Glutathion, Selen) verbraucht. Dieser Mehrbedarf muß im Rahmen einer mikrobiologischen Therapie berücksichtigt werden, damit diese Entgiftungsprozesse in optimaler Weise ablaufen können. Nach *Kuhlmann* und *Hauss* ist zusätzlich an eine verstärkte Flavonoidzufuhr zu denken, da Flavonoide wie Quercetin und Nobiletin Enzymsysteme stimulieren, die hochkanzerogene Schimmelpilztoxine entgiften.

Darüber hinaus können pathogene Keime aber auch den Bedarf an Taurin nach oben verschieben. Taurin ist ein Aminosäure-Derivat, das für körpereigene Entgiftungsvorgänge erforderlich ist und dessen Reserven im Falle einer instabilen intestinalen Ökologie in gesteigertem Maße in Anspruch genommen werden. Hinzu kommt, daß verschiedene pathogene Mikroorganismen im Darm vermehrt β-Alanin bilden. β-Alanin wird resorbiert und beschleunigt die renale Taurin-Ausscheidung. Dem erhöhten Taurin-Verbrauch steht damit eine verminderte Verfügbarkeit dieser Substanz gegenüber.

Verdauungsfördernde Nährstoffe

Ist die Produktion von Verdauungssäften des Magens, der Leber oder des Pankreas reduziert, so nimmt der Anteil unverdauter Nahrungsbestandteile im Dickdarm zu und bildet einen guten

Nährboden für ein rasches Wachstum von unerwünschten Mikroorganismen. V.a. der Ausschüttung der Magensalzsäure kommt für die Gesamtverdauung ein hoher Stellenwert zu, da sie quasi den Schlüsselreiz für die nachfolgende Sekretion von Bikarbonat und Pankreasenzymen darstellt. Um eine normale Salzsäureproduktion zu gewährleisten, muß dem Organismus genügend Zink zur Verfügung stehen. Desweiteren wird Zink für die Synthese des eiweißspaltenden Pankreasenzyms Carboxypeptidase gebraucht. Im Bereich der Kohlenhydratverdauung ist auf eine bedarfsgerechte Biotin- und Zinkzufuhr zu achten, da beide Nährstoffe für eine ausreichende Aktivität des stärkespaltenden Enzyms α-Amylase benötigt werden.

Antimikrobiell wirksame Nährstoffe

Bestimmte Fettsäuren weisen antimikrobielle Eigenschaften auf und können daher zur Prävention und Behandlung infektiöser Darmerkrankungen genutzt werden. So können Salze der Caprylsäure (z.B. in Milchfett, Kokosnußöl) als effektives Mittel zur Therapie der Intestinal-Candidose eingesetzt werden. Zudem hat man festgestellt, daß Linolsäure bei Säuglingen und Kleinkindern die Ansiedelung schädlicher E. coli - Bakterien verhindern kann. Antivirale Wirkungen werden v.a. der Laurinsäure (z.B. in Palmkernöl, Butter) zugesprochen. Diese Fettsäure soll den Verlauf von Darminfektionen mit dem Rota-Virus positiv beeinflussen.

13.2. Aminosäuren

Zahlreiche Erkrankungen des Gastrointestinaltraktes sowie seiner Anhangsdrüsen gehen mit einer Beeinträchtigung der Verdauungs- und Resorptionsfähigkeit einher und können daher über kurz oder lang neben Defiziten an Mikronährstoffen zu einer Unterversorgung an Eiweiß bzw. Aminosäuren führen. Eiweißmangel hat Auswirkungen auf den gesamten Körper. Auch der Darm selber benötigt zur Aufrechterhaltung seiner vielfältigen Funktionen ausreichende Mengen an Aminosäuren, so daß bestehende enterale Störungen durch Eiweißmangel eine weitere Verschlechterung erfahren. Um diesen Teufelskreis zu durchbrechen, ist darauf zu achten, daß die betroffenen Patienten ausreichend hochwertiges Nahrungsprotein erhalten. Dieses muß, um vom Organismus aufgenommen zu werden, in gut verdaulicher und leicht resorbierbarer Form angeboten werden.

Die Eiweißverdauung beginnt im Magen. Hier werden die langkettigen hochmolekularen Nahrungsproteine durch das Enzym Pepsin in größere Bruchstücke, sog. Peptone, gespalten. Bereits an dieser Stelle können Störungen auftreten. Ursache hierfür ist eine inadäquate Salzsäure-Produktion durch die Belegzellen der Magenschleimhaut, denn Pepsin liegt normalerweise im Magen in Form des Pepsinogens als inaktive Vorstufe vor und kann erst dann in seine verdauungsaktive Form umgewandelt werden, wenn im Magen ein bestimmter Säuregrad erreicht ist. Eine zu niedrige (Hypoacidität) ebenso wie eine zu hohe (Hyperacidität) Magensäuresekretion können dementsprechend die peptische Eiweißspaltung blockieren.

13.2.1. Eine komplexe Verdauungsstörung

Diese Hemmung stellt kein isoliertes Magenproblem dar, sie hat auch tiefgreifende Folgen für den weiteren Verdauungsprozeß. Dies liegt daran, daß die im Magen normalerweise durch die Einwirkung des Pepsins anfallenden Peptone eine stark stimulierende Wirkung auf die Ausschüttung des duodenalen Hormons Cholecystokinin ausüben. Cholecystokinin wiederum regt die Enzymsekretion des Pankreas an, daß protein-, fett- und kohlenhydratabbauende Enzyme (Proteasen, Lipase, α-Amylase) herstellt. Damit bildet die Ausschüttung des Cholecystokinins eine grundlegende Voraussetzung für die im Dünndarm stattfindende weitere Aufspaltung der Peptone und der anderen Hauptnährstoffe. Eine eingeschränkte Magenfunktion hat folglich, was häufig verkannt wird, eine komplexe Eiweißverdauungsstörung zur Konsequenz.

Eine weitere wichtige Ursache für eine Beeinträchtigung der Eiweißverdauung ist die exokrine Pankreasinsuffizienz. Gekennzeichnet ist diese Beeinträchtigung dadurch, daß die Verdauung der aus dem Magen stammenden Peptone gehemmt ist. Die exokrine Pankreasinsuffizienz entwickelt sich auf dem Boden einer chronischen Pankreatitis, für die v.a. chronische Infekte der Gallenwege und Alkoholabusus verantwortlich sind.

Bei der exokrinen Pankreasinsuffizienz ist die Eiweißverdauung zum einen dadurch vermindert, daß die Produktion proteolytischer Enzyme (Trypsin, Chymotrypsin, Carboxypeptidasen) aufgrund der zunehmenden Zerstörung von Pankreasparenchym nachläßt. Zum anderen umschließen unverdaute Fettpartikel, die sich wegen des gleichzeitig bestehenden Lipasemangels anhäufen, die im Darm vorhandenen Eiweißspaltprodukte, so daß sie für die noch verfügbaren proteolytischen Enzyme nicht mehr zugänglich sind.

Schließlich spielen, wenn es um eine verminderte Eiweißverdauung und -resorption geht, Schädigungen der Dünndarmschleimhaut eine große Rolle. Solche Schädigungen sind bei chronisch-entzündlichen Darmerkrankungen, wie z.B. dem Morbus Crohn, der Zöliakie oder auch toxisch bedingt (Medikamente, Alkohol, Strahlentherapie) anzutreffen. Bei Schädigungen der Dünndarmmukosa sind bezüglich des Eiweißhaushaltes mehrere Aspekte zu berücksichtigen.

So ist zum ersten die Aktivität der in den Darmschleimhautzellen produzierten Verdauungsenzyme verringert. Zu diesen Enzymen zählen v.a. die im Bürstensaum der Dünndarmmukosa lokalisierten Peptidasen, die die normalerweise durch die Pankreasenzyme entstandenen Peptide zu Aminosäuren spalten. Darüber hinaus kann der Dünndarm seine Aufgabe als Resorptionsfläche im erkrankten Zustand nur noch unzureichend erfüllen. Beide Funktionseinbußen verschlechtern die Aminosäuren- bzw. Eiweißbilanz. Gleichzeitig kann es bei entzündlichen Darmerkrankungen zu Blutungen, pathologischer Schleimexsudation und Diarrhöen kommen, wodurch Aminosäuren endogenen und exogenen Ursprungs verstärkt ausgeschieden werden. Solche Aminosäuren-Verluste sind nicht unerheblich an der Entstehung einer Eiweißmangelsituation beteiligt.

Eiweißmangel macht sich am ganzen Körper bemerkbar. Auch der Gastrointestinaltrakt selber ist von dem Defizit betroffen, da er die Aminosäuren aus dem Nahrungsprotein zur Bildung darmspezifischer Eiweißstrukturen, wie z.B. von Verdauungsenzymen, intestinalen Hormonen oder des vom Darm assoziierten Immunsystem sezernierten sIgA benötigt. Ein Mangel kann daher zur Aufrechterhaltung von Magen-Darm-Erkrankungen beitragen.

Unabhängig von ihrer Funktion als Eiweißbaustein besitzen einige Aminosäuren außerdem spezielle darmschleimhautschützende und verdauungsfördernde Wirkungen. Hierzu zählt das Methionin. Methionin ist eine essentielle Aminosäure, die u.a. für die Synthese von Coenzym A (CoA) erforderlich ist. CoA ist eines der wichtigsten Coenzyme im menschlichen Organismus, welches an einer großen Vielzahl biochemischer Reaktionen teilnimmt. Im Darm ist CoA in den Aufbau von Zellmembran-Phospholipiden und der physiologischen Schleimschicht involviert. Zudem wird es für die Verstoffwechselung der kurzkettigen Fettsäuren benötigt. Kurzkettige

Fettsäuren (z.B. Butyrat, Acetat) werden von den Darmbakterien gebildet. Sie dienen der Dickdarmschleimhaut als Energiesubstrat und haben Mukosa-protektive und antikanzerogene Eigenschaften. Damit kurzkettige Fettsäuren ihre Funktion erfüllen können, müssen sie zuvor durch Bindung an das Methionin-haltige CoA aktiviert werden. Eine ausreichende Methionin-Versorgung als Basis für physiologische CoA-Spiegel trägt damit wesentlich zur Integrität der Dickdarmschleimhaut und einer normaler Barrierefunktion des Darmes bei.

13.2.2. Ursachen und Folgen von Glutaminmangel

Eine zweite darmschützende Aminosäure, die in den letzten Jahren zunehmend in den Mittelpunkt des ernährungsmedizinischen Interesses gerückt ist, ist das Glutamin. Glutamin ist die häufigste freizirkulierende Aminosäure im menschlichen Organismus und zugleich die mit der höchsten Umsatzrate. Ihre Bedeutung für den Darmtrakt besteht darin, daß sie das primäre energieliefernde Substrat für die Zellen der Dünndarmschleimhaut darstellt. Ist der Organismus einem besonderen metabolischen Stress ausgesetzt, so kommt es zu erhöhten Stickstoff-Verlusten und als Folge davon zu einem Glutaminmangel. Unter Berücksichtigung dieser Erkenntnisse wird Glutamin heute als bedingt essentiell eingestuft. Hauptursachen für einen erhöhten metabolischen Stress sind Operationen, Traumata und Verbrennungen. In dieser Situation entwickelt sich aufgrund des Glutamin-Defizits eine mukosale Atrophie, durch die die Barrierefunktion des Darms vermindert wird. Hierdurch besteht die Gefahr, daß vermehrt Darmkeime in die Blutbahn gelangen. Dieser als bakterielle Translokation bezeichnete Vorgang birgt das Risiko einer Sepsis in sich. Verschiedene Studien haben gezeigt, daß zusätzliche Glutamingaben an solche schwerkranken Patienten eine Darmatrophie verhindern oder rückgängig machen und die bakterielle Translokationsrate verringern können. Diese Tatsache macht man sich mittlerweile in der Intensivmedizin zunutze, indem man mit Glutamin angereicherte Nährlösungen verwendet.

Doch auch in der täglichen Praxis können sich Glutamin-Gaben als nützlich erweisen. So ist bekannt, daß chronisch-entzündliche Darmerkrankungen ebenfalls mit einer erhöhten intestinalen Permeabilität sowie einer Translokation von Endotoxinen einhergehen. Diese Endotoxin-Translokation läßt sich - wie eine experimentelle Studie gezeigt hat - durch eine Glutamin-angereicherte Ernährung reduzieren. Desweiteren ist Glutamin offensichtlich in der Lage, Zytostatika-induzierte Schleimhautschädigungen des Darms abzuschwächen. Hierzu gibt es Hinweise aus experimentellen Studien, in denen durch Glutamin-Gaben einer durch Fluorourazil ausgelösten Enterokolitis entgegengewirkt werden konnte. Ebenso liegen klinische Untersuchungen vor, in denen durch Glutamin ein milderer Verlauf der durch Chemotherapie ausgelösten Stomatitis erzielt wurde. Eine Erklärung für die günstige Wirkung des Glutamins besteht möglicherweise darin, daß der Darm im Zustand der Entzündung einen erhöhte Glutaminbedarf hat, der nur durch eine zusätzliche Supplementierung zu decken ist.

13.2.3. Das intestinale Glutathionsystem

Ein ebenfalls unentbehrlicher physiologischer Faktor zur Aufrechterhaltung einer normalen Darmschleimhaut ist das Tripeptid Glutathion, das aus den Aminosäuren Glycin, Cystein und Glutaminsäure zusammengesetzt ist. Glutathion dient im Organismus als Antioxidans und übernimmt gleichzeitig zahlreiche Entgiftungsfunktionen. Ein Glutathionmangel äußert sich am Darm in Form einer Degeneration der Epithelschicht und mitochondrialen Schädigungen. Verschiedene Erkrankungen, wie z.B. die Zöliakie, aber auch Noxen, wie Zigarettenrauch, Zytostatika und nichtsteroidale Antirheumatika, verschlechtern die intestinale Glutathionbilanz, wodurch Schleimhautläsionen gefördert werden.

Weitere Aminosäure-Funktionen

Neben ihrer schleimhautprotektiven Wirkung sind Aminosäuren direkt oder indirekt an der Aktivität von Verdauungssekreten beteiligt. Dies betrifft einerseits wie erwähnt ihre Funktion als Baustein der zahlreichen Verdauungsenzyme, andererseits wird z.B. der Aminosäure Histidin eine die Magenacidität beeinflussende Wirkung zugeschrieben. Diese beruht vermutlich darauf, daß Histidin die Vorläufersubstanz für Histamin ist, einem biogenen Amin, daß außer vielen anderen biologischen Effekten die Sekretion von Magensalzsäure steigert.

Darüber hinaus sind die Aminosäuren Taurin und Glycin essentielle Bestandteile des Gallensäuren-Stoffwechsels. Mehrere Untersuchungen der letzten Jahre haben sich mit den Effekten diätetischer Taurin-Gaben befaßt. Dabei konnte gezeigt werden, daß Taurin-Supplemente zu einer erhöhten Synthese, Konjugation und Sekretion von Gallensäuren führen, und in der Lage sind, das Risiko einer Gallensteinbildung zu senken.

13.2.4. Praktische Konsequenzen

Um eine bedarfsgerechte Aminosäuren-Versorgung bei Erkrankungen des Gastrointestinalbereichs zu gewährleisten, müssen eine Reihe von Maßnahmen getroffen werden. Von medizinischer Seite zählen hierzu die Ausschaltung der zugrundeliegenden Ursache sowie - je nach Erkrankungsbild - z.B. die Substitution von Pankreasenzymen oder die Verabreichung von Bitterstoffen zur Erhöhung der Magensäuresekretion und damit zur Verbesserung der Eiweißverdauung. Aus ernährungsphysiologischer Sicht ist v.a. auf die reichliche Zufuhr hochwertigen und zugleich leichtverdaulichen Proteins zu achten (z.B. Quark, Sauermilchprodukte, Kartoffeln, Eier).

Eine besondere Hilfe für Patienten mit Verdauungsstörungen stellen sog. Eiweißhydrolysate dar, bei denen das Eiweiß bereits in Peptide und Aminosäuren vorgespalten ist, so daß die Aufnahme durch den Darm leichter und schneller erfolgen kann. Solche Eiweißhydrolysate, die in Form von Nahrungsergänzungen erhältlich sind, sind v.a. für ältere Magen-Darm-Patienten geeignet, da diese oft an Appetitlosigkeit leiden und vielfach nicht genug Eiweiß mit der Nahrung zu sich nehmen. Für Patienten mit entzündlichen Darmschleimhaut-Veränderungen (z.B. Morbus Crohn, bei Strahlen- oder Chemotherapie) ist zusätzlich die Anwendung von Glutamin (2 x 5 g/d) angezeigt. Werden die gastrointestinalen Störungen durch Noxen, wie z.B. NSAR*, ausgelöst, ist entsprechend der oben dargestellten Zusammenhänge an eine Glutathion-Supplementierung zu denken, um das intestinale Glutathionsystem wieder ins Gleichgewicht zu bringen.

* NSAR = nichtsteroidale Antirheumatika

13.3. Zink

von W. Bayer und F. Reglin

Zink erfüllt in der Biologie einzigartige Funktionen. Im menschlichen Stoffwechsel sind mittlerweile ca. 200 Enzyme bekannt, in denen Zink als aktiver Bestandteil identifiziert wurde. So hat dieses Element in den letzten Jahren eine herausragende Bedeutung in der Medizin gewonnen.

Der Gesamtkörperbestand eines normalgewichtigen Erwachsenen beträgt ca. 2 - 4 g Zink. Der Zinkgehalt der Gewebe ist zu ca. 30% auf die Knochen, 60% auf die Muskulatur und zu etwa 10% auf Haare, Leber, Niere und männliche Geschlechtsorgane (Prostata und Hoden) verteilt. Die zinkabhängigen Enzyme spielen im Aufbau- und Betriebsstoffwechsel, in der Zellteilung und -differenzierung, für die Stabilisation der Zellmembranen sowie die Funktion des Hormon- und Immunsystems eine Schlüsselrolle. Um so beachtenswerter ist die Tatsache, daß bei diesem Spurenelement häufig Versorgungslücken nachweisbar sind. Auffällig dabei ist, daß die jüngeren Generationen häufiger betroffen zu sein scheinen.

Die Bedeutung von Zink in der Gastroenterologie zeigt vielfältige Aspekte, wobei zunächst auf die eher seltene familiär genetische Erkrankung der Acrodermatitis enteropathica (AE) hingewiesen werden soll, die mit einem Zinkmangel einhergeht und vielfältige, schwere klinische Symptome auslösen kann. Dies zeigt die Bedeutung des Elementes Zink für zahlreiche Zell- und Gewebsfunktionen ebenso wie die Bedeutung einer ausreichenden Zinkzufuhr im Rahmen der therapeutischen Bemühungen bei zahlreichen Erkrankungen.

Während man früher dieses Krankheitsbild in erster Linie mit einem Defekt in der intestinalen Zinkresorption in Verbindung gebracht hat, zeigt sich in neueren Studien, daß keinesfalls nur intestinale Zellen von AE-Patienten durch den Defekt betroffen sind. So weisen beispielsweise auch Bindegewebszellen von AE-Patienten einen reduzierten Zinktransport durch die Membran auf. Darüber hinaus wird in einer Studie von *Sandstroem, B. et al.* gezeigt, daß die primäre Läsion bei der Acrodermatitis enteropathica wohl mehr eine Störung des Zinkstoffwechsels ist als eine reine Resorptionsstörung.

Unter den intestinalen Erkrankungen, die mit Störungen im Zinkhaushalt einhergehen, nimmt der Morbus Crohn eine besonders wichtige Stellung ein. Die mit dem Morbus Crohn verbundenen Zinkdefizite haben beispielsweise charakteristische immunologische Veränderungen zur

Tab. 78: Ursachen eines Zinkmangels bei gastroenterologischen Erkrankungen.

Leberzirrhose	portosystemische Shunts
	erhöhter renaler Verlust
	gestörte Resorption (?)
Morbus Crohn	Proteinstoffwechselstörung
	gestörte Resorption, erhöhter Verlust
Zöliakie	gestörte Resorption, erhöhter Verlust ?
Unspezifische Darmschleimhautentzündungen	gestörte Resorption, erhöhter Verlust

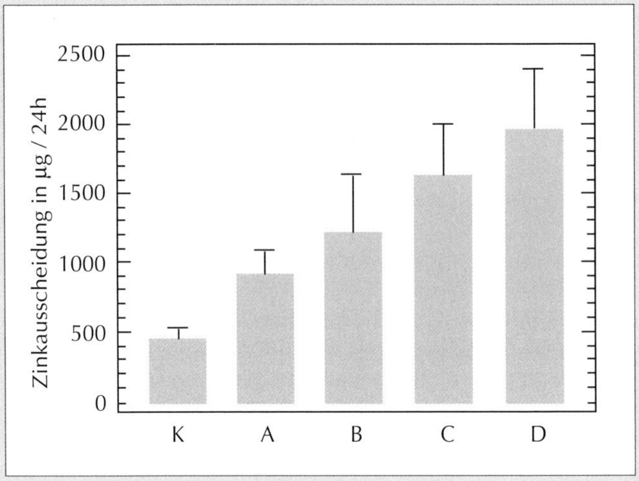

Abb. 88: Zinkausscheidung im Urin (m ± SEM) bei Patienten mit Lebererkrankungen (K = Kontrolle, A = alkoholischer Leberschaden oder Zirrhose, B = Leberzirrhose ohne portale Hypertension, D = Leberzirrhose mit portosystemischen Shunt).

Folge. So wurden bei betroffenen Patienten reduzierte Spiegel an Thymushormonen, wie z.B. Thymulin gefunden, die sich durch Substitution von Zink stabilisieren ließen. Auch die Bestimmung von Zink in den Lymphozyten von M. Crohn-Patienten ergab Hinweise auf entsprechende immunologische Folgen.

Besonders unangenehm sind auch die mit Zinkdefiziten bei Crohn-Patienten im Zusammenhang stehenden Veränderungen der Mundschleimhaut, die von einer Cheilitis (Lippenentzündung) bis zur Pyostomatitis (eitrige Mundschleimhautentzündung) reichen können. Auch hier sind Zusammenhänge mit gestörten Immunfunktionen wahrscheinlich, und es zeigt sich, daß nach Zinksubstitution auch diese Begleiterscheinungen des M. Crohn ganz wesentlich gebessert werden.

Das Thema „Zink bei gastrointestinalen Erkrankungen" betrifft ganz besonders auch eine Reihe von Studien in Entwicklungsländern, in denen der Einfluß von Durchfallerkrankungen auf den Zinkstatus untersucht wurde. Studien an Kindern in Südafrika, Indien und Bangladesch zeigen die Zinkdefizite, die sich im Verlauf von Durchfallerkrankungen ergeben und weisen auf die Bedeutung einer Zinksubstitution unter diesen Bedingungen hin. Diese Zusammenhänge sind natürlich auch für Durchfallerkrankungen in den westlichen Industrieländern oder auch für die Reisemedizin von Bedeutung.

Veränderungen im Zinkstoffwechsel bei der Leberzirrhose sind ein weiteres Feld gastroenterologischer Erkrankungen, bei denen der Zinkhaushalt stark betroffen ist. Auch hier zeigt sich, daß die mit der Leberzirrhose meist verbundenen immunologischen Störungen Beziehungen im Zinkdefizit aufweisen. Besonders Mitogenteste an Lymphozyten werden durch das Plasma von Zirrhotikern beeinträchtigt.

13.3.1. Zink als essentieller Faktor für die Integrität der Schleimhaut

Zink spielt im Bereich des Gastrointestinaltraktes v.a. für die Integrität dieser Schleimhautschicht eine wesentliche Rolle. Dabei kommen sowohl direkte als auch indirekte Einflüsse des Zinks zum

Tragen. So ist das Spurenelement über seine essentielle Beteiligung an zahlreichen Vorgängen des Eiweiß- und Nukleinsäurenstoffwechsels unmittelbar in Prozesse der Zellteilung und -differenzierung eingebunden. Hierdurch fördert es direkt die Erneuerung des Schleimhautgewebes. Darüber hinaus besitzt Zink eine enge Beziehung zum Epithelschutz-Vitamin A, das ebenfalls für die Zelldifferenzierung der Haut und Schleimhäute benötigt wird. Vitamin A kann seine Wirkungen erst entfalten, wenn es mit Hilfe von Zink aus seinem Speicherorgan Leber freigesetzt und zu den Orten des Bedarfs transportiert worden ist. Ein Zinkdefizit kann daher sekundär Symptome des Vitamin A-Mangels auslösen. An der Darmschleimhaut macht sich ein solcher Mangel v.a. durch eine Verminderung der Mucus-produzierenden Becherzellen sowie Epithelveränderungen bemerkbar. Ähnliches gilt für Vitamin B_6, das erst in Anwesenheit von Zink in seine stoffwechselaktive Coenzymform umgewandelt werden kann. Vitamin B_6 besitzt eine zentrale Stellung im Aminosäuren- und damit auch im Proteinstoffwechsel. Vitamin B_6-bedingte Schleimhautläsionen manifestieren sich v.a. im Bereich des Mundes.

13.3.1.1. Zink - Ulcustherapeutikum der Zukunft?

Schleimhautschützende Eigenschaften weist Zink aber auch im Bereich des Magens auf. Sie beruhen, wie neuere Untersuchungen mit Zinkacexamat, einer organischen Zinkverbindung, ergeben haben, auf einer Verminderung der Magensäure-Ausschüttung, Hemmung der H_2-Rückdiffusion, Erhöhung der Schleimproduktion und Verbesserung der Mikrozirkulation. Dabei konnte festgestellt werden, daß der antiulzerogene Effekt mit der Höhe der Zinkspiegel im gastrischen Gewebe korrelierte. Desweiteren wurde für Zink eine Erhöhung der Prostaglandin E2-Synthese nachgewiesen. Prostaglandin E2 schützt die Magenschleimhaut vor Ulzerationen. Nicht-steroidale Antirheumatika (z.B. Acetylsalicylsäure) führen zu einer Hemmung der Prostaglandin E2-Produktion. In verschiedenen Untersuchungen konnte gezeigt werden, daß durch NSAR bedingte Schleimhautläsionen des Magens durch Zink verhindert werden. Klinische Untersuchungen mit mittlerweile insgesamt 757 Patienten haben die Wirksamkeit von Zinkacexamat zur Behandlung peptischer Geschwüre bestätigt. Die Anwendung von Zink könnte sich daher in Zukunft als eine neue Alternative in der Ulcus-Therapie herauskristallisieren.

13.3.1.2. Antioxidativer Schutz

Doch Zink ist nicht nur für den kontinuierlichen Neuaufbau der Schleimhaut mit zuständig, sondern schützt zudem die Zellen vor frühzeitiger Zerstörung durch freie Radikale. Dies beruht auf seiner Funktion als biologisches Antioxidans. Zink ist Cofaktor des antioxidativ wirksamen Enzyms Superoxid-Dismutase und damit Bestandteil des körpereigenen antioxidativen Schutzsystems, das biologische Strukturen, darunter v.a. Zellmembranen und Nukleinsäuren, vor radikalbedingten Schädigungen, wie sie bei entzündlichen, degenerativen oder malignen Erkrankungen auftreten, bewahrt.

13.3.1.3. Immunfunktion

Neben den regenerativen und schützenden Einflüssen auf das sich schnell teilende Schleimhautgewebe ist Zink eines der wichtigsten Elemente zur Aufrechterhaltung einer normalen Immunantwort. Zink ist in nahezu alle immunologischen Reaktionen des Körpers involviert. Zinkmangel führt zur Abwehrschwäche, die sich im Darm in einer verstärkten Anfälligkeit gegenüber einer mykotischen und/oder bakteriellen Fehlbesiedelung äußern kann. Störungen der gastrointestinalen Mikroflora werden mit zahlreichen Erkrankungen, darunter auch mit der Entstehung chronisch-entzündlicher Darmleiden, in Zusammenhang gebracht.

Neuere Untersuchungen zeigen besondere Interaktionen zwischen Zink und der Funktion natürlicher Killerzellen. Bei entzündlichen Darmerkrankungen kommt es einerseits zu erheblichen Störungen im Zinkhaushalt, andererseits zu überschießenden immunologischen Veränderungen, die besonders auch die NK-Zell-Aktivität betreffen. In einer doppelblind randomisierten Cross-over-Studie konnte gezeigt werden, daß bei diesen Patienten eine Zinksubstitution zu einer Hemmung der NK-Zell-Aktivität führt. Zink ist auch an Ligand-Rezeptor-Interaktionen beteiligt, die NK-Zellen betreffen. So weist der inhibitorische Killer-Zell-Rezeptor eine Bindungsstelle für Zink auf und benötigt Zink für die Erkennung von HLA-C auf den Zielzellen. Komplexierung des Zinks bzw. Zinkmangel hebt hingegen die Inhibition des Killings durch NK-Zellen auf.

13.4. Ballaststoffe (Prebiotika)

von M. Döll

Ballaststoffe sind unverdauliche Bestandteile pflanzlicher Nahrungsmittel, welche die Gesunderhaltung des Darmes auf vielfache Weise fördern (Tabelle 82). Man unterscheidet prinzipiell zwischen wasserlöslichen (z.B. Inulin, Pektin, β-Glucan) und wasserunlöslichen (z.B. Zellulose) Rohfaserstoffen, mit z. T. unterschiedlichen Einflüssen auf das Verdauungsgeschehen. Inulin ist ein aus Fructoseeinheiten aufgebautes Polysaccharid, welches den wasserlöslichen Ballaststoffen zuzuordnen ist und natürlicherweise in Artischocken oder Chicoree vorkommt. Da der menschliche Organismus nicht über eine Enzymausstattung zum Abbau der Ballaststoffe verfügt, gelangen diese in den Dickdarm. Dort dienen insbesondere die wasserlöslichen „dietary fibres" der Darmflora als Substrat und begünstigen eine Vermehrung der Darmsymbionten: Bei der Metabolisierung der Ballaststoffe entstehen u.a. kurzkettige Fettsäuren, die von der Standortflora metabolisiert werden. So wurde beispielsweise bei der Verabfolgung von Fructooligosacchariden zur üblichen Mischkost die Zahl der Bifidobakterien in den Fäzes signifikant gesteigert. Mit der Zunahme der Bakterienmasse im Darm ist häufig eine vermehrte Stickstoffausscheidung mit den Faeces zu beobachten, was bei bestimmten Erkrankungen (z.B. chronische Niereninsuffizienz, Leberzirrhose) von zusätzlichem Vorteil ist.

Rohfaserstoffe sind in der Lage, aufgrund ihres hohen Wasserbindungsvermögens sowohl das Stuhlgewicht als auch das Stuhlvolumen zu vergrößern. Dabei ist diese Bindungskapazität entscheidend von der Löslichkeit des Ballaststoffs in Wasser abhängig. Ballaststoffe reduzieren die intestinale Transitzeit von (bei der üblichen Ernährung) durchschnittlich 1 bis 3 Tagen auf 20 bis 28 Stunden. Dabei besteht eine direkte Beziehung zwischen der ballaststoffbedingten Erhöhung des Stuhlgewichtes und - volumens und der Verweilzeit des Speisebreis im Verdauungstrakt: je höher das Stuhlgewicht ist, um so geringer ist die Transitzeit. Und je kürzer die Transitzeit ist, um so schneller werden toxische Substanzen ihrem Einfluß auf die Kolonmukosa entzogen.

Schließlich sollte hier auch noch der Einfluß der Ballaststoffe auf den Cholesterin- und Gallensäurestoffwechsel explizit erwähnt werden. Im Gegensatz zu den wasserunlöslichen Faserstoffen, können die wasserlöslichen Ballaststoffe wie beispielsweise Inulin (z.B. in INUVIT®, zusammen mit Antioxidantien und B-Vitaminen enthalten) eine Senkung des Cholesterinspiegels

Tab. 79: Wirkungen von Ballaststoffen auf den menschlichen Verdauungstrakt

Magen/Darm:

- Volumenvergrößerung der Nahrung
- Besseres Sättigungsgefühl
- Verzögerte Magenentleerung
- Beschleunigung der Dünndarmpassage

Dickdarm:

- Verbesserte Motilität
- Zunahme des Stuhlvolumens und der Stuhlgröße
- Weicher, voluminöser Stuhl
- Verkürzung der Transitzeit
- Energielieferant für die Darmflora
- Vermehrung der Bakterienmasse
- Adsorption von Gallensäuren und Giftstoffen

begünstigen: infolge ihres hohen Adsorptionsvermögens binden diese Stoffe Gallensäuren, führen sie der Ausscheidung zu und fördern damit den körpereigenen Cholesterinabbau.

13.4.1. Ballaststoffe und Darmkrebs

Die regelmäßige (am besten tägliche) Darmentleerung ist für die Gesunderhaltung des Körpers von größter Bedeutung. Die faserstoffarme Ernährung westlicher Industrienationen begünstigt verschiedene Erkrankungen des Gastrointestinaltraktes, wie chronische Obstipation, Divertikulose, Colon irritabile und Kolonkarzinome. Während hierzulande im Durchschnitt weniger als 30 Gramm Ballaststoffe/Person/Tag konsumiert werden, sind dies in den Entwicklungsländern, wo diese Erkrankungen unbekannt sind, zwischen 50 und 150 Gramm/Person/Tag. Darmkrebs ist nach dem Brustkrebs für Frauen und dem Lungenkrebs für Männer die zweithäufigste Krebsart in Deutschland. Dies geht aus dem aktuellen bevölkerungsbezogenen Krebsregister des Robert Koch Institutes hervor. Die geschätzte Zahl der Personen, die beispielsweise 1993 an Darmkrebs erkrankten, liegt dieser Veröffentlichung zufolge bei rund 40.000 Personen (27.700 Frauen, 12.200 Männer). Eine Ernährungsumstellung mit einer erhöhten Ballaststoffzufuhr und eine Steigerung des Obst- und Gemüsekonsums wären im Sinne einer Prävention wünschenswerte Maßnahmen. Die Deutsche Gesellschaft für Ernährung empfiehlt in ihren „zehn Regeln" für vollwertiges Essen einen täglichen Verzehr von insgesamt mindestens 400 Gramm Gemüse, Salat und/oder Obst. Die letzte repräsentative Studie zum Versorgungszustand der Deutschen Bevölkerung mit Nährstoffen (VERA-Studie) ergab, daß bestimmte Risikogruppen eine nicht befriedigende Vitaminversorgungslage aufweisen. Beispielsweise ist die Versorgung mit Vitamin C insbesondere bei Männern im mittleren Lebensalter (35 - 44 Jahre) häufig schlecht. Bei ca. 17,5% dieses Personenkreises wurden erniedrigte Vitamin C-Spiegel im Blut gefunden. In der Altersgruppe der 35 - 44jährigen Männer wurden bei 20% auffallend niedrige β-Carotin-, Plasmakonzentrationen beobachtet. Sowohl mit zunehmendem Zigaretten- als auch Alkoholkonsum steigt die Prävalenz niedriger Plasmakonzentrationen signifikant an. Alarmierend sind die Ergebnisse zur Versorgung der Bevölkerung mit Folsäure: 99% der Frauen und 97% der Männer weisen einen Folsäuremangel auf !

Neue Studie gibt Hinweise auf einen Präventiveffekt durch Antioxidantien

Wurde der Wert der Ballaststoffe für die Darmgesunderhaltung noch bis zu den sechziger Jahren unterschätzt, ist er heutzutage unbestritten. Eine ballaststoffarme Ernährung gilt, hauptsächlich aufgrund einer verlängerten Verweilzeit des Speisebreis im Darm, als Risikofaktor für die Entwicklung eines Kolonkarzinoms.

1999 wurde in Fachpublikationen und den Medien die Ergebnisse der „Nurses' Health Study" veröffentlicht. Die über 16 Jahre laufende Studie dokumentierte die Ernährungsgewohnheiten von mehr als 88.000 Amerikanerinnen im Alter von 34 bis 59 Jahren. Mittels Fragebögen wurde der tägliche Ballaststoffanteil in der Nahrung erfaßt, der durchschnittlich zwischen 9,8 g/die als geringste Aufnahme lag und 24,9 g/die als höchste Aufnahme erreichte. Das Ergebnis der Studie zeigte offensichtlich keinen Zusammenhang zwischen der täglichen Ballaststoffaufnahme und dem Darmkrebsrisiko. Kritiker der Studie weisen allerdings darauf hin, daß der von der DGE empfohlene Richtwert von 30 g Ballaststoffaufnahme pro Tag von den Studienteilnehmerinnen deutlich unterschritten wurde. Die verzehrten Ballaststoffmengen der Probanden waren nicht ausreichend, um den protektiven Effekt wirksam werden zu lassen. Außerdem wurden in der Studie weitere Faktoren, die die Entstehung von Kolonkarzinomen begünstigen, nicht berücksichtigt. *Kasper* kritisierte darüber hinaus, daß die anhand der Fragebögen ermittelten Lebensmittel bzw. der Ballaststoffe nicht ausreichend differenziert wurden. Nicht erfaßt wurde zudem, wieviel resistente Stärke die Probanden aufgenommen hatten. So ist die krebszellhemmende Wirkung der Fettsäure Butyrat direkt abhängig von einer ausreichenden Aufnahme resistenter Stärke. Zweifel an der Aussage der Studie entstehen auch dadurch, daß die von den Teilnehmerinnen verzehrten Fette, die entsprechend ihrem Fettsäuremuster unterschiedlich auf die Karzinogenese wirken, ebenfalls nicht differenziert wurden. *Kasper* kommt zu dem Fazit, daß die „Nurses' Health Study" keine überzeugenden Ergebnisse liefert, die darauf schließen lassen, daß die bekannten präventiven Wirkungen einer erhöhten Ballaststoffaufnahme widerlegt sind.

Auch reaktive Sauerstoffspezies und freie Radikale stehen seit längerer Zeit in Verdacht durch ihre oxidative Schadwirkung am Erbgut an der Karzinogenese entscheidend mitbeteiligt zu sein. Im Bereich des Kolons vermutet man unter dem Einfluß der aggressiven Radikalspezies eine Veränderung der Darmmukosazellen via Adenom zum Karzinom. Mehrere epidemiologische Studien weisen auf einen protektiven Effekt durch Antioxidantien, vor allem β-Carotin, Vitamin C und E, hin. In einer neueren prospektiven Studie (1996) wurde ebenfalls der Einfluß dieser antioxidativen Zellschutzstoffe bezüglich des Dickdarmkrebses untersucht. Bei Patienten mit Darmpolypen oder Dickdarmkarzinomen wurden im Vergleich zu einer gesunden Kontrollgruppe, signifikant niedrigere β-Carotin-Serum- und Gewebespiegel ermittelt. Die Forscher vermuten, daß eine Depletion an Antioxidantien, im speziellen β-Carotin, die Karzinogenese begünstigt. β-Carotin spielt, im Rahmen der Zell-Zellkommunikation eine erhebliche Rolle und ist offensichtlich (indirekt) auch von Einfluß auf die Expression des Enzyms Ornithin-Decarboxylase, welches die Zellproliferation stimuliert. In einer Veröffentlichung aus dem Jahre 1993 wurde bei Personen mit einer Teilresektion des Kolons, bereits nach einer zweiwöchigen Supplementierung mit 30 mg β-Carotin/Tag, eine signifikante Reduktion (um 44%) der Ornithin Decarboxylase beschrieben.

Antioxidantien stehen nach wie vor bei der Prävention von chronisch-entzündlichen und Krebserkrankungen im Mittelpunkt des Interesses. Sie wirken, aufgrund ihrer radikalfangenden Eigenschaften, nicht nur dem oxidativen Stress entgegen, sondern stimulieren auch die Abwehrkräfte und unterstützen damit unser heutzutage durch Umweltgifte und Stress ohnehin überfordertes Immunsystem. Eine Supplementierung in Kombination mit Ballaststoffen ist besonders bei entsprechender Fehlernährung bzw. bei Risikopersonen angezeigt.

Wie sieht eine ballaststoffreiche Ernährung aus?

Vollgetreide-Produkte, wie Schrotbrot, Vollkornnudeln, Vollreis, Obst und Gemüse (z.B. frische Salate, feine Rohkost), frisches Obst sowie gedünstetes Gemüse, Hülsenfrüchte (z.B. Linsen, Bohnen, Erbsen) in gekochter Form, Gekeimtes (z.B. Keimlinge von Weizen, Mungobohnen oder Sonnenblumenkernen), Nüsse und Samen z.B. (Sesam, Leinsaat, Mandeln etc. [(gemahlen oder gründlich gekaut]).

Der Gehalt an Ballaststoffen schwankt je nach Getreideart. Dinkelvollkornmehl enthält in der Regel weniger Ballaststoffe als Weizen- und Roggenmehl. Bei den Auszugsmehlen steht Roggen im Vergleich zu Dinkel und Weizen bezüglich der kläglichen Reste an unverdaulichen Bestandteile an erster Stelle.

In vitro Studien haben gezeigt, daß insbesondere kleiehaltige Ballaststoffe die Resorption von Mineralien und Spurenelementen u.U. nahezu vollständig unterbinden können. So ist bei einer Substitutionstherapie bezüglich solcher Elemente darauf zu achten, daß nicht gleichzeitig ballaststoffreiche Nahrungsmittel verzehrt werden. Dies gilt insbesondere für die diversen Ballaststoff-Präparate, aber nicht für Inulin! Neuere Berichte weisen darauf hin, daß die Aufnahme von Calcium, Magnesium und Eisen durch Inulin verbessert wird. Darüber hinaus konnte ein positiver Einfluß auf das HDL/LDL-Cholesterin-Verhältnis sowie den Triglycerid-Spiegel im Serum nachgewiesen werden.

13.5. Antioxidantien

13.5.1. Freie Radikale im Darm als Krankheitsursache - therapeutische Unterstützung mit antioxidativen Schutzstoffen sinnvoll

von M. Döll

Die intestinale Mikroflora eines Erwachsenen ist unter normalen Umständen ein empfindliches, aber stabiles Ökosystem, welches durch Wechselwirkungen zwischen dem Wirtsorganismus und den Mikroorganismen einerseits und Interaktionen zwischen den verschiedenen mikrobiellen Spezies des Darms andererseits geprägt ist. Störungen der Darmökologie, wie sie beispielsweise durch Umweltgifte begünstigt werden, können weitreichende Folgen für den gesamten Organismus haben. Die Giftstoffe können eine direkte Schädigung des Gastrointestinaltraktes verursachen oder über den Blutstrom in den enterohepatischen Kreislauf gelangen. Die Schadwirkung beruht, zumindest teilweise, auf der Bildung freier Radikaler, die bei der Metabolisierung der Umweltnoxen im Körper entstehen und den Organismus, insbesondere den Gastrointestinaltrakt, einem erhöhten oxidativen Stress aussetzen. Bei Überlastung des Darms mit den aggressiven Radikalspezies bricht die Antikörperreifung zusammen und die Immunabwehr ist damit eingeschränkt.

Die antioxidativen Schutzstoffe Vitamin C, E, β-Carotin und Selen, wie sie in Cuvital® (Köhler-Pharma) kombiniert vorliegen, sind eine gute therapeutische Unterstützung bei Erkrankungen des Magen-Darm-Traktes. Sie inaktivieren die schädlichen Radikalspezies und wirken durch direkte Entgiftung exogener Noxen zellprotektiv. Sie mindern allergische Reaktionen, wie sie im Verlauf von Antimykotikabehandlungen bei der Therapie von Darmmykosen häufig beobachtet werden können und aktivieren das durch Umweltschadstoffe und pathogene Pilze beeinträchtigte Immunsystem.

13.5.1.1. Schädigung des Gastrointestinaltraktes durch Umweltnoxen: Beteiligung von freien Radikalen

Umweltschadstoffe schädigen via Haut, über die Atemwege oder über den Gastrointestinaltrakt direkt diese Zielorgane (Abb. 89). Von den weltweit etwa 10 Millionen registrierten Chemikalien kommt der Mensch unserer Zivilisation mit zigtausenden täglich in Kontakt. Viele dieser umweltbelastenden Stoffe beeinträchtigen das Immunsystem und gelten als krebserregend. In unseren Böden werden jährlich 3,5 Millionen Tonnen Handelsdünger eingebracht. Kulturpflanzen und Pflanzenerde werden mit 30 bis 33.000 Tonnen Pestiziden/Jahr behandelt. Die Bundesbürger nehmen ernährungsbedingt jährlich drei bis vier kg (!) synthetische Chemikalien zu sich. Im Darmbereich können die Giftstoffe eine direkte Schädigung des Darmepithels verursachen oder aber das intestinale mikroökologische System und/oder das darmassoziierte Immunsystem in Mitleidenschaft ziehen. Über den Blutkreislauf oder den Gastrointestinaltrakt gelangen die Umweltgifte in den enterohepatischen Kreislauf und belasten damit unser primäres Entgiftungsorgan, die Leber.

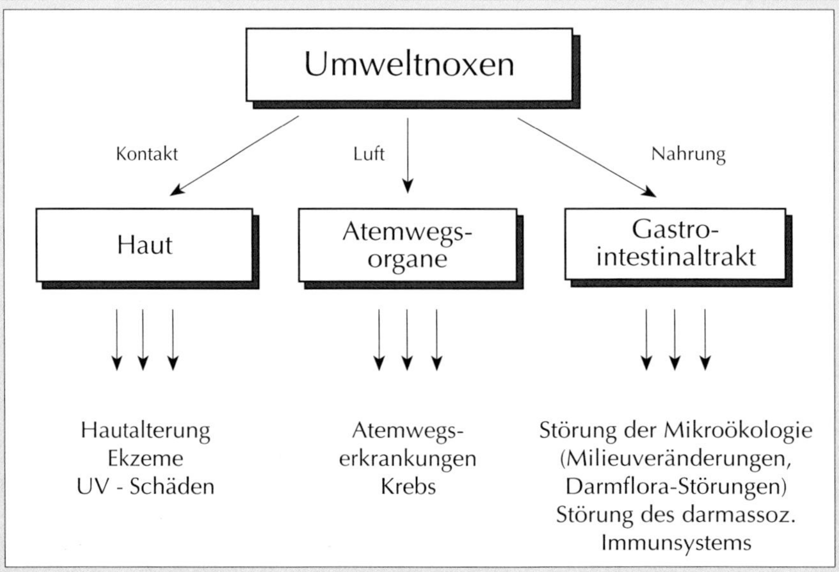

Abb. 89: Umwelt als Quelle exogener Noxen und Auswirkungen im Körper

Die Beeinträchtigung der Darmflora durch Giftstoffe ermöglicht die Ansiedelung und Vermehrung pathogener Keime (Abb. 90). Die Folge ist eine verstärkte Penetration von Mikroorganismen und Toxinen, die zu einer völligen Überlastung des Immunsystems führt. Davon können sowohl die Subpopulationen der verschiedenen T- und B-Zelltypen als auch die Makrophagen betroffen sein. Das schützende sIgA, welches als eine Art „antiseptischer Anstrich" im Inneren der Darmschleimhaut fungiert, wird nicht mehr ausreichend produziert und damit das Eindringen von Bakterien und Antigenen erleichtert. Ein geschwächter Organismus bietet wiederum pathogenen Keimen und Pilzen ein günstiges Ausbreitungsfeld, womit sich der circulus vitiosus schließt. Eine weitere Folge der Darmfremdbesiedelung ist die Bildung toxischer Substanzen, wie beispielsweise Ammoniak, der den Hirnstoffwechsel beeinflußt und zu Müdigkeit und Leistungsabfall führt. All diese mikrobiell gebildeten Substanzen belasten den Stoffwechsel, vor allem die Leber, und können für Migräne, Allergien und degenerative Erkrankungen verantwortlich sein. Häufige Begleiterscheinungen einer gestörten Darmflora mit diesen Folgen sind Meteorismus, Flatulenz und der Roemheldsche Symptomenkomplex mit verminderter Koronardurchblutung aufgrund des hochstehenden Zwerchfells als Folge des geblähten Magens. Eine Reihe gastrointestinaler Funktionsstörungen und Erkrankungen können durch Umweltgifte ausgelöst werden.

Allen Umweltnoxen gemein ist, daß ein Teil der Schadwirkung am menschlichen Organismus über die Bildung freier Radikale verläuft.

Die in den Organismus aufgenommenen Fremdstoffe werden durch körpereigene Redoxsysteme (Cytochrome) mit Sauerstoff aktiviert. Bei diesen Reaktionen kommt es vor allem in der Leber zur vermehrten Induktion von Sauerstoffradikalen, die als zelltoxische, äußerst reaktionsfreudige Zwischenprodukte in der Lage sind, nahezu sämtliche Strukturen des menschlichen Organismus anzugreifen. Freie Radikale führen zur Schädigung von Proteinen und Enzymen, Lipiden,

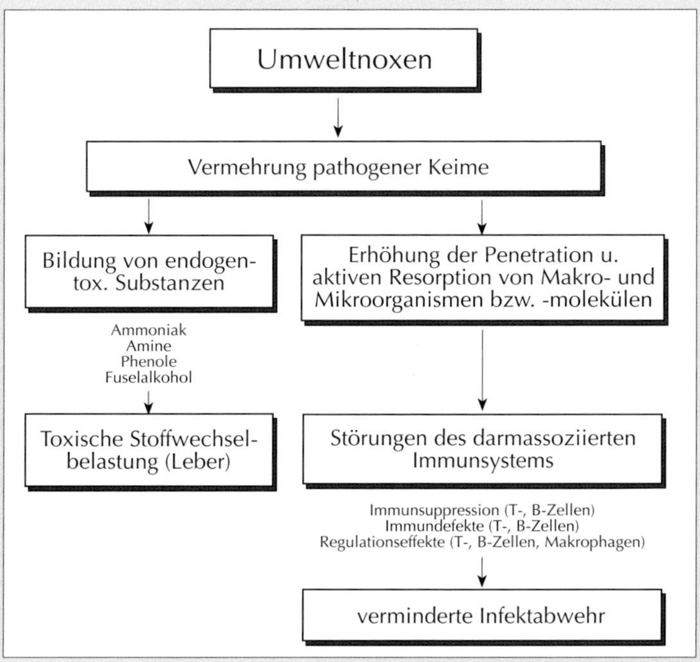

Abb. 90: Dysbiose - Störungen der Darmflora durch Umweltnoxen und Folgen

Nukleinsäuren und Kohlenhydraten. Besonders betroffen sind die Zellmembranen, die durch die oxidative Veränderung ihrer Bestandteile ihre Flexibilität verlieren und brüchig werden. Die Aufrechterhaltung der Membranbarrieren ist für die zelluläre Funktionsfähigkeit im Organismus unabdingbar. Oxidativ geschädigte Zellen sterben ab und tragen so zur vorzeitigen Alterung bei oder können entarten und damit an einer Tumorinduktion beteiligt sein. Im Bereich des Gastrointestinaltraktes führen Läsionen der Darmmukosazellen dazu, daß bakterielle Toxine aus dem Darm heraus in die Leber gelangen können, wo sie als kritische Cofaktoren für chronisch-entzündliche Lebererkrankungen gelten.

Freie Radikale werden im Körper aber nicht nur bei der Metabolisierung von Giften erzeugt, sondern entstehen, endogen, bei einer Reihe von Stoffwechselvorgängen, so beispielsweise im Rahmen der Energiegewinnung in den Mitochondrien (Abbildung 91). Etwa 3 - 10% des umgesetzten Sauerstoffs werden im energieliefernden Prozeß der Respiration nicht vollständig reduziert, sondern in freie Radikale und Radikalvorstufen wie Wasserstoffperoxid überführt. Dieser Vorgang der Energieversorgung läuft in allen Körperzellen, so auch in der Kolonmukosa ab. Die Kolonepithelzellen benötigen zur Aufrechterhaltung ihres Energiehaushaltes die von der Standortflora produzierten kurzkettigen Fettsäuren. Diese werden zum Zweck der Energiegewinnung abgebaut und zwar mit Hilfe des über den Blutkreislauf angelieferten Sauerstoffs. Die Epithelzellen decken mit diesen Fettsäuren ca. 40 bis 50% ihres Energiebedarfs. Der Restbedarf an Substraten für die ATP-Bildung stammt aus den mit dem Blutstrom angelieferten Zuckern und Aminosäuren, deren Abbau ebenfalls mit einer Radikalinduktion einhergeht.

13.5.2. Das darmassoziierte Immunsystem: Abtöten eindringender Mikroorganismen durch freie Radikale

Radikale werden weiterhin endogen im Rahmen der zellulären Immunabwehr von aktivierten Leukozyten generiert. Phagozyten, wie Neutrophile, Eosinophile, Monozyten und Makrophagen, setzen bei der Abwehrreaktion gegen Mikroorganismen und Tumorzellen große Mengen an Sauerstoffradikalen und Radikalvorstufen (Singulettsauerstoff) frei, die eine Killerfunktion ausüben. Über 80% des lymphatischen Apparates sind im Intestinaltrakt angesiedelt. Das darmassoziierte Immunsystem umfaßt Lymphozyten, Plasmazellen und Makrophagen, deren Zytotoxizität in der Bildung reaktiver Sauerstoffspezies mit hoher mikrobizider Wirkung liegt.

In der frühen, unspezifischen Infektabwehr liegt die einzige physiologische Bedeutung der freien Radikale. Aufgrund der vielfältigen radikalinduzierenden Einflüsse, denen der Mensch heutzutage mehr und mehr ausgesetzt ist, wird der Organismus mit diesen toxischen Sauerstoffmetaboliten überflutet und einem erhöhten oxidativen Stress ausgesetzt, der für eine Reihe von Erkrankungen verantwortlich gemacht wird. Im gesunden Darm werden täglich so viele freie Radikale gebildet, wie man sie durch Bestrahlung von 40.000 rad auf Zellkulturen nachahmen kann. Dies würde der Einwirkungsstärke am Rande eines Kernwaffenherdes entsprechen. Ist die Darmperistaltik eingeschränkt und der Darm träge wird dieses Organ zunehmend durch den oxidativen Stress in Mitleidenschaft gezogen.

Durch Darminnenwandtemperaturen von bis zu 60 Grad Celsius!, eine übermäßige Gallensäurenproduktion und aus der Nahrung zugeführtem Eisen wird die Radikalgenerierung zusätzlich verstärkt. Die übermäßige Belastung des Darms mit den aggressiven Radikalspezies wird mitverantwortlich gemacht für die zunehmende Karzinominzidenz.

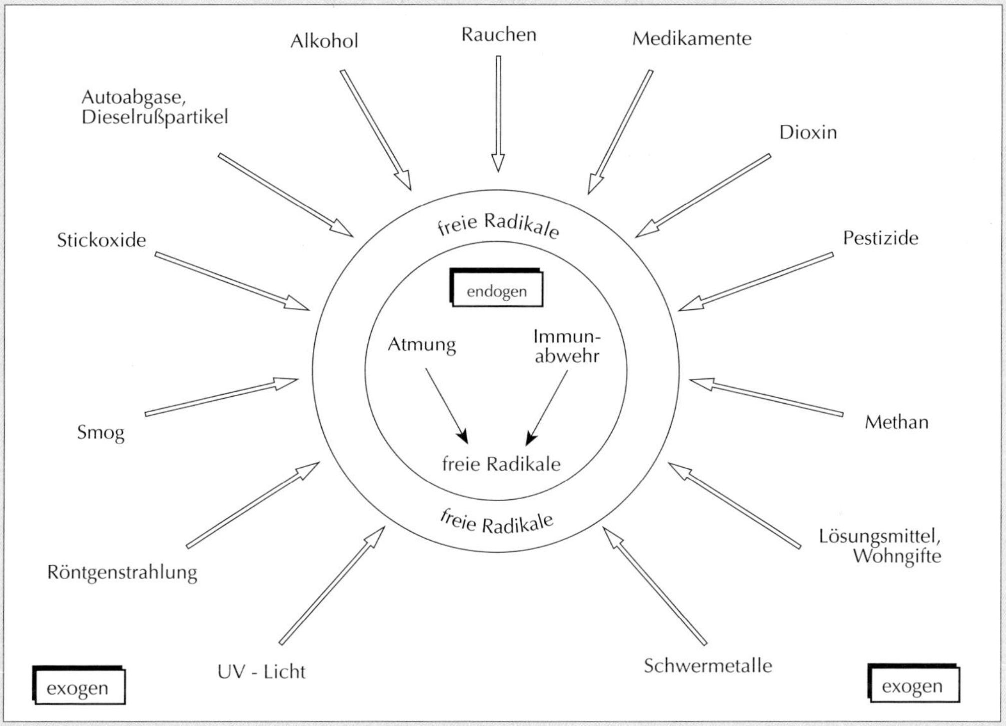

Abb. 91: Endogene und exogene Quellen freier Radikale

13.5.3. Freie Radikale im Darm auch durch Arzneistoff-metabolisierung

Eine weitere exogene Quelle für die Belastung des Darmes mit den aggressiven Oxidantien stellen zahlreiche Medikamente dar. Arzneistoffe können durch Autooxidation, photooxidative Vorgänge (nichtenzymatisch) oder enzymatisch aktiviert werden. Vorherrschend ist der enzymatische Reduktionsweg bei der Verstoffwechslung der Medikamente, wobei in erster Linie Superoxidradikale anfallen. Dies betrifft beispielsweise Zytostatika, wie Bleomycin, Daunorubicin, Doxorubicin, Mitomycin und Mitoxantron. Dieser Reaktionsmechanismus kommt aber auch zum Tragen bei der Einnahme von anthrachinonhaltigen Laxantien, Paracetamol, Katecholaminen wie Levodopa, und bei der Anwendung von Östrogenen. Auch Antibiotika, wie Chloramphenicol oder Nitrofurantoin, werden unter Radikalfreisetzung verstoffwechselt.

Die Autooxidation zahlreicher Arzneistoffe, bei der durch die Mitwirkung von Übergangsmetallen, wie Kupfer oder Eisen, ebenfalls Superoxidradikale entstehen, kommt bei der Einnahme von Neurotransmittern oder Antipsoriatika (Dithranol) vor. Bei der Photoaktivierung fällt infolge Lichtabsorption, Singulettsauerstoff (Radikalvorstufe) an. Dieser Metabolisierungsweg spielt eine Rolle bei den Zytostatika der Anthracyclin-Reihe und Antibiotika, wie den Tetracyclinen. Arzneimittel können somit den Radikaleintrag im Organismus, insbesondere im Gastrointestinaltrakt, erhöhen und sind an der Entstehung der Radikalüberlastung der Organe mitbeteiligt.

13.5.4. Antioxidative Schutzstoffe sorgen für eine „Schadensbegrenzung" und unterstützen das Immunsystem

Im Verlauf der Evolution haben die Lebewesen antioxidative Abwehrmechanismen entwickelt, die freie Radikale inaktivieren und damit radikalische Kettenreaktionen, die zu einer oxidativen Schädigung der Zellen führen, unterbinden. Je nach Art der Radikale und der Zellbedingungen stehen diesem Abwehrsystem unterschiedliche enzymatische und nichtenzymatische Verbindungen zur Verfügung. Zu den enzymatischen Schutzmechanismen zählt die Katalase und die selenhaltigen Glutathionperoxidase, die in Erythrozyten, Thrombozyten und phagozytierenden Zellen aktiv sind und dort Radikalvorstufen wie die Peroxide zu Wasser reduzieren. Die Superoxiddismutase katalysiert die Zersetzung von Superoxidradikalen und verhindert dadurch die Weiterbildung zu den noch aggressiveren Hydroxylradikalen.

Diese enzymatischen, antioxidativen Abwehrsysteme spielen im Darm aber nur eine untergeordnete Rolle. Über 90% der Gesamtmasse der aus den Fäzes anzüchtbaren Mikroflora sind strikt anaerob. Dieses Anaeroben/Aeroben-Verhältnis gilt zumindest für das Innere des Kolons - an der Dickdarmwand beträgt das Verhältnis 1:1. Diese anaerobe Darmflora ist nicht mit antioxidativ wirksamen Enzymen wie der Superoxiddismutase und der Katalase, ausgestattet und reagiert daher sehr empfindlich auf Sauerstoff und die dadurch induzierten freien Radikale. Diese Schutzfunktion obliegt hier allein den zahlenmäßig untergeordneten sauerstoffzehrenden Partnern der Intestinalflora. Daher sind für die sauerstoffempfindlichen Darmbakterien die antioxidativen Vitamine C, E und das β-Carotin besonders von Bedeutung, die als essentielle Mikronährstoffe dem Körper regelmäßig und in ausreichenden Mengen zugeführt werden müssen. Gerade bei Erkrankungen des Magen-Darm-Traktes ist aber aufgrund verminderter Absorptionsleistungen eine ausreichende Versorgung mit diesen antioxidativen Schutzstoffen über die Nahrung in Frage gestellt, so daß sich hier eine Supplementation empfiehlt.

Die Antioxidantien wirken durch die Inaktivierung der beispielsweise durch Umweltschadstoffe vermehrt induzierten Radikalspezies zellprotektiv. Gleichzeitig schützen sie den Organismus, vor allem den Gastrointestinaltrakt, durch direkte Entgiftung dieser exogenen Noxen (z.B. Schwermetalle). Eine gute therapeutische Unterstützung sind diese antioxidativen Vitamine auch bei Darmmykosen. Eine Behandlung mit Antimykotika, wie Nystatin, verursacht das Absterben der Hefepilze, wobei toxische Substanzen freigesetzt werden, die das Immunsystem belasten, durch erhöhte Histaminausschüttung Allergien hervorrufen und Oxidationsprozesse fördern. Die Wirkung dieser Toxine kann durch die Antioxidantien Vitamin C, E, β-Carotin und Selen erheblich gemildert werden.

Mit der Ausschaltung pathogener Mikroorganismen allein ist es allerdings nicht getan. Von besonderer Bedeutung ist hier die Stärkung des geschwächten Immunsystems, welches die Ausbreitung von Mykosen einerseits begünstigt, in deren Verlauf es andererseits auch zu einer Beeinträchtigung der Immunfunktionen kommt. So wurde nachgewiesen, daß nach längerer chronischer Candidiasis die T-Zellen in ihrer Anzahl vermindert und in ihrer Funktion geschwächt werden, wodurch auch die B-Lymphozytenfunktion negativ beeinflußt werden kann. Der Darm ist das wichtigste Organ zur Reifung und Differenzierung des lymphatischen Systems und der Antikörperbildung. Wenn der Darm mit freien Radikalen überlastet ist, bricht die Antikörperreifung zusammen und die Schadwirkungen der Fremdorganismen im Darm verstärken sich. Daher ist eine Dysbalance zwischen Radikalbildnern und antioxidativen Schutzstoffen unbedingt zu vermeiden.

13.5.5. Verstärkung der humoralen und zellulären Immunabwehrleistung und erhöhte Zytokinproduktion durch Antioxidantien: Front gegen pathogene Keime

Für die Protektion der Immunzellen kommt den Antioxidantien eine entscheidende Rolle zu. Vitamin C ist in besonders hohen Konzentrationen in den Leukozyten festzustellen. Dieser Schutzstoff steigert nicht nur die Phagozytoseleistung, sondern fördert auch die T-Lymphozytenblastogenese und verstärkt die Bildung von Komplementsystem-Komponenten. Darüber hinaus wird die Immunglobulinsynthese stimuliert und die antivirale Infektabwehr verstärkt.

Vitamin E nimmt als Antioxidans und Membranstabilisator ebenfalls eine wichtige Stellung für den Schutz des Immunsystems ein. Die Fette und Eiweiße der Zellmembranen, deren Intaktheit für die Immunantwort unerläßlich ist, werden durch das fettlösliche Vitamin E vor den oxidativen Einflüssen der freien Radikale geschützt. Gerade die Zellen des Immunsystems sind in besonderem Maß von absolut unversehrten Zelloberflächen abhängig: fast sämtliche Effektormechanismen (z. B. Antigenerkennung und Antigenpräsentation) verlaufen membranabhängig, und damit kommt den fettlöslichen Antioxidantien bei der Kontrolle von membranvermittelten Reaktionen des Immunsystems eine besondere Bedeutung zu. Ein Mangel an Vitamin E äußert sich insbesondere in einer Abnahme der Antikörperproduktion und einer verminderten Lymphozytenproliferation. Desweiteren hemmt Vitamin E die Eicosanoidsynthese (Prostaglandine, Leukotriene), die bei allergischen und entzündlichen Prozessen eine Rolle spielen und wirkt damit entzündungshemmend.

β-Carotin steigert die Wirkung des Immunsystems durch die Aktivierung zytotoxischer T-Lymphozyten und die Freisetzung immunmodulatorischer Substanzen.

Selen ist Bestandteil des Enzyms Glutathionperoxidase, welches für den Abbau von Radikalvorstufen, wie den Peroxiden zuständig ist. Damit trägt auch dieses Element zum Schutz von Membranen und Zellbestandteilen vor oxidativer Schädigung bei. Selen zeigt einen direkten Einfluß auf die Subpopulationen der Lymphozyten. Bei Pilzinfektionen kommt es häufig zu einer starken Überaktivität der T-Suppressor (T 8)-Zellen, wodurch sich das Verhältnis zwischen T-Helfer(T4)-und T-Suppressor(T 8)-Zellen zugunsten der Suppressorzellen verschiebt. Eine ausreichende Immunantwort findet dann nicht mehr statt, das Immunsystem „schaltet zu früh ab". Durch Selen kann dieses T 4/T 8-Verhältnis zugunsten der Helferzellen beeinflußt werden. Das Immunsystem wird in eine funktionell bessere Lage gebracht. Ebenso ist eine Steigerung der Zytokinproduktion (Interleukine, Interferone) durch Selen bekannt, wodurch die Immunabwehr weiter unterstützt wird.

Antioxidative Schutzstoffe wie Zink, Vitamin C, E, β-Carotin und Selen sind bei entzündlichen Darmerkrankungen und Mykosen eine sinnvolle therapeutische Unterstützung. Sie stimulieren die einzelnen Abwehrreaktionen und unterstützen unser heutzutage durch Umweltgifte und Stress ohnehin häufig überfordertes Immunsystem.

13.6. Bewährte Diagnostik: Mineralstoffscreening aus dem Vollblut

In vielen Praxen hat sich die routinemäßige Erhebung eines Mineralstoff- und Vitaminstatus bewährt, wobei es durchaus sinnvoll ist, Profile zu erstellen. So zeigen sich bei den Spurenelementen z.B. spezifische Interaktionen zwischen Elementen wie Kupfer, Zink, Eisen und Selen, so daß die Interpretation eines einzeln erhobenen Wertes schwierig ist.

Besonders kritische Elemente

- Kalium
- Calcium
- Magnesium
- Kupfer
- Eisen
- Zink
- Selen
- Jod
- Folsäure
- Vitamin C
- Vitamin B_6
- Vitamin B_{12}

13.6.1. Bestimmungsmethoden

Referenzmethode für die Bestimmung von Zink aber auch vielen anderen Mineralstoffen und Spurenelementen in biologischen Proben ist die Atomabsorptionsspektrometrie. Es hat sich herausgestellt, daß die kassenärztlich übliche Erhebung von Serumwerten bei einigen Elementen problematisch ist. Dies betrifft vor allem diejenigen Elemente, die überwiegend zellulär gebunden sind (z.B. Zink, Eisen, Magnesium, Selen usw.- siehe Abb. 92). Da zunächst die intrazellulären Spiegel abfallen und erst danach Serumabweichungen zu erkennen sind, spiegeln bei diesen Elementen die Serumwerte unter Umständen noch falsch normale Werte, obwohl die intrazelluläre Versorgung bereits defizitär ist. Da immer wieder erhebliche Mißverständnisse bezüglich der Bedeutung von Serum- gegenüber Vollblutwerten auftreten, soll Abb . 94 die Unterschiede verdeutlichen.

13.6.2. Serum, Plasma, Vollblut

Probengewinnung

Blutserum oder -plasma erhalten wir, indem das entnommene Blut in flüssige und feste Bestandteile getrennt wird (zentrifugieren). Als Serum wird die Probe bezeichnet, wenn feste Blutbestandteile sowie die Gerinnungsfaktoren entfernt wurden (erythrozytenfreies Serum). Aus Serum lassen sich alle serologischen Parameter bestimmen (z.B. Antikörperbestimmungen, Allergie

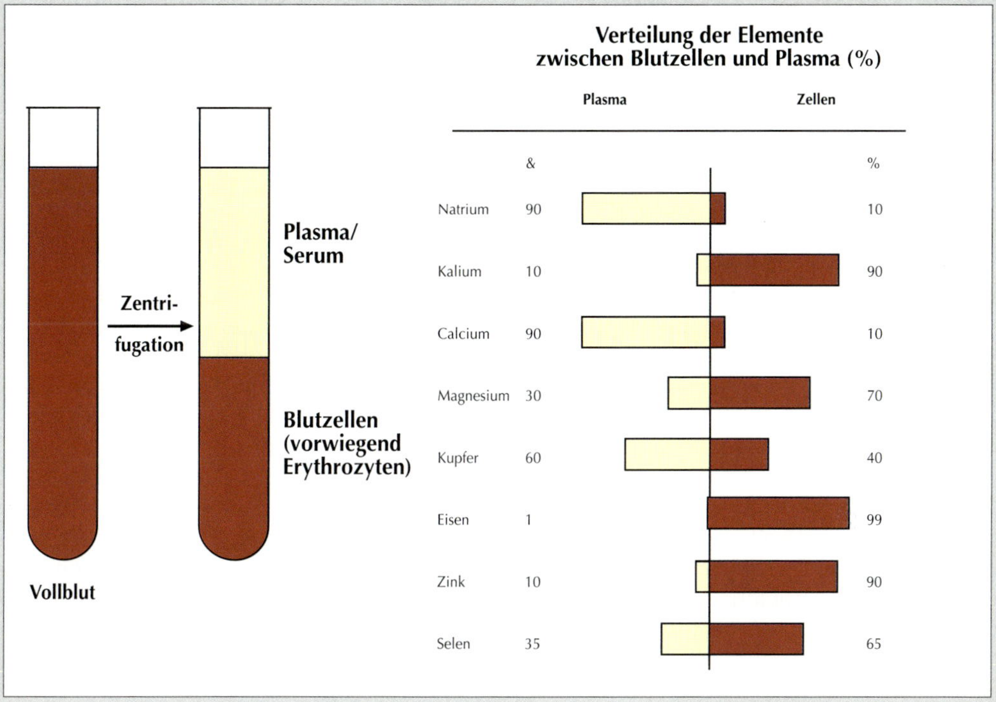

Abb. 92: Schema Vollblut/Serum und Verteilungsmuster

parameter, Immunglobuline, Stoffwechselparameter usw.). Die Trennung des Serums von den festen Blutbestandteilen geschieht mittels der Zentrifugation, allerdings erst nach der Gerinnung (nach ca. 15 - 20 Minuten). Das ist wichtig, da sonst die einsetzenden Gerinnungsprozesse das gewonnene Serum unbrauchbar machen (es entsteht eine gallertige Masse). Wenn keine Zentrifuge zur Verfügung steht, kann auch abgewartet werden, bis in dem aufrechtstehenden Probenröhrchen entsprechend der Blutsenkungsreaktion die festen Blutbestandteile nach unten gesunken sind. Nun kann unter Beachtung hygienischer Grundregeln das überstehende Serum z.B. mittels einer Spritze und Kanüle vorsichtig abgesaugt werden. Dabei ist streng darauf zu achten, daß nicht versehentlich etwas vom Blutkuchen mit aspiriert wird. Diese Methode ist ein Kompromiß. Empfindliche Parameter wie z.B. Homocystein, können durch die nicht optimale Abtrennung des Serums falsche Meßergebnisse liefern. Für viele andere Parameter läßt sich diese Methode aber einsetzen. Eine weitere Möglichkeit sind neuartige Entnahmesysteme, die durch ihren Aufbau ermöglichen, Serum und Blutkuchen von einander zu trennen. Setzt man dem entnommenen Blut einen Gerinnungshemmer hinzu (dafür gibt es fertige, entsprechend präpariert und gekennzeichnete Probenröhrchen), kann sofort zentrifugiert werden. Die Probe enthält nun noch (unwirksame) Gerinnungsfaktoren und wird deshalb als Plasma bezeichnet. Wird als Probenmaterial Vollblut benötigt, wird ebenfalls die Gerinnung verhindert und die Probe ansonsten unverarbeitet eingesandt. Im Labor werden nun die festen Blutbestandteile vollständig zerstört (lysiert), so daß deren Inhaltsstoffe wie z.B. Spurenelemente und Mineralien frei werden und zusammen mit den Substanzen des Serums untersucht werden können. Die Vollblutanalyse gibt also Auskunft über Serum- und Blutzellwerten.

Das Laboratorium Dr. Bayer stellt das notwendige Versandmaterial zur Verfügung.

13.7. MCT - Spezielle Fette in der Ernährungstherapie abdomineller Erkrankungen

von Alexander Ströhle

Fette bilden neben Kohlenhydraten und Eiweißen die dritte wichtige Gruppe von Nährstoffen, welche der Mensch über seine tägliche Nahrung aufnimmt. Bei verschiedenen Erkrankungen der Verdauungsorgane kann die Aufnahme normaler Speisefette jedoch zu einer Reihe von Beschwerden und Komplikationen führen. Um dies zu vermeiden, wurden spezielle Diät-Fette, sog. mittelkettige Triglyceride (MCT) entwickelt, welche mit wachsendem Interesse innerhalb der Ernährungsmedizin Verwendung finden. Im folgenden Beitrag sollen die wichtigsten Eigenschaften sowie die für den Praktiker relevanten Indikationen dieser MCT innerhalb der Diätetik dargestellt und näher erläutert werden.

Fettmoleküle, in der Fachsprache auch als Triglyceride bezeichnet, setzen sich aus Glycerin sowie jeweils drei damit verknüpften Fettsäuren zusammen. Je nach Kettenlänge, lassen sich diese in kurz-, mittel-, und langkettige Fettsäuren einteilen. Übliche Speisefette bestehen überwiegend aus Fetten mit langkettigen Fettsäuren, sie werden daher auch als sog. LCT (engl. long chain triglycerides) bezeichnet. Kokosfett weist hingegen einen Anteil von 16% an mittelkettigen Fettsäuren auf. Durch entsprechende technische Verfahren können diese extrahiert und anschließend mit Glycerin zu sogenannten MCT (engl. middle chain triglycerides) verarbeitet werden, um dann in Form von Margarine, Speiseöl oder als Infusionslösungen Eingang in die medizinische Therapie zu finden.

13.7.1. Die normale Fettverdauung

Fette müssen vor ihrer Aufnahme über die Dünndarm-Zotten zunächst in ihre Bestandteile zerlegt werden. Diese Aufspaltung mittels körpereigener Enzyme stellt für das menschliche Verdauungssystem im Falle der gewöhnlichen Speisefette (LCT) eine gewisse Belastung dar. Da Fette normalerweise nicht wasserlöslich sind, müssen zunächst eine Reihe von Maßnahmen getroffen werden, um diesen „wasserfeindlichen" Charakter aufzuheben, damit die Fettbestandteile im wässerigen Darmlumen überhaupt vom Organismus aufgenommen werden können. Für diese Vorgänge der Verdauung und Resorption sind folgende Substanzen für gewöhnliche langkettige Fette unerläßlich:

Gallensalze

- bringen Nahrungsfette in Lösung (Emulgierung)
- verbessern Wirksamkeit der fettspaltenden Enzyme
- bilden mit langkettigen Fettsäuren, fettlöslichen Vitaminen u.a. Bestandteilen sog. Mizellen, welche die genannten Substanzen zur Darmwand transportieren, wo diese schließlich aufgenommen werden.

Fettspaltende Enzyme

- trennen im wässerigen Milieu Fettmoleküle in ihre beiden Bestandteile, Glycerin und Fettsäuren, auf

- das wichtigste fettspaltende Enzym stellt die Pankreaslipase dar, sie wirkt lediglich im Dünndarm

Nach erfolgter Verdauung und Resorption werden die Fettsäuren und das Glycerinmolekül innerhalb der Darmwand wieder zu Fettmolekülen zusammengesetzt, um dann mit anderen fettlöslichen Substanzen in Form von sog. „Chylomikronen", einer Lipidfraktion des Blutes, über die Lymphe ins Blut und von hier aus zu den peripheren Geweben zu gelangen. Dort werden die Fettsäuren enzymatisch freigesetzt, und den Zellen zugeführt. Abb. 93 zeigt den Ablauf von Verdauung und Resorption der LCT. Es ist einsichtig, daß ein solch komplizierter Mechanismus vielerlei potentielle Störungsquellen besitzt, wodurch bei den unterschiedlichsten abdominellen Erkrankungen Beschwerden nach Verzehr gewöhnlicher Fette auftreten können.
Halten wir stichwortartig für „normale" Speisefette (LCT) fest:

- langsame Aufnahme
- Gallensalze notwendig
- Pankreaslipase notwendig
- Mizellenbildung
- Chylomikronenbildung erforderlich
- werden über die Lymphe abtransportiert

Der Abbau sowie Aufnahme und Transport von MCT erfolgen demgegenüber wesentlich einfacher, leichter und schneller, da eine Vielzahl von Verdauungsschritten hierfür nicht notwendig sind. So gelangen die MCT-Moleküle ohne Hilfe von Gallensalzen, Lipase und Mizellenbildung direkt in die Enterozyten des Dünndarms, in welchen sie in Triglyceride und Fettsäuren zerlegt werden. Ohne Umweg über die Lymphe werden diese beiden MCT-Bestandteile direkt ins Pfortaderblut aufgenommen, um anschließend direkt in die Leberzellen zu gelangen. Zusammenfassend kann damit für MCT festgehalten werden:

- rasche Aufnahme aus dem Darmlumen
- keine Gallensalze notwendig
- keine Pankreaslipase notwendig
- keine Mizellenbildung notwendig
- keine Chylomikronenbildung erforderlich
- Abtransport über das Pfortaderblut zur Leber

Aus diesen physiologischen Kenntnissen heraus ergeben sich nun zahlreiche Anwendungsmöglichkeiten für MCT.

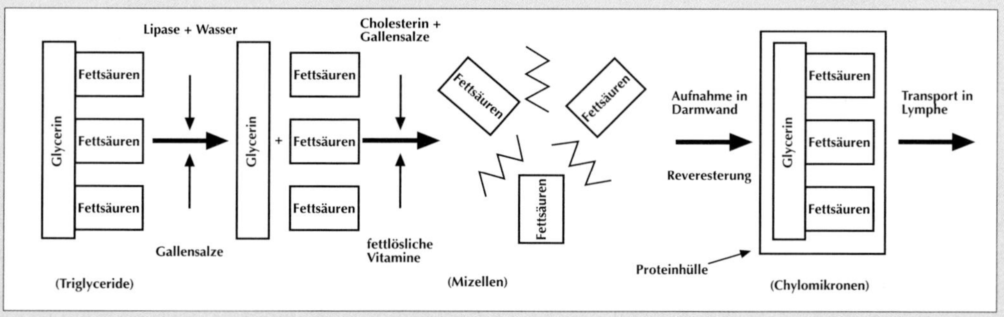

Abb. 93: Vereinfachtes Schema des LCT-Abbaus

13.7.2 Indikationen

Zunächst sind insbesondere Erkrankungen des Gastrointestinaltraktes von Interesse, welche mit einer mangelhaften Aufnahme von Fetten (Fettmalabsorption) und/oder einer ungenügenden Verdauung der Fette (Fettmaldigestion) einhergehen. Symptome wie Blähungen, Durchfälle, Gewichtsabnahme sowie fettglänzende Stühle (Steatorrhö) können auf diese Erkrankungen hinweisen. Im folgenden seien kurz die wichtigsten Krankheitsbilder erläutert, bei welchen der Einsatz von MCT indiziert sind.

Zöliakie, einheimische Sprue, gluteninduzierte Enteropathie

Diese drei Begriffe stehen synonym für ein und dasselbe Krankheitsgeschehen: Durch Aufnahme von glutenhaltigem Getreide und daraus hergestellten Lebensmitteln kommt es bei den Betroffenen zu einer Rückbildung der Darmzotten (Darmzottenatrophie). Dadurch wird die für die Resorption von Nährstoffen erforderliche Dünndarmoberfläche stark reduziert. Folgen sind: Erheblicher Gewichtsverlust, Durchfälle, erhöhte Stuhlfettausscheidung, Mangelerscheinungen besonders an fettlöslichen Vitaminen, sowie bei Heranwachsenden Gedeihstörungen. Durch den Austausch gewöhnlicher Nahrungsfette durch MCT läßt die Fettauscheidung erheblich nach, die Versorgung mit fettlöslichen Vitaminen bessert sich, gleichzeitig wird die Versorgung mit Nahrungsenergie erhöht.

Chronische Pankreatitis / Pankreasinsuffizienz

Durch den fortschreitenden Untergang von enzymproduzierendem Gewebe (exokrines Pankreas) kommt es bei der chronisch verlaufenden Form der Pankreatitis zu einer zunehmenden Insuffizienz der Digestion von Nährstoffen, insbesondere des Fettes. Reicht die orale Substitution von Pankreasenzymen nicht aus, um die auftretenden Fettstühle, Durchfälle und die fortschreitende Gewichtsabnahme zu unterbinden, so kann der Einsatz von MCT im Austausch gegen herkömmliche Fette die erwähnten Beschwerden deutlich reduzieren.

Gallensteine / Blind-loop-Syndrom

Bei diesen Erkrankungen kommt es zu einer Abnahme von Gallensalzen im Dünndarm, wodurch wiederum der Abbau und die Aufnahme der Nahrungsfette erheblich eingeschränkt wird. Beim Blind-loop-Syndrom wandeln aufsteigende Bakterien des Dickdarms die Gallensalze in unwirksame Gallensäuren um. Gallensteine hingegen können den reibungslosen Abfluß der Gallensalze in den Dünndarm beeinträchtigen, wodurch die Gallensalzkonzentration im Darmlumen abnimmt. Da MCT für deren Aufnahme in den Organismus keiner Gallensalze bedürfen, finden sie hier ein weiteres Einsatzgebiet.

Dünndarmresektion

Bei bestimmten Erkrankungen des Dünndarms ist dessen teilweise Entfernung unumgänglich. Dadurch kommt es zu einer Abnahme der Resorptionsfläche sowie zu einer verkürzten Verweildauer der Speisen im Darmtrakt. Da MCT sehr schnell resorbiert werden, können sie die Energiebilanz der Kranken deutlich verbessern.

Morbus Crohn

Auch beim Morbus Crohn kommt es auf Grund von entzündlichen Prozessen der Darmschleimhaut zu einer Abnahme der intakten Resorptionsfläche des Dünndarms. Die hieraus resultierende erhöhte Stuhlfettausscheidung und damit einhergehende Gewichtsreduktionen können durch Einsatz von MCT gemindert werden.

Chologene Diarrhöe

Normalerweise unterliegen die ins Darmlumen sezernierten Gallensalze einem körpereigenen Recyclingprozeß (enterohepatischer Kreislauf): Im terminalen Ileum findet die Rückresorption zur Leber statt. Pathologische Wandveränderungen sowie operativ notwendige Resektionen im Bereich dieses Darmabschnittes führen somit zur Unterbrechung des Kreislaufs. Die Folgen: Bedeutsame Mengen an Gallensalzen werden über den Stuhl ausgeschieden und stehen dem Organismus somit nicht mehr zur Verfügung. Die damit einhergehende Konzentrationsminderung der Gallensalze in der Gallenflüssigkeit führt schließlich bei Unterschreiten einer bestimmten Mindestmenge zur Störung der Fettverdauung. Da MCT keine Gallensalze zu ihrer Resorption benötigen, finden sie bei diesem Krankheitsbild ein weiteres Einsatzfeld.

Exsudative Enteropathie

Die in der Dünndarmwand gebildeten Chylomikronen werden via Lymphgefäße abtransportiert. Liegt eine Stauung dieser Gefäße vor, so kommt es zum Austritt von Lymphflüssigkeit in den Darm (exsudative Enteropathie). Durch die austretende Lymphe verliert der Organismus bedeutsame Mengen an Eiweiß. Durch Austausch der üblichen Speisefette durch MCT kommt es zur Abnahme des enteralen Eiweißverlustes und einer damit einhergehenden Erhöhung der Plasmaproteinkonzentration.

Hyperchylomikronämie

Unter einer Hyperchylomikronämie versteht man die exzessive Vermehrung von Chylomikronen im Plasma der betroffenen Patienten. Auf Grund eines Enzymmangels werden die vom Darm aus kommenden Chylomikronen nicht abgebaut, und reichern sich somit im Blut an. Da MCT praktisch ausschließlich über die Pfortader zur Leber gelangen und damit eine Bildung von Chylomikronen unterbleibt, nimmt die Chylomikronenkonzentration durch Austausch von LCT gegen MCT ab.

Tab. 80: Einsatzgebiete von MCT

Erkrankung	Gallensteine mit Verschluß	Chologene Diarrhöe	Blind-loop-Syndrom	chronische Pankreatitis Pankreasinsuffizienz	Zöliakie / Dünndarmresektion Morbus Crohn	exsudative Enteropathie	Medikamenten resistente Epilepsie
primäre Störung	Abflußbehinderung der Gallenflüssigkeit	verminderte Rückresorption von Gallensalzen	bakterielle Dekonjugation der Gallensalze zu Gallensäuren	zu geringe bzw. keine Lipaseproduktion	intakte Resorptionsoberfläche im Dünndarm erniedrigt	Austritt von Lymphe ins Darmlumen	erniedrigte Krampfschwelle
sekundäre Störung	Mangel an Gallensäuren im Darmlumen			Lipasemangel im Dünndarm	Steatorrhöe mit dadurch bedingtem Gewichtsverlust	enteraler Eiweißverlust	

Epilepsie

Bei der Epilepsie, einer genetisch bedingten und/oder erworbenen Erkrankung des ZNS, kommt es auf Grund einer krankhaft erniedrigten Krampfschwelle der Neuronen zu cerebralen Krampfanfällen. Durch medikamentöse Therapie kann der Mehrzahl der Patienten geholfen werden. Bei einem kleinen Anteil gelingt dies jedoch nicht, bzw. werden die verordneten Medikamente auf Grund ihrer zahlreichen Nebenwirkungen nicht toleriert. In diesen Fällen kann es sinnvoll sein, die Patienten mit einer sog. „ketogenen Diät“ zu behandeln, da diese einen dämpfenden Effekt auf die Krampfentwicklung hat. Eine Diät, welche aus ca. 60 Energieprozent MCT, die restlichen Energieprozente auf Eiweiß sowie geringe Mengen an Kohlenhydraten verteilt, besteht, kann bei 50 % der Patienten einen positiven Effekt bewirken.

13.7.3. Praktische Anwendung

MCT werden sowohl in Form von Margarine als auch in Speiseölform angeboten. Neuerdings sind ebenfalls Produkte wie Streichkäse und dergleichen mehr auf dem Markt erhältlich. Begonnen wird mit einer einschleichenden Dosis von 10 - 20 g/d, die langsam auf eine Erhaltungsdosis von 50 - 70 g MCT Margarine und 20 - 30 g MCT-Öl, im Bedarfs-fall auch bis 150 g, gesteigert werden kann. Um eine gute Verträglichkeit von MCT zu erreichen, sollte auf eine gleichmäßige Verteilung der Gesamttagesmenge auf mehrere kleine Einzeldosen geachtet werden. Weiterhin sollte die Verabreichung von MCT mit einer kontinuierlichen Reduktion der üblichen Nahrungsfette erfolgen (Butter, Käse, Margarine).

Besonders zu Behandlungsbeginn können bei Aufnahme größerer Mengen MCT Beschwerden wie abdominelle Schmerzen, Kopfschmerzen, Übelkeit sowie Erbrechen ausgelöst werden. Bei Patienten mit Diabetes mellitus sowie Erkrankungen, welche mit einer Azidose einhergehen, sollte die Applizierung von MCT unterbleiben. Dies gilt im gleichen Maße für Patienten mit Leberzirrhose, außer, wenn eine intrahepatische Cholestase vorliegt.

Literatur

zu Abschnitt 13.1 bis 13.3

Bayer, W. u. K. Schmidt: Vitamine in Prävention und Therapie, Hippokrates Verlag, Stuttgart 1991
Biesalski, H.-K. et al. (Hrsg.): Ernährungsmedizin, G. Thieme Verlag, Stuttgart • New York 1995
Bradford, R.W.: Taurine in Health and Disease, raum&zeit USA 2: 6 (!991) 17
Fett hilft bei Durchfall, Pressemeldung efg PRAXIS-telegramm 5/95
Kuhlmann, D.: Die Pilz-Invasion, Verlag BioMedoc, Lürschau 1991
Kuhlmann, D.; Hauss, R.: Myko-Toxin-Ausleitung mit bioaktiven Flavonoiden, PRAXIS-telegramm 3-4/96
Murray, M. u. J. Pizzorno: Encyclopedia of Natural Medicine, Prima Publishing, Rocklin CA 1991
Ohlenschläger, G.: Stellenwert der Antioxidantien in der täglichen Praxis, Berichtsband Forum für Orthomolekulare Medizin, Lindau 5.3.94, Ralf Reglin Verlag, Köln 1995
Reglin, F.: Zahlreiche Medikamente stören den Folsäure-Haushalt, PRAXIS-telegramm 5/95
Reglin, F.: Wieviel Eiweiß braucht der Mensch ?, Ralf Reglin Verlag, Köln 1995
Reglin, F.: Bausteine des Lebens, Ralf Reglin Verlag, Köln 1999
Schünke, G. u. D. Kuhlmann: Die Bedeutung biologisch aktiver Flavonoide, Journal f. Orthomolekulare Medizin 1: 3 (1993) 48-51
Uhlenbruck, G.: „Der Mensch ist, was er ißt", therapeutikon 8: 6 (1994) 254-258
Watzl, B. u. C. Leitzmann: Bioaktive Substanzen in Lebensmitteln, Hippokrates Verlag, Stuttgart 1995

zu Abschnitt 13.5

Davies, K.J.: Protein damage and degradation by oxygen radicals. J. Biol. Chem. 262, 9895-9920 (1987)
Döll, M.: Antioxidative Schutzstoffe und Krebsverhütung; Ärztezeitschr. f. Naturheilverf. 35, 2, 121-131 (1994)
Döll, M.: Ernährung und Gesundheit; Der Heilpraktiker, 62,11, 10-16 (1995)
Dostal, V. et al. (Hrsg.): Immunmonitoring und additive Immuntherapie, Hippokrates Verlag, (1990)
Grisham, M: Lancet, 344,859-861 (1994)
Duchstein, H.-J., Arch. Pharm. 318, 127-134, (1985)
Halliwell, B.: How to characterize a biological antioxidant; Freee Rad. Res. Commun. 9, 1-32 (1990)
Hauss, H., Hauss, R.: Hefen im Darm - die heimliche Gefahr. Hautnah Mykologie, 4 (1993)
Kuklinski, B.: Neue Chancen zur natürlichen Vorbeugung und Behandlung von umweltbedingten Krankheiten, Lebensbaum Verlag, (1995)
Markus, H.; Fink, H.: Ich fühle mich krank und weiß nicht warum. Ehrenwirth Verlag (1990)
Müller, K.: Freie Radikale, Deutsche Apotheker Zeitung, 132, 1473-1482, 1992 Rieth, H.: Mykosen innerer Organe sind vermeidbar. Hautnah Mykologie, 4 (1993)
Ross, D.: Mechanistic toxicology: a radical perspective. J. Pharm. Pharmacol. 41, 505-511 (1989)
Salim, A.S.: J. Pharm. Pharmacol. 42, 64-67 (1990)
Schmidt, K. et al.: Immunologie in der Praxis, Hippokrates Verlag,(1993)
Schrauzer, G.N.: Umweltbelastung, Krebsentstehung und präventive Möglichkeiten;
Natur- und Ganzheitsmedizin 5, 275-9 (1992)
Schulze, J.: Obstipation und Darmflora. Z. ärztl. Fortbild. 86, 121-126 (1992)
Schulze, B.: Darmflora - Faktor und Produkt unserer Umwelt. Erfahrungsheilkunde 2, 40ff. (1993)
Sies, H. (Hrsg.): „Oxidants and Antioxidants", Academic Press, London (1991)
Sonnenborn, U.: Auswirkungen von Umweltgiften und anderen exogenen Noxen auf Mikroökologie und Immunologie des Gastrointestinaltraktes. Erfahrungsheilkunde 2, 46ff. (1993)
Sonnenborn, U., Greinwald, R.: Beziehungen zwischen Wirtsorganismus und Darmflora. Schattauer Verlag (1991)
Umweltbericht kurzgefaßt, Umweltbundesamt (1995)
Wenzel, P.: Der Mensch und seine Darmflora. Therapeutikon 7, 11, 460-463 (1993)

14

14. Ergänzende Therapieverfahren

14.1. Ohrakupunktur

Die Akupunkturverfahren gehören zu den Reiz- und Regulationstherapien. Offensichtlich sprechen spezifische Punkte spezielle Regelkreise an, was durch den ausgeübten Reiz mittels Druck, Massage oder Nadel initiiert wird. Der Reizweg geht dabei über das periphere, sensible und vegetative Nervensystem und das Rückenmark zum Gehirn. Die Akupunktur der Ohrmuschel gehört zu den ältesten Sonderformen der Akupunktur und man kann fast alle therapeutischen, diagnostischen und analgetischen Maßnahmen ähnlich vornehmen wie in der klassischen Akupunktur. Die hier empfohlenen Punkte entstammen der chinesischen Akupunktur-Lehre, die sich gegenüber der französischen Schule in einigen Bereichen unterscheidet. Die Erfahrungen in der Praxis haben gezeigt, daß sich die Ohrakupunktur für viele Indikationen sehr gut als Basismaßnahme eignet, da die nicht nur das erkrankte Organ sondern auch das vegetative Nervensystem und das Immunsystem bei entsprechender Auswahl der Punkte reagiert.

Die hier empfohlenen Punktkombinationen sind als Anregungen zu verstehen, die sich in der Praxis besonders bewährt haben. Die Ohrakupunktur kann nicht als starres Schema angewendet werden, sondern muß die Individualität jedes Patienten auch bezüglich der Punktauswahl berücksichtigen. Dazu ist es erforderlich, bei jedem Patienten mittels geeigneter Punkt-Meßver-

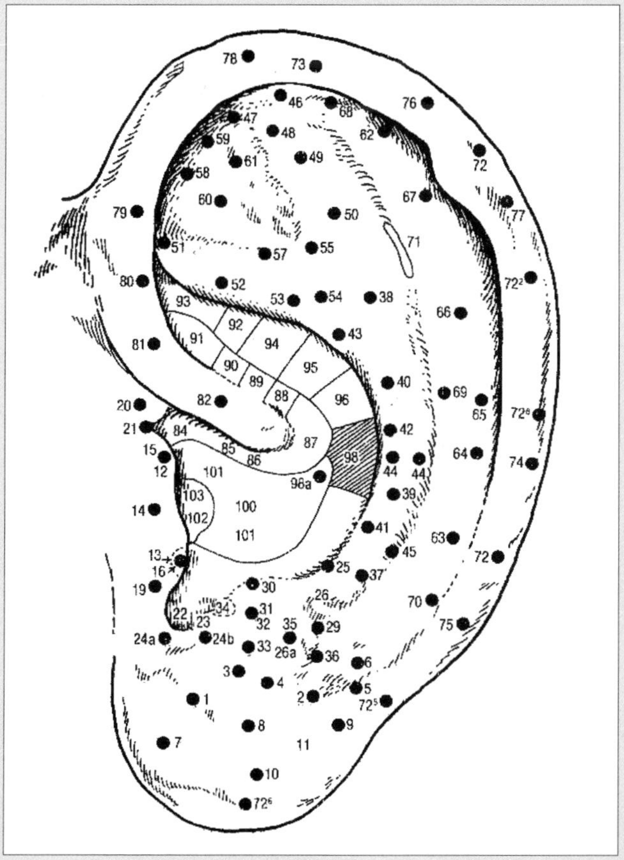

Abb. 94: Topographie der Ohrpunkte (Chinesische Lehre).

fahren (elektrische Widerstandsmessung oder mechanisches Abdrücken = auffinden druckschmerzhafter Punkte) die wirksamen Punkte zu identifizieren. Die Ohrakupunktur ist eine sinnvolle Begleittherapie, die mit anderen Verfahren sehr gut zu ergänzen ist. Die Grundregeln der Ohrakupunktur können hier nicht abgehandelt werden, sondern sind in der Spezialliteratur nachzulesen.

Darmkolik:
Hp: 89, 55, 51;
Np: 43, 91, 96, 109, 110;

Magenkrämpfe:
Hp: 87, 51, 55;
Np: 110, 109;

Nervöse Funktionsstörungen des Magen-Darmtraktes:
Hp: 87, 97, 51, 55;
Np: 88;

Vegetative Störungen des Magen-Darmtraktes:

Hp: 87, 89, 91, 51;
Np: 55, 98, 104;

Dyspepsie:
Hp: 89, 87, 96, 51, 98;
Np: 91, 104, 55;

Diarrhöe:
Hp: 91, 89, 51, 55;
Np: 81, 98;

Dünn- und Dickdarmentzündung:
Hp: 87, 89;
Np: 34, 51, 55;

Übelkeit, Erbrechen:
Hp: 87, 55, 29, 51;
Np: 34, 85;

Neurasthenie:
Hp: 100, 95, 55, 29, 87;
Np: 34;

Gallenstörungen:
Hp: 96, 97, 51, 55;
Np: 22;

Hämorrhoiden:
Hp:, 81, 91;
Np: 12, 55;

Pankreasstörungen:
Hp: 96, 22, 51, 55;
Np:;

Enterokolitis:
Hp: 91, 81, 51, 55;
Np: 89, 98;

Obstipation:
Hp: 91, 81, 34;
Np: 51;

Meteorismus:
Hp: 89;
Np:;

Fissura ani:
Hp: 81, 55;
Np: 98;

Allergien / Allergische Rhinitis:
Hp: 78, 95;
Np: 16, 13, 33, 22, 51, 71, 97, 101

14.2 Neuraltherapie/Segmenttherapie/Störfeld

Head und *Mackenzie* beobachteten, daß bei Erkrankungen innerer Organe regelmäßig Veränderungen in bestimmten Haut- bzw. Unterhautsegmenten nachweisbar sind. Haut, Bindegewebe und Muskulatur im entsprechendem Dermatom zeigen erfaßbare Veränderungen in Form von Spannungsveränderungen, Eindellungen, Verquellungen oder hyperalgetischen Zonen, die der Untersucher mittels abtasten und -fühlen aufspüren kann. Setzt man an diesen Stellen einen Reiz, so wird nach *Dittmar* das gesamte, zugeordnete Neuro-angio-myo-sklero-Dermatom angesprochen und zur Regulation gezwungen.

In der Neuraltherapie haben sich zur Behandlung ursprünglich abdomineller Erkrankungen segmentale Procain-Quaddelungen im Bereich der Head´schen Zonen des Darmes (Dünndarm Th 10= der Nabel und die Gegend links und rechts davon, Dickdarm Th 11 = Ein Streifen von 3 Querfinger unterhalb des Nabels bis 3 QF oberhalb der Symphyse) bewährt. Durch abtasten sind alle druckempfindlichen Punkte im entsprechenden Segment zu markieren und zu behandeln (auch an paravertebrale Druckpunkte im entsprechenden Segment denken). Eine Regulierung über die kutiviszeralen Reflexwege kann nur dann dauerhaften Erfolge bringen, wenn Störfelder ausgeschlossen wurden.

Um die Segmente den entsprechenden Wirbelgelenken zuordnen zu können, kann die „Chipualt´sche Regel" angewendet werden: man zählt zur Ordnungszahl des Dornfortsatzes in der Halsgegend +1, im Gebiet der oberen Brustwirbel + 2 und vom 6 - 11. Brustwirbel + 3. Das 1. Lendensegment liegt in der vorderen Hälfte des 11. Brustwirbels, die übrigen vier Lendensegmente verteilen sich auf das Gebiet des 11. Und 12. Brustwirbels. Die Sakralsegmente lokalisieren sich auf den Bereich des 1. Lendenwirbels.

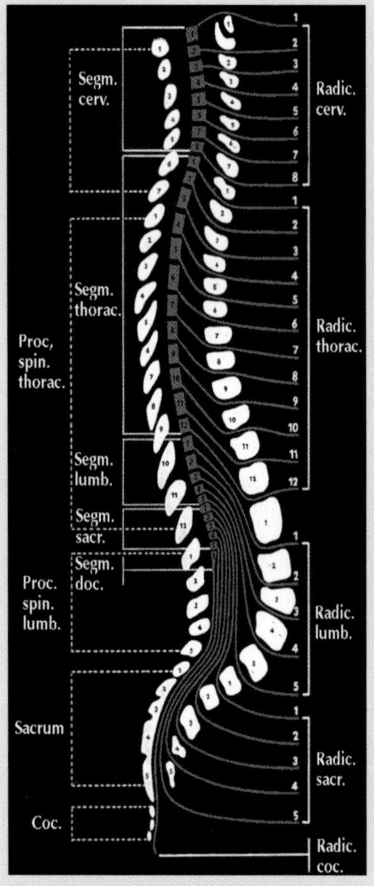

Abb. 95: Schema über die topographischen Verhältnisse der Rückenmarksegmente und der Nervenwurzel-Austrittsstellen in ihren Beziehungen zu den Wirbelkörpern bzw. den Dornfortsätzen.

Zum schnellen Auffinden bestimmter Dornfortsätze kann man sich an den Punkten in Abb. 64 orientieren.

Nach den Regeln der Neuraltherapeuten kann jede chronische Erkrankung störfeldbedingt sein. Diesbezüglich muß in erster Linie an Narbenstörfelder im entsprechenden Segment gedacht werden. Darüber hinaus sind chronifizierte - oftmals stumme - Herdinfektionen z.B. Zahn-Kiefer- oder HNO-Bereich auszuschließen. Hierzu sind unter Umständen konsiliarische Überweisungen zu auf diesem Gebiet versierten Fachärzten notwendig. Labordiagnostisch gelten nach *Türk* folgende Anhaltspunkte:

Im Differentialblutbild ist eine Linksverschiebung (Zunahme der Stabkernigen), eine Monozytose und/oder Eosinophilie verdächtig für eine Herderkrankung. Ebenso der Anstieg von BSG, CRP und ASL. In der Serum-Eiweißelektrophorese ist ein Anstieg der γ-Globulinwerte verdächtig. Bei niedrigen γ-Globulinwerten bekommen wir Hinweise auf eine schlechte Abwehrlage durch akute entzündliche Schübe.

Im Rahmen einer vegetativen Stabilisierung ist an intravenöse Procaininjektionen zu denken, wobei wenige Tropfen paravenöse zusätzlich einen normalisierenden Effekt auf vegetative Geflecht der Gefäßwand auszuüben scheint (1 ml 1%iges Procain ohne Zusätze als Bolus i.v. bei

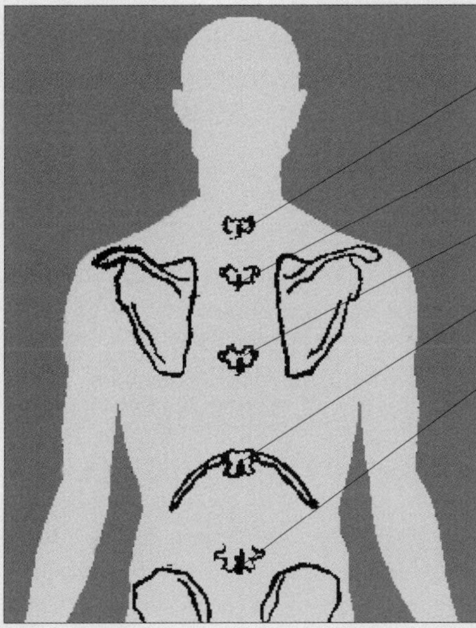

Der Darmfortsatz des

7. Halswirbels ist die Vertebra prominens mit dem sicht- und fühlbaren vorspringenden Dorn
3. Brustwirbels liegt auf der Verbindungslinie beider Schulterblattgräten
7. Brustwirbels liegt auf der Verbindungslinie beider Schulterblattspitzen
12. Brustwirbels ist am Ansatz der letzten Rippe kenntlich
4. Lendenwirbels liegt auf der Verbindungslinie beider Darmbeinschaufeln

Abb. 96: Skizze zum schnellen Auffinden bestimmter Dornfortsätze (Quelle: Dosch, P.: Lehrbuch der Neuraltherapie; Haug-Verlag, Heidelberg 1981).

Tab. 81: Die inneren Organe und der Bereich ihrer Segmenterscheinungen. In der ersten Rubrik ist das Organ angegeben, in der zweiten der Schwerpunkt der Segmenterscheinungen und in der dritten, in welchen Bereichen ebenfalls mit Reaktionen gerechnet werden kann.

Organ	**Schwerpunkt**		**Gesamtbereich**	
Herz	C3-4 links	Th 1-6 links	C3- Th8 vorwiegend links	Trigeminus
Lungen, Bronchien	C3-4 links bzw. rechts	Th 3-5	C3-8 links bzw.	Th 1-9 rechts
Oesophagus		Th 5		Th 5-8
Magen	C3-4 links	Th 2 + 7- 9li.	C 3 links vorwiegend links	Th 5-9
Dünndarm		Th 9-11	C3-4	Th 5-12
Colon asc. und desc.		Th 11- L 1 rechts bzw. li.	C3-4 rechts bzw. links	Th 10 - L 3
Leber, Gallenblase	C 3 -4 re., Trigeminus I. re.	Th 6 - l0 re.	C 3-4 re. Trigeminus I re.	Th 5 - 11 re.
Pankreas	C 3-4 links	Th 8 li.	C3-4 li.,	Th7- 10 li.
Milz		Th 8-9 1i.	C3-4 li.,	Th 7-11 li.
Niere und Ureter	li. bzw. re.	Th 10-12, L1	C3-4	Th 8 - L4
Harnblase	beiderseits	Th 12 - L 3, S 2	bds.	Th 10-L 5, S 1-4
Uterus, Adnexe bzw. Hoden, Nebenhoden	beiderseits	Th 11- L 3	bds.	Th 10 - L 3
Rektum	beiderseits	Th 10- L 3	bds.	Th 10 - L 3, S 2

geschlossener Staubinde, nach Injektion öffnen sowie „1 Tropfen" Procain paravenös). *Dosch* nannte dies den „Stoß in das Vegetativum". Die Maßnahme sollte mehrmals wöchentlich wiederholt werden.

Literatur

König, G., Wancura, I. Einführung in die chinesische Ohrakupunktur; Haug Verlag Heidelberg 1982
Glosemeyer, H.A.: Die Auricolo Akupunktur; Verlag Müller & Steinicke, München 1981
Nogier, P.M.F.: Praktische Einführung in die Aurikulotherapie; Maisonneuve, Frankreich 1978

15

Bedeutung und Diagnostik der latenten Gewebsübersäuerung

15. Bedeutung und Diagnostik der latenten Gewebsübersäuerung

von M. Martin, W. Bayer, W. Gerz

Als latente Azidose (nach Sander, einem Pionier der Säure-Basen-Forschung) bezeichnen wir den Zustand, bei dem die basischen Pufferreserven im Blut schon teilweise verbraucht wurden, es aber noch nicht zu einer pH-Veränderung gekommen ist. Dieser Vorgang und die vor allem damit verbundene Entmineralisierung haben zwar nicht den gleichen pathogenen Faktor wie eine manifeste Azidose, doch bei vielen Patienten mit chronischen Erkrankungen konnte eine teilweise massive Abnahme der Basen-Puffer-Reserven gemessen werden, was letztlich zu latenten Regulationsstörungen führen kann.

Das Mesenchym ist ein lockeres, hochkompliziert zusammengesetztes System aus Eiweiß- und Zuckerstoffen. Es ist sehr flüssigkeitsreich (Interzellularflüssigkeit). Die funktionelle Bedeutung der Grundsubstanz ist im wesentlichen darin zu sehen, daß durch sie hindurch der gesamte Stofftransport in beiderlei Richtungen zwischen Blutgefäß einerseits und den Organzellen andererseits erfolgt. Durch viele Regulationsvorgänge über Nerven, Hormone, Organzellen und Bindegewebszellen wird pausenlos die physikalisch- chemische Zustandsform verändert und dem Bedarf angepaßt. So wird der Stofftransport hemmend oder fördernd beeinflußt. Ein großer Teil immunologischer Vorgänge finden hier statt.

Das lockere Bindegewebe (Mesenchym) stellt die entscheidende Verbindung zwischen Blutgefäßen und Organzellen her. Bei einem Erwachsenen finden wir ca. 18 kg dieses Stütz- und Transitgewebes. Es ist somit das größte Organ im menschlichen Körper.

Im sog. Zelle-Milieu-System* spielen sich letztlich alle Regulationen ab, die Leben erst ermöglichen (das Bindegewebe „ernährt" jede einzelne Organzelle).

Das Mesenchym ist also ubiquitär, reagiert aber einheitlich durch ein Netz vegetativer Nervenfasern. Diese Nervenfasern geben steuernde Substanzen ab (Hormone wie Noradrenalin und Acetylcholin), die z.B. das Mikroblutgefäßsystem (Kapillarnetz), welches im Bindegewebe eingelagert ist und Bau- und Nährstoffe zu den Zellen bringt, verändern.

Da weder die Endigungen des vegetativen Nervensystems noch die feinsten Haargefäße (Kapillaren) oder die Lymphgefäße eine direkte Verbindung zu den Organzellen haben, liegt eine weitere Besonderheit des Grundsystems darin, daß es als Vermittler Transport und Kommunikation gewährleistet. Somit hängt der Verlauf von notwendigen Regulationsvorgängen (z.B. akute Reaktionen, chronische Veränderungen) immer vom Zustand des weichen Bindegewebes ab.
Es ist verständlich, daß Störungen in diesem komplexen System zu Problemen führen. Tatsächlich kommt es bei fast allen chronischen Erkrankungen zu Reaktionen und Veränderungen der Bindegewebsfunktion. Wenn die Transitfähigkeit des Mesenchyms für Stoffwechselrückstände nicht mehr ausreicht, weil diese in zu hoher Konzentration anfallen oder bis zur endgültigen Entsor-

*Jede hochentwickelte Organzelle ist also eingebettet in das weiche Bindegewebe = Zelle-Milieu-System

gung zu viel Zeit vergeht, bleiben die Rückstände und Toxine ähnlich eines Depots zunächst liegen. Hier spielen sich die im Volksmund beschriebenen Verschlackungsprozesse ab.

Kommt es durch Entzündungen (z.B. chronifizierter Zahnherd) zu einer Dauerbelastung, kann zunehmend das gesamte Grundsystem auf diese Störung reagieren. Fernwirkungen (Zahnherd macht Schmerzen im Knie) lassen sich so erklären. Die Regulationsfähigkeit des Mesenchyms wird aufgrund der Entzündung - die als Dauerreiz wirkt, aber völlig „stumm" verlaufen kann - überfordert. Während der Patient am eigentlichen Ausgangspunkt des Geschehens, dem Zahnherd, nichts merkt, stellen sich langsam andere Erkrankungen und Symptome ein: Schmerzen, Herzrhythmusstörungen, Allergien usw. Wird ein solchermaßen belastetes Grundregulationssystem nun mit einer zusätzlichen Einwirkung konfrontiert, kommt es zum sog. Zweitschlag, der nun vollends ein Zusammenbruch der Regulationen und damit der Selbstheilungskräfte nach sich zieht. Ein solcher Zweitschlag kann ein einfacher akuter Infekt, plötzlicher seelischer Streß oder auch die Konfrontation mit Giftstoffen aus unserer Umgebung sein.

Durch ein permanentes Überangebot an Stoffwechsel-, Ernährungs- und Umweltgiften (Schwermetalle, Chemikalien) sowie Defektproteine (z.B. Kohlenmonoxid-Hämoglobin bei Rauchern) kann es zu einem „Erstarren" des Bindegewebes kommen. Die Strukturen verändern sich, was eine zunehmende Funktions- und Regulationseinbuße mit den gleichen Auswirkungen wie oben beschrieben zur Folge hat. Als Beispiel sei das Phänomen der latenten Azidose genannt: bei vielen Stoffwechselprozessen kommt es zu einer kurzfristigen Säureflut, die die Nieren nicht unmittelbar ausscheiden können. Das Bindegewebe kann die sauren Stoffwechselprodukte kurzfristig aufnehmen und so die Nieren entlasten. Während der Nachtruhe werden die „zwischengelagerten" Säuren dann via Niere ausscheiden. Dieses Phänomen erklärt, daß der Morgenurin üblicherweise am sauersten ist. Die moderne Zivilisationskost führt nun überwiegend „saure" Nahrungsmittel wie z.B. Fleisch, Mehlprodukte, Zucker usw. zu, so daß es im Laufe der Zeit zu einem Säureüberschuß kommt.

Die sog. Halbwertszeit der Schlackstoffe wird dadurch von ca. 14 Tagen auf Jahre verlängert. Der Stoffaustausch der Organzellen wird zunehmend gefährdet und verlangsamt, so daß Zellschäden entstehen können. Auch das Immunsystem wird zunehmend in seiner Funktion behindert, es kommt zu immunologischen Fehl- oder Minderleistungen (Infektanfälligkeit, Pilzinfektionen, allergische Reaktionen, Zellentartung). Wird der Zustand nicht durch geeignete Maßnahmen geändert, beginnt ein Teufelskreis. Mit zunehmender Verschlackung des Grundsystems entwickelt sich eine sog. Gewebshypoxie, ein Sauerstoffmangel im Gewebe. Dadurch werden aus den Abwehrzellen des Bindegewebes Entzündungshormone freigesetzt. Der Zustand der Mikrogefäße und der Transitstrecke (siehe oben) verschlechtert sich abermals.

15.1. Der Säure-Basen-Kreislauf

Der Magen bildet mittels den sog. Belegzellen Salzsäure. Diese wird neben Wasser aus Chlorid aufgebaut, welches von Kochsalz abgespalten wird. Dadurch bleiben die Natrium-Ionen übrig, die sich mit dem Kohlendioxid aus dem Zellstoffwechsel zu der säurepuffernden Substanz Natrium-Bicarbonat verbinden. Somit ist das eine vom anderen abhängig: Je mehr Salzsäure der Magen bilden muß, um so mehr Basen entstehen. Tritt nun der saure Mageninhalt in den Dünndarm über, werden dadurch die stark basischen Verdauungssäfte der Bauchspeicheldrüse und der Gallenblase in den Dünndarm abgegeben. Dabei werden die Basen verbraucht, so daß wieder Kochsalz, Wasser und Kohlendioxid entsteht. Da zum Alkalisieren üblicherweise mehr

Basen verbraucht werden, muß dem Organismus ein Basendepot zur Verfügung stehen. Dieses Depot kann nur ausreichend sein, wenn genügend basische Kost verzehrt wird. Ein säureüberladene Kost führt zwangsläufig zu einer übermäßigen Beanspruchung der Basendepots. Eine gesunde, lebendige Vollwertkost führt aufgrund des hohen Anteils an Gemüsen und Obst sehr viele Basen zu (Kalium, Calcium, Natrium, Magnesium), wodurch zwangsläufig eine Gewebsübersäuerung vermieden wird. Diese z.B. in Obst enthaltenen organischen Säuren werden im Organismus zu Kohlendioxid und Wasser verstoffwechselt, so daß basische Elemente übrig bleiben. Klassische Basenbildner sind Kartoffeln (z.B. in Form von Kartoffelsuppe oder Pellkartoffeln) sowie Gemüsebrühen oder Suppen. Beides Nahrungsbestandteile, die in früheren Zeiten alltäglich verzehrt wurden.

15.2. Die Entwicklung der chronischen Azidose

Eine manifeste Azidose finden wir im medizinischen Alltag selten. Deshalb gilt die Azidose in Fachkreisen auch heute noch als marginales Problem. Dabei wird jedoch nicht beachtet, daß die Azidose nur Endpunkt der Entwicklung einer chronischen Säurebelastung ist. Der Körper bildet ständig Säuren: Kohlensäure bei der Zellatmung, Fettsäuren, Aminosäuren, Ketonsäuren. Der gesunde Körper kann mit einer großen Säureflut fertig werden: Die Niere ist dafür gut gerüstet, über die Atmung ist ein Ausgleich möglich, und zusätzlich können Säuren über den Darm und die Haut ausgeschieden werden.

Letzten Endes ist es aber ein mathematisches Problem, ob die Säuren gänzlich zur Ausscheidung kommen, oder ob der Körper gezwungen ist, die nicht ausgeschiedenen Säuren in Form von Salzen zu deponieren - ein einfaches Beispiel: der Gichtanfall durch Harnsäurekristalle !

Die Säurebelastung läßt sich folgendermaßen darstellen: In einer ersten Phase werden freie Basen im Organismus zur sofortigen Abpufferung der Säuren genutzt. Bei länger andauernder Säurebelastung sinkt jedoch die Basen-Puffer-Kapazität im Blut. In einer zweiten Phase kommt es zur Verschiebung des Kalium-Natrium-Quotienten. In der dritten Phase werden temporär überschüssige Säuren im Bindegewebe und in Knorpelschichten zwischengelagert. Wenn nun der Körper diese überschüssigen Säuren auf Dauer nicht ausscheiden kann, werden diese Zwischenlager zu Endlagern.

Schließlich greifen die Regelkreisläufe auf körpereigene Reserven zurück und entziehen auch Knochen, Knorpeln und Zähnen eingelagerte Mineralsalze. Es kommt zu einer Entmineralisierung durch Übersäuerung.

Als latente Azidose bezeichnen wir den Zustand, bei dem die basischen Pufferreserven im Blut schon teilweise verbraucht wurden, es aber noch nicht zu einer pH-Veränderung gekommen ist. Dieser Vorgang und die vor allem damit verbundene Entmineralisierung haben nicht den gleichen pathogenen Faktor wie eine manifeste Azidose. Bei vielen Patienten mit chronischen Krankheiten konnte eine teilweise massive Abnahme der Basen-Puffer-Reserven gemessen werden: Konzentrationsschwäche, chronische Müdigkeit, häufige Neuralgien, chronische Conjunctivitis, Allergien, entzündliche Schleimhautveränderungen, Karies, brüchige Haare und Nägel, Sodbrennen, Muskel- und Gelenkbeschwerden, Rheuma können infolge entstehen. Auch bei einer Tumorerkrankung ist fast immer eine Übersäuerung zu messen.

15.2.1. Welche Ursachen führen zur vermehrten Säurebelastung des Menschen?

Übersäuerung als weitverbreitetes Phänomen ist ein neues Zeichen unserer Zeit. Die Rahmenbedingungen heutigen Lebens, die Arbeitsweise, unsere Nahrung, vor allem unsere Lebens- und Ernährungsgewohnheiten, all das hat sich in relativ kurzer Zeit zum Negativen verändert. Die Ursachen lassen sich vereinfacht in drei Kategorien einteilen:

1. vermehrte Säureaufnahme

Die Ernährung spielt eine entscheidende Rolle. Heute werden deutlich mehr saure bzw. säurebildende Nahrungsmittel konsumiert als früher: vor allem aminosäurereiche Lebensmittel, wie Fleisch, Fisch, Käse und Eier, daneben reichlich Bohnenkaffee und Alkohol. Auch andere säurefördernde Nahrungsmittel, wie raffinierter Zucker, Süßigkeiten, polierter Reis und Nudeln, werden in immer größeren Mengen gegessen. Außerdem führen die heutigen Ernährungsgewohnheiten, wie Fast Food (reine Energieträger ohne wesentliche Mineralanteile) und schnelles Essen, spätes Abendessen (Förderung von Fehlverdauung im Magen-Darm-Trakt und dadurch Bildung von Gärungssäuren), dem Organismus ständig mehr Säuren zu.

2. verminderte Basenaufnahme

Während saure bzw. säurebildende Nahrung immer reichlicher konsumiert wird, verlieren basische und neutrale Nahrungsmittel an Bedeutung: heimisches Gemüse, Kartoffeln, gutes Brot, Vollkornnudeln, Nüsse. Auch haben insgesamt unsere heutigen Nahrungsmittel einen Teil ihrer basischen Mineralsalze verloren. Saurer Regen bewirkt eine Abnahme der Mineralien im Boden (durch Pufferung des sauren Regens). Obst und Gemüse haben deshalb nicht mehr die basische Wertigkeit wie früher.

3. verminderte Säureausscheidung

Früher wurde durch körperliche Arbeit überschüssige Säure ausgeschwitzt und abgeatmet. In unserer bewegungsgeminderten Zeit sind diese Wege der Säureausscheidung deutlich gemindert. Deshalb besteht ein Ungleichgewicht zwischen Säureaufnahme und Säureabgabe, es kommt zu einem Überschuß an Säuren im Körper, die prinzipiell in jedem Gewebe gelagert werden können.

15.3. Diagnostik: die Säure-Basen-Titration nach Sander

Sander hat in seinem 1953 veröffentlichten Buch „Der Säure-Basen-Haushalt des menschlichen Organismus" eine Urinmeßmethode dargestellt. Sie wurde in den letzten Jahren nur an wenigen Untersuchungsstellen vorgenommen und war fast vergessen. Da die Bedeutung der chronischen Azidose immer mehr erkannt wird, wurde diese Meßmethode jetzt standardisiert und soll hier näher erläutert werden.

An einem Testtag sammelt der Patient 5 Harnproben um 6, 9, 12, 15 und 18 Uhr. Die Mahlzeiten sollen jeweils nach der 6 Uhr-, der 12 Uhr- und der 18 Uhr-Urinabnahme eingenommen werden. Diese Urinproben werden dann mit einem Einsendeformular, in dem auch Ernährungsgewohnheiten erhoben werden, an das Labor gesandt.

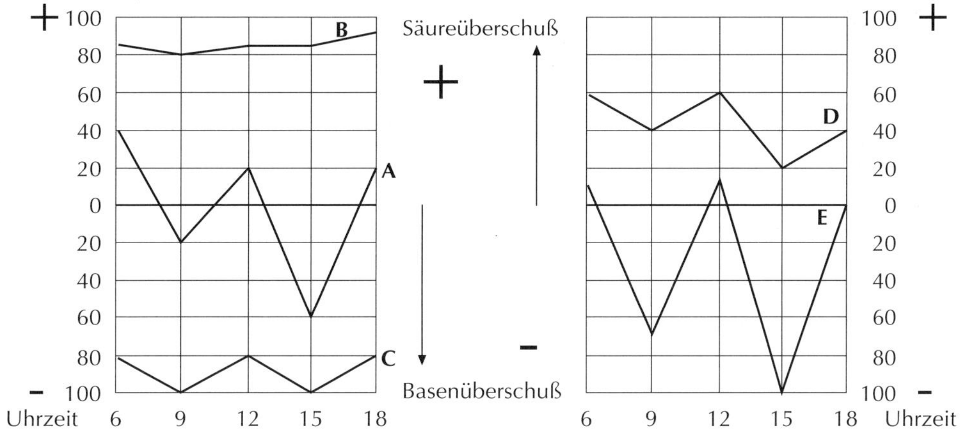

Abb. 97 und 98: Säure-Basen-Test nach Sander (A: Werte beim Gesunden, B: Werte eines übersäuerten Menschen, C: Werte eines in „Basenstarre" befindlichen Menschen, D vor, E nach Therapie). (Quelle: Michael Worlitschek)

Dort erfolgt neben der Messung der pH-Werte eine Bestimmung der Pufferkapazitäten der Harnproben. Das Ergebnis dieser Sanderschen Urinuntersuchung ist in den beiden Abbildungen zu sehen. Abbildung 97 ist die Kurve eines Gesunden. Die Kurve B zeigt die eines hochgradig Übersäuerten und die Kurve C eines in der ebenfalls ungünstigen Basenstarre befindlichen Patienten (jedoch sehr selten, und nur unter hochdosierter Baseneinnahme zu beobachten).

15.3.1. Zur Interpretation des Tests

Die Kurve beim Gesunden ist folgendermaßen zu deuten: Im 6 Uhr-Urin (Morgenurin) werden die normalen, im Stoffwechsel anfallenden (sauren) Stoffwechselschlacken der Nacht ausgeschieden. Beim Gesunden gibt es nun etwa 2 - 3 Stunden nach jeder Mahlzeit zur Einleitung der normalen Verdauung eine sogenannte Basenflut im Organismus. Diese Tatsache ist im 9 Uhr-Urin zu beobachten.

Die später wieder im Gesamtstoffwechsel des Körpers anfallenden Säuren scheidet der Körper im Mittagessen aus. Um 15 Uhr geschieht das gleiche, wie etwa um 9 Uhr, d.h. die durch das Mittagessen erzeugte Basenflut kommt normalerweise im Harn zum Ausdruck und abends um 18 Uhr ist wieder der Säure-Überschuß vorhanden, der durch Stoffwechselprozesse entsteht und der normal ist.

Bei Patienten, deren Säure-Basen-Haushalt nicht in Ordnung ist, fehlt nun, wie die Kurven B und C zeigen, die Ausgleichsfähigkeit des Organismus, wobei der rhythmische Wechsel der Säure-Basen-Fluten kaum mehr angedeutet ist. Durch richtige Behandlung, vor allem durch Umstellung der Ernährung, kann die normale Ausgleichsfähigkeit wieder hergestellt werden, wie die Abbildung 98 (D vor der Therapie, E nach Therapie) zeigt.

15.3.1.1. Der mittlere Aziditätsquotient als globaler Richtwert

Die Kurven lassen sich durch einen errechenbaren Mittelwert, den sogenannten mittleren Aziditätsquotienten charakterisieren und werden folgendermaßen eingeteilt:

- Normal: + 10% bis - 10% d.h. der Gesamtdurchschnitt der fünf Proben kann sich etwas im alkalischen oder im sauren Milieu befinden.
- Leichte Übersäuerung: + 10% bis + 30%
- Mittelschwere Übersäuerung: + 30% bis + 50%
- Schwere Übersäuerung: + 50% bis + 70%
- Sehr schwere Übersäuerung: + 70% bis + 100%
- Leichte Alkalose: - 10% bis - 60%
- Schwere Alkalose: - 60% bis - 100% (eher selten)

Bei der überwiegenden Zahl der Patienten ist die Kurve in Richtung „zu sauer" gestört und dabei meist auch noch in der Regulation blockiert, d.h. eine wellenförmige Bewegung der Säure-Basen-Fluten ist nicht möglich. Dies ist ein deutlicher Hinweis für eine latente bis manifeste Azidose, die nicht selten alleinige Krankheitsursache sein kann bzw. die Begleiterscheinung vieler Krankheiten darstellt, wie Stoffwechselstörungen, rheumatische Erkrankungen, Magen-Darm-Leiden, Herz-Kreislauf-Erkrankungen.

15.4. Therapiemöglichkeiten

15.4.1. Änderung der Ernährung

a) **Mehr basische und neutrale Nahrungsmittel:**

Obst, Gemüse, Kartoffeln, rohe Milch, Sahne, Sojabohnenprodukte, Eidotter, Mineralwasser, Kräutertees. Relativ ausgeglichene Nahrungsmittel sind: Vollkornbrot, Butter, Vollkornnudeln, Nüsse, grüne Bohnen, Hirse.

b) **Weniger saure bzw. säurebildende Nahrungsmittel:**

Fleisch, Wurst, Käse, Quark, Süßigkeiten, Kuchen, Alkohol, Kaffee.

c) **Änderung der Eßkultur:**

Gründlich kauen und einspeicheln, sich zum Essen hinsetzen und sich nicht hetzen lassen, nicht zu fett essen, nicht zu viel essen und nicht zu spät am Abend essen.
Bewußter leben, Stress abbauen, für ausreichende körperliche Bewegung sorgen.

15.4.2. Zufuhr von sinnvollen Basenpräparaten

Bei den meisten Patienten reicht in der Anfangsphase einer Gesundung jedoch die Ernährungsumstellung nicht aus bzw. tägliche Belastungen lassen sich nicht vermeiden. Deshalb ist die Zufuhr von Basenmineralien als Nahrungsergänzungsstoffe entscheidend.

Basenpulver nach Sander		Basenpulver III nach Rauch	
Natrium phosphoricum	10,0	Natrium bicarbonicum	85,0
Kaliumbicarbonicum	10,0	Calcium carbonicum	60,0
Calcium carbonicum	100,0	Kalium bicarbonicum	10,0
Natrium bicarbonicum ad	200,0	Kalium citricum	15,0
		Magnesium citricum	20,0
		Natrium phosphoricum	10,0

S: Teelöffel auf 1/4 Liter Wasser, bis zu 3 x täglich. **Achtung:** Nicht unmittelbar vor oder nach den Mahlzeiten und auf jeden Fall über den Tag verteilt einnehmen.

Fertigpräparate:

Natriumhydrogencarbonat 1 g magensaftresistente Tabletten (Fresenius). Die Filmtabletten werden erst im Dünndarm gelöst. Eine Zersetzung des Bicarbonats im sauren Milieu des Magens wird durch einen magensaftresistenten Überzug verhindert. Das im Dünndarm freigesetzte Bicarbonat wird gut resorbiert und kann seine antiazidotische Wirkung entfalten.

Weitere Kombinationen:

BasoVital®-Pulver, Bullrich-Salz® Tbl. und Pulver

Eine neuere Untersuchung hat die Notwendigkeit der Zufuhr von Basensalzen bestätigt. Viele Alltagsbeschwerden, wie Sodbrennen, Völlegefühl, Blähungen, Gelenk-/Gliederschmerzen, Muskelverspannungen, Herzklopfen Müdigkeit, Erschöpfungszustände und Juckreiz, minderten sich statistisch gesichert. Auch die Fließfähigkeit des Blutes bessert sich durch die Senkung des Fibrinogens, eine wichtige Voraussetzung zur Verhütung von Herzinfarkt und Schlaganfall. Zur Akutbehandlung empfehlen sich Baseninfusionen und Basenbäder.

15.4.3. Weitere naturheilkundliche Therapiemöglichkeiten

Gezielte Substitution:

Gravierende Mangelzustände einzelner Mineralien oder Spurenelemente gehen oft einher mit einem Überschuß an anderen. Bei solchen Dysbalancen muß nach entsprechender Diagnostik (Vollblut, Serum, Urin) gezielt substituiert werden. Am häufigsten findet sich ein Mangel an: Zink, Magnesium, Kalium, Calcium, Kupfer, Selen.

Stabilisierung des mikroökologischen Milieus:

Neben der o.g. Änderung der Eßkultur ist bei Candidosen und anderen Dysbiosen (bakteriell, parasitär) eine kausale, multifaktorielle Therapie indiziert, da sonst immer wieder im Darm säurebildende Gär- und Fäulnisvorgänge ablaufen. Therapie nach entsprechender Diagnostik: Gezielt medikamentös gegen die identifizierten Erreger + Darmmilieu umstimmend (Ozovit®, Sulfredox®...) + individuelle Ernährungsumstellung + Stabilisierung einer gesunden Darmflora, (z.B. durch Gabe von Symbiolact comp., Kanne-Brottrunk)

Regulationstherapie:

Die Entstörung blockierter Stoffwechselvorgänge ist die Domäne der Naturheilkunde und ist entscheidend, da ein gestörtes Zelle-Milieu-System immer wieder Säuren produziert.

Säure- und Toxinausleitung:

Diese erfolgt v.a. über die Nieren (viel trinken!), aber auch durch Atmung, Haut und Darm. In hartnäckigen Fällen empfehlen sich ganzheitlich - naturheilkundlich geführte Kurformen (z.B. Darmreinigungskur nach F. X. Mayr), bei denen neben der Intensivtherapie für den Darm auch andere körperliche Reinigungs- und Ausleitungsverfahren optimal eingesetzt werden können.

15.4.4. Basenreiche Ernährung

Zu bevorzugen:	Zu meiden:
• Obst und frischgepreßte Obstsäfte	• Fleisch jeder Art (auch Fisch)
• Blattgemüse	• Eiweiß
• Wurzelgemüse	• Käse
• Gemüsefrüchte	• Hülsenfrüchte
• Stengelgemüse	• Spargel
• Zwiebeln	• Artischocke
• Knoblauch	• Rosenkohl
• Kartoffeln und alle Kartoffelspeisen	• Erdnüsse
• Kastanien	• Zucker
• Milch	• Weißmehl
• Joghurt (Biogarde bzw. Bioghurt-Produkte)	• Öle und Fette
• Soja	• Kaffee
• Gemüsebrühe	• schwarzer Tee
• Eigelb	• Alkohol
• Kräuter	

Literatur

Sander, Friedrich: Der Säure-Basen-Haushalt des menschlichen Organismus, Hippokrates-Verlag, 1953, 1985
Vasey, Christopher: Das Säure-Basen-Gleichgewicht, Midena-Verlag
Witasek, A. et al.: Einflüsse von basischen Mineralsalzen auf den menschlichen Organismus unter standardisierten Ernährungsbedingungen. Eigenverlag, Inst. f. Regenerationsforschung, Lans, 1994
Worlischek, Michael: Praxis des Säure-Basen-Haushaltes - Grundlagen und Therapie, Haug-Verlag
Worlischek, Michael: Der Säure-Basen-Haushalt - Gesund durch Entsäuerung, Patientenratgeber, Haug-Verlag
Martin, Michael: Umweltmedizin für Heilpraktiker, Aescura im Verlag Urban & Schwarzenberg, München 1996

16

Klinische Relevanz intestinaler Triggerfaktoren am Beispiel der Neurodermitis

16.1. Untersuchungen zur immunbiologischen Relevanz einer gestörten Darmflora bei Neurodermitis

von G. Ionescu

Bei 58 Patienten mit Atopischer Dermatitis (AD)/ Neurodermitis constitutionalis atopica und 21 gesunden Kontrollpersonen wurden die Darmflora und einige Charakteristika einer mikrobiellen Dünndarmüberwucherung bzw. des Syndroms des kontaminierten Dünndarms (contaminated small bowel syndrome (CSBS)) quantitativ untersucht. Die deutliche Verminderung der Laktobazillen, die bei 82,7% der Fälle, der Bifidobakterien bei 77,6% und/oder Enterokokken bei 62% in den Stuhlproben von AD-Patienten festgestellt wurde, ging meistens mit einer erhöhten Zahl von nicht zur regulären Darmflora gehörenden bzw. fakultativ pathogenen Keimen wie Candida sp., atypische Coliforme, Clostridium perfringens, Clostridium innocuum, Proteus, Staphylococcus aureus, Klebsiella und/oder aeroben Keimen einher.

Außerdem zeigten die für ein CSBS sprechenden Befunde und Merkmale, wie Serumhypoproteinämie ($p < 0{,}01$), Laktoseintoleranz ($p < 0{,}0001$), verstärkte Indikanurie ($p < 0{,}005$) und Fettausscheidung im Stuhl ($p < 0{,}05$), daß das Auftreten einer Malabsorption mit einer gestörten Darmflora dieser Patienten verbunden war.

Obwohl kein direkter Zusammenhang zwischen einzelnen Bakterienstämmen und den Werten der CSBS-Charakteristika gefunden werden konnte, schienen verschiedene Kombinationen von Mikroorganismen mit den o.g. Veränderungen zu korrelieren.

Die Beziehung zwischen aberranter Darmflora, Hypogammaglobulinämie (bei 53,4% dieser Patienten, $p < 0{,}005$) und Intoleranzreaktionen sowie deren Bedeutung in der Pathogenese der AD wurden ebenfalls untersucht.

16.2. Einleitung

Da junge Neurodermitispatienten oftmals klinische Symptome und eine offensichtlich erhöhte Anfälligkeit gegenüber Infektionen der Schleimhaut aufweisen, die auf eine instabile intestinale Ökologie hinweisen, stellte sich die Frage, ob sich tatsächlich eine veränderte Darmflora nachweisen läßt. Darüber hinaus konnten wir in einer früheren Studie die erheblich gesteigerte Darmdurchlässigkeit für größere Moleküle (PEG 4000 S) von Neurodermitispatienten nicht mit deren Histamin- und/oder IgE-enthaltende Immunkomplex-Werten in Zusammenhang bringen. Daher vermuteten wir, daß zusätzliche Faktoren, möglicherweise eine frühe CSBS-Belastung, die Erklärung für die Schleimhautentzündungen und die gestörte Darmdurchlässigkeit dieser Patienten liefern könnten.

Die zuverlässigste Methode in der Diagnose von CSBS - obwohl teuer und unangenehm - beinhaltet eine Sondierung des Duodenums zur sterilen Gewinnung von Duodenalsaft, der einer gezielten mikrobiologischen Analyse zugeführt werden muß. Neben den klinischen Symptomen, die Dünndarmstörungen anzeigen, wird jedoch der Gebrauch von nicht invasiven Testmöglichkeiten zur Erkennung einer bakteriellen Überbesiedelung für die Langzeitbehandlung dieser Patienten in einer Vielzahl von klinischen Fällen immer bedeutsamer.

Ziel dieser Studie war es, zu klären, ob mikrobiologische und chemische Untersuchungen der Stuhlproben von AD-Patienten und gesunden Kontrollpersonen, zusammen mit der Bestimmung der Serumproteine, des Indikans im Urin und der Laktosetoleranz, einen zuverlässigen Einblick in die bakterielle Überbesiedelung des Dünndarms bei zahlreichen AD-Patienten gewähren. Die Zusammenhänge zwischen einer gestörten Darmflora, Malabsorptionsprozessen und einer von der Norm abweichenden Immunantwort in der Pathogenese von Neurodermitis sollten ebenfalls analysiert werden.

16.3. Materialien und Methoden

16.3.1. Patienten und Kontrollpersonen

58 Patienten (38 weiblich und 20 männlich, im Alter zwischen 10 und 34 Jahren) mit klinisch gesicherter Neurodermitis, und 21 apparent gesunde Freiwillige ohne atopische Anamnese (11 weiblich, 10 männlich, im Alter zwischen 15 und 45 Jahren), gaben ihr Einverständnis, an dieser Untersuchungsserie teilzunehmen.

Alle Patienten verzichteten mindestens 10 Tage vor Testbeginn auf jede Steroid- oder Antihistaminikabehandlung, und keiner erhielt im vorangegangenen Jahr Antibiotika.

31 von ihnen litten unter schwerer AD mit einem für dieses Krankheitsbild im Akutstadium typischen Lokalbefund im Gesicht, an den Extremitäten und am Körperstamm; bei allen wurde eine Superinfektion der Haut mit Staph. aureus nachgewiesen und bei 34 von ihnen konnte zusätzlich ein mukokutaner Befall mit Candida sp., Streptococcus pyogenes, Enterokokken und gelegentlich mit Enterobacteriaceaen, Corynebacterium und/oder eine Infektion mit Herpes simplex festgestellt werden.

Die restlichen 20 Patienten hatten eine leichtere Form der Neurodermitis mit Erythemen, Xerosis, Lichenifikation und oberflächlichen Beugenexkoriationen. Auch bei ihnen wurde ein Hautbefall mit Staph. aureus nachgewiesen, und 9 von ihnen zeigten außerdem einen kutanen Befall mit Enterokokken und/oder Corynebakterien.

Bei 23 Patienten bestanden ein Gewichtsdefizit und bei 11 Kindern im Schulalter, die alle zur Gruppe der schweren Fälle gehörten, Wachstumsstörungen. Über Durchfälle, Verstopfung, Flatulenz, Blähungen und Übelkeit (besonders nach Mahlzeiten) berichteten 28 Patienten. 12 Patienten mit gesicherter Nahrungsmittelallergie entwickelten nach den Testmahlzeiten schwere Symptome wie Übelkeit, Bronchospasmus, Durchfälle, Erbrechen und Juckreiz. Blässe, chronische Müdigkeit und kalte Extremitäten waren übliche klinische Kennzeichen in der Patientengruppe.

In der Kontrollgruppe wurden weder mikrobieller Hautbefall noch klinische Zeichen von Darmbeschwerden (abgesehen von Blähungen nach den Mahlzeiten in 4 Fällen) festgestellt. In den ersten 48 Stunden nach Testbeginn wurden keine Medikamente verabreicht, und sowohl die Patienten als auch die Kontrollpersonen erhielten für 2 Tage die gleichen Standardmahlzeiten (ausgewogene Mischkost), die 200 g Eiweiß und 100 g Fett pro 24 Std. in exakt gewogenen Lebensmitteln enthielten.

16.3.2. Blut- und Urintests

Die Bestimmung der Konzentrationen von Serumproteinen, Hämoglobin und Eisen im Blut wurden mit handelsüblichen Kits (Böhringer Mannheim, Deutschland) durchgeführt. Zur Messung der Immunglobuline G, A und M im Serum wurden Lasernephelometrie-Techniken (Behring, Deutschland) verwendet. Das Gesamt-IgE und die spezifischen IgE-Antikörper gegen 3 mikrobielle Antigene (Sacch. cerevisiae, Candida albicans und Staph. aureus) wurden mit standardisierten Enzym-Immunoassays (Padezym PRIST und Padezym RAST/ German Pharmacia, Deutschland) gemessen, wobei Werte von über 100 µg/ml für das Gesamt-IgE und RAST-Klassen von 2-4 als pathologisch bewertet wurden.

16.3.2.1. Laktosetoleranztests

33 Patienten mit AD im Alter von 12 - 34 Jahren und 21 Kontrollpersonen nahmen an diesem Test teil. Die Patienten entleerten in nüchternem Zustand ihre Blase und erhielten 150 mg Ethanol/ kg Körpergewicht und gleichzeitig oral 50 g Laktose, aufgelöst in 400 ml Wasser.

40 Minuten später wurden eine Kapillarblutprobe entnommen und eine Urinprobe abgegeben. Die Galaktosekonzentrationen von Blut und Urin wurden mit einem Galaktosedehydrogenase-Kit (Galaktose UV-Test, Fa. Boehringer, Mannheim, Deutschland) gemessen. Personen mit Blutgalaktosewerte kleiner als 0,2 mmol/l und Uringalaktose kleiner als 4 mmol/l wurden als laktoseintolerant, und die mit Werten über 0,2 mmol/l bzw. 4 mmol/l als laktosetolerant eingestuft. In Ergänzung dazu wurde die An- oder Abwesenheit von Symptomen als zusätzliches Kriterium für die Festsetzung der Laktosetoleranz bzw. -absorption benutzt. Die statistische Analyse dieser Daten erfolgte mit Hilfe des t-Tests nach Student.

16.3.2.2. Indikanausscheidung im Urin

Die bakterielle Desaminierung von Tryptophan im Darm mit Indolbildung und Indikanausscheidung im Urin wurde mit einer Standardmethode im alkalinisierten 24-Std.-Urin gemessen.

Die rotviolett gefärbte Verbindung, die aus einer Reaktion zwischen Indikan (Potassium Indoxyl Sulfat) und 4-Hexylresorcin in der Gegenwart von Obermeyer's Reagenz entsteht, wurde photometrisch gemessen.

Die Ergebnisse bei den 59 AD-Patienten wurden statistisch mit denen der 21 Kontrollpersonen verglichen (t-Test nach Student).

16.3.2.3. Untersuchung der Darmflora

Alle Stuhlproben wurden in luftundurchlässigen Behältern mit Deckel, die eine CO_2-erzeugende und O_2-absorbierende Mischung enthielten, (Siliciumdioxid, Natrium Carbonicum, Eisenpulver und Zitronensäure/ Merck Anaerocult Powder, Darmstadt, Deutschland) gesammelt und wie folgt behandelt:

1 Gramm der Stuhlprobe wurde in eine Glas-Schüttelröhre gesteckt, die etwa 3-4 g kleine Glasperlen (2-3 mm Durchmesser) enthielt. Nach der Zugabe von 9 ml Verdünnungs-medium wurden die Inhaltsstoffe der Tube leicht mit einem Vortex-Gerät (Thermolyne Maxi Mix) geschüttelt, um eine homogene Suspension zu erhalten. Nach dieser ersten Verdünnung wurde eine fortlaufende Reihe von Zehnfachverdünnungen (10^{-1} bis 10^{-9}) hergestellt.

Unmittelbar nach Herstellung dieser Verdünnungsreihe wurden je 1 µl (pipettiert mit einer automatischen Präzisionspipette, Nichiryo, Japan) jeder 10^{-1} - bis 10^{-9}-Lösung in eine entsprechende Nährlösung oder auf ausgewählte Agars gegeben, um endgültige Verdünnungen von 10^{-4} bis 10^{-9} zu erhalten.

Medien

Standardisierte Nährlösung Broth II als Verdünnungsmedium, Blut-Agar (BA), Columbia-Blut-Colistin-Nalidixic-Säure-Agar (CNA), verstärkter Clostridium-Agar (RCA), Columbia-Blut-Neomycin-Agar (CBN), dehydrierter MacConkey-Agar, dehydrierter Biggy-Agar, Rogosa-Agar, Rifampicin-Blut-Agar (RBA), Columbia-Agar-Base und Clostridium perfringens- Selektiv-Agar für die Clostridienbehälter wurden von den Firmen Heipha (Heidelberg), Becton und Dickinson (Heidelberg), Merck (Darmstadt) und Oxoid (Wesel) geliefert bzw. nach entsprechenden Anweisungen vorbereitet .

Inkubation der Medien

Nach der Impfung wurden die Medien wie folgt inkubiert:

Blut-Agar und MacConkey-Agar:	37° C; 24 Std.; aerob
Biggy-Agar und CNA:	37° C; 48 Std.; aerob
Clostridienbehälter:	37° C; 48 Std.; anaerob
Rogosa-Agar:	37° C; 48 Std.; in einem luftdichten Glas (Oxoid) bei einer Atmosphäre mit 80% CO (Minimax, München, Deutschland) und 20% Luft
RCA-, RBA- und CBN-Agar:	37° C; 48 Std.; anaerob, unter Benutzung von luftdichten Gläsern (Merck), Merck Anaerocult A

Kolonienzahlen und Identifizierung der Mikroorganismen

Die mikrobiellen Stämme wurden wie anderweitig beschrieben isoliert und identifiziert. Kurz gesagt, es wurden Gramfärbung, Zellmorphologie und spezifische biochemische Reaktionen (Oxidase, Katalase, computerunterstütztes API 20E -System, API O/F-Test, API 20-Strep-System, API Staphyslide-Test/ API Bio Merieux, Nürtingen, Deutschland) für die Identifizierung der Isolate benutzt. Gaschromatographische Analysen von flüchtigen und nicht flüchtigen Fermentationsprodukten (12) (GC Perkin Elmer Sigma 3P, TCD), Api 20 A-System und der Sulfitreaktionstest ermöglichten eine weitere Differenzierung der Anaerobier. Arten wie Bact. praeacutus, Bact. oralis und Cl. butyricum, Cl. spiroforme, Cl. bifermentans, Cl. barati bzw. andere unidentifizierbare Stämme wurden als „andere Bacteroides" oder „andere Clostridienstämme" subsumiert. Aerobe Sporenbildner wurden als Bacillus ssp. definiert.

Da viele der Mikroorganismen auf mehr als einem Nährmedium wachsen, wurden die einzelnen Kolonien mit einem elektronischen Kolonienzähler (Cook) auf dem Medium gezählt, welches das intensivste Keimwachstum aufwies. Die durchschnittlichen Zahlenwerte für jedes Isolat jedes Patienten mit AD- und jedes Probanden der Kontrollgruppe wurden aufgenommen und in KBE/g feuchtem Stuhl ausgedrückt. Die Daten wurden nicht nur in Durchschnittswerten, sondern auch bei Abwesenheit oder Anwesenheit der Mikroorganismen und Vermehrung und Verminderung gegenüber den Richtwerten analysiert; die Richtwerte der vorherrschenden Spezies sind in Anlehnung an die Statistiken für die gesunde deutsche Bevölkerung aufgeführt (14). Mikrobielle Stämme, die Kolonienzahlen < 10^4/ g Stuhl für Bakterien oder < 10^3/g Stuhl für Hefen (Candida sp.) zeigten, wurden mit dieser Methode nicht ermittelt.

16.3.2.4. Fett im Stuhl

Die Konzentration der Gesamtfettsäuren (verestert und frei) wurde in den Stuhlproben von 29 AD-Patienten und 14 Kontrollpersonen nach Saponifikation mit Potassiumhydroxid und Extraktion mit Petroleumbenzin in Anwesenheit von Salzsäure ermittelt. Die Fettsäuren wurden dann mit 0,1 N NaOH in der verbleibenden organischen Phase nach Einengung im Vakuum titriert. Eliminationswerte im Stuhl von mehr als 6 g/ 24 Std. wurden als pathologisch betrachtet und der Unterschied zwischen beiden Gruppen wurde im t-Test nach Student statistisch ermittelt.

Die makroskopischen und mikroskopischen Untersuchungen des Stuhles schlossen das Aussehen, die Konsistenz, den pH-Wert sowie die Identifizierung von Muskelfasern, Fetten, Stärke und Blut ein und wurden mit Standardmethoden durchgeführt.

16.4. Ergebnisse

16.4.1. Blut- und Urintests

Die Werte von Gesamteiweiß im Plasma lagen bei der AD-Gruppe zwischen 5,6 und 7,5 g/dl, in 28 Fällen (48,3%) wurden Werte unter 6,7 g/dl ermittelt. Statistisch gesehen bestand ein signifikanter Unterschied zwischen der AD-Gruppe und den Kontrollpersonen ($p < 0,01$).

Albuminkonzentrationen von weniger als 4 g/dl (bei offensichtlich normaler Leberfunktion und fehlender Proteinurie) wurden bei 13 AD-Patienten festgestellt (22,4%), und obwohl diese niedriger waren als bei den Kontrollpersonen, wurde kein statistischer Unterschied zwischen den beiden Gruppen festgestellt.

Eine überraschend große Gruppe von 31 AD-Patienten (53,4%) zeigte erniedrigte Gammaglobulinwerte (0,31-0,89 g/dl) und dabei in den meisten Fällen erniedrigte Gesamtserumproteine. Der Unterschied im Vergleich zur Kontrollgruppe war deutlich ($p < 0,005$) und hauptsächlich auf eine Erniedrigung der IgG- und IgM-Werte zurückzuführen. 6 Patienten, davon 4 von 12 mit schweren klinischen Symptomen nach den Testmahlzeiten, zeigten erniedrigte Serumwerte sowohl von Albumin als auch von Gammaglobulinen. Alle gehörten zur Untergruppe mit schwerer Neurodermitis.

Obwohl kein direkter Zusammenhang zwischen den Serumproteinen und der Keimzahldichte bzw. der Zahl der kolonienbildenden Einheiten (KBE) der einzelnen Bakterienstämme, der Konzentration von Indikan im Urin oder dem Fettgehalt im Stuhl gefunden wurden, zeigten 23 von 28 Patienten mit erniedrigten Gesamtserumprotein-werten und Gammaglobulinen erhöhte Zahlen von Candida sp., atypischen E. coli, Clostridien, Proteus und/oder Staph. aureus im Stuhl, verbunden mit deutlich erniedrigten Werten von Laktobazillen, Bifidobakterien und/oder Enterokokken.

Erhöhte Gesamt-IgE-Werte, verbunden mit einer deutlichen Eosinophilie, wurden bei allen AD-Patienten beobachtet. 33 von ihnen wiesen einen Befall der Schleimhäute mit Staph. aureus und erhöhte Konzentrationen von spezifischem IgE gegen Staphylokokkus-Antigen (56,9%) auf. Bei 25 von 34 mit einer Candidahyperkolonisation der Schleimhäute oder des Darmes konnten erhöhte RAST-Klassen gegen das Candida-Antigen (73,5%) festgestellt werden. Da es bekannt ist, daß spezifische Candida und Staphylokokken-Antikörper vom IgE-Typ das klinische Bild von Patienten mit AD verschlimmern (16), vermuten wir, daß dies ebenso bei den 67,2% der AD-Fälle nachgewiesenen IgE-Antikörper gegen Saccharomyces cerevisiae der Fall war.

Im Gegensatz dazu wiesen die Kontrollpersonen mit Ausnahme von 2 Fällen, die mäßig erniedrigte Gammaglobuline hatten, weder eine Hypoproteinämie noch erhöhte IgE-Werte oder positive RAST-Ergebnisse gegen die untersuchten mikrobiellen Antigenen auf.

Eine mäßige mikrozytäre Anämie wurde bei nur 10 AD-Patienten (17,2%) trotz einer relativen Häufigkeit von Serumeisenmangel bei 32,7% (19 Patienten) gefunden. Die Konzentrationen von Eisen im Blut lagen zwischen 18 und 67 µg/dl. Im Stuhl von 25 Patienten (43,1%) wurde wiederholt okkultes Blut nachgewiesen Derartige Befunde sind ein wichtiger Hinweis auf eine Irritation der Darmschleimhaut. Bei Tieren mit experimentell herbeigeführtem Blind-loop-Syndrom konnten Blutungen der Dünndarmschleimhaut beobachtet werden (17, 18).

Andererseits können oberflächliche Schleimhautverletzungen auch mit einer Kontamination des Darmes mit haemolysierenden Staph. aureus- und E. coli-Stämmen, wie in 17% bzw. 34,5% der Stuhlproben von Atopikern festgestellt wurde, im Zusammenhang stehen.

Bei den 21 Kontrollpersonen wurde nur in einer Probe okkultes Blut festgestellt. Zwei andere Probanden wiesen einen mäßigen Eisenmangel im Blut auf, ohne daß eine Anämie bestand.

16.4.1.1. Indikanausscheidung im Urin

In der AD-Gruppe ein signifikanter Anstieg der Indikanausscheidung im Urin festgestellt werden ($p < 0,005$), obwohl sowohl die Patienten als auch die Kontrollpersonen vor der Untersuchung 2 Tage lang gleiche Proteinmengen erhielten. Bei 12 Atopikern wurden Werte über 100 mg/24 Std. festgestellt, was auf die Anwesenheit eines CSBS hinweist (19, 20). Darüber hinaus reduzierte eine orale Antibiotikatherapie die erhöhten Indikanwerte in 10 von 12 Fällen auf einen normalen Wert, was ebenfalls auf ein CSBS schließen läßt (Ionescu G., unveröffentlichte Ergebnisse). Zwischen der Konzentration von Indikan im Urin, den Gesamtproteinwerten und den in-vitro-Zahlen von Tryptophan-desaminierenden Bakterien wurde kein Zusammenhang beobachtet. 17 von 19 Patienten mit Indikanurie über 80 mg/ 24 Std. wiesen jedoch hohe Zahlen von E. coli, Proteus und/oder Klebsiella gemeinsam mit einer deutlich verminderten Zahl von Laktobazillen und Enterokokken auf.

Der Durchschnittswert der Indikankonzentration im Urin überschritt auch in der Kontrollgruppe (36,4 mg/24 Std.) die obere Normgrenze unserer Methode um 16 mg. Diese Tatsache deutet möglicherweise auf gelegentliche Störungen der Darmflora bei Personen hin, die sich mit üblichen Nahrungsmitteln und reichlichen Mengen von tierischen Proteinen ernähren.

16.4.1.2. Laktosetoleranztest

Laktoseintoleranz, die auf einen erblichen Laktasemangel beruht, tritt bei Erwachsenen weltweit auf (21, 22). Daher war es nicht überraschend, daß viele unserer Kontrollpersonen in Blut und Urin Galaktosewerte im unteren Normbereich aufwiesen.

Die Mittelwerte der Atopikergruppe waren 2,5-fach niedriger als in der Kontrollgruppe (31 von 33 Patienten zeigten Blutwerte unter 0,2 mmol/l und 25 von 33 zeigten weniger als 4 mmol/l Galaktose im Urin). Diese Befunde gingen meistens mit schweren abdominellen Blähungen, Koliken und Durchfällen nach dem Belastungstest einher. Bei 4 Patienten traten nach Verabreichung von Laktose mäßige Blähungen, Flatulenz und leichte Durchfälle auf. Nur 2 von 33 getesteten AD-Patienten blieben nach der Laktoseverabreichung symptomfrei (6%), verglichen mit 9 von 21 Kontrollpersonen (42,9%).

Auch wenn sowohl die Blut- als auch die Uringalaktosetests einen hochsignifikanten Unterschied zwischen den 2 Gruppen ergaben ($p < 0,0001$), korrelierten die erniedrigten Blutwerte in der AD-Gruppe besser mit der Schwere der Laktoseintoleranzsymptome.

Zwischen der Ausprägung der Laktoseintoleranz, der Indikanausscheidung im Urin und der Erniedrigung der Serumalbuminwerte wurde kein statistischer Zusammenhang gefunden. Jedenfalls zeigten 16 von 26 AD-Patienten mit Blutgalaktosewerten unter 0,15 mmol/l eine Erniedrigung von Gammaglobulinen im Serum und 8 von ihnen eine erhöhte Fettausscheidung im Stuhl.

Schließlich wurden bei 20 der 25 Patienten mit Hypogalaktosämie erhöhte Zahlen von Candida sp., atypischen Coliformen, Clostridien und/oder Bacillus ssp. im Stuhl festgestellt bei deutlich verminderten Zahlen von Laktobazillen und Bifidobakterien.

16.4.1.3. Fettausscheidung im Stuhl

Die Untersuchung der Gesamtfettsäuren in frischen Stuhlproben von 29 AD- und 14 Kontrollpersonen zeigten eine deutlich erhöhte Fettausscheidung bei der Atopikergruppe ($p < 0,05$, Abb. 2). 8 von 29 AD-Patienten (27,6%) zeigten eine Steatorrhoe mit Werten zwischen 6,6 und 15,8 g Fett/ 24 Std. Im Gegensatz dazu wies nur 1 von 14 Kontrollpersonen (7,1%) eine Fettausscheidung im Stuhl (6,9 g Fett/ 24 Std.) über dem Normwert (5 g Fett/ 24 Std.) auf.

Ein direkter Zusammenhang zwischen der Fettausscheidung im Stuhl, der Gesamtserumprotein- und Serumalbuminkonzentration sowie der Indikanurie wurde nicht beobachtet, aber bei 6 von 8 Patienten mit einer Steatorrhoe waren Hypogammaglobulinämie und Blutgalaktosewerte von weniger als 0,15 mmol/l nach Laktosegabe nachweisbar. Alle 6 wiesen Indikanwerte von mehr als 100 mg/24 Std. Urin auf.

Darüber hinaus wurde bei allen 8 Fällen von Steatorrhoe ein auffallend häufiges Vorkommen von erhöhten Zahlen von Clostridien, aeroben Sporenbildnern (Bacillus ssp.) und Bacteroides verbunden mit stark verminderten Zahlen von Laktobazillen und Enterokokken beobachtet. Eine orale Antibiotikatherapie bei 6 AD-Patienten mit Steatorrhoe und Indikanurie senkte den Fettgehalt im Stuhl in 5 Fällen auf den Normalwert (Ionescu G., unveröffentlichte Ergebnisse), was wiederum auf die Beteiligung einer intestinalen Dysbiose (CSBS) bei der Entstehung einer erhöhten Fettausscheidung im Stuhl schließen läßt.

Die mikroskopische Untersuchung des Stuhles auf Fette bestätigte weiterhin das Vorkommen von Fettsäurekristallen und Neutralfetten in 51,7 % der Proben von Atopikern. Makroskopisch wurde bei der AD-Gruppe eine schmierige bis breiige Konsistenz der Stuhlproben festgestellt.

16.4.2. Quantitative Untersuchung der mikrobiellen Darmflora

Trotz der individuellen Unterschiede der Darmflora waren in Bezug auf die untersuchten Stämme einige Tendenzen in der AD-Gruppe auffallend.

Das am häufigsten vorkommende Merkmal bei den Proben der AD-Patienten war die Abwesenheit bzw. extreme Verminderung der Laktobazillen (besonders Lb. acidophilus) in 82,7% der getesteten Stuhlproben. Nur 4 von 58 Patienten (6,9%) zeigten gegenüber 7 von 21 Kontrollpersonen (33,3%) normale Laktobazillenzahlen. Da der Feuchtigkeitsgehaltes des Stuhles sowohl bei den Patienten als auch bei den Kontrollpersonen innerhalb normaler Grenzen lag, konnten wir annehmen, daß Laktobazillen in den Dünndarmabschnitten ebenfalls fehlten. Interessanterweise wurden 42 von 58 Patienten (72,4%) mit stark erniedrigten Laktobazillenzahlen nach der Geburt mit Flaschennahrung statt mit Muttermilch ernährt, was bekanntlich für die Darmflora des Neugeborenen derartige Konsequenzen haben kann .

Deutlich verminderte Zahlen von grampositiven Bifidobakterien und Enterokokken wurden ebenfalls bei 77,6% bzw. 62% der AD-Patienten festgestellt, was auf eine schwere Darmdysbiose hindeutet, die möglicherweise mit einer verminderten Essig- und Milchsäureproduktion (der pH-Wert des Stuhles betrug in den meisten AD-Fällen 6,2 - 7,4 im Vergleich zu 5,5 - 6,4 bei der Kontrollgruppe) verbunden ist. Im Gegensatz dazu zeigten nur 14,3% bzw. 19,1% der Kontrollpersonen deutlich verminderte Zahlen von Bifidobakterien bzw. Enterokokken.

Ein markanter Unterschied zwischen den beiden Gruppen wurde durch den erheblichen Anstieg von Clostridien, atypischen E. coli-Stämmen, Eubakterien und atypischen Bacteroides-Stämmen aufgezeigt, die in 67,2%, 34,5%, 31% und 20,7% der atopischen Stuhlproben auftraten. Von besonderer Bedeutung ist das häufige Vorkommen von Cl. perfringens- (25,8%) und Cl. innocuum- (22,4%) Stämmen bei Atopikern, jedoch bei keiner Kontrollperson.

Schließlich war ein weiteres Kennzeichen bei der AD-Gruppe die Anwesenheit relativ hohe Konzentrationen pathogener Mikroorganismen, die normalerweise nur selten vorkommen wie Candida sp. (39,7%), aerobe Sporenbildner (31,1%), Staph. aureus (17,2%), Proteus (13,8%) und Klebsiella (6,9%), was ebenfalls auf das Vorliegen einer ernsthaften Dysbiose hindeutet. Dagegen zeigten nur 2 Stuhlproben der Kontrollpersonen eine höhere Besiedelung mit Candida sp..

Zwischen einzelnen Bakterienstämmen und den erhobenen biochemischen Befunden in der AD-Gruppe konnte kein direkter Zusammenhang festgestellt werden, aber verschiedene Kombinationen von Mikroorganismen schienen mit einer verstärkten Indikan- und Fettausscheidung im Stuhl oder mit einer deutlich verminderten Laktaseaktivität einherzugehen (siehe oben). Darüber hinaus zeigten 27 Patienten einen Rückgang der grampositiven milchsäureproduzierenden Bakterienzahlen, verbunden mit einem starken Zunahme der Keimkonzentrationen von Hefen oder atypischen gramnegativen Bakterienstämmen, die zu den schweren AD-Fällen mit zahlreichen Hautinfektionen gehörten. Bei 20 von ihnen stellten wir Gammaglobulinwerte unter 0,8 g/dl und damit einen engen Zusammenhang zwischen einer insuffizienten humoralen Immunantwort und dem häufigen Auftreten von chronisch rezidivierenden Infektionen der Haut und des Darmes fest.

16.5. Diskussion

Obwohl es unmöglich war, ein einheitliches Muster von Mikroorganismen in den Stuhlproben der AD-Patienten zu finden, objektivierte die quantitative Untersuchung der meist vorherrschenden Stämme, daß das Fehlen der grampositiven Milchsäure-produzierenden Bakterien hauptsächlich mit einem massiven Anstieg von Clostridien, Hefen und/oder pathogenen gramnegativen Formen einherging. Da trotz normalen Feuchtigkeitsgehaltes dieser Stuhlproben keine Laktobazillen oder Enterokokken vorkamen, gehen wir davon aus, daß diese ebenfalls stark vermindert sind bzw. im Dünndarm fehlen. Umgekehrt deuten hohe Keimkonzentrationen von Proteus, Staph. aureus, Candida, aerobe Sporenbildner, Klebsiella oder atypische E. coli in denselben Proben auf eine abnormale Bakterienbesiedelung in den oberen Darmabschnitten hin.

Die Auswirkungen von mikrobiellen Interaktionen sind sowohl bei einer normalen als auch gestörten Darmflora ausgesprochen komplex. Verschiedene Berichte dokumentieren die eminente Bedeutung von Laktobazillen und Bifidobakterien bei der Aufrechterhaltung eines niedrigen pH-Wertes im Darminneren durch Erzeugung von Milch- und Essigsäure mit dem Ziel der Verhinderung einer falschen Darmbesiedelung. Im Gegensatz dazu konnte in den Stuhlproben der AD-Patienten ein offensichtlicher Anstieg des pH-Wertes im Vergleich zu den Kontrollpersonen nachgewiesen werden. Es wird weiterhin berichtet, daß Laktobazillen Wasserstoffperoxid und Antibiotika mit einer eindeutigen antagonistischen Wirkung gegen unerwünschte pathogene Stämme wie Proteus, Cl. perfringens, Salmonellen, E. coli, Staph. aureus und Pseudomonas produzieren. Deshalb kann die Abwesenheit oder eine starke Verminderung von Laktobazillen und Bifidobakterien in Darm infolge von Flaschennahrung in der Stillzeit oder eines Mißbrauchs von Antibiotika zu einer Zerstörung der natürlichen Barrieren gegen Lebensmittelgifte und pathogene Keime mit einer exzessiven Besiedelung (Overgrowth-Syndrom) der oberen Dünndarmabschnitte führen. In diesem Kontext stimmt unsere Feststellung, daß 42 von 58 AD-Patienten mit fehlenden oder stark verminderten Laktobazillenzahlen nach der Geburt nicht gestillt wurden, mit vorausgegangenen Studien von R. Chandra und Narayanan et al. überein, die eine deutlich negative Auswirkung von Flaschennahrung auf das Vorkommen von Infektionen und Allergien bei Säuglingen konstatieren, besonders dann, wenn sie atopische Verwandte hatten.

Auch andere Mechanismen wie eine gestörte Dünndarmbeweglichkeit, erniedrigte Magensäuresekretion oder anatomische Defekte können eine intestinale Dysbiose begünstigen, aber spezifische Untersuchungen in diesem Sinne wurden in dieser Untersuchungsreihe nicht durchgeführt. Andererseits sprechen das relativ hohe Vorkommen von gastrointestinalen Symptomen in der AD-Gruppe (vor allem nach Mahlzeiten) und die signifikanten biochemischen Befunde, die mit einem Overgrowth-Syndrom verbunden sind, für eine zusätzliche Untermauerung des CSBS-Diagnose bei mehr als einem Drittel unserer Patienten.

Die quantitativen Ergebnisse der Stuhlmikroflora stimmten außerdem mit unseren parallel durchgeführten Untersuchungen der Keimbesiedelung des Duodenums mit Hilfe einer Teflon-Sonde bei AD-Patienten, die eine signifikante Besiedelung des oberen Darmes mit pathogenen Keimen zeigten, überein.

Störungen des Proteinmetabolismus durch einen gesteigerten bakteriellen Abbau der Aminosäuren im Dünndarm und eine u.a. daraus resultierende Serumhypoproteinämie wurden bereits mit einer erhöhten Indikanurie und einem CSBS in Verbindung gebracht.

Bei der AD-Gruppe war die Indikanausscheidung im Urin signifikant höher als bei den Kontrollpersonen, und dieses Phänomen schien mit dem erhöhten Quantum der Tryptophan-desaminierenden Bakterien (E. coli, Proteus, Klebsiella) im Stuhl zusammenzuhängen. Das häufige Vorkommen von positiven Guaiac-Tests, die in den Stuhlproben der AD-Patienten festgestellt wurden, lassen Mikroblutungen und Permeabilitätsstörungen der Darmschleimhaut mit Verlust von Plasmaproteinen vermuten, wie schon beim experimentellen Blind-loop-Syndrom und bei Patienten mit allergischer Gastroenteropathie und Ekzemen beschrieben wurde. Erhöhte lokale Konzentrationen von bakteriellen Metaboliten (Indol, Phenol, Cresol, flüchtigen Fettsäuren, Endotoxine, dekonjugierte Gallensäuren etc.) oder Histaminfreisetzungen nach Aufnahme von Nahrungsallergenen können für dieses Phänomen verantwortlich sein.

Die deutlich verminderten Gammaglobuline (insbesondere IgG und IgM) im Plasma hängen in über 50% der AD-Seren mit der Senkung der Gesamtproteine zusammen: diese können entweder auf einen vererbten Defekt oder auf einen erworbenen Ausfall, gefolgt von einem höheren Immunoglobulin-Umsatz und/oder Verbrauch in zirkulierenden Immunkomplexen mit Nahrungsmittel- oder mikrobiellen Antigenen zurückzuführen sein. Die meisten AD-Patienten mit niedrigen Gammaglobulinwerten zeigten ebenfalls eine deutliche intestinale Kontaminierung mit atypischen Stämmen und gehörten zu den Fällen mit schweren Verläufen. Ähnliche Ergebnisse wurden bei Kindern mit Nahrungsmittelallergien und Ekzemen berichtet, und solche Befunde werden meistens auf eine defekte zelluläre Immunfunktion bei superinfizierten atopischen Patienten zurückgeführt. Dieser Sachverhalt deutet darauf hin, daß eine fehlerhafte immunologische Reagibilität mit einer steigenden kutanen und/oder intestinalen Keimbesiedelung in Zusammenhang steht, die Haut-/ Schleimhautschäden hervorruft und damit einen erhöhten Eintritt von Antigenen mit nachfolgender Sensibilisierung ermöglicht. Bei Neugeborenen kann diese entweder durch Karenz gegenüber von schädigenden Allergenen oder durch Stabilisierung einer physiologischen Darmflora durch Stillen vermieden werden.

Abnormalitäten des Kohlenhydrat-Metabolismus verursacht durch Disaccharidasemangel, Malabsorption der Monosaccharide und verstärkten Zuckerabbau durch Dünndarmbakterien (5, 6) wurden bereits bei Menschen und Versuchstieren mit Overgrowth-Syndrom beschrieben. Die festgestellten Absorptionsstörungen waren mit Schädigungen der Darmzottenbarriere (41) und einem Disaccharidaseabbau durch Protease-enthaltende bakterielle Extrakte (42) verbunden.

Die eindeutige Reduzierung von Blut- und Uringalaktosekonzentrationen der AD-Patienten in unserer Serie scheint mit der erhöhten Zahl von Candida, Clostridien, atypischen Coliformen und/oder aeroben Sporenbildnern im Stuhl ebenso zusammenzuhängen wie mit den deutlich reduzierten Gammaglobulinwerten. Unsere Ergebnisse lassen daher vermuten, daß die Hemmung der Laktase in den Mikrovilli durch enterale Bakterien oder durch Candida, wie bereits in vitro (43) und in vivo (44) nachgewiesen, oder durch direkte mikrobielle Schädigung des Zottenepithels und Störung seiner Regeneration gemeinsam mit der Abwesenheit von laktaseproduzierenden Laktobazillen im Dünndarm, für die erniedrigten Galaktosewerte und für die Laktoseintoleranz-Symptome bei diesen Patienten verantwortlich sind.

Die beobachteten Mikroflorastörungen und niedrigen Gammaglobulinwerte bei den meisten unserer hypogalaktosämischen AD-Patienten stimmen mit früheren Forschungsergebnissen bei Kindern mit Disaccharidasemangel und immunologischen Defiziten (44) genauso überein wie bei Patienten mit Darmflorastörungen und Hypogammaglobulinämien (36, 37).

Unserer Erfahrung nach ist ein Disaccharidasemangel bei AD ein signifikantes Kennzeichen dieser Erkrankung, was die verschiedenen Intoleranzreaktionen auf Kohlenhydrate bei diesen Patienten, wie Durchfälle, Flatulenz, Meteorismus, Müdigkeit, Übelkeit und Kopfschmerzen, durchaus erklärt.

Eine spezifische antimikrobielle Therapie, verbunden mit einer kohlenhydratarmen Diät, ist eine wichtige Maßnahme, um diesen Zustand zu beheben.

Die Malabsorption von Fetten ist als weiteres auffallendes Merkmal von klinischem und experimentellem CSBS bekannt. In diesem Zusammenhang sind die Konzentrationen der Fettsäuren, die wir in 27,6% der Stuhlproben der AD-Patienten fanden, entweder auf bakteriell induzierte Veränderungen des Gallensalzmetabolismus oder auf einen gesteigerten mikrobiellen Kohlenhydrat- und Peptidabbau mit Produktion von Fettsäuren oder auf beide Mechanismen zurückzuführen.

Andererseits scheint der erhöhte Fettgehalt des Stuhles mit den erhöhten Zahlen von Clostridien, Bacteroides und Bacillus ssp., also mit Stämmen, die besonders fähig sind, Gallensalze zu dekonjugieren, zusammenzuhängen. Es ist daher denkbar, daß eine erniedrigte Kohlenhydratabsorption im Dünndarm infolge von Dissacharidasemangel zu einem zusätzlichen Zuckerabbau durch die überwuchernde Mikroflora mit Produktion von großen Mengen kurzkettiger Fettsäuren führt. Andererseits kann durch die hefevermittelte Zuckerfermentation eine erhöhte Produktion von Fuselalkoholen erfolgen, die mit gestiegenen Alkoholwerten im Blut einhergeht und die deutlich höhere Darmdurchlässigkeit der AD-Patienten mitverursacht.

16.6. Schlußfolgerungen

Obwohl in dieser Untersuchungsserie keine gastroduodenalen Sondierungstechniken zur Anwendung kamen, lassen die oben geschilderten Befunde in Stuhl, Urin und Blut, verbunden mit der erfolgreichen Antibiotikabehandlung der Malabsorptionserscheinungen, ein Overgrowth-Syndrom bei einem Großteil der AD-Patienten mit hoher Wahrscheinlichkeit vermuten. Dies kann das Ergebnis einer Falschbesiedelung des Dünndarmes in frühen Jahren infolge einer Kontaminierung bei der Geburt, ungeeigneter Nahrung, Medikamentenabusus und/oder Immundefiziten sein.

Bei diesen Personen tritt in Folge der Wirkung von dekonjugierten Gallensalzen, bakteriellen Proteasen, kurzkettigen Fettsäuren, Alkohol und bakteriellen Toxinen eine Schädigung der oberen Darmschleimhaut auf, die zu chronischen Duodenojejunitis mit Permeabilitätsveränderungen führt. Dieser Effekt wiederum bewirkt einen verstärkten Eintritt von Nahrungsmittelallergenen und adjuvanten mikrobiellen Metaboliten, gefolgt von Sensibilisierungen und hohen zirkulierenden Immunkomplexwerten mit negativen Auswirkungen auf den Krankheitsverlauf bei AD-Patienten.

Daraus lassen sich folgende Grundsätze ableiten:

1. Zur Identifizierung intestinaler Dysbiosen mit oder ohne Hefepilzhyperkolonisation sind differenzierte Stuhlanalysen unumgänglich.
2. Bei tiefgreifenden Abweichungen vom Spektrum einer regulären Stuhlflora sowie Hypoalbuminämie und Hypogammaglobulinämie muß an das Vorliegen einer bakteriellen Dünndarmüberwucherung (small bowel bacterial overgrowth) gedacht werden.
3. Abdominelle Schmerzen, rezidivierende Diarrhöen, Dystrophie und Gedeihstörung sind die klinischen Hinweiszeichen auf eine derartige Normabweichung.
4. Um eine sichere Indikation für eine gezielte antibiotische Therapie stellen zu können, sollte die Diagnose mit indirekten nichtinvasiven Methoden gesichert werden:
   - Quantitative Stuhlfettbestimmung
   - Laktosetoleranztest
   - Messung des postprandialen Blutzuckeranstiegs
   - Messung der Indikanausscheidung im Urin
   - Bestimmung des Folsäure- und Vitamin B_{12}-Spiegels im Blut
   - H_2-Atemtest

Die Behandlung der Haut und der Darmdysbiose, begleitet von einer hypoallergenen Langzeitdiät und einer immunmodulierenden Therapie sind unseren Untersuchungsergebnissen und klinischen Erfahrungen nach wichtige Maßnahmen für eine erfolgreiche Neurodermitis-Therapie.

Literatur

1. Drasar B.S., Shiner M., McLeod G.M.: Studies on the intestinal flora. I. The bacterial flora of the gastrointestinal tract in healthy and achlorhydric persons. Gastroenterology, 56, 71-79, 1969.
2. Gorbach S.L., Plaut A.G., Nahas L., Weinstein L.: Studies of intestinal microflora. II.Microorganisms of the small intestine and their relations to oral and fecal flora. Gastroenterology, 53, 856-867, 1967.
3. Kalser M.H., Cohen R., Arteaga I.: Normal viral and bacterial flora of the human small and large intestine. N. Engl. J. Med., 274, 500-505, 1966.
4. Gracey M.: Intestinal microflora and bacterial overgrowth in early life. J. Pediatr. Gastroenterol Nutr. 1, 13-22, 1982.
5. King C.E., Toskes P.P.: Small intestine bacterial overgrowth. Gastroenterology, 76, 1035-1055, 1979.
6. Simon G.L., Gorbach S.L.: Intestinal flora in health and disease. Gastroenterology 86, 171-193, 1984.
7. Ionescu G., Radovici D., Negoescu A., Preda I., Mahal H.: Circulating immune complexes, specific IgE against food and respiratory allergens, serum histamine levels and intestinal permeability changes in atopic dermatitis patients before and after challenge meals. Immun. Infekt 13, 147-155, 1985.

8. Hanifin J.M., Lobitz W.C.: Newer concepts of atopic dermatitis. Arch. Dermatol 113, 663-670, 1977.
9. Arola H., Koivula T., Jokela H., Isokoski M.: Simple urinary test for lactose malabsorption. Lancet II, 524-525, 1982.
10. Merck E.: Urinary indican. In: Clinical laboratory, 11th ed. Darmstadt, pp. 384-386, 1974.
11. Ionescu G., Kiehl R., Ona L., Schuler R.: Abnormal fecal microflora and malabsorption phenomena in atopic eczema patients. J. Adv. Med. (USA) 3 (2), 71-91, 1990.
12. Holdeman L.V., Cato E.P., Moore W.E.C.: VPI Anaerobe Laboratory Manual, 4th ed. Blacksburg, Virginia, USA, 1977.
13. Kawabata N.: Studies on the sulfite reduction test for Clostridia. Microbiol Immunol 24, 271-279, 1980.
14. Schuler R., Hilpert R., Meier H.: Eine Methode zur quantitativen Erfassung der Fäkalflora im Routinelabor. Ärztl. Lab., 32, 205-212, 1986.
15. Merck E.: Fecal fatty acids. In: Clinical laboratory, 11th ed. Darmstadt, pp. 475-477, 1974.
16. Berger M., Kirkpatrick C.H., Gallin J.I.: Pathogenic role of anti-candida and anti-staphylococcus IgE in patients with the hyper IgE recurrent infection syndrome (abstr.). Clin. Res 28, 363, 1980.
17. Barreras R., Donaldson R., Meiss M., Miller A.: Gastrointestinal blood loss in the experimental blind loop syndrome (abstr.). Clin. Res 13, 250, 1965.
18. Gianella R.A., Toskes P.P.: Gastrointestinal bleeding and iron absorption in the experimental blind loop syndrome. Am J Clin Nutr 29, 754-757, 1976.
19. Tabaqchali S.: The patophysiological role of small intestinal bacterial flora. Scand J Gastroenterol Suppl 6, 139-163, 1970.
20. Aarbakke J., Schjonsby H.: Value of urinary simple phenol and indican determinations in the diagnosis of the stagnant loop syndrome. Scand J Gastroenterol 11, 409-414, 1976.
21. Simoons F.J.: The geographic hypothesis and lactose malabsorption. A weighing of the evidence. Dig Dis Sci 23, 963-980, 1978.
22. Ladas S., Papanikos I, Arapakis G.: Lactose malabsorption in Greek adults: correlation of small bowel transit time with the severity of lactose intolerance. Gut 23, 968-973, 1982.
23. Kim Y.S., Spritz N.: Metabolism of hydroxy fatty acids in dogs with steatorrhea secondary to experimentally produced intestinal blind loops. J Lipid Res 9, 487-491, 1968.
24. Tabaqchali S., Hatzioannou J., Booth C.C.: Bile salt deconjugation and steatorrhea in patients with the stagnant loop syndrome. Lancet II, 12-16, 1968.
25. Bullen C.L., Willis A.T.: Resistance of the breast-fed infant to gastroenteritis. Br Med J 3, 338-343, 1971.
26. Shahani K.M., Vakil J.R., Kilara A.: Natural antibiotic activity of Lactobacillus acidophilus and bulgaricus. I. Cultural conditions for the production of antibiosis. Cult Dairy Prod J, 11, 14-17, 1976.
27. Shahani K.M., Vakil J.R., Kilara A.: Natural antibiotic activity of Lactobacillus acidophilus and bulgaricus. II. Isolation of acidophilin from L. acidophilus. Cult Dairy Prod J, 12, 8-11, 1977.
28. Reddy G.V., Shahani K.M, Friend B.A., Chandan R.C.: Natural antibiotic activity of Lactobacillus acidophilus and bulgaricus. III. Production and partial purification of bulgarican from L. bulgaricus. Cult Dairy Prod J, 18, 15-19, 1983.
29. Bullen C.L., Tearle P.V., Stewart M.G.: The effect of „humanised" milk and supplement breast feeding on the faecal flora of infants. J. Med. Microbiol 10, 403-413, 1977.
30. Chandra R.K.: Prospective studies on the effect of breast feeding on incidence of infection and allergy. Acta pediatr Scand 68, 691-694, 1979.
31. Narayanan I., Prakash K., Murthy N.S., Gujral V.V.: Randomised controlled trial of effect of raw and holder pasteurised human milk and formula supplements on incidence of neonatal infection. Lancet II, 1111-1113, 1984.
32. Ionescu G., Kiehl R., Wichmann-Kunz F., Leimbeck R.: Immunobiological significance of fungal and bacterial infections in atopic eczema. J. Adv. Med. 3, 47-58, 1990.
33. King C., Lorenz E., Toskes P.: The pathogenesis of decreased serum protein levels in the blind loop syndrome: evaluation including a newly-developed 14C-amino acid breath test (abstr.). Gastroenterology 70, 901, 1979.
34. Cooke W.T., Cox E.V., Fone D.J., Meinell J.J., Gaddie R.: The clinical and metabolic significance of jejunal diverticula. Gut 4, 115-131, 1963.
35. Waldmann T.A., Wochner R.D., Laster L., Gordon R.S.: Allergic gastroenteropathy. A cause of excessive gastrointestinal protein loss. N Engl J Med 276, 761-769, 1967.
36. Kuvaeva B., Orlova N.G., Veselova O.L., Kuznezova G.G., Borovik T.E.: Microecology of the gastrointestinal tract and the immunological status under food allergy. Nahrung 28, 689-693, 1984.
37. Hersh T., Floch M.G., Binder H.J.: Disturbance of the jejunal and colonic bacterial flora in immunoglobulin deficiencies. Am J Clin Nutr 23, 1595-1601, 1970.
38. Soothill J.F., Stokes C.R., Turner M.W., Norman A.P., Taylor B.: Predisposing factors and the development of reaginic allergy in infancy. Clin Allergy 6, 305-319, 1976.

39. Matthew D.J., Taylor B., Norman A.P., Turner M.W., Soothill J.F.: Prevention of eczema. Lancet I, 321-324, 1977.
40. Gracey M., Thomas J., Houghton M.: Effect of stasis on intestinal encyme activities. Aust NZ J Med 5, 141-144, 1975.
41. Gianella R.A., Rout W.R., Toskes P.P.: Jejunal brush border injury and impaired sugar and amino acid uptake in the blind loop syndrome. Gastroenterology 67, 965-974, 1974.
42. Jonas S., Krishnan C., Forstner G.: Pathogenesis of mucosal injury in the blind loop syndrome: release of disaccharidases from brush border membranes by extracts of bacteria obtained from intestinal blind loop of rats. Gastroenterology 75, 791-795, 1978.
43. Bampoe V., Sapsford R.J., Avigad S., Shiner M.: Lactase degradation by human enteric bacteria. Lancet II, 125-127, 1979.
44. Barnes G.L., Bishop R.F., Townley R.R.: Microbial flora and disaccharidase depression in infantile gastroenteritis. Acta Pediatr Scand 63, 423-426, 1974.
45. Chernov A.J., Doe W.F., Gompertz D.: Intrajejunal volatile fatty acids in the stagnant loop syndrome. Gut 13, 103-106, 1972.
46. Wright D.E.: Metabolism of peptides by rumen microorganisms. Appl Microbiol 15, 547-550, 1967.
47. Drasar B.S., Hill M.J.: Cholanoylglycine hydrolase. In: Human Intestinal Flora. London, Academic Press, p. 106, 1974.
48. Midtvedt T., Norman A.: Bile acid transformations by microbial strains belonging to genera found in intestinal contents. Acta Path Microbiol Scnad 71, 629-638, 1967.
49. Prizont R., Whitehead J.S., Kim Y.S.: Short chain fatty acids in rats with jejunal blind loops. I. Analysis of SCFA in small intestine, cecum, fecal and plasma. Gastroenterology 69, 1254-1264, 1975.
50. Davies S.: A new test for yeast overgrowth in the stomach and small bowel. Candida Update Conference, Memphis, USA, 16-18 Sept., 1988.
51. Henker, J.: Die zöliakie aus medizinischer Sicht; ein Vortrag im Rahmen der Dresdner Diätetik-Fortbildung aus VitaMinSpur 2/98, Hippokrates Verlag, Stuttgart, Seite 94
52. Hiller, A.: Die Zöliakie aus diätetischer Sicht; ein Vortrag im Rahmen der Dresdner Diätetik-Fortbildung aus VitaMinSpur 2/98, Hippokrates Verlag, Stuttgart, Seite 95

Anhang

Wichtige Begriffe

Aerobier (aerob)	Mikroben, die Sauerstoff verwerten können (Flora der oberen Darmabschnitte). Das Verhältnis Anaerobier: Aerobier liegt bei ca. 10.000: 1!
Anaerobier (anaerob)	Mikroben, die nur in einem sauerstofffreien Milieu überleben können (z.B. Dickdarmflora) und somit über 99% der Stuhlflora ausmachen.
Autochthon (autochtone Darmflora)	Wandständige Darmflora, die in enger Verbindung zum Darmschleim und zur Darmschleimhaut einen wichtigen Bestandteil der Kolonisationsresistenz darstellt (auch residente Darmflora).
Fakultativ pathogen	Gelegentlich pathogene Erreger („nach Belieben"); im Gegensatz zu „obligat"; je nach Immunlage des Wirts.
Kolonisationsresistenz	Schutz vor Ansiedelung von Fremdkeimen durch die intakte Darmflora sowie der Barrierefunktion des Mukosablocks.
Kommensalismus (kommensale Mikroben)	Nur einseitig förderliches „Zusammenleben" zweier Spezies ohne Schaden für den genutzten Partner (vergleiche Symbiose).
Mikroaerophil	Mikroben, die nur bei reduziertem Sauerstoffgehalt der Umgebungsluft überleben (z.B. Laktobazillen).
Nosokomial	Nosokomiale Infektionen; werden häufig durch banale Erreger (opportunistische Erreger) verursacht. Meist Übertragung durch Behandlung oder Pflege durch Vernachlässigung der Hygienevorschriften. Wichtigste Erreger sind neben den Staphylokokken besonders gramnegative Problemkeime, Pilze (bes. Candida albicans), Salmonellen, Streptokokken, enteropathogene Kolibakterien (hauptsächl. in Kinderkliniken), Clostridien (z. B. Gasbrand Spritzenabszeß), Tuberkelbakterien und Bacteroides fragilis. Nicht zu vernachlässigen sind virale nosokomiale Infektionen wie z.B. Hepatitis oder Zytomegalie-Virusinfektionen.
Obligat pathogen	Üblicherweise pathogen (im Gegensatz zu fakultativ pathogen)
Opportunistische Erreger	fakultativ pathogene Keime, die nur bei Patienten in reduziertem Allgemeinzustand pathogen wirken. Wichtige Keime: Escherichia coli, Mykobakterien, Toxoplasma gondii, Kryptosporidium, Cryptococcus neoformans, Candida albicans, Zytomegalie-Virus, Herpes-simplex-Virus.
Residente Flora	Wandständige, physiologische Flora (siehe autochthone Flora).
Passager (passagere Darmflora)	Mikroben, die aufgrund oraler Aufnahme das Intestinum passieren und wieder ausgeschieden werden. Gehören nicht zur etablierten (wandständigen) Flora (auch transiente oder luminale Flora).
Wandständige Flora	z.B. Coliflora; siehe autochthone Darmflora.

Wichtige Adressen:

Dienstleistungen

Untersuchungsprogramm	Labor	Telefon / Fax
Mikrobiologische Stuhlanalysen inklusive Hefe- und Schimmelpilzdiagnostik (Kyber-Status) **Herstellung von Autovaccinen aus Stuhl- und Urinproben sowie Schleimhautabstrichen**	Institut für Mikroökologie Auf den Lüppen 8 35745 Herborn	Tel.: 02772-981-0
Stuhlchemische Untersuchungen (Kyber-Plus-Konzept) inkl. Atemgastest bei Laktoseintoleranz bzw. Overgrowth	Institut für Biologische Medizin Auf den Lüppen 8 35745 Herborn	Tel.: 02272-981-0
Candida Serologie **Antioxidantien-Status** **Mineralstoff-Profile** **Immunprofile**	Laboratorium Dr. Bayer Bopserwaldstr. 26 70184 Stuttgart	Tel.: 0711-164180 Fax: 0711-1641818
Spezialklinik Neukirchen / Heiligen Blut	Krankenhausstr. 9 93453 Neukirchen b. Hl. Blut	
Kräuter-Repertorium „Phyto-Magister" **Umfangreiche Software mit großer Datenbank für phytotherapeutisches Hintergrundwissen, Rezepturen, Zubereitungs- und Anwendungsrichtlinien**	Kaufhold-Software Mühlenstr. 65 45731 Waltrop	Tel.: 02309-79930
Allgemeine und spezielle Informationen zur Orthomolekularen Medizin	Ralf Reglin Verlag Silkestr. 3 50999 Köln-Weiß	Tel.: 02236-963903 Fax: 02236-963904

Produkte / Präparate

Produkt	Adresse	Telefon / Fax
Natriumhydrogencarbonat 1g	Fresenius Medical-Care	Tel.: 06172-6098354 Fax: 06172-6098740
Symbioflor-Produkte (Pro- 1 u. 2) PolyZink-Vitaminmischung InuVit Symbiolact A, B und comp. Heterogene Vaccine	Symbiopharm GmbH Auf den Lüppen 8 35745 Herborn-Hörbach	Tel.: 02772-51004 Fax: 02772-51268
Colibiogen Tropfen und Ampullen	LAVES-Arzneimittel GmbH Barbarastr. 14 30952 Ronnenberg	Tel.: 0511-463082-84 Fax: 0511-434560
Cromoglicinsäure Nystatin für individuelle Rezepturen	Audor Pharma Luitpoldstr. 9 93047 Regensburg	Tel.: 0941-29249
Symphodent-Tinktur	P. W. Pharma Vertrieb Am Schloß 14 55234 Erbes-Büdesheim	Tel.: 06731-1709
Super C Komplex (Vitamin C plus Bioflavonoide)	Orthica Deutschland Jägerweg 10 95521 Ottobrunn	Tel.: 089-60855987 Fax: 089-60855986
Rephalysin-C Dragées Myrrhinil intest Dragées Unexym-MD Dragées Ventracid N Dragées	Repha GmbH Alt Godshorn 87 30855 Langenhagen	Tel.: 0511-786100 Fax: 0511-7861099
Hevert-Carmin novo Hewepsychon duo Carminativum-Hevert Hevert-Majocarmin-Tee	Hevert-Arzneimittel In der Weiherwiese 1 55569 Nussbaum	Tel.: 0800-8226282 Fax: 0800-8226283
UniZink 50 Dragées Kohle-Pulvis Calcium-EAP	Köhler Pharma GmbH Neue Bergstr. 3 - 7 64665 Alsbach-Hähnlein	Tel.: 06257-61031 Fax: 06257-7790
Adapogen Plus	Arbeitsgemeinschaft Diagnostik und alternative Heilverfahren Sandstr. 41 80335 München	Tel.: 089-5426450 Fax: 089-525250
AZ-8 BERIS®	Wecoton Naturarzneimittel GmbH Postfach 6580 79041 Freiburg/Breisgau	Tel.: 0761-4909-220 Fax: 0761-4909-125
Bactisubtil	Cassella-med GmbH Gereonsmühlengasse 1 50670 Köln	Tel.: 0221-120157 Fax: 0221-124151
Santax S	Asche AG Postfach 500132 22701 Hamburg	Tel.: 040-39822-0 Fax: 040-39822-212

Autoren - Korrespondenzadressen

Dr. rer. nat.
Wolfgang Bayer
Laboratorium
Dr. Bayer GmbH
Bopserwaldstr. 26
70184 Stuttgart
Tel.: 0711-16418-0

Dr. rer. nat.
Michaela Döll
Gartenweg 20
62157 Wachenheim

Dr. med.
Jost Dumrese
Laboratorium
Dr. Bayer GmbH
Bopserwaldstr. 26
70184 Stuttgart
Tel.: 0711-16418-0

Dr. rer. nat.
Gerhard Gerster
von-Humboldt-Str. 127
50259 Pulheim

Wolfgang Gerz
Laboratorium
Dr. Bayer GmbH
Bopserwaldstr. 26
70184 Stuttgart
Tel.: 0711-16418-0

Dr. rer. nat.
Hans-Dieter Grimmecke
Laves-Arzneimittel GmbH
Barbarastr. 14
30952 Ronnenberg
Tel.: 0511-43874-0

Dr. rer. nat.
Ewald Grundmann
Institut für
Biologische Medizin
Auf den Lüppen 8
35745 Herborn
Tel.: 02772-9810

Dr. rer. nat.
Reinhard Hauss
Labor Drs. Hauss
Kielerstr. 71
23340 Eckernförde
Tel.: 04351-2109

Prof. Dr. med.
Gruia Ionescu
Spezialklinik
Neukirchen / Hl. Blut
Krankenhausstr. 9
93453 Neukirchen
Tel.: 09947-280

Dr. rer. nat.
Markus B. Kalousek
Laves-Arzneimittel GmbH
Barbarastr. 14
30952 Ronnenberg
Tel.: 0511-43874-0

Dr. rer. nat.
Susanne Koch
Institut für
Biologische Medizin
Auf den Lüppen 8
35745 Herborn
Tel.: 02772-9810

Dr. rer. nat.
Hans Kolb
Institut für
Biologische Medizin
Auf den Lüppen 8
35745 Herborn
Tel.: 02772-9810

Dr. med.
Petra Kolb-Kisselbach
Institut für
Biologische Medizin
Auf den Lüppen 8
35745 Herborn
Tel.: 02772-9810

Susanne Krell
Burgkmairstr. 56
80686 München

Michael Martin
Schöne Aussicht 14
65232 Taunusstein
Tel.: 06128-944812

Dr. rer. nat.
Ulrich Müller
Laboratorium
Dr. Bayer GmbH
Bopserwaldstr. 26
70184 Stuttgart
Tel.: 0711-16418-0

Dr. rer. nat.
Uwe Peters
Institut für
Biologische Medizin
Auf den Lüppen 8
35745 Herborn
Tel.: 02772-9810

Dr. biol. hom.
Sabine Poschwatta-Rupp
Institut für
Biologische Medizin
Auf den Lüppen 8
35745 Herborn
Tel.: 02772-9810

Felicitas Reglin
Gustav-Radbruch-Str. 13
50996 Köln

Hans Joachim Reimelt
Heubergstr. 68
83404 Mitterfelden

Dr. med.
Karl- Heinz Ricken
Lothringer Str. 1
66740 Saarlouis

Dr. vet. med.
Andreas Rüffer
Labor L+S AG
Mangelsfeld 4
97708 Bad Bocklet
Tel.: 09708-9100-0

Dr. med.
Kerstin Rusch
Institut für
Biologische Medizin
Auf den Lüppen 8
35745 Herborn
Tel.: 02772-9810

Autoren - Korrespondenzadressen

Dr. rer. nat.
Volker Rusch
Institut für
Biologische Medizin
Auf den Lüppen 8
35745 Herborn
Tel.: 02772-9810

Prof. Dr. Dr. med.
Karlheinz Schmidt
Laboratorium
Dr. Bayer GmbH
Bopserwaldstr. 26
70184 Stuttgart
Tel.: 0711-16418-0

Dr. med.
Burkhard Schütz
Institut für
Biologische Medizin
Auf den Lüppen 8
35745 Herborn
Tel.: 02772-9810

Dr. med.
Harald Stossier
Toppelsdorf 40
A-9161 Maria Rain

Alexander Ströhle
Hohenstauffenstr. 31
73312 Geislingen/Steige

Thomas Zielinski
Institut für
Biologische Medizin
Auf den Lüppen 8
35745 Herborn
Tel.: 02772-9810

Dr. rer. nat.
Kurt Zimmermann
Institut für
Biologische Medizin
Auf den Lüppen 8
35745 Herborn
Tel.: 02772-9810

Sachregister

D

E